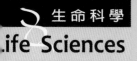

生命科學
Life Sciences

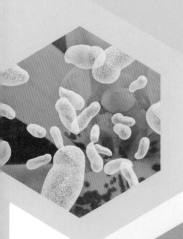

第**4**版

Fourth Edition

免疫學
Immunology

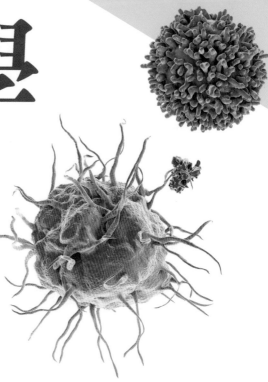

 曾哲明 —— 編著

國家圖書館出版品預行編目(CIP)資料

免疫學／曾哲明編著. -- 第四版. -- 新北市 ：
新文京開發出版股份有限公司, 2022.01
　　面；　公分

　　ISBN　978-986-430-803-3（平裝）

　　1.免疫學

369.85　　　　　　　　　　　　　110021596

免疫學（第四版）

（書號：B162e4）

編　著　者	曾哲明
出　版　者	新文京開發出版股份有限公司
地　　　址	新北市中和區中山路二段 362 號 9 樓
電　　　話	(02) 2244-8188（代表號）
Ｆ　Ａ　Ｘ	(02) 2244-8189
郵　　　撥	1958730-2
初　　　版	西元 2005 年 12 月 10 日
第　二　版	西元 2011 年 06 月 30 日
第　三　版	西元 2015 年 01 月 20 日
第　四　版	西元 2022 年 01 月 20 日

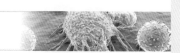

經過十七年的光陰，「免疫學」來到第四版，落筆修改時，不覺又想起三十多年前在Ohio State U.上的第一門免疫學的課，這門課叫做「宿主與寄主間的交互作用」(Host and Parasite interaction)，此處的寄主泛指能在宿主體內落腳並找到利基(niche)的生命體，故一種成功的寄生物必須有適當的入侵門戶(portal of entry)，且讓宿主生活正常或日漸虛弱，失去抵抗力，但仍能供應它日常所需，不過可千萬不能讓宿主命喪九泉，否則寄生者也玩完了！看到這裡，是否已有些領悟？今日造成超過兩億人感染、五百萬人死亡的COVID-19病毒，其實還不是完美的寄生者，最完美的寄生者是源自鳥類的流感病毒。世上很少人從來沒感冒過，病毒從呼吸道入侵體內(portal of entry)，突破呼吸道黏膜層侵襲上皮細胞，藉由上皮細胞既有的機制繁殖大量子代之後離開細胞，隨著宿主口鼻的飛沫再尋新的宿主，感冒者頂多向公司或學校請一、兩天假。了解寄生者的特性之後，再去理解宿主的防禦機制也就容易多了！

免疫學已進入很深層的分子生物領域與大數據分析，不過待答之問題仍然離不開宿主與寄主間的攻防。時至今日，宿主已不是任憑宰割，而是主動出擊，從預防、診斷、治療、癒後追蹤等面向，壓制對人類威脅大的突變種，無形中保留了威脅小或無症狀的突變種，以人為方式主導病原體的演化趨向。這本免疫學雖然重點不在醫學免疫，但是能讓你了解自己與周遭的「智慧人」如何防禦病原體的入侵？如何增強自我防衛能力？當然也能了解何謂抗體標靶治療？疫苗讓體內免疫系統產生哪些變化？

四版經過逐字的審慎修訂，雖無法做到完全無誤，不過已依據近五年內的相關醫學論文，盡量修正筆誤、錯誤或不合時宜的理論與說法，增加近年來逐漸被重視的淋巴球族群（如T_H9細胞、ILCs等）與新一代細胞激素，且對已被核准臨床使用的擬人化單株抗體，以及被核准預防接種的疫苗，有較詳細的描述。或許由於這兩年來COVID-19的大流行，讓免疫學研究又注入源源不斷的活水，預期數年後的免疫學，已無法用一本五百多頁的書做綜觀的概論，不過還是期盼讀者能以輕鬆愉悅的心情，隨著四版免疫學走入此令人嘆為觀止的生物醫學殿堂。

曾哲明 謹識

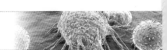

曾哲明 Jerming Tseng

學歷

Ohio State University (U.S.A.)　微生物研究所　博士

Ohio State University (U.S.A.)　微生物研究所　碩士

私立輔仁大學　生物系　學士

經歷

彰化基督教醫院　教研部研究員兼實驗動物中心　主任

醫學論文編譯公司　學術總監

國立台灣師範大學　生物學系　教授

國立台灣師範大學　生物學系　副教授

Children's Hospital, Columbus, Ohio (U.S.A.)　血液腫瘤科　博士後研究

Ohio State University (U.S.A.)　小兒科系　講師

Ohio State University (U.S.A.)　微生物系　助教

長庚紀念醫院　過敏免疫科　助理研究員

中央研究院　植物研究所　助理

目錄　Contents　IMMUNOLOGY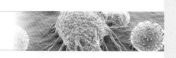

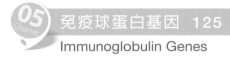

附 錄
掃描QR code或至https://
reurl.cc/82Mlv4下載

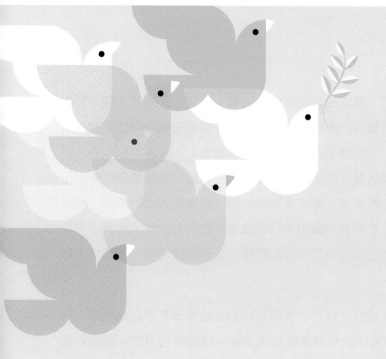

CHAPTER 1

免疫學簡介
Introduction to Immunology

本章摘要
掃描QR code或至https://
reurl.cc/2oADYa下載

IMMUNOLOGY

每個人從離開母體的一刻起，即開始面臨疾病的挑戰。事實上，自有人類文明以來，醫藥方面的研究與開發，一直就沒有間斷過，但縱使在醫學科技出神入化的今天，我們還是得謙遜的說：「人類永遠無法是絕對的贏家」。在人類與疾病的戰爭中，有一個因素不容忽視，那就是人體的自我防衛系統。若是自我防衛系統失去正常功能，人體就彷如一座不設防的城市，隨時受到病原體（包括能致病的病毒、細菌與寄生蟲）的侵害，而醫師手上的所有法寶也將只是疲於奔命的救火員，知其不可為而為，而終究束手無策而已。目前被視為二十世紀瘟疫的愛滋病(AIDS)，就是使人體失去武裝的一種疾病。

自我防衛系統就是中國人所說的「體質」，而現代的生物醫學家稱之為免疫系統(immune system)。體質弱的人由於免疫系統功能不佳，所以很容易受病原菌的感染，體質弱可能與個體發育、遺傳、營養、創傷、及用藥、心理狀態有關；反之，體質好的人，由於對外來病原體之抵抗力正常，所以身體能常保健康。

免疫反應在病菌入侵的早期（3天內）與晚期（1週以後）有顯著的差異。早期所激發的反應是非專一性免疫反應(non-specific immune response)，因為這些反應並不針對特定的入侵物；而晚期所誘發之反應則為專一性免疫反應(specific immune response)，因為這種反應只作用於特定的入侵者。到底這兩種反應如何被誘發起來？又利用何種機轉對抗入侵的病原體？有哪些細胞與化學物質參與這場永不休止的戰爭？這些問題將會在本書中找到適當的解答。此外，免疫系統若是過盛或不當使用時將會如何？免疫系統缺失的個體又會遭遇何種苦難？這些問題也將會在書中深入探討。

1-1 免疫反應的基本架構

免疫系統是個極複雜的系統，某些免疫作用是與生俱來的，某些則在出生之後才逐漸產生。出生之後才獲得的免疫能力稱為**後天性免疫**(acquired immunity)，後天性免疫皆為**專一性免疫**(specific immunity)；而與生俱來的免疫能力稱為**先天性免疫**(innate immunity)，先天性免疫皆為**非專一性免疫**(non-specific immunity)。

專一性免疫反應（後天性免疫）

　　專一性免疫反應可來自**自然免疫**(natural immunity)與**人工免疫**(artificial immunity)。人體從出生到終老，來自環境中的許多因子皆能激發個體的免疫能力，這種自然獲得的免疫能力稱為自然免疫。自然免疫依照獲得的方式，又可分為**主動免疫**(active immunity)與**被動免疫**(passive immunity)，主動免疫意指個體主動對入侵者產生的免疫能力；被動免疫意指胎兒自母體獲得的免疫能力。能經由感染生物而引發疾病的病毒、細菌、寄生蟲，統稱為**病原體**(pathogen)，人體也可以透過注射或口服獲得針對某種病原體的免疫能力，稱為人工免疫。人工免疫依照獲得的方式，也可分為主動免疫與被動免疫，主動免疫意指透過預防接種疫苗後激發的免疫能力；被動免疫意指直接引入其他個體產生之抗體或免疫細胞而獲得的免疫能力，目前已在醫學界廣泛使用的單株抗體(monoclonal antibody)，也能打入病患體內，產生被動免疫。

　　依照專一性免疫反應的機制，又可分為**細胞性免疫反應**(cellular immunity)及**體液性免疫反應**(humoral immunity)，細胞性免疫反應的終極**作用者**(effector)為一群具有胞殺能力的白血球；而體液性免疫反應，又稱為**血清性免疫反應**(serum immunity)，其終極作用者為一群多功能的**抗體**(antibody)，依照血清蛋白的分類方式，抗體分子又稱為**免疫球蛋白**(immunoglobulin)（表1-1）。

表1-1　參與免疫反應的介質與細胞

	專一性免疫反應	非專一性免疫反應
反應介質	免疫球蛋白（抗體）	補體(complement)
	細胞激素(cytokine)	發炎介質
	胞殺因子(cytotoxic factor)	殺菌物質
反應細胞	抗原呈現細胞(APC)	顆粒球（嗜中性球、嗜鹼性球、嗜酸性球）
	輔助型T淋巴球(T_H)	巨噬細胞
	胞殺型T淋巴球(T_C)	自然殺手細胞
	B淋巴球	肥大細胞

非專一性免疫反應（先天性免疫）

　　非專一性免疫反應是人體的第一線防禦網，阻擋或撲殺了90%以上的致病性物質，這道防禦網有賴與生俱來的皮膜組織，產生物理性阻隔、化學性阻隔及生物性阻隔效應，有效的阻止了外物的入侵，這種機制是沒有專一性的。生物性阻隔意指聚集在表皮、呼吸道、消化腸道內襯的共生菌，這些菌對致病菌的附著與生長產生阻擾。如果皮膜組織防禦網被突破時，複雜的非專一性免疫反應系統將會被啟動，包括**發炎反應**(inflammatory response)及一系列非專一性的吞噬與殺菌機制（表1-1）。

1-2　研究免疫學的目的

　　免疫學是一門古老的學問。人類很早就利用自我免疫系統的「可激發性」來達到疾病防治的作用，最成功的例子首推天花的防治，而發現這種療法的便是中國人。古代的中國人將天花患者的水痘疙瘩取下，然後放入幼童的鼻孔中或擦在皮膚的刮痕上，若幼童可從感染中存活過來，將可獲得終身免於受天花感染的獎賞；若受接種者敵不過劫難，則只有接受死亡的懲罰了。不過聰明的中國人發現，如果水痘疙瘩是從症狀較輕微者身上取得，那麼對受接種者的危險性就會明顯的降低，而所獲得的免疫效果是一樣的。這種預防天花的技術隨著絲路流傳到中亞及土耳其，1718年一位英國駐康士坦丁大使的夫人─瑪麗蒙塔哥(Mary W. Montagu)決定將這種技術施用在她的小孩身上，雖然有人勸她說這種技術對基督徒沒有效，但由於她的果斷，使得她小孩免於受天花的感染。很快的，這種「種痘」的技術被流傳到英國，甚至到美洲拓荒的殖民社會中，從而大大降低了天花的死亡率。

　　1798年，英國醫師愛德華吉納(Edward Jenner)用牛身上長出的水痘來接種病人，而成功的達到免疫的效果。他的靈感來自一些擠牛奶的女工，這些女工往往從牛身上感染疑似天花的輕微症狀，此後這些女工就獲得對天花的終身免疫。1950年，聯合國世界衛生組織(World Health Organization, WHO)決定以接種牛痘(vaccination)來徹底消除天花對人類的威脅，到1979年，天花終於成為第一個在地球絕跡的傳染病。

繼吉納之後，對免疫學最有貢獻者首推路易士巴斯德(Louis Pasteur)，由於他成功的發展出細菌的離體培養技術，因而獲得足夠量的純種細菌。之後，巴斯德將細菌用熱殺死或以化學處理，使之毒性減弱，以製成疫苗，並施用在動物及人體。利用這種技術，他成功的預防了家禽霍亂的蔓延，接著又在羊炭疽病及人類狂犬病的預防工作上獲得成功。基於這許多偉大的成就，巴斯德被稱為「免疫學之父」。

免疫學是生物醫學領域中之重要學門，故研究免疫學的積極目的，當然是為了預防傳染病、增進人類的健康。早期的免疫學可說是「預防醫學」，在天花、狂犬病、肺結核等可怕的傳染病無法治療的情況下，**預防注射**(vaccination)可說是人類免於疾病恐懼的唯一方式。不過從十九世紀末開始，有關抗血清的研究，使免疫學由消極的疾病預防，步入積極的疾病治療領域，使研究免疫學不只是研發疫苗，也研究如何減輕病人症狀的製劑。五〇年代末期，在Rosalyn Yalow的積極研發下，**放射性免疫檢驗法**(radioimmunoassay, RIA)進入實用階段，使免疫學研究的觸角，又延伸至病理診斷的領域。從1901至今，因研究免疫學相關課題而獲得諾貝爾獎者約有25位（如表1-2），每位獲獎者的成就皆為免疫學研究立下了重要的里程碑。綜觀二十一世紀，免疫學研究的重要性更是與日俱增。

表1-2　歷年來獲得諾貝爾獎的免疫學家

年代	人名與國籍	主要研究貢獻
1901	E. von Behring（德國）	發現抗毒血清
1905	R. Koch（德國）	發現人體對肺結核病之細胞性免疫反應
1908	E. Metchnikoff（俄羅斯） P. Ehrlich（德國）	發現吞噬細胞 研發抗毒素
1913	C. Richet（法國）	發現過敏反應
1919	J. Bordet（比利時）	發現補體之殺菌作用
1930	K. Landsteiner（美國）	發現人類ABO血型
1951	M. Theiler（南非）	發展出黃熱病疫苗
1957	D. Bovet（瑞士）	研發抗組織胺藥物
1960	F. M. Burnet（澳大利亞） P. Medawar（英國）	發現後天性免疫容忍現象

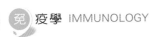 表1-2　歷年來獲得諾貝爾獎的免疫學家（續）

年代	人名與國籍	主要研究貢獻
1972	R. R. Porter（英國） G. M. Edelman（美國）	發現抗體的化學構造
1977	R. R. Yalow（美國）	發展出放射性免疫檢驗法(RIA)
1980	G. Snell（美國） J. Dausset（法國） B. Benacerraf（美國）	證明主要組織相容性複合體(MHC)之功能
1984	C. Milstein（英國） G. F. Köhler（德國） N. K. Jerne（丹麥）	發明單株抗體製造原理及技術 提出免疫調節學說
1987	S. Tonegawa（日本）	發現免疫球蛋白基因重組現象
1991	E. D. Thomas（美國） J. Murray（美國）	建立器官移植免疫學
1996	P. C. Dohertry（澳大利亞） R. M. Zinkernagel（瑞士）	提出細胞性免疫反應專一性理論
2002	Sydney Brenner（英國） H. Robert Horvitz（美國） John E. Sulston（英國）	發現細胞凋亡現象（與免疫學關係密切）
2008	Françoise Barré-Sinoussi（法國） Luc Montagnier（法國）	發現人類免疫缺失病毒 (HIV)
2011	Bruce A. Beutler（美國） Jules A. Hoffmann（盧森堡） Ralph M. Steinman（加拿大）	發現類Toll受體（活化先天性免疫的受體） 發現昆蟲防禦素及果蠅類Toll受體 發現樹突細胞在免疫系統的功能
2018	James P. Allison（美國） Tasuku Honjo（日本）	發現能抑制T細胞活化的T細胞膜蛋白分子

 預防醫學

　　疫苗的研發與預防注射的普及，使許多傳統的傳染病受到控制，包括病毒引起的天花和小兒麻痺症，以及細菌引起的白喉和肺結核等。然而，進入二十一世紀的人類族群中，仍有許多傳染病無法有效控制，如病毒引起的AIDS，全世界已有近7千9百萬人受到感染，3千6百萬人因罹患AIDS而死

亡；病毒性肝炎（hepatitis B等）每年也有超過150萬人受到感染；而不斷產生的新型流行性感冒病毒（如1999年在香港報導的influenza A，H9N2型），也一直困擾著防疫工作，2019年開始感染人類，2020年引起全球大流行的COVID-19，到現在已感染超過2億人，到2021年底，恐造成超過500萬人死亡。細菌所引起的肺結核病，在2020年全球仍估計有1,000萬人被感染，約150萬人因感染肺結核菌而死亡，而寄生蟲引起的瘧疾，全球每年也有超過2億人受感染，約40萬人因瘧疾而死亡，顯然免疫學在預防醫學上的研究工作，還有很長的路要走。如何研發出多功能、長效用、效力高、穩定又便宜的疫苗，以及效力(efficacy)與安全性高的免疫療法，是政府與民間未來在免疫學研究的主要課題。

增強個體免疫力

　　免疫學研究的基本目的，應該是增強一般健康人對病原體的防禦能力，而預防注射只是針對有限的病毒、細菌或寄生蟲的消極防禦，積極的作法應該是提升整體免疫系統的功能。是否能透過運動或藥物增強免疫功能？是二十一世紀免疫學值得研究的課題。不過適當的透過飲食攝取特別的營養物質，確實有增強免疫的功能，如維生素E、維生素A、鋅、硒等維生素及礦物質，已被證明有增加細胞性免疫的功效。如果食物中缺少鋅(zinc)元素，會使老鼠體內IgM抗體偏低；缺少鐵(iron)元素，會使吞噬細胞的殺菌力降低，影響自然殺手細胞的活性；缺少維生素A，也使老鼠體內吞噬細胞的功能降低，補體的活化能力也降低，受細菌感染的機率增加；此外，缺少維生素A也使體液性免疫反應功能降低。維生素D也是很重要的免疫調節劑，維生素D會抑制T淋巴球的增生及分泌T_H1型細胞激素（如干擾素-γ），但維生素D亦可增進T_H2型免疫反應，增加黏膜層抗體的製造與分泌。顯然飲食中營養的均衡是自我維持正常免疫能力的不二法門。但透過營養成分的調整，也可能適度的增強免疫力。

　　針對某些因先天或後天因素而缺乏或降低免疫力的個體，被動的輸入免疫球蛋白或具免疫功能的細胞，也是一種重要的治療手段，尤其是免疫細胞的體外活化(ex vivo)技術與基因治療技術相結合後，能增強體內特定的免疫

功能。近年來以遺傳工程技術生產的疫苗、細胞激素與單株抗體陸續上市，更能有效的增強體內主動與被動的免疫功能，調節免疫細胞的活性，強化對病原體的抵抗力。

 ## 診斷及治療免疫相關疾病

　　免疫系統是個由分子與細胞構成的複雜網絡，故出現失誤的機率很高，由晚近的研究結果顯示，縱使單一基因發生突變，也可能使個體失去防禦能力。除了功能不足或缺失之外，免疫系統也可能因不適當活化，而反過來傷害自己的組織或細胞，這種現象會造成個體的**過敏反應**(hypersensitivity)或引起**自體免疫疾病**(autoimmune disease)。過敏反應往往是由外來的過敏原所引起的；而自體免疫反應則是免疫系統攻擊自我組織的現象。這些因免疫系統的異常所引起的疾病，仍然困擾著無數人，而由於許多病因屬於遺傳性疾病，幾乎終其一生無法根除，甚至危及個體的生存，目前只有治標，但沒有治本的醫療技術，故如何在生命早期即加以診斷？如何改進免疫缺失、過敏反應、自體免疫等疾病的醫療技術，也是二十一世紀免疫學研究的重要目標之一。

 ## 提升組織及器官移植的成功率

　　面對許多組織與器官的嚴重損傷與病變，以及致死率高的癌症，幹細胞、組織與器官移植可能是唯一的選擇。目前在臨床上接受過移植的組織與器官，包括腎臟、心臟、肝臟、肺臟、眼角膜、胰臟、骨髓、小腸及皮膚等，以美國為例，每年接受腎臟移植手術者超過萬人，造血幹細胞移植也廣泛用在免疫細胞相關的癌症醫療上。然而，移植手術最大的障礙為組織與器官排斥反應，而排斥反應的主導者即為一群攻擊異體細胞的免疫細胞，故成為免疫學研究的重要課題。

　　經過近五十年的努力，某些移植器官的存活率已顯著提升，主要得利於**主要組織相容性複合體**(major histocompatibility complex, MHC)的判定與配對，以及抗排斥藥物的研發。雖然有許多幹細胞與器官移植成功的例子，但是人類族群中，MHC相同的機率不超過十萬分之一，故每年皆有數以萬計的

病人等待適當的器官捐贈者。利用現代的生物技術，科學家正嘗試兩個新方向，即以病人本身的幹細胞「複製」器官或組織，自體幹細胞主要來自骨髓幹細胞(bone marrrow stem cells)、周邊血幹細胞(pheripheral blood stem cells)與間質幹細胞(mesenchymal stem cells)，這項技術在自體皮膚、血管及眼角膜培養上，也獲得初步的成功；另一方面為利用遺傳工程技術，改變或消除捐贈者器官上的MHC分子，類似的實驗已經在基因轉殖豬身上獲得初步的成功，如果能以豬腎、豬心取代人類器官作移植，則醫學界可解決捐贈者難尋的困難。

 ## 免疫療法

　　免疫療法(immunotherapy)已經是臨床治療上不可或缺的治療手段，免疫療法可作為第一線治療手段，也可以輔助手術、化學療法或放射性療法，以達到疾病治療的目的。**腫瘤免疫學**(tumor immunology)是一門研究腫瘤與免疫系統交互作用的學問，其主要目標是利用血清性免疫反應或細胞性免疫反應攻擊腫瘤，以達到抑制腫瘤生長或殺死腫瘤細胞的目的。不過這種免疫療法有個基本原則，即產生的免疫反應必須能夠分辨腫瘤細胞與正常細胞。設計免疫療法的策略包括以專一性單株抗體攻擊**腫瘤特異性抗原**(TSA)，以及增強**自然殺手細胞**(natural killer cell, NK cell)或**巨噬細胞**(macrophage)清除腫瘤細胞的能力，策略上還需考量如何增強抗原呈現細胞的活性？如何以細胞激素增強免疫細胞功能？以及製造癌症疫苗預防癌症的發生等，這些是是邁入二十一世紀時，癌症免疫療法研究的重要課題。

　　由於分子生物科技的長足進步，許多以基因重組技術(recombinant DNA technology)研發製造的疫苗、單株抗體與細胞激素，已經在臨床上廣泛使用，由美國及其他國家核准臨床使用的蛋白製劑，已經超過百種，在臨床上使用在治療癌症、慢性疾病（如關節炎、慢性阻塞性肺病）及多種感染性疾病。例如預防子宮頸癌、B型肝炎、流行性感冒、COVID-19等使用的疫苗，用來治療B型與C型肝炎的干擾素（如重組Interferon-α-2b；商品名INTRON A），廣泛用在幹細胞移植的顆粒球單核球刺激素(granulocyte-monoccyte stimulating factor, GM-CSF)等，皆是基因重組技術的產物。還有一系列以重組DNA技術製造的單株抗體製劑，也在免疫療法中扮演重要的角色，如廣泛

用來治療類風濕關節炎的抗腫瘤壞死因子-α (tumor necrosis factor-α, TNF-α) 抗體（如infliximab）、治療多種癌症的抗血管內壁生長素(vascular endothelial growth factor A, VEGF-A)抗體（如bevacizumab）等。以細胞激素及抗體製劑主導的免疫療法，近20年來已經是世界各大藥廠爭相研發的目標產品，以干擾素為例，已經有超過15種DNA重組干擾素被核准臨床使用，預計2021年全球總銷售額約76億美元，預計到2025年，全球銷售總額將超過80億美金。在日益廣泛的臨床應用及高商業價值的推動下，免疫療法將依舊是醫學研究的主流領域之一。

學習評量　　　　　　　　　　　　　　Review Activities

1. 下列何者為先天性免疫反應的特徵？
   (A) 對抗原具有專一性
   (B) 由T淋巴球主導
   (C) 反應細胞包括顆粒球
   (D) 是預防注射激發的主要反應

2. 下列何者不是非專一性免疫？
   (A) 生物性阻隔
   (B) 肥大細胞活化
   (C) 免疫球蛋白中和病毒
   (D) 補體系統活化

3. 下列何者為主動免疫反應？
   (A) 胎兒自母體獲得的免疫能力
   (B) 受到流感病毒感染產生抗體
   (C) 細菌感染造成發炎
   (D) 吞噬細胞產生過氧化物殺菌

4. 下列何者為專一性免疫反應的特質？
   (A) 可分為細胞性及體液性免疫反應
   (B) 可分為急性及慢性反應
   (C) 參與專一性免疫反應的只有血清蛋白
   (D) 只能對細菌產生免疫反應

5. 下列何者為第一個在地球絕跡的傳染病？
   (A)瘧疾　(B)黑死病　(C)天花　(D)牛痘

6. 下列有關食物與免疫的關係何者正確？
   (A) 缺少鐵元素會影響自然殺手細胞的活性
   (B) 維生素D會抑制T_H2淋巴球增生
   (C) 食物中缺少鋅元素會使吞噬細胞的功能降低
   (D) 維生素A使體液性免疫反應功能降低，補體活化能力也降低

7. 下列何者為專一性免疫的反應調節介質？
   (A)補體　(B)細胞激素　(C)一氧化氮　(D)組織胺

8. 主要組織相容性複合體(MHC)的判定(typing)與配對的目的為何？

    (A) 對抗病毒感染

    (B) 防止敗血性休克

    (C) 增加胎兒存活率

    (D) 增加器官移植手術的成功率

9. 下列何者為對抗腫瘤的可能免疫療法？

    (A) 以專一性單株抗體攻擊肝臟細胞

    (B) 增強自然殺手細胞功能

    (C) 以吞噬細胞吞噬腫瘤細胞

    (D) 以輔助型T淋巴球分泌胞殺物質

10.依您的觀點，學習免疫學的目的為何？

2
CHAPTER

免疫系統的細胞和器官
Cells and Organs of the Immune System

本章摘要
掃描QR code或至https://
reurl.cc/2oADYa下載

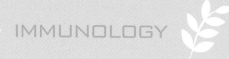

IMMUNOLOGY

免疫學入門的第一步，首先要瞭解免疫系統中主要的成員，以及它們的工作場所。這些參與者皆為功能特殊的細胞，由於其中有許多存在於血液中，故傳統上稱為白血球(leukocyte)；不過大多數的免疫細胞仍滯留於組織及器官中，尤其是淋巴系統(lymphatic system)的組織與器官，廣布於呼吸道、消化道的表皮黏膜組織，更是富含白血球。本章將針對這些參與免疫反應的細胞、組織與器官作初步的介紹。

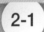

2-1 參與免疫反應的細胞

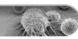

▶ 造血細胞

所有參與免疫反應的細胞皆來自**骨髓造血幹細胞**(bone marrow hematopoietic stem cell, HSC)。人類在胚胎發育早期就產生了造血細胞，這些細胞在胚胎發育1~3週時存在於卵黃囊中，懷孕的第三個月，HSC由卵黃囊移轉到胎兒肝臟及脾臟；直到懷孕的第七個月以前，胎兒體內的造血器官仍然是肝臟及脾臟，但是七個月之後，造血的工作逐漸被骨髓中的HSC所取代。這些HSC具有分化為多種血球細胞的潛能，故稱為**多潛能幹細胞**(pluripotent stem cell)，其數量約為每5×10^4個骨髓細胞中含有1個。如果將小鼠以適量的放射性照射，以殺死大部分造血細胞及白血球，再注射約10^4~10^5個骨髓細胞（約正常骨髓細胞數的0.01~0.1%），則小鼠體內即可重新建立造血系統，並存活下來；如果將造血幹細胞分離出來，則只要注射30~100個純化的幹細胞，即可使造血系統再生；可見造血細胞數量雖少，卻已經足夠維持體內血球細胞的恆定。

▶ 白血球的辨識系統

白血球有許多種，免疫學家辨識白血球最常用的方法，是利用帶有螢光的**單株抗體**來標示不同的白血球。由於單株抗體所辨識的是細胞表面的特殊抗原，故科學家事實上是根據細胞所表現的抗原而加以分類。然而，相同的表面抗原，可能與不同實驗室所發展出來的單株抗體作用，而被賦予不同的名稱；為了避免因名稱帶來的困擾，1982年科學家經過彙整、討論之後，同

意以CD(cluster of differentiation)系統依序命名。最近一次人類白血球分化抗原研討會(10th Human Leukocyte differentiation Antigen Workshop)於2014在澳大利亞的臥龍崗(Wollongong)召開，會議結果使CD總數達到401個（CD1至CD371），且可能還會持續增加，某些CD具有數種抗原性相似的標記，但是以相同CD命名，如CD11a, CD11b, CD11c，所以CD總數（401種）與命名數(CD371)不同步；而目前仍然有相當比例的CD，尚未清楚了解其功能(www.hcdm.org)。

由表2-1中可發現，利用某幾個標記就能將幾種主要的免疫細胞辨識出來，如CD3是T淋巴球的專屬標記，CD19及CD21為B淋巴球的專屬標記，CD56及CD94可為NK細胞的專屬標記（T細胞只有10%左右具有CD56），而CD64則為單核球及巨噬細胞的專屬標記（只有某些樹突細胞的次群具有CD64）。

表2-1　常用來分辨白血球的CD標記

CD 標記	具有此 CD標記之細胞						功能
	TH	Tc	B	NK	Mo/Mac	DC	
CD1	−	−	+	−	+	+	呈現脂質抗原分子，以活化某些次族群的T淋巴球
CD2	+	+	−	+	−	−	附著性分子，參與T淋巴球活化
CD3	+	+	−	次群	−	−	泛T標記，TCR的輔助分子
CD4	+	−	−	−	次群	−	接合第二類MHC分子
CD5	+	+	次群	−	−	−	調節TCR及BCR活化之胞內訊息
CD8	−	+	−	次群	−	+	接合第一類MHC分子
CD11	+	+	−	−	+	+	與CD18組成LFA-1，參與T淋巴球活化
CD16	−	−	−	+	+	+	IgG抗體之第三型Fc受體(FcγRIII)
CD19	−	−	+	−	−	−	泛B標記，與B淋巴球發育、活化、分化有關
CD21	−	−	+	−	−	−	補體分子C3d之受體，稱為CR2；EBV病毒受體
CD25	*	*	*	*	−	*	介白素-2受體的α鏈
CD28	+	+	−	−	−	−	活化T淋巴球的協同訊號
CD40	−	−	+	−	+	+	與B淋巴球之活化、分化有關；活化抗原呈現細胞

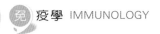 表2-1 常用來分辨白血球的CD標記（續）

CD 標記	具有此 CD標記之細胞						功能
	TH	Tc	B	NK	Mo/Mac	DC	
CD45	+	+	+	+	+	+	調節胞內訊息；不同細胞具有不同的亞型
CD56	次群	次群	−	+	−	+	附著性分子；在免疫系統中的功能待研究
CD64	−	−	−	−	+	−	泛Mo/Mac標記，IgG抗體之第一型Fc受體 (Fcγ RI)
CD80/ CD86	*	*	*	−	*	+	原先稱為B7-1/B7-2，是CD28/CTLA4的接合 分子

註：(1) T_H＝輔助型T淋巴球；T_C＝胞殺型T淋巴球；Mo＝單核球(monocyte)；Mac＝巨噬
　　　細胞(macrophage)；DC＝ 樹突細胞(dendritic cells)。
　　(2) 次群：少部分特殊功能之細胞群。
　　(3) 「＊」代表必須在活化後才能表現。

　　CD系統不但可以用來辨識不同的細胞類型（如$CD3^+$是T淋巴球皆有的標記），也可辨識細胞的功能（如$CD4^+$為輔助型T淋巴球的標記）以及細胞分化的階段（如$CD34^+$為早期淋巴造血幹細胞的標記），許多CD分子也是免疫反應介質的受體（如CD25為IL-2細胞激素受體的α次單元；CD64則為抗體IgG Fc部位的第一型受體(FcγRI)）；可見CD系統在免疫學研究及臨床診斷上的重要性。由於CD是造血族系種類的標記(lineage marker)、成熟階段的標記(maturation marker)，也是活化程度的標記(activation marker)，某些CD更是血液惡性腫瘤的指標，如CD47在數種白血病與淋巴癌腫瘤細胞中有高度表現，故學習免疫學一定要熟悉CD命名系統與意義。

▶ 造血族系

　　骨髓造血幹細胞可分化為兩大造血族系：一為**淋巴造血族系**(lymphoid lineage)，另一為**骨髓造血族系**(myeloid lineage)。當骨髓造血幹細胞分化為**淋巴族系先驅細胞**(lymphoid progenitor cell)及**骨髓族系先驅細胞**(myeloid progenitor cell)時，這些細胞將循特定的造血族系方向分化，不再回到多潛能狀態(pluripotent)。淋巴先驅細胞隨後分化為T淋巴球、B淋巴球及NK細胞等；而骨髓先驅細胞則分化為紅血球、血小板、單核球、顆粒球及肥大細胞等（如圖2-1及圖2-2）。除了紅血球外，所有血球細胞皆與免疫反應有關；紅血球與白血球在血中的數量及比例，請參考表2-2。

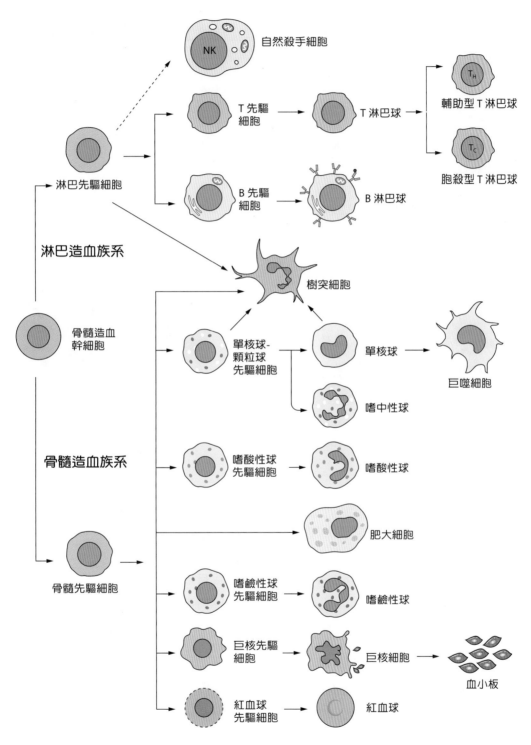

圖2-1　造血作用。

造血系統發育為淋巴造血族系及骨髓造血族系等兩大族系，再由這兩大族系發育為各種不同功能的免疫細胞。

表2-2　正常成人血液中之血球數

血球類型	血球數（每mm³細胞數）	百分比(%)
紅血球	5×10^6	
白血球	7.3×10^3	
嗜中性球	$3 \sim 6.7 \times 10^3$	50~70 %
嗜酸性球	100~360	1~3 %
嗜鹼性球	25~90	<1 %
淋巴球	$1 \sim 2.7 \times 10^3$	20~40 %
單核球	150~720	1~6 %
血小板	$2.5 \sim 3.0 \times 10^5$	

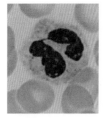 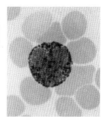 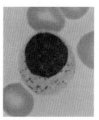 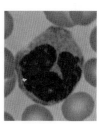

(a) 嗜中性球　　(b) 嗜酸性球　　(c) 嗜鹼性球　　(d) 淋巴球　　(e) 單核球

圖2-2　血液循環中，五種主要的白血球。

 ## 淋巴造血族系

　　淋巴造血族系的成員包括T淋巴球、B淋巴球及非T－非B細胞（又稱為**無特徵細胞(null cell)**）。非T－非B細胞主要包含**自然殺手細胞**(NK cell)，事實上非T－非B細胞只是缺少T淋巴球及B淋巴球應有的標記，並不是毫無特徵，這群細胞具有自己特有的標記（如CD56）。

　　淋巴球的數量約佔血液中白血球的20~40%，但是在淋巴液中的血球約有99%為淋巴球，而個體的總淋巴球數目約在$10^{10} \sim 10^{12}$之間。淋巴球除了隨血液循環遊走全身之外，還能轉移至組織間隙及淋巴器官的組織中**居留(homing)**。

▶ T淋巴球

骨髓中的淋巴族系先驅細胞首先分化為**T淋巴球先驅細胞**(T-lymphoid progenitor)，T先驅細胞隨後進入血液循環系統，並隨著血液或淋巴液來到胸腺(thymus)，開始一系列的成熟發育過程。而因為胸腺的英文為thymus，故這一類淋巴球被稱為T淋巴球(T-lymphocyte)。

表2-3　T淋巴球、B淋巴球及NK細胞在數種組織中的比例

組織種類	百分比(%)		
	T淋巴球	B淋巴球	NK細胞
周邊血液	70~80	10~15	10~15
骨髓	5~10	80~90	5~10
胸腺	99	<1	<1
淋巴結	70~80	20~30	<1
脾臟	30~40	50~60	1~5

新形成的T淋巴球若尚未受到刺激（或稱為未先備(unprimed)），則此時仍停滯在休止狀態，稱之為**休止T細胞**(resting T-cell)，或稱為**純真型T細胞**(naive T cell)。休止細胞直徑約6μm（即10^{-6}m），質核比很小，細胞質只含少量的粒線體及內質網，細胞質中含有**高爾體**(Gall body)，在電子顯微鏡下（放大10,000倍）清楚可見高爾體為一團**溶酶體**(lysosome)及脂肪球所構成（圖2-3）。當T淋巴球受抗原刺激而活化（或稱為先備T細胞(primed T-cells)）之後，休止細胞進入細胞循環，以平均每22小時分裂一次的速度，形成具有抗原

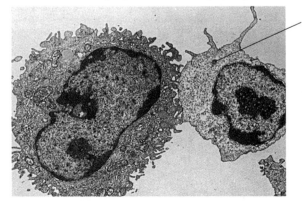

巨噬細胞
Macrophage

淋巴球
Lymphocyte

高爾體
Gall body

圖2-3　休止狀態之T淋巴球正與巨噬細胞交互作用。

休止T淋巴球接受巨噬細胞等抗原呈現細胞的活化訊號後，即開始活化，圖中T淋巴球細胞質內的黑點為高爾體。

專一性的殖株(clone)，部分活化的T淋巴球可分化為**記憶性T細胞**(memory T-cell)。活化的T淋巴球在外形上有明顯的改變，直徑變大為15μm左右，質核比增加，且細胞質中增加許多顆粒，同時粒線體及內質網等胞器也明顯增加，有時稱為**芽細胞新生**(blastogenesis)。

T淋巴球最主要的標記是**CD3**，且所有成熟的T淋巴球皆有**T細胞受體**(T-cell receptor, TCR)，負責接受外來抗原刺激；故TCR對抗原的專一性，也就是此T淋巴球的專一性，CD3是TCR的輔助分子。TCR有兩型，分別為α β型及γδ型，T細胞中具有αβ型TCR者佔90~95%，具有γδ型TCR者佔5~10%。

T淋巴球可再依**CD4**及**CD8**的有無，分為$CD4^+8^+$、$CD4^+8^-$、$CD4^-8^+$及$CD4^-8^-$等四種次族群(subpopulation)。$CD4^+8^+$細胞稱為**雙陽性細胞**(double positive cell)，為一群在T細胞發育過程中產生的未成熟細胞。$CD4^+8^-$細胞簡稱為**$CD4^+$T細胞**($CD4^+$T cell)，為一群具有輔助功能的T細胞，能利用細胞接觸或分泌細胞激素以輔助其他免疫細胞的活化與分化，故稱為**輔助型T淋巴球**(helper T cell, T_H)；T_H細胞則是由具有第二類MHC (MHC class II)分子的**抗原呈現細胞**(antigen-presenting cell, APC)所活化。$CD4^-8^+$細胞簡稱為**$CD8^+$T細胞**($CD8^+$T cell)，主要為一群具有胞殺能力的T細胞，故稱之為**胞殺型T淋巴球**(cytotoxic T cell, CTL, T_C)；T_C能經由TCR的辨識，專一性的殺死目標細胞，是細胞性免疫反應中重要的一環。T_C細胞的目標細胞皆具有第一類MHC (MHC class I)呈現的異類抗原；有關T_C細胞的胞殺機制以及第一類MHC的角色，將在其他章節中討論。$CD4^-8^-$細胞稱為**雙陰性細胞**(double negative cell)，是T先驅細胞或血液循環中的γδ型T細胞，極少部分的成熟αβ型T細胞也呈雙陰性；而滯留在組織中的γδ型T細胞則呈$CD4^-8^+$的表型。

表2-4　T淋巴球次族群的功能與比例

表型標記	主要功能	佔血中T淋巴球之比例(%)	TCR類型
$CD4^+CD8^-$	輔助型	70 %	αβ
$CD4^-CD8^+$	胞殺型；組織中的γδT細胞	25 %	αβ，少數γδ
$CD4^-CD8^-$	T先驅細胞；血液中的γδT細胞	4 %	γδ
$CD4^+CD8^+$	T先驅細胞	1 %	αβ

▶ B淋巴球

　　早期免疫學家在鳥類泄殖腔的**法氏囊**(bursa of Fabricus)中發現這類分泌抗體的細胞，故稱為**B淋巴球**（B-lymphocyte；"B"由bursa而來）。B淋巴球佔血液中淋巴球總量的10~15%。骨髓中部分淋巴族系先驅細胞首先分化為**B淋巴球先驅細胞**(B-lymphoid progenitor)，B先驅細胞在骨髓中再發育為成熟的B淋巴球，隨後經由血液循環系統進入各種淋巴組織與器官中。

　　B淋巴球的外形與T淋巴球相似，幾乎無法區分；休止態B細胞(resting B cell)的直徑也大約6μm，質核比也很低，但沒有高爾體。當B細胞受到抗原及T細胞刺激後，一方面分裂增殖為殖株，一方面分化為分泌免疫球蛋白的細胞，稱為**漿細胞**(plasma cell)；分化中的B細胞有時也稱為**B芽細胞**(B blastocyte)。漿細胞及芽細胞由原先的6μm增大到約12μm，且質核比顯著增加，尤其是漿細胞的細胞質中含有大量的內質網及高基氏體，顯示正進行大量的蛋白質合成工作（圖2-4）。

　　B淋巴球與T淋巴球的區別，主要在功能及表面標記上。B淋巴球的唯一任務是製造抗體分子，不過依照其分化成熟程度及所在淋巴器官的不同，所製造的抗體類型也不盡相同；如剛成熟但未分化的B細胞只能製造**M型免疫球蛋白**(immunoglobulin M, IgM)，而脾臟中的漿細胞則主要分泌**G型免疫球蛋白**(immunoglobulin G, IgG)，如果是腸壁中淋巴組織所含的漿細胞，則主要分泌**A型免疫球蛋白**(immunoglobulin A, IgA)。

　　B淋巴球表面最重要的功能性膜蛋白是B細胞的抗原受體，簡稱**B細胞受體**(B-cell receptor, BCR)，BCR其實是一組具膜蛋白構造的免疫球蛋白。BCR與TCR的功能相似，負責接合抗原分子。而每個成熟B細胞表面BCR皆具特有

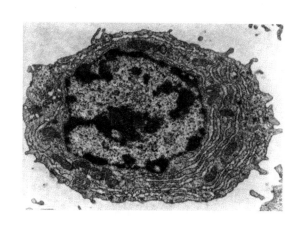

圖2-4　漿細胞。

細胞質中像千層糕的構造是粗糙型內質網。

的專一性，故BCR的專一性，即此B細胞的專一性，且其所製造與分泌的抗體分子，也具有相同的專一性。成熟的B細胞具有第二類MHC分子，使其具有抗原呈現能力，是免疫系統中主要的抗原呈現細胞之一；此類細胞也具有**CD80 (B7-1)**及**CD86 (B7-2)**等分子，在抗原呈現過程中，可產生活化T淋巴球的協同訊息，也能產生抑制T淋巴球活化的訊號。有關抗原呈現作用的機制以及第二類MHC的角色，將在其他章節中討論。漿細胞為B淋巴球的分化終點，約可存活1~2週，不過部分B細胞也會分化為記憶性B細胞(memory B cell)，記憶性B細胞可存活數月至數年，這也是預防注射某些疫苗後，能使個體獲得長期甚至終身免疫的原因。

▶ 自然殺手細胞

自然殺手細胞(natural killer cell, NK cell)在1976年被發現後，一直是免疫學研究中重要的題材之一，主要因為NK細胞在人類血液淋巴球中約佔5~10%，而且NK細胞是非專一性免疫系統中，具有胞殺能力的細胞。NK細胞大小約6μm，與T淋巴球一樣源於骨髓中的T先驅細胞。NK細胞可接受T細胞的刺激而分化成熟，成熟的NK細胞也能誘導T細胞分化。NK細胞所胞殺的目標細胞為未能正常表現第一類MHC (MHC class I)的腫瘤細胞或病毒感染細胞，詳細的機制將在隨後的章節中討論。

可用來辨識NK細胞的表面標記包括CD2（附著性分子LFA-3的接合子）、CD16（IgG第三型Fc受體(FcγRIII)）、CD56及CD94，不過這些都不是NK細胞專屬的標記，因為如CD16、CD56及CD94也可在少部分T淋巴球表面找到，且如CD16在未成熟的NK細胞與存在於組織中的大部分NK細胞表面皆表現，故CD16必須與其他標記同時使用，才能辨識NK細胞。NK細胞不表現CD3，不過有一群類似NK細胞的T細胞稱為NKT細胞，兼具有CD3、CD16及CD56，能對抗病原體及腫瘤細胞。

骨髓造血族系

骨髓族系先驅細胞可分化為紅血球、血小板、單核球、顆粒球、樹突細胞及肥大細胞等。由於紅血球及血小板與免疫系統無直接關聯，故在此不作討論；以下將針對單核球、顆粒球、樹突細胞及肥大細胞加以介紹。

▶ 單核吞噬細胞 (Mononuclear Phagocytes)

　　骨髓族系幹細胞(myeloid stem cell)在骨髓中可分化成單核球，隨即進入血液循環中。一般單核球大小約8μm，約佔血液中白血球總量的1~6%（圖2-5）。單核球(monocyte)可視為一種休止狀態的吞噬細胞，當單核球有機會滲入組織與器官時，細胞開始分化，且在外形及功能上產生顯著的變化。

　　分化成熟的單核球稱為巨核吞噬細胞，簡稱為**巨噬細胞**(macrophage)。巨噬細胞直徑有單核球的2~3倍大（約20μm），細胞質中充滿了胞器與液泡；巨噬細胞可像變形蟲一樣伸出**偽足**(pseudopodia)，以進行**吞噬作用**(phagocytosis)（圖2-6）。成熟的巨噬細胞部分遊走於組織間，部分則固著於特定組織中，依照組織的不同，巨噬細胞被賦予不同的名稱（表2-5）。

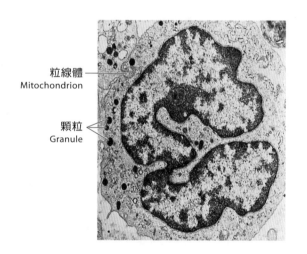

粒線體
Mitochondrion

顆粒
Granule

圖2-5　單核球。

細胞較淋巴球大，細胞核呈馬蹄形。

表2-5　巨噬細胞在不同組織中的名稱	
組織／器官	**巨噬細胞**
肝臟	庫佛氏細胞(Kupffer cell)
肺臟	肺泡巨噬細胞(alveolar macrophage)
腎臟	間葉細胞(mesangial cell)
腦	微神經膠細胞(microglial cell)
骨髓	破骨細胞(osteoclast)
結締組織	組織細胞(histocyte)
腹腔	腹腔巨噬細胞(peritoneal macrophage)

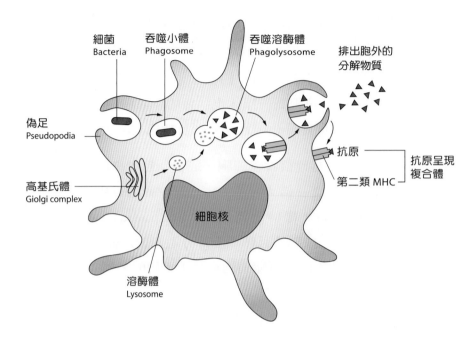

圖2-6　巨噬細胞的吞噬作用。

巨噬細胞伸出偽足捕捉入侵的細菌，在吞噬細菌之後，將細菌包入吞噬小體中，殺死並分解成碎片，大部分排出胞外，少部分經由第二類MHC呈現給T淋巴球。

　　分辨單核球及巨噬細胞的表面標記主要有CD64（IgG第一型Fc受體(FcγRI)）、CD32（IgG第二型Fc受體(FcγRII)）、CD11a（早期被稱為LFA-1，為附著性分子），以及第二類MHC、CD40、CD80、CD86等與抗原呈現細胞功能有關的表面標記；此外，巨噬細胞的表面具有CD35，是補體分子C3b的受體，又稱**第一型補體受體**(complement receptor type 1, CR1)，與促進巨噬細胞的吞噬作用有關。透過CD64、CD32等IgGFc受體，以及CD35等補體分子的受體，巨噬細胞對於受到抗體或補體攻擊的細菌和寄生蟲等病原體，更能有效進行吞噬作用，這種現象稱為**調理作用**(opsonization)，故能夠促進吞噬作用的物質即稱為**調理素**(opsonin)。

　　巨噬細胞在免疫系統中，扮演極關鍵的角色。在非專一性免疫反應中，巨噬細胞是清除微生物、死亡細胞、組織碎片及其他顆粒性外來物的主要吞噬細胞。除了吞噬之外，巨噬細胞還可利用**氧依賴性殺菌機制**(oxygen-dependent killing mechanism)及**非氧依賴性殺菌機制**(oxygen-independent killing mechanism)進行殺菌作用，這兩種機制將會在第10章「發炎反應」中詳述。在

專一性免疫反應中，活化的巨噬細胞表現相當數量的第二類MHC分子，是功能很強的抗原呈現細胞。活化的巨噬細胞能分泌近百種物質，小至一氧化氮(NO)，大至分子量數十萬的**纖維接合素**(fibronectin)等；高度活化的巨噬細胞除了具有**殺菌能力**(bactericidal activity)之外，還具有**腫瘤胞殺能力**(tumoricidal activity)。

▶ 顆粒球

顆粒球(granulocyte)也同樣源於骨髓幹細胞，骨髓幹細胞會先分化為三種先驅細胞，分別是**顆粒球－單核球先驅細胞**(granulocyte-monocyte progenitor)、**嗜酸性球先驅細胞**(eosinophil progenitor)及**嗜鹼性球先驅細胞**(basophil progenitor)。隨後，顆粒球－單核球先驅細胞部分分化為嗜中性球，嗜酸性球先驅細胞分化為嗜酸性球，而嗜鹼性球先驅細胞則分化為嗜鹼性球。成熟的顆粒球其細胞質中含有許多顆粒，依據顆粒染劑酸鹼性的不同，將顆粒球為分**嗜中性球**(neutrophil)、**嗜酸性球**(eosinophil)及**嗜鹼性球**(basophil)三種（圖2-7），分別描述如下。

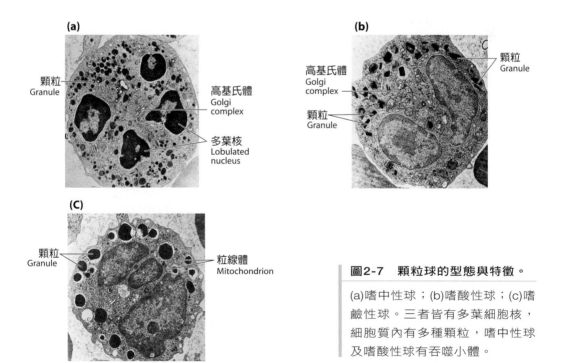

圖2-7　顆粒球的型態與特徵。

(a)嗜中性球；(b)嗜酸性球；(c)嗜鹼性球。三者皆有多葉細胞核，細胞質內有多種顆粒，嗜中性球及嗜酸性球有吞噬小體。

1. 嗜中性球(Neutrophil)

這類顆粒球佔了血液中白血球的50~70%；換言之，一個健康的個體，體內隨時有大約5×10^{10}（5百億）個嗜中性球。嗜中性球在骨髓中成熟後，約留滯5天，隨即釋放到血液循環系統中；如果有局部發炎反應，則發炎介質及細胞激素可促使骨髓中之嗜中性球更快速的釋放出來，以致造成血液中白血球數量遽增的現象。嗜中性球在血液中約7~10小時後，即滲過微血管壁，進入組織中；如未進入組織中，則可能在6~8小時之內死亡。進入組織中的嗜中性球受到補體分子、發炎介質及細菌產物的活化，一般可存活2~3天，可稱為是短命的吞噬細胞(short-lived phagocyte)。以巨噬細胞而言，有的可存活數個月或數年。

嗜中性球的大小約有10~20μm，細胞核呈不規則形狀，故有時被稱為多形核細胞(polymorphonuclear cell, PMN)。細胞質中含有三種主要的顆粒，即(a) Azurophilic顆粒：含天青殺素（azurocidin，一種有殺菌功能的蛋白質）、溶菌酶(lysozyme)、防禦素(defensin)、骨髓過氧化氫酶(myeloperoxidase)，以及具殺菌能力的蛋白酶（如neutrophil elastase、proteinase 3等）；(b)特殊顆粒(specific granule)：含膠原蛋白酶(collagenase)、乳糖轉運素(lactoferrin)、維生素B_{12}接合蛋白(vitamin-B_{12} binding protein)等；(c)膠蛋白酶顆粒(gelatinase granule)：含膠蛋白酶(gelatinase)。此外細胞質中的分泌小泡(secretory vesicle)，也含有多種殺菌物質。

嗜中性球是血液循環中最主要的吞噬細胞，也是發炎反應部位最先聚集的吞噬細胞。嗜中性球會先利用附著性分子附著在**血管內壁細胞**(endothelial cell)上，再遷移到血管外的組織中，以進行細菌或組織碎片的吞噬。因為其表面也有CD32 (FcγRII)及CD166 (FcγRIIIb)等IgG分子Fc的受體，再加上CD35 (CR1)等補體分子受體，故也能經由調理素的調理作用，增強嗜中性球的吞噬功能。對於被吞噬的細菌，嗜中性球也可利用氧依賴性及非氧依賴性機制，進行殺菌作用。對吞噬物的處理方式，嗜中性球與巨噬細胞相似，不過嗜中性球不表現第二類MHC，故嗜中性球不是抗原呈現細胞。有關嗜中性球的特性與功能，將在第10章「發炎反應」中再討論。

2. 嗜酸性球(Eosinophil)

在健康個體的血液白血球中約佔1~3%，其細胞質中的顆粒很容易被酸性染劑**伊紅**(eosin)染色，故也稱為嗜伊紅性球。此類細胞大小比嗜中性球略

大，直徑約在13~17μm之間，其顆粒可大到直徑0.5μm，其中主要含**嗜酸性球過氧化氫酶**(eosinophil peroxidase)、具胞殺作用的**Charcot-Leyden結晶蛋白**(Charcot-Leyden crystal protein)及許多鹼性蛋白，如major basic protein、eosinophil cationic protein等。

成熟的嗜酸性球在骨髓中滯留2~6天，即釋放至血液循環中；如未進入組織中，則可存活約6~12小時；如在結締組織中，則可存活數天。個體產生過敏反應或受到寄生蟲感染時，嗜酸性球的數量會顯著增加。嗜酸性球也是一種吞噬細胞，表面具有CD32 (FcγRII)及CD16 (FcγRIII)，也具有CD35 (CR1)，故其吞噬能力亦可因調理作用而增強。嗜酸性球的吞噬作用機轉及殺菌方式，也與嗜中性球及巨噬細胞相似，活化的嗜酸性球可吞噬包括細菌、真菌、黴漿菌及抗原－抗體複合體等多種物質。對於大型寄生蟲，嗜酸性球可附著於其表面，再以胞外去顆粒作用(extracellular degranulation)的方式釋出過氧化氫酶等胞殺物質，以毒殺目標物；然而這種胞殺機制有時反而會造成個體的組織損傷。嗜酸性球還可經由分泌小泡釋出生長素、趨化因子，以及分泌多種發炎介質及細胞激素（如腫瘤壞死素、介白質-6、介白質-4、干擾素等），引起發炎或過敏反應，調節淋巴球主導的專一性免疫反應。

3. 嗜鹼性球(Basophil)

這一類顆粒球在血液白血球中少於1%；細胞直徑只有5~7μm，是顆粒球中最小的一種。嗜鹼性球不是吞噬細胞，不具有吞噬能力；不過嗜鹼性球是立即型過敏反應的作用細胞之一，由於功能上與肥大細胞有許多重疊，嗜鹼性球可能與肥大細胞皆源於骨髓中的$CD34^+$造血幹細胞，不過可能進一步分化成不同的先驅細胞。嗜鹼性球表面具有大量的高親和性IgE第一型Fc受體(FcεRI)，每個細胞具有約27萬個FcεRI，故極易附著IgE抗體分子(immunoglobulin E, IgE)或接合**過敏原**(allergen)的IgE分子。當IgE受體與IgE複合體因為過敏原而**串聯**(cross linking)時，細胞質中的顆粒會產生胞外去顆粒作用，將顆粒中的物質釋出細胞外，而顆粒中主要含有**組織胺**(histamine)、前列腺素(prostaglandin, PG)、**白三烯素**(leukotriene, LT)及**血小板活化素**(platelet activating factor, PAF)等發炎介質，故去顆粒作用的結果，造成局部劇烈的發炎反應，即一般所稱的過敏。嗜鹼性球也會釋放Charcot-Leyden結晶蛋白，故這種蛋白質是過敏反應的最佳指標。近年來又發現IgG

與過敏原形成的複合體，也能經由嗜鹼性球表面的IgG受體（FcγRII及FcγRIII）引起嗜鹼性球的活化，分泌血小板活化素(PAF)，誘導產生立即型過敏反應症候。有關過敏反應的種類與機制，將會在第13章詳述。

嗜鹼性球主要存在於血液中，不過其表面亦有附著性分子，能進入組織中活化，如嗜鹼性球皮膚過敏(cutaneous basophil hypersensitivity)、局部性腸炎（Crohn's disease；或稱克隆氏症）、過敏性鼻炎(allergic rhinitis)及過敏性結膜炎(allergic conjunctivitis)等慢性過敏疾病，主要的作用細胞應該是嗜鹼性球，且持續引起發炎反應的抗體是IgG。

▶ 肥大細胞 (Mast Cells)

肥大細胞有許多與嗜鹼性球相似的特徵，但是不屬於顆粒球，其先驅細胞是否與嗜鹼性球相同，仍然有爭議；不過肥大細胞起源於CD34$^+$骨髓幹細胞，應該是無庸置疑的。**肥大細胞先驅細胞**(mast-cell precursor)在未分化為成熟的肥大細胞之前，即離開造血組織，進入血液循環系統中，隨後滲入多種組織與器官中，包括皮膚、結締組織及呼吸道、泌尿、生殖道、消化道的**黏膜表皮層**(mucosal epithelial tissue)等。在組織中才分化為成熟的肥大細胞，肥大細胞可在組織中存活數週或數年之久。

肥大細胞直徑約10~15μm，其細胞質中含有許多顆粒（圖2-8），如果以**蘇木素染色**(hematoxylin stain)，可見每個肥大細胞含50~200個直徑約0.1~0.4μm的顆粒，顆粒中含有多種發炎介質。肥大細胞與嗜鹼性球一樣，表面具有大量的FcεRI，可見肥大細胞與嗜鹼性球皆為**立即型過敏反應**(immediate-type hypersensitivity)的主要作用細胞；其作用的機制亦與嗜鹼性球相似，不過肥大細胞應該是主導立即型的過敏反應，而嗜鹼性球則較晚出現在過敏的部位。

依照所在的組織及分泌物種類，老鼠等囓齒類之肥大細胞可分為**黏膜層肥大細胞**(mucosal mast cell, MMC)及**結締組織肥大細胞**(connective tissue mast cell, CTMC)。這兩類肥大細胞在FcεRI的數量以及發炎介質和蛋白酶的分泌量上，有很明顯的區別（表2-6），如果以銅酞青染色（copper phthalocyanin

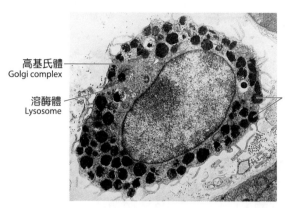

高基氏體
Golgi complex

溶酶體
Lysosome

分泌顆粒
Secretory granule

圖2-8　肥大細胞的型態與特徵。

表2-6　不同組織中的肥大細胞

	MMC	CTMC
所在部位	呼吸道、腸胃道等黏膜表皮層	多種器官中之結締組織
T細胞依賴性	是	否
$Fc\varepsilon RI$／細胞	2.5×10^6	3×10^4
組織胺分泌量	少	多
白三烯素(LTC_4)分泌量	多	少
前列腺素(PGD_2)分泌量	少	多
蛋白酶		
中性蛋白酶(tryptase)	10 pg／細胞	35 pg／細胞
凝乳酶(chymas)	< 0.04 pg／細胞	4.5 pg／細胞
銅酞青（如Astra blue）染色	藍色	紅色

如Astra blue stain），MMC會染成藍色，而CTMC則呈對比染料acid fuchsin的紅色。MMC分泌的LTC_4與PGD_2的比值約為25:1，而CTMC則為1:40，兩者有明顯的差異。此外，在肥大細胞的顆粒中，蛋白酶約可佔顆粒中蛋白質的$25\sim70\%$，然而CTMC其顆粒中所含的蛋白酶，在數量上顯然遠大於MMC；至於嗜鹼性球則只含少量的**中性蛋白酶**(tryptase)。人類的肥大細胞也可依據所含之的蛋白酶分為兩類：MC_T只含tryptase，類似MMC，主要在黏膜表皮層、肺泡，而MC_{TC}則含tryptase及chymas，類似CTMC，主要在結締組織。

▶ 樹突細胞

最早發現樹突細胞的科學家是十九世紀的Paul Langerhans，他在1868年描述了這種在表皮組織中，形狀不規則的細胞，不過他以為這是一種表皮層中的神經細胞。直到1973年（過了一百年後），Steinman及Cohn才在小鼠的周邊淋巴組織中（脾臟）重新發現這種細胞，並命名為樹突細胞(dendritic cells)，又經過二十年的努力，終於證明這種細胞是免疫系統第一道防線的專業抗原呈現細胞(professional APC)。臨床血液學檢驗的項目中，大多沒有檢驗樹突細胞，原因是樹突細胞只佔血液中單核細胞的0.1~1.0%（約$2×10^7$/L），大多數樹突細胞存在於組織中，除了癌症病患之外（如乳癌），數量相對穩定，並不是一般臨床疾病的指標。

樹突細胞(dendritic cells, DCs)依據其外表許多不規則樹突狀突起而得名，不過樹突細胞包含數種外表型及功能相異的細胞，免疫學家能利用其細胞表面的CD標記（表2-7）、所在之組織（圖2-9）與其分泌的細胞激素來判斷。不同功能的樹突細胞分別在先天非專一性免疫反應（如發炎）及後天專一性免疫反應（如活化T淋巴球）中，扮演關鍵性的角色。樹突細胞源於$CD34^+$造血幹細胞，在骨髓中受到不同細胞激素的誘導，分別分化為四種樹突細胞（圖2-9）：(a)$CD14^-$先驅細胞進入表皮及黏膜層，再經過GM-CSF、TNF-α及TGF-β的誘導，分化為蘭格漢細胞(Langerhan's cells)；(b)$CD14^+$先驅細胞進入真皮組織及組織間質，再經過GM-CSF、TNF-α及IL-4的誘導，分化為真皮與組織間樹突細胞(dermal DCs or interstitial DCs, DDC-IDCs)；(c)進入血液循環分化為$CD14^+$單核球，再經過GM-CSF及IL-4的誘導，分化為單核球源樹突細胞(monocyte-derived DCs, moDCs)；(d)$CD34^+$造血幹細胞分化為淋巴先驅細胞，再經過IL-3的誘導，分化為類漿細胞樹突細胞(plasmacytoid DCs, pDCs)。DDC-IDCs、moDCs及Langerhan's cells直接源於骨髓先驅細胞，故又稱為類骨髓樹突細胞(myeloid DCs, mDCs)，有關樹突細胞的早期研究主要針對這一類細胞，故有的免疫學文獻稱這類細胞為傳統樹突細胞(conventional DCs)。

在此特別說明，存在於次級淋巴組織中的濾泡樹突細胞(follicular dendritic cells, FDC)與本節介紹的樹突細胞來源不同，故是兩種不同的細胞；樹突細胞源於骨髓造血幹細胞，而濾泡樹突細胞來自於組織基質細胞

表2-7　樹突細胞的表面CD標記

CD標記	Langerhan's cells	DDC-IDCs	moDCs	pDCs
CD1a	+	+	+	−
CD1d	−	+	+	未知
CD11b	−	+	+	−
CD11c	+	+	+	−
CD52	−	−	+	1/3細胞呈CD52+
CD83	+	+	+	+
CD123	+	+	+	+（訊號最強）

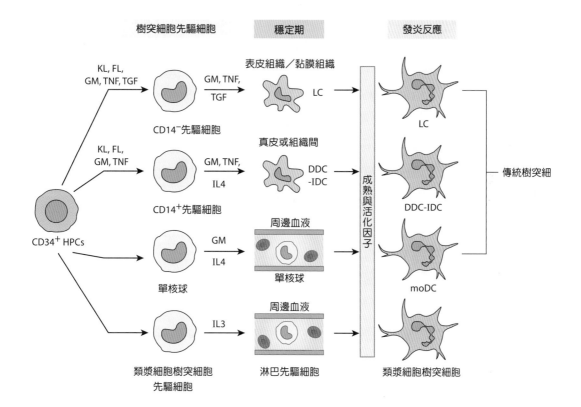

圖2-9　樹突細胞的分化途徑。

由CD34+造血幹細胞(HPCs)經由不同細胞激素的誘導，分別分化為四種樹突細胞子群，包括蘭格漢細胞(Langerhan's cells, LC)、真皮與組織間樹突細胞(Dermal DCs or interstitial DCs, DDC-IDCs)、單核球源樹突細胞(Monocyte-derived DCs, moDCs)及類漿細胞樹突細胞(plasmacytoid DCs, pDCs)。

GM：GM-CSF，群落刺激素；TNF：腫瘤壞死素-a；TGF：轉型生長素-b；FL：Flt-3接合子；KL：c-kit接合子。

(stromal cells)，不屬於白血球。濾泡樹突細胞只在次級淋巴組織或器官的萌發中心(germinal center)呈現抗原給B淋巴球，不參予活化T細胞、NK細胞、NKT細胞的反應。

2-2 免疫系統的器官和組織

從白血球的生成、轉運、發育、成熟到進行免疫反應，皆有特定的器官與組織提供所需的資源與微環境，一般免疫學家將這些器官與組織大致分為**初級淋巴器官**(primary lymphoid organ)及**次級淋巴器官**(secondary lymphoid organ)兩大類。初級淋巴器官包括**骨髓**、**胸腺**等白血球生成與發育的場所。在人類胎兒時期，肝臟與脾臟也曾經扮演初級淋巴器官的角色，出生後，骨髓則成為最主要的初級淋巴組織。人類以外的動物如鳥類，其**泄殖腔**(cloacal cavity)中的法氏囊是生成B淋巴球的組織，故也是初級淋巴器官。次級淋巴器官是白血球進行免疫反應的地方，包括**淋巴結**(lymph node)、**脾臟**(spleen)及**黏膜層淋巴組織**(mucosal-associated lymphoid tissue, MALT)（圖2-10）。以淋巴球而言，約99%皆持續存活在固定的器官與組織中，只有少於1%會進入血液循環，遷移至其他器官，故嚴格而言，血液本身並不能稱為淋巴組織。

初級淋巴器官

▶ 骨 髓

以人類而言，骨髓是最主要的初級淋巴組織。骨髓幹細胞在基質細胞的協助下，分化為紅血球、白血球與血小板。以B淋巴球為例，在骨髓中的B先驅細胞經常位於骨髓膜附近，而鄰近的**基質網狀細胞**(stromal reticular cell)應該是誘發B淋巴球分化的主要細胞。網狀細胞的特徵與**纖維母細胞**(fibroblast)及**肌纖維母細胞**(myofibroblast)相近，這類細胞分布於骨髓膜及疏鬆骨(spongy bone)內的血竇(sinus)中。B先驅細胞分裂約6次之後，即遷移到疏鬆

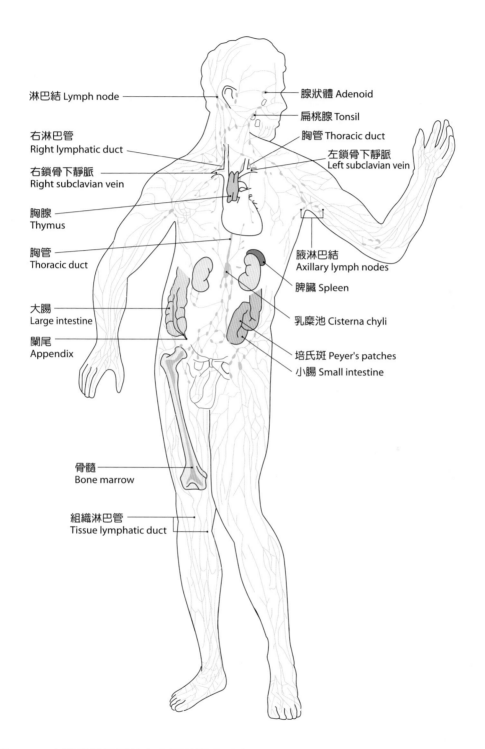

淋巴結 Lymph node

腺狀體 Adenoid

扁桃腺 Tonsil

右淋巴管
Right lymphatic duct

胸管 Thoracic duct

左鎖骨下靜脈
Left subclavian vein

右鎖骨下靜脈
Right subclavian vein

胸腺
Thymus

胸管
Thoracic duct

腋淋巴結
Axillary lymph nodes

脾臟 Spleen

大腸
Large intestine

乳糜池 Cisterna chyli

闌尾
Appendix

培氏斑 Peyer's patches

小腸 Small intestine

骨髓
Bone marrow

組織淋巴管
Tissue lymphatic duct

圖2-10　人體的淋巴系統與主要的淋巴器官。

初級淋巴器官包括骨髓及胸腺，次級淋巴器官包括淋巴結、脾臟及培氏斑(Peyer's patches)、扁桃腺、闌尾等黏膜淋巴組織。

骨的血竇中，而血竇中的網狀細胞能分泌某些物質，如**介白素-7** (interleukin-7, IL-7)，以刺激B先驅細胞分化成熟。其實大於75%的成熟B細胞並未離開骨髓，許多B細胞可能在**負向篩選**(negative selection)機制中被淘汰。有關負向篩選機制及B細胞分化與成熟過程，將w在第11章中詳述。

▶ 胸 腺

胸腺為位於胸腔中靠近心臟上方的灰白色器官，分為兩葉(lobe)，每葉外層為**囊膜**(capsule)，囊膜向內延伸成一根根**小樑**(trabecula)。小樑將胸腺間隔成多個小葉(lobule)，每個小葉依細胞與組織的分布情況，分為兩區，靠外膜的區域稱為**皮質**(cortex)，靠中心的區域稱為**髓質**(medulla)（圖2-11）。皮質來自胚胎期的**第三腮裂**(bronchial cleft)，髓質則來自胚胎期的第三**咽囊**(pharyngeal pouch)。

胸腺的基質細胞主要是**上皮細胞**(epithelial cell)、指突狀樹突細胞及巨噬細胞。上皮細胞延伸出類似偽足的細長構造，在胸腺中構成一個基質網；退化的上皮細胞有時會聚集形成**哈氏體**(Hassall's corpuscle)，哈氏體的功能並不清楚。未成熟的幹細胞由骨髓經由血液循環來到胸腺，最先落腳在皮質區，並開始快速的分裂，這群T先驅細胞稱為**胸腺細胞**(thymocyte)。胸腺細胞在接觸皮質中的上皮細胞後，在上皮細胞的誘導下開始分化。有些上皮細胞有很長的膜狀延伸，將許多胸腺細胞包圍起來，稱為**孕嬰細胞**(nurse cell)，每一個孕嬰細胞最多可包圍50個胸腺細胞。

未成熟的T淋巴球在上皮細胞及位於皮、髓交界的指突狀樹突細胞的誘導下，進行了一連串的**正向篩選**(positive selection)及負向篩選的程序，一方面淘汰無完整TCR或TCR功能不足的T淋巴球，一方面淘汰與自體抗原及MHC親和性過高的T淋巴球。有關T細胞分化與成熟的過程，將在第8章中詳述。事實上，有95~99%的胸腺細胞無法通過篩選，這些胸腺細胞最終經由**細胞凋亡**(apoptosis)程序而死亡，碎片由巨噬細胞加以清除；至於成熟的T淋巴球則經過髓質進入血液循環中，隨後進入次級淋巴組織與器官。

(a)

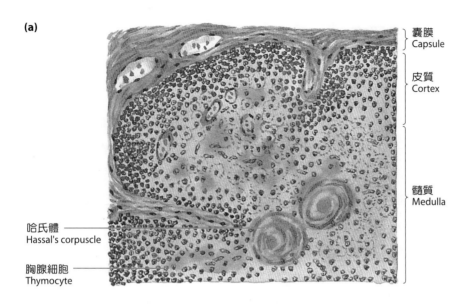

囊膜
Capsule

皮質
Cortex

髓質
Medulla

哈氏體
Hassal's corpuscle

胸腺細胞
Thymocyte

(b)

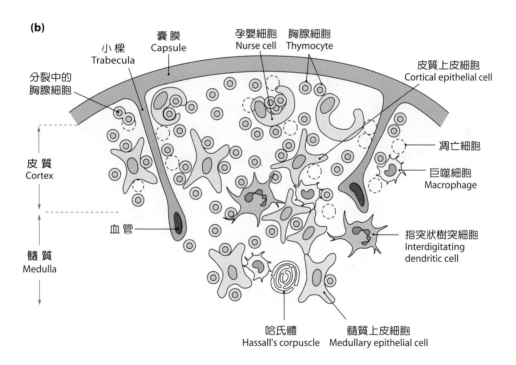

小樑
Trabecula

囊膜
Capsule

孕嬰細胞
Nurse cell

胸腺細胞
Thymocyte

皮質上皮細胞
Cortical epithelial cell

分裂中的
胸腺細胞

凋亡細胞

巨噬細胞
Macrophage

皮質
Cortex

血管

指突狀樹突細胞
Interdigitating
dendritic cell

髓質
Medulla

哈氏體
Hassall's corpuscle

髓質上皮細胞
Medullary epithelial cell

圖2-11　胸腺的主要構造及其中所含的細胞。

(a)胸腺的組織切片圖；(b)胸腺中的主要細胞示意圖。

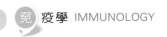

 次級淋巴器官

▶ **淋巴結**

　　人體的微血管末梢除了交換氣體與養分之外，還經常滲出一些血漿與血漿蛋白，也有一些白血球在此離開血管而進入組織中，這些血球細胞大部分是淋巴球；所以人體也有一套管路系統把這些偷跑出去的血漿蛋白及血球（統稱為**淋巴液**(lymph)）重新回收，這個系統就稱作**淋巴系統**(lymphatic system)。淋巴液從組織被收回到微淋巴管中，再經過小淋巴管、大淋巴管到胸管，然後注入左鎖骨下靜脈；而身體右上部位的淋巴液則由右淋巴總管回收，進入右鎖骨下靜脈，而重新回到血管循環系統中。在淋巴液由組織中回收到靜脈的路徑中，至少經過多個淋巴結；淋巴結是整個免疫監測系統的前哨站，大部分入侵人體的外來物（包括病原體、異類細胞、異類蛋白等）都會由淋巴液帶到淋巴結中。

　　淋巴結大小不等，大的可像一顆蠶豆，而其外形亦確實與蠶豆相似。淋巴結一般都成群成串地存在，譬如**腋下淋巴結**(axillary lymphatic node)就由20~30個小淋巴結組成，此外如鼠蹊部、頜下及頸部也都有成串的淋巴結。淋巴結囊膜與多條**輸入淋巴管**(afferent lymphatic vessel)相接，輸入淋巴管進入淋巴結後，在結內構成淋巴網，使進入結內的淋巴液有充分時間流經淋巴結的各部位，最後匯集為一條**輸出淋巴管**(efferent lymphatic vessel)，離開淋巴結（圖2-12）。

　　淋巴結可依所含之細胞種類及功能分成三個區域，即**皮質區**(cortex)、**副皮質區**(paracortex)及**髓質區**(medulla)。副皮質區富含T淋巴球及指突狀樹突細胞，這些樹突細胞表現大量的第二類MHC，從表皮或黏膜層捕捉到病原體或抗原分子後，隨著淋巴液進入淋巴結內，樹突細胞將分解後的抗原片段與第二類MHC分子結合，然後呈現給專一性T淋巴球，使T淋巴球活化（活化過程將會在後面的章節中詳述）。活化後的輔助型T淋巴球，隨後會活化鄰近的B細胞，兩者增殖、分化的結果，在皮質形成一個個聚集**小點**(foci)，小點中的B細胞可分化為漿細胞，並開始分泌IgM、IgG等抗體。約在抗原刺激4~7天之後，部分T細胞及B細胞開始遷移到皮質區的**初級濾泡**(primary follicle)。皮質區富含淋巴球、巨噬

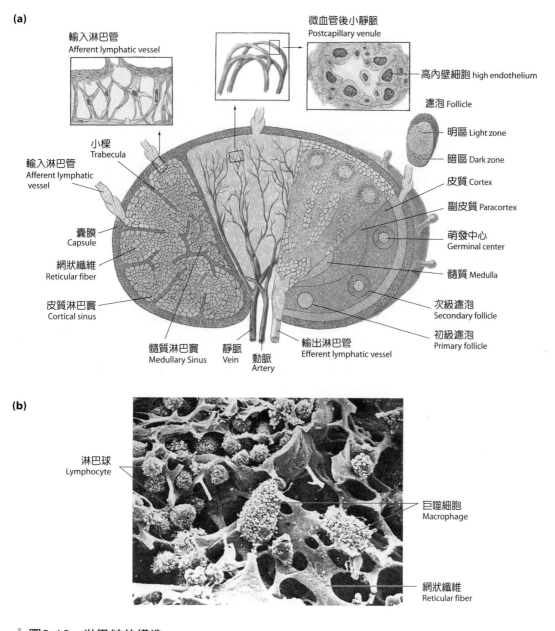

(a)

輸入淋巴管
Afferent lymphatic vessel

微血管後小靜脈
Postcapillary venule

高內壁細胞 high endothelium

濾泡 Follicle

明區 Light zone

暗區 Dark zone

皮質 Cortex

副皮質 Paracortex

萌發中心
Germinal center

髓質 Medulla

次級濾泡
Secondary follicle

初級濾泡
Primary follicle

小樑
Trabecula

輸入淋巴管
Afferent lymphatic
vessel

囊膜
Capsule

網狀纖維
Reticular fiber

皮質淋巴竇
Cortical sinus

髓質淋巴竇
Medullary Sinus

靜脈
Vein

動脈
Artery

輸出淋巴管
Efferent lymphatic vessel

(b)

淋巴球
Lymphocyte

巨噬細胞
Macrophage

網狀纖維
Reticular fiber

圖2-12　淋巴結的構造。

(a)淋巴結主要分為皮質區、髓質區及副皮質區；(b)淋巴結中的淋巴球與巨噬細胞 (9,000x)。

細胞、樹突細胞及**濾泡樹突細胞**。在初級濾泡中，T細胞、B細胞及濾泡樹突細胞間會相互作用，使T細胞及B細胞更加活化，於是初級濾泡逐漸發育為**次級濾泡**(secondary follicle)。次級濾泡的中心稱為**萌發中心**(germinal center)，

含有許多漿細胞，可製造大量抗體。漿細胞能遷移至髓質區，再經由輸出淋巴管進入體液及血液循環中，有的甚至遷移到骨髓。

濾泡樹突細胞是次級淋巴器官中非常關鍵性的細胞。濾泡樹突細胞的起源與特性與先前所提到的樹突細胞不同，可能分化自組織中的**網狀細胞**(reticular cell)；這種細胞不進行吞噬或胞吞作用，也不表現第二類MHC，故不是抗原呈現細胞。但濾泡樹突細胞表面有許多抗體分子的Fc受體及補體分子的受體，故被抗體及補體所附著的病原體（細菌、病毒、真菌及寄生蟲等）很容易沾附在濾泡樹突細胞表面，這些抗原可持續刺激B淋巴球，使其分裂及分化為漿細胞或記憶性細胞，故濾泡樹突細胞可能是個體接受預防注射後，能獲得長時間免疫力的因素之一。

活化的淋巴結中，除了因T與B淋巴球的大量增生而顯著增加免疫細胞外，血液中的淋巴球也會經由**微血管後小靜脈**(postcapillary veule)進入淋巴結中。此部分靜脈的管壁細胞在外形及功能上經過特化，稱之為**高內壁細胞小靜脈**(high-endothelial venule, HEV)；淋巴球很容易從HEV穿過血管管壁，進入淋巴結、脾臟及各種組織與器官中。

▶ **脾 臟**

如果說淋巴結是淋巴液的過濾器，那麼脾臟則是負責過濾血液中異物的過濾器，可捕捉血液中的抗原。人類脾臟位於腹腔的左上方，外觀呈橢圓形；囊膜向內延伸形成多條小樑，將脾臟分成一個個區間。脾臟依照其所含細胞的種類及功能的不同可分為兩個區域，一是**紅髓**(red pulp)，一是**白髓**(white pulp)，兩者交界的區域則稱為**邊緣帶**(marginal zone)（圖2-13）。

紅髓區充滿著血竇構成的網路，富含紅血球及血小板；因衰老而即將被分解的紅血球會進入紅髓區，由巨噬細胞加以清除。白髓區是進行免疫反應的主要區域，來自血液的抗原首先離開小動脈末梢，進入邊緣帶；隨後，邊緣帶的指突狀樹突細胞會將抗原捕捉，並帶到**小動脈周邊淋巴鞘**(periarteriolar lymphoid sheath, PALS)，呈現給專一性契合的T淋巴球，並活化T淋巴球。PALS中富含T淋巴球；而其中被活化的輔助型T細胞會促使B淋巴球活化及分化。活化的T細胞及B細胞隨後一起遷移至邊緣帶中的初級濾泡，使初級

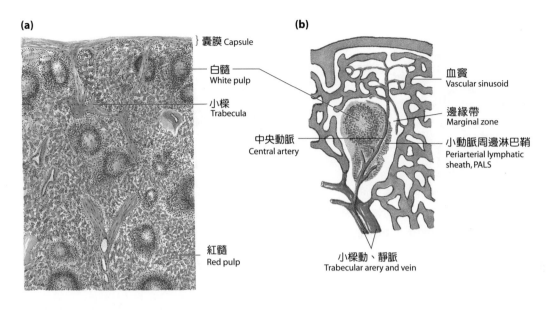

(a)

囊膜 Capsule

白髓 White pulp

小樑 Trabecula

紅髓 Red pulp

(b)

血竇 Vascular sinusoid

邊緣帶 Marginal zone

小動脈周邊淋巴鞘 Periarterial lymphatic sheath, PALS

中央動脈 Central artery

小樑動、靜脈 Trabecular arery and vein

圖2-13　脾臟的主要構造。

(a)脾臟的內部構造；(b)白髓的細部構造。

濾泡逐漸發育為次級濾泡，次級濾泡再形成萌發中心，而其中富含活化的B細胞及漿細胞，脾臟在人體受到感染或受到免疫調節因子的刺激後，PALS及邊緣區會變大，在組織切片中可見免疫細胞密度明顯增加，萌發中心數量也增多。此外，巨噬細胞負責清除未適當活化而死亡的淋巴球，而濾泡樹突細胞則負責促使B細胞分化為漿細胞或記憶性細胞。漿細胞可能再遷移至PALS或越過邊緣帶進入紅髓區，持續分泌抗體。

▶ 黏膜層淋巴組織

　　正常人體內的黏膜表皮層涵蓋了消化道、呼吸道及泌尿生殖道的內襯，總面積可達400平方公尺，是人體最先接觸到病原體等外來物的第一道防線。在演化過程中，淋巴系統發展出一套緊鄰黏膜表皮的淋巴組織，負責此第一線防禦，稱為黏膜層淋巴組織(mucosal-associated lymphoid tissue, MALT)。MALT可以是鬆散沒有組織的淋巴球聚落，存在於黏膜固有層(lamina propria)中；也可以是有明顯組織的構造，如黏膜下層(submucosal layer)中的腸系膜淋巴結(mesentric lymph node)、**培氏斑**(Peyer's patch)、盲腸末端的闌尾(appendix)及鼻、咽、舌下部分的**扁桃腺**(tonsil)（圖2-14）等。

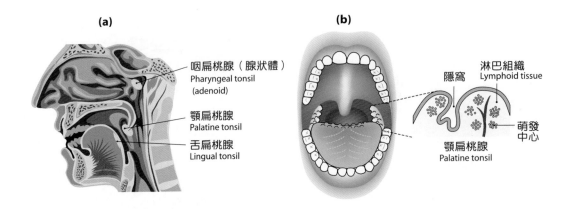

圖2-14　扁桃腺的位置與構造。

(a)咽扁桃腺、顎扁桃腺及舌扁桃腺的位置；(b)顎扁桃腺的位置與構造。

　　MALT中，被研究得最詳細的是腸胃道表皮層的淋巴組織。腸道的表皮細胞層含有一種表皮內淋巴球(intraepithelial lymphocyte, IEL)，有別於大多數存在於血液及其他淋巴器官的淋巴細胞，其中含有相當比例的γδ型TCR的T細胞（約40%），對抗原的歧異性也不高，且表面沒有CD4及CD8分子，是一種雙陰性T淋巴球，不過部分腸道表皮層的IEL也表現CD8（約80%）。γδ型TCR可能利用MHC非依賴性機制，對抗腫瘤細胞和入侵的病毒，以及清除死亡的細胞（將在第8章詳述）。

　　緊鄰腸腔表皮有一種特化的細胞稱為M細胞(microfold cells)，M細胞腸腔側的細胞膜沒有微絨毛，但是能進行胞吞作用（圖2-15）；基側(basolateral)的細胞膜則向內凹陷成囊狀（或稱袋狀），囊中充滿著B細胞、T細胞、樹突細胞及巨噬細胞。腸腔中的抗原經過樹突細胞及巨噬細胞的吞噬及呈現，進而活化T淋巴球及B淋巴球。緊鄰M細胞下方，有一個類似淋巴結皮質及脾臟邊緣帶所含有的**淋巴濾泡**(lymphoid follicle)，活化的B淋巴球會遷移至濾泡中，並分化為漿細胞及記憶性細胞；M細胞及濾泡合稱為**誘導點**(inductive site)。黏膜組織中的漿細胞主要分泌**A型免疫球蛋白**(IgA)，這是MALT最重要的特點；漿細胞離開濾泡後，經由淋巴循環遷移至腸表皮細胞下方並分泌**分泌型IgA** (secretory IgA)，此抗體再通過腸表皮細胞而釋放到腸壁黏膜層及腸腔中。有關IgA的構造與功能，將在第3章中詳述。

　　淋巴濾泡及M細胞皆位在黏膜固有層中，而位於下黏膜層培氏斑的淋巴濾泡則更有組織，其次級濾泡中也含有萌發中心，頗似沒有外囊膜的淋巴結，但沒有淋巴管進出其中；其他如闌尾及扁桃腺等，也具有相似的結構。扁桃腺是最為人所熟知的MALT，存在於三個部位，且依其所在部位命名，分別為：舌扁桃腺(lingual tonsil)、顎扁桃腺(palatine tonsil)及鼻咽扁桃腺(naso pharyngeal tonsils)，鼻咽扁桃腺有時稱為**腺狀體**(adenoid)。這三類扁桃腺皆呈結狀構造，內含網狀上皮細胞及結締組織纖維成的網，其中散生著許多淋巴球、巨噬細胞、顆粒球及肥大細胞等。B淋巴球在T細胞、濾泡樹突細胞、巨噬細胞等協助下，在初級濾泡中分化、增殖，使初級濾泡發育成次級濾泡，形成萌發中心。扁桃腺旨在防禦由呼吸道及口腔進入人體的病原體，故呼吸道感染時常造成扁桃腺發炎而腫大。

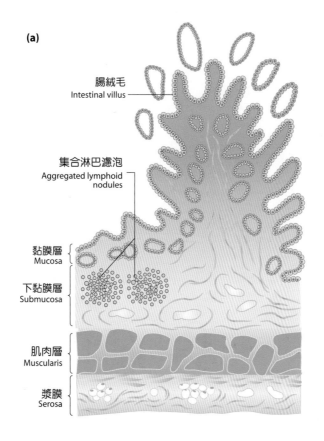

(a)

腸絨毛
Intestinal villus

集合淋巴濾泡
Aggregated lymphoid nodules

黏膜層
Mucosa

下黏膜層
Submucosa

肌肉層
Muscularis

漿膜
Serosa

圖2-15　黏膜層淋巴組織與M細胞。

(a)迴腸黏膜固有層中的淋巴組織。

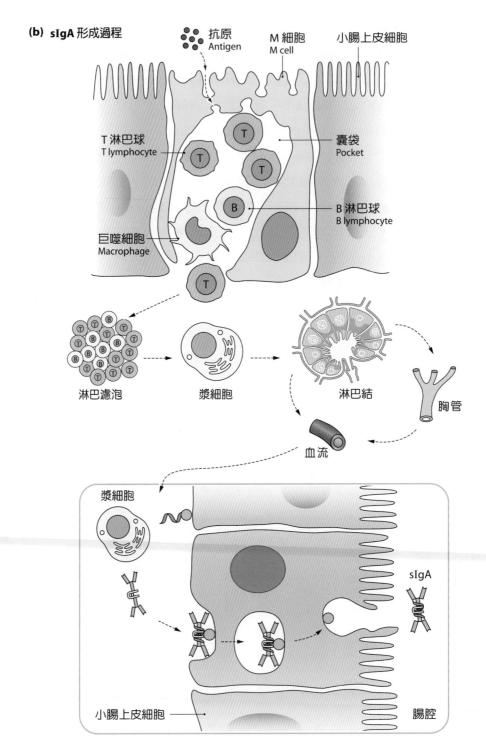

(b) sIgA 形成過程

抗原
Antigen

M 細胞
M cell

小腸上皮細胞

T 淋巴球
T lymphocyte

囊袋
Pocket

B 淋巴球
B lymphocyte

巨噬細胞
Macrophage

淋巴濾泡

漿細胞

淋巴結

胸管

血流

漿細胞

sIgA

小腸上皮細胞

腸腔

圖2-15　黏膜層淋巴組織與M細胞。（續）

(b)由M細胞到IgA分泌的黏膜層淋巴組織反應途徑。

▶ 表皮免疫組織

皮膚是最直接與外物接觸的「器官」，故皮膚也有自己的**表皮免疫組織**(cutaneous-associated lymphoid tissue)。皮膚除了有先天性防禦能力之外，皮質中含有**角質細胞**(keratinocyte)，能分泌某些細胞激素活化局部淋巴細胞，或激起發炎反應；此外，角質細胞在**干擾素-γ** (interferon-γ, IFN-γ)的誘導下，可表現第二類MHC，產生抗原呈現細胞的功能。皮膚中尚含有蘭格漢細胞，是具有吞噬及胞吞能力的樹突細胞，當遷移至次級淋巴器官後，會分化為指突狀樹突細胞，具有很強的抗原呈現能力。皮膚中還有一種皮內淋巴球(intraepidermal lymphocyte)，大多具有γδ型TCR，為CD8$^+$T細胞，這類細胞的功能尚待進一步研究。

不論是腸道或呼吸道的黏膜表皮層，都最先接觸來自口腔、鼻腔的外來物質，尤其是消化腸道的免疫細胞，不斷的受到食物或隨伴之微生物的刺激，如果這部分的免疫系統持續活化，將會嚴重的影響正常的生理功能，所以人體中自有一套免疫容忍性(immune tolerance)的機制，有關免疫容忍性將在第8章詳述。

1. 下列何者屬於黏膜層免疫組織？

   (A)脾臟　(B)胸腺　(C)闌尾　(D)骨髓

2. 下列何者可提供淋巴球發育成熟的場所？　（甲）胸腺　（乙）骨髓　（丙）脾臟　（丁）培氏斑　（戊）淋巴結

   (A)甲乙　(B)甲乙丙　(C)甲丙丁　(D)甲乙戊

3. 下列何者是T淋巴球的特有標誌？

   (A) CD19　(B) CD3　(C) CD16　(D) CD5

4. 下列何者是由骨髓造血族系分化而來？

   (A)單核球　(B) T淋巴球　(C)自然殺手細胞　(D) B淋巴球

5. 下列何者具有抗原呈現細胞功能？

   (A)T淋巴球　(B)肥大細胞　(C)嗜中性球　(D)樹突細胞

6. 關於自然殺手細胞的敘述何者正確？

   (A) 屬於專一性免疫反應細胞

   (B) 目標細胞之一為腫瘤細胞

   (C) 對未能正常表現第二類MHC的細胞產生攻擊

   (D) 協助漿細胞活化補體，進行胞殺作用

7. 關於嗜中性球的敘述何者正確？

   (A) 血液循環中最主要的抗原呈現細胞

   (B) 隨巨噬細胞之後聚集於發炎處

   (C) 佔血液中白血球總數的50~70%

   (D) 為黏膜層免疫組織的主要免疫細胞

8. 與過敏和寄生蟲感染有關的白血球為何？

   (A)巨噬細胞　(B)嗜中性球　(C)單核球　(D)嗜酸性球

9. 下列何者為中樞神經系統中的的巨噬細胞？

   (A)濾泡樹突細胞　(B)微神經膠細胞　(C)庫佛氏細胞　(D)蘭格漢細胞

10. 下列何者負責胚胎發育1~3週的造血工作？

   (A)骨髓　(B)肝臟　(C)卵黃囊　(D)脾臟

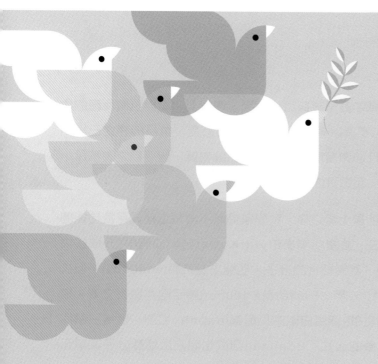

3 CHAPTER

抗原和抗體的構造與功能
Structure and Function of Antigens and Antibodies

本章摘要
掃描QR code或至https://
reurl.cc/2oADYa下載

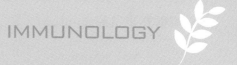

IMMUNOLOGY

抗原與抗體是免疫學研究領域中最早被探討的課題，傳統上，能與抗體反應的物質即稱為抗原(antigen)，不過以現代免疫學的認知而言，抗原的界定已經不再侷限於對抗體反應的物質，舉凡能激發專一性免疫反應的物質，皆可稱之為抗原，而對抗體的研究亦已經不再侷限於製造抗血清的技術。

在Emil Behring發現抗血清的數十年之後，科學家仍然不清楚這種具免疫功能的分子的結構是什麼。1930年左右，美國科學家Elvin Kabat發現血清中的γ球蛋白(gamma-globulin)是負責與細菌、毒素結合的分子，他稱之為抗體(antibody)，但抗體分子量很大，並不容易研究。1959年，Porter及Edelman幾乎同時發表文章，描述抗體分子的結構。Porter將純化的γ球蛋白以木瓜酵素(papain)切割，獲得三個片段，其中兩個片段仍保持結合抗原的活性；Edelman則以化學方法切斷分子次單元(subunit)間的雙硫鍵，獲得兩對多胜肽鏈，其中一對分子量較大，稱為重鏈(heavy chain)，另一對分子量較小，稱為輕鏈(light chain)，Porter及Edelman的研究成果，為免疫化學(immunochemistry)研究展開了無限的空間。70年代中期，由C. Milstein（英國人）及G. F. Köhler（德國人）所研發出的單株抗體製造技術，以及S. Tonegawa（利根川進，日本人）發現免疫球蛋白基因的重組現象，使抗體（免疫球蛋白）的研究與應用邁入新的領域。而近年來，得利於分子生物與遺傳工程技術的突飛猛進，科學家不只是製造抗體，亦可像服裝設計師般「設計」抗體。總之，抗原與抗體的構造與功能，無疑是免疫學初學者必備的基本知識。

3-1　抗原和抗原性

不論是專一性或非專一性免疫反應，皆有賴外源性或內生性的刺激才能被活化；這些刺激因子包括各種外來的微生物、寄生蟲、真菌、異類蛋白等，以及體內組織損傷產生的細胞內含物與細胞碎片。雖然這些刺激物往往會先刺激第一線防禦的非專一性免疫反應，但不是所有能活化非專一性免疫反應的刺激因子皆能活化專一性免疫反應，其中能激發專一性免疫反應的物質稱為抗原，而這種能激發免疫反應的特性便稱為**抗原性**(antigenicity)。不過某些抗原必須與大分子**攜帶者**(carrier)結合，才能有完整的抗原性，這種物質稱為**半抗原**(hapten)，為了與半抗原作區分，具有完整抗原性的物質有時也

稱為**免疫原**(immunogen)；換言之，依照其抗原性的優劣，抗原可分為免疫原及半抗原。

 ## 免疫原的必備條件

一個具有充分抗原性的免疫原需要具備以下五個條件：

1. 分子大小要足夠

一般而言，分子量大於1萬道爾頓(Dalton, Da)的分子比較有可能激發免疫反應，如**血清白蛋白**(serum albumin)其分子量約6萬Da (60 KDa)，就是個好免疫原；由無脊椎動物鎖孔帽貝（透孔螺）體液中分離出來的**血清藍蛋白**(keyhole limpet hemocyanin, KLH)，係由20個分子量為40萬Da (400 KDa)的單元所組成，總分子量高達800萬Da (8MDa)，更是上好的免疫原；而許多激素如褪黑激素(melatonin)分子量只有232 Da (g/mol)，就不具有抗原性。

2. 複雜的分子構造

分子構造愈複雜，其抗原性愈好，例如由單醣一個個串連而成的多醣體就不是好免疫原，但是像細菌表面的**脂多醣**(lipopolysaccharide, LPS)就具有較佳的抗原性，因為脂多醣是由多種醣類及脂肪分子所組成；蛋白質有複雜的三度空間構造，而且組成蛋白質的胺基酸也富含多種側鏈，故蛋白質為理想的免疫原。

3. 有較穩定的構造

為了讓免疫系統易於辨認，抗原性好的物質需要有穩定的構造。一般的蛋白質空間構造，由於分子內具有雙硫鍵及氫鍵，除非有異於人體生理環境的物理化學作用（如高溫、高鹽度、pH值過高或過低），否則不會有很大的改變；但是像**膠蛋白**(gelatin)就有不穩定的空間構造，使膠蛋白的抗原性偏低。

4. 可分解性

外來物質若要激發免疫反應，首先必須被吞噬細胞所吞噬，再以**溶酶體(lysosome)**內的酵素將它分解成小分子，最後呈現在抗原呈現細胞(APC)表面讓T淋巴球辨識，完成抗原呈現作用，以啟動專一性免疫反應。如果吞噬細胞吞入一種很難被酵素分解的物質，就無法活化T淋巴球，免疫反應因此無法

產生。如塑膠分子「聚苯乙烯」就是個沒有抗原性的物質，因為生物體所擁有的酵素，無法分解這種高分子聚合物，況且它是由苯乙烯重複許多次所組合而成，從分子結構的複雜性來看，也不具有抗原性；另一個好例子是由D型胺基酸組成的蛋白分子，由於生物體主要是由L型胺基酸所組成，所以吞噬細胞如果吞入由D型胺基酸組成的分子，則沒有適當的蛋白酵素將其分解，因此，由D型胺基酸組成的蛋白質不是很好的免疫原。

5. 必須是外來物質

在正常狀態下，個體免疫系統並不會對抗自己身上所具有的任何分子，因為在胸腺中，可以與自我物質產生反應的T淋巴球，已經在其發育過程中被剔除，其中所涉及的理論，將在隨後章節中討論。如果將人類血清白蛋白(albumin)打入人體，並不能激發任何免疫反應，因為能與人類血清白蛋白反應的T淋巴球，已經在胸腺中被剔除了；然而，如果將兔子的血清白蛋白打入人體，就可以使人體產生抗體來對抗兔子血清白蛋白。個體與個體之間，即使屬於同一種動物，在某些分子的結構上也會有所差異，如A型血的個體，其紅血球表面的抗原分子就與B型血紅血球表面分子不同（雖然只有些微差異），故B型血的個體若遇到A型血的紅血球，就會產生抗體來對抗A型血的紅血球。此外，如器官移植的排斥，也是同物種個體間激發免疫反應的例子；但如果是同卵雙胞胎，其組織就不會互相激發免疫反應，因為同卵雙胞胎彼此的免疫系統並不認為對方的組織是外來物質。

 ## 半抗原

有些小分子由於分子太小、複雜度不足，故無法激發免疫反應，但是如果以化學鍵與大分子蛋白結合，一起致敏動物，則可獲得對抗此小分子的抗體。這種必須與大分子攜帶者結合才能有完整抗原性的小分子稱為**半抗原**(hapten)。

許多具有生物活性的小分子皆為半抗原，如自然界有些小分子化合物滲入皮膚後，可與體內組織中的蛋白質結合，激發免疫反應，甚至引起過敏反應。有些藥物也有相似的特性，如**盤尼西林**(penicillin)注入人體之後，會與組織中的蛋白結合形成penicilloyl-protein derivatives，因而激發IgE型抗體，導致藥物過敏；此時若未作適當處置，可能危及個體的生命。在人類族群中，約有1~5%對盤尼西林類的抗生素過敏。

半抗原的相關研究　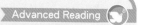Advanced Reading

免疫學家將分子量184 Da的dinitrophenol (DNP)與牛血清白蛋白(bovine serum albumin, BSA)結合，一起注射至兔子體內以激發抗體，結果產生三種抗體，即抗BSA抗體（少量）、抗BSA-DNP複合物抗體（少量）及抗DNP抗體（大量）；然而，如果只以小分子DNP施打兔子，則無法獲得任何抗DNP的抗體（表3-1）。

表3-1　以DNP-BSA致敏兔子產生的抗體

致敏物	抗　體
DNP	無抗體
BSA	抗BSA抗體
DNP-BSA	抗DNP抗體（大量） 抗BSA抗體（少量） 抗BSA-DNP抗體（少量）

如果將分子結構很相似的苯胺(aminobenzene; aniline)、鄰胺基苯酸(o-aminobenzoic acid)、間胺基苯酸(m-aminobenzoic acid)及對胺基苯酸(p-aminobenzoic acid)分別與攜帶者(BSA)結合後，免疫兔子，並分析這四種半抗原激發之抗體是否能夠彼此產生**交互反應(cross-reaction)**，結果會像表3-2，顯示抗體對半抗原的專一性很高，顯然免疫系統能精確的分辨苯環上是否有羧基(-COOH)以及羧基所在的位置。

表3-2　苯胺半抗原－BSA複合體所激發的抗體反應

抗血清	半抗原			
	苯　胺	鄰胺基苯酸	間胺基苯酸	對胺基苯酸
抗苯胺	＋＋＋	－	－	－
抗鄰胺基苯酸	－	＋＋＋	－	－
抗間胺基苯酸	－	－	＋＋＋＋	－
抗對胺基苯酸	－	－	－	＋＋＋＋

註：半抗原－BSA複合體能與抗血清產生沉澱反應，但是如反應溶液中同時存在相同的半抗原，即可與半抗原－BSA複合體競爭抗血清中的抗體，而使沉澱量降低，產生抑制作用；如果另一種半抗原對此抗體也有親和力，則也會對沉澱反應產生抑制作用。表中「＋」表示有抑制作用，「＋」越多，抑制作用越強；「－」表示無抑制作用。

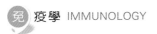

如果將苯胺及胺基之對位(para-)帶有氯(-Cl)、甲基(-CH₃)及硝基(-NO₂)等四種功能基的半抗原分別與BSA結合，再免疫兔子，並分析這四種半抗原激發之抗體是否能夠交互作用，結果會像表3-3，顯示半抗原－BSA所激發的抗體能與其他類似的半抗原產生交互反應。

表3-3　苯胺衍生物半抗原－BSA複合體激發的抗體反應

抗血清	半抗原			
	苯　胺	氯化苯酸	甲基苯酸	硝化苯酸
抗苯胺	＋＋	＋	±	＋
抗對氯化苯酸	＋＋＋	＋＋	＋＋	＋＋
抗對甲基苯酸	＋＋	＋＋	＋＋	＋
抗對硝化苯酸	＋	＋＋	＋＋	＋

由此推論，當半抗原之間功能基的位置相同時，免疫系統對其功能基的種類並沒有很精確的辨識能力，造成半抗原之間產生明顯的交互反應；這種現象的產生，與抗體分子接合半抗原的空間結構有關。

某些激素為一、二十個胺基酸組成的**寡肽鏈**(oligopeptide)，抗原性不佳，如果像小分子半抗原一樣，先與大分子結合，再免疫實驗動物，也可獲得抗激素的抗體。這種對抗激素的抗體，如由九個胺基酸組成的催產素(oxytocin)，可與大分子的牛血清白蛋白(BSA)結合，將oxytocin-BSA打入兔子體內，即可激發產生對oxytocin的抗體，可用在**放射性免疫檢驗法**(radioimmunoassay, RIA)，以檢測在血液中極微量（如10^{-12}克／毫升）的激素，診斷與激素異常有關的疾病；例如以放射免疫分析法(RIA)測定血中的**甲狀腺素**(thyroxine)等含量，即可判斷患者是否有如Graves' disease等與甲狀腺相關的**自體免疫疾病**(autoimmune disease)。

 影響抗原性的非分子因素

一個具有抗原性的抗原分子，不一定能激發很強的免疫反應，有時過高的劑量或不當的免疫途徑，反而會引起免疫系統對抗原的**容忍性**(tolerance)，或使免疫系統傾向產生細胞性或體液性反應；而個體的遺傳背景，也是影響抗體反應的重要因素之一。

▶ 劑 量

　　如果將新生小鼠分別注射0.3單位(plaque-forming unit, pfu)及1,000單位的**鼠類白血症病毒**(murine leukemia virus, MLV)，發現0.3單位的病毒能激發很好的細胞性免疫反應，而1,000單位的病毒卻激發體液性免疫反應。如果以不同劑量的BSA致敏小鼠，發現每隻小鼠的劑量少於10^{-6}克時，無法激發抗體反應；不過高於1克時，也無法誘發抗BSA的抗體反應。可見劑量太低或太高，皆無法激發免疫反應。

▶ 免疫途徑

　　以口服方式攝入抗原，往往產生**口服容忍性**(oral tolerance)，即實驗動物對隨後注射的相同抗原，並不產生免疫反應，或只產生強度較低的免疫反應。口服低劑量的抗原，可能使那些對此抗原有專一性的T細胞及B細胞產生容忍性，而口服高劑量的抗原，更會導致這些T細胞失去應該有的反應能力，稱為**無能化**(anergy)，或造成**殖株刪除**(clonal deletion)的現象，而失去對此抗原專一性的T細胞。

▶ 遺傳背景

　　在前一章已經大致提到，主要組織相容性複合體(MHC)與個體的免疫反應息息相關，故MHC的基因型（或稱之為**單套型**(haplotype)）不同，可能對相同的抗原刺激產生不同程度的免疫反應。

　　小鼠的MHC稱為**H-2基因群**(H-2 gene complex)，若將單套型為H-2^b、H-2^{d}與H-2^{k}的小鼠，同時注射人工合成蛋白質抗原(TG)-A-L，則各種單套型產生的抗體反應，彼此間呈現10~20倍的差異（如表3-4）。這種現象導致不同品系小鼠，對相同的病原體，有不同的敏感性；例如B10.BR品系（基因型H-2^k）的小鼠對旋毛蟲(*Trichinella spiralis*)非常敏感，無法產生具保護性的免疫力；但B10.S品系（基因型H-2^s）的小鼠對旋毛蟲則幾乎有100%的抵抗力。

口服容忍性的相關實驗

　　有一種自體免疫疾病稱為**多發性硬化症**(multiple sclerosis)，主要是免疫系統發生異常，攻擊神經髓鞘中的**鹼性蛋白**(myelin basic protein, MBP)所致。科學家以MBP注射大白鼠後，活化對MBP具有專一性的T淋巴球，發現大白鼠也會產生類似人類多發性硬化症的症狀，即出現類似神經性麻痺的現象，稱為**實驗型自體免疫型腦脊髓膜炎**(experimental autoimmune encephalomyelitis, EAE)（圖3-1）。如果實驗組老鼠攝入100微克(μg)的MBP，控制組只攝入不含MBP的溶劑，7天之後，實驗組與控制組皆給予皮下注射MBP，待20~25天後觀察老鼠的狀況，發現攝入MBP的老鼠產生EAE的比例與病情，都比控制組低了許多；顯示攝入MBP後，老鼠會對隨後注射的MBP產生容忍性，這種容忍性反而保護了老鼠。科學家正研究是否能以相同的方式治療人類的多發性硬化症。

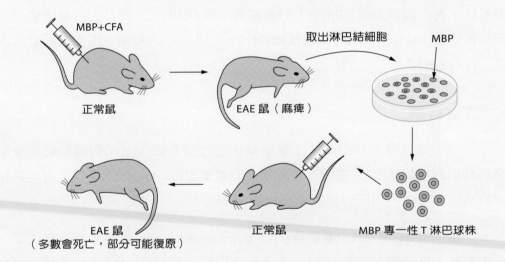

圖3-1 以MBP誘發大白鼠產生的實驗型自體性腦膜炎(EAE)與T淋巴球有關。

從罹患EAE的動物體內分離出T淋巴球之後，以MBP在離體培養環境中進一步活化MBP專一性T淋巴球，再將此T淋巴球注入正常大白鼠體內，發現此正常大白鼠也產生EAE症候，即四肢麻痺的現象，可見MBP誘發產生EAE是一種由MBP專一性T淋巴球主導的細胞性免疫反應。如果MBP改用口服攝入，則老鼠反而對MBP產生容忍性。圖中CFA為一種免疫注射的佐劑(complete Freund's adjuvant, CFA)

表3-4　比較不同MHC單套型小鼠對蛋白質抗原(TG)-A-L所誘發的抗體反應

品　系	基因型	抗體反應(%)
C57L	H-2^b	70
C3H.SW	H-2^b	80
BALB/c	H-2^d	30
B10.D2	H-2^d	20
CBA	H-2^k	10
B10.BR	H-2^k	5

註：抗體反應(%)意指一定量放射性標示的抗原(TG)-A-L能與一定量小鼠抗血清接合的百分比。

　　人類白血球抗原(human leukocyte antigen, HLA)為人類的MHC，HLA基因背景的不同，使人類族群中，某些人容易罹患自體免疫疾病。例如帶有HLA DR3/4基因型的個體，罹患**胰島素依賴型糖尿病**(insulin-dependent diabetes mellitus, IDDM)的機率比正常人高出25倍；又如罹患多發性硬化症的患者，高達96%攜帶HLA-DQA1及HLA-DQB1對偶基因。

3-2　抗原決定部位

　　抗原分子並不是每個部分都具抗原性，換言之，一個抗原分子所誘發產生的抗體並不能對分子的每一部分產生反應。如果以一隻象比喻作一個抗原分子，則其所誘發產生的抗體中，可能有一種專門對抗象鼻子，一種可與象尾巴反應，又一種專門喜歡與象耳朵接合；但是，沒有任何抗體，能對象的背部、腹部以及四條腿同時具有專一性。這些能被抗體所辨認且能與抗體接合的部分（如比喻範例中的鼻子、尾巴及耳朵），統稱為**抗原決定部位**（antigenic determinant，或稱為epitope）。一個能與抗體反應的抗原決定部位，經常是位在分子表面，易讓免疫細胞接近，且這個部位的三度空間結構必須具有局部活動性，亦即在空間結構上保持適當的彈性，使其較容易找到與之契合的抗體分子。除了「易接近」及「可移動性」之外，如果此一部位具有許多側鏈帶負電位的胺基酸，則更可能是抗原決定部位。抗原分子經常具有一個以上的抗原決定部

位，誘發一種以上的抗體，每種抗體只對單一epitope具專一性，多種抗體混合起來的抗血清或由此抗血清中純化的抗體，稱為「多株抗體」(polyclonal antibody)，因為來自於多種B細胞殖株(polyclonal B-cells)。不過抗體辨識的抗原決定部位與T細胞辨識的抗原決定部位，二者有本質上的不同。

B細胞抗原決定部位

第1章曾經提到，抗體是一種蛋白分子，免疫學的正式名稱為免疫球蛋白(immunoglobulin, Ig)，人體內能製造免疫球蛋白的只有B淋巴球，B淋巴球所製造的免疫球蛋白，有的成為B細胞抗原受體(BCR)，有的分泌到胞外成為一般所稱的抗體，故抗體所辨識的epitope，正確的命名應該是**B細胞抗原決定部位**(B-cell epitope)；而免疫球蛋白分子上，與epitope接合的部位稱為**抗原相對部位**(paratope)。抗原經由epitope與免疫球蛋白接合，激發一系列體液性免疫反應，抗原也能經由epitope與B細胞表面的BCR接合，活化B淋巴球。抗原決定部位大致有幾個特徵：

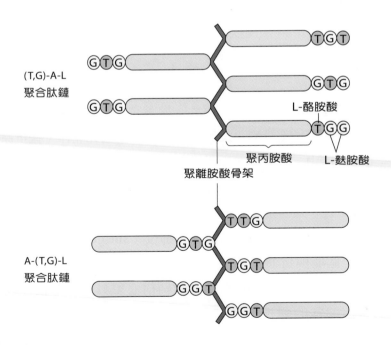

圖3-2　兩種用來證明抗原決定部位特性的人工合成多肽鏈：(T,G)-A-L及A-(T,G)-L。

T＝酪胺酸(L-tyrosine)；G＝麩胺酸(L-glutamic acid)；A＝丙胺酸(L-alamine)；L＝離胺酸(L-lysine)。

1. 分子大小：必須符合抗體分子相對部位構成的囊袋或凹槽結構大小。

2. 空間外形：必須契合抗體分子相對部位構成的囊袋或凹槽結構形狀。

3. 所在位置：一般為親水性胺基酸所組成，使其易於暴露於分子表面。

4. 必須是易於接近(accessible)：如人工合成之(T,G)-A-L蛋白質（多肽鏈）分子，其T（酪胺酸L-tyrosine）及G（麩胺酸L-glutamic acid）暴露在外，無障礙且易於接近，故以(T,G)-A-L免疫兔子所獲得的抗血清，對T及G有很強的親和力(affinity)（圖3-2）。如果人工合成的聚合物為A-(T,G)-L，使T及G夾在長鏈的A（丙胺酸L-alamine）及L（離胺酸L-lysine）之間，不易接近，則以A-(T,G)-L免疫兔子獲得的抗血清，對T及G的親和力就很差。

5. 有正確的分子空間結構：B細胞抗原決定部位可以是連續或不連續的，連續的抗原決定部位意指由連續的胺基酸所串成，而不連續的抗原決定部位則是分子中不同區位的胺基酸，在特殊的空間結構下所構成（圖3-3）。某些抗原決定部位只與其中的胺基酸種類與連續的序列有關，稱

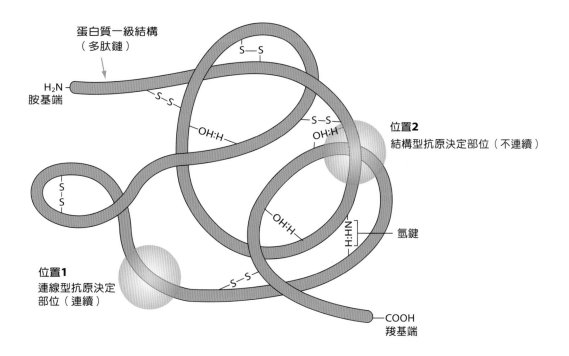

圖3-3　B細胞抗原決定部位可以是連續或不連續的。

此多肽鏈的位置1為連續的抗原決定部位，位置2為不連續的抗原決定部位。

為**連線型抗原決定部位**(linear epitope)；某些抗原決定部位與特殊的空間結構息息相關，稱為**結構型抗原決定部位**(conformational epitope)。例如**卵白溶菌素**(hen egg-white lysozyme, HEL)分子之胺基酸64~80號雖然是一段連續的抗原決定部位，但是如果破壞胺基酸64~80號間的雙硫鍵，喪失原有的蛋白分子結構，則抗HEL的抗體就無法辨識此部位（圖3-4）。

T細胞抗原決定部位

激發T淋巴球活化的機制，與活化B淋巴球的機制不同，抗原分子必須經由抗原呈現細胞溶酶體內之蛋白分解酵素處理，分解成肽鏈片段，再與其MHC分子結合成複合體，以呈現在細胞表面給T淋巴球；此時T淋巴球以其細胞膜上的T細胞抗原受體(TCR)與抗原－MHC複合體結合，而活化T淋巴球（圖3-5）。能被TCR辨識與接合的部位稱為T細胞抗原決定部位(T-cell epitope)，T-cell epitope一般為連續的胺基酸所組成。與第一類MHC結合的肽鏈片段約含8~11個胺基酸，而與第二類MHC結合的肽鏈片段較長，約含12~18個胺基酸不等，肽鏈片段除了具有T-cell epitope之外，還含數個胺基酸與MHC分子結合，這部分稱為凝聚部位(agretope)（圖3-5）。

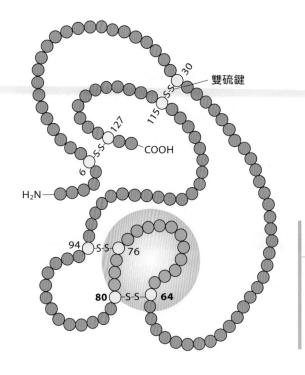

圖3-4 卵白溶菌素(HEL)的結構型抗原決定部位。

卵白溶菌素分子之胺基酸64~80號雖然為一段連續的抗原決定部位，但是如果破壞胺基酸64~80號間的雙硫鍵，則抗HEL的抗體就無法辨識此部位。

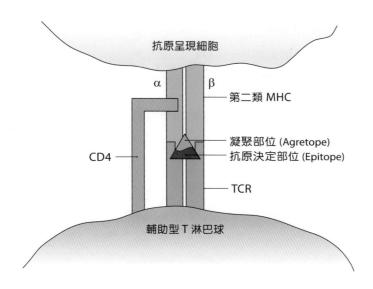

圖3-5　T淋巴球以TCR與抗原－MHC複合體接合。

活化T淋巴球細胞膜上的TCR必須由MHC分子與抗原片段結合為複合體，故此抗原片段具有兩個部分，圖中橘色部分與MHC分子接合（凝聚部位(agretope)），而紅色部分與TCR作用（T-細胞抗原決定部位）。

　　T細胞抗原決定部位可以是分子內部的肽鏈片段，而不像B細胞抗原決定部位，經常是暴露在外的，且T-cell epitope不受蛋白分子3D結構的影響。MHC基因型（遺傳因素）更會影響T細胞抗原決定部位的位置與活化T淋巴球的效率，

　　因為相同胺基酸序列的肽鏈，與來自不同基因型的MHC分子的親和力有所不同，抗原呈現效果自然不同。如不同品系小鼠的T淋巴球對**B型肝炎表面抗原**(hepatitis B surface antigen, HBsAg)的三個部位（圖3-6），免疫反應強度即有顯著的差異（表3-5），例如具有「d」基因單套型(haplotype)的B10.D2品系，對Pre S(1)不產生反應，但是對Pre S(2)及S即有很強的反應。

　　由於T細胞抗原決定部位與細胞性免疫反應的強度關係密切，故新一代的疫苗除了需具有激發抗體反應的B細胞抗原決定部位之外，還需具備激發細胞性免疫反應的T細胞抗原決定部位，且人類與實驗的小鼠類似，不同HLA單套型個體注射相同疫苗，引起的免疫反應也會有所差別，例如不同人接受COVID-19疫苗注射，體內所激發的免疫力未必相同。

B 型肝炎表面抗原分子 (HBsAg)

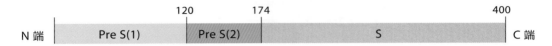

圖3-6　B型肝炎表面抗原分子(HBsAg)結構示意圖。

抗原分子可被蛋白分解酵素切割成Pre S(1)、Pre S(2)及S等三部分，圖中數字為胺基酸位置編號。

表3-5　比較不同片段的B型肝炎表面抗原(HBsAg)刺激不同MHC單套型小鼠的T淋巴球活化的能力

抗原部位	品系	基因單套型	活化T細胞的能力
Pre S(1)	B10.D2	d	−
	B10.S	s	+
	B10.M	f	+
Pre S(2)	B10.D2	d	+
	B10.S	s	+
	B10.M	f	−
S	B10.D2	d	+
	B10.S	s	−
	B10.M	f	−

IMMUNOLOGY

3-3　抗體的構造

　　抗毒血清早在18世紀末葉(Paul Ehrlich, 1891)就被用來治療疾病，但是真正瞭解抗體分子的構造，只是近五十年來的事，其主要的原因是抗體分子的歧異性過高，難以分析。對抗A抗原的抗體與對抗B抗原的抗體，其蛋白質一級構造（胺基酸序列）就不一樣，這本來是理所當然的，因為抗A抗體並不會和B抗原反應，當然不會與抗B抗體相同，但是如此一來，科學家可能永遠無法純化到足夠量的單一種抗體分子，來分析它的結構。

　　在Porter及Edelman於六〇年代中期描述抗體分子之前，只有在1939年Tiselius及Kabat分析過抗體的生化特性。他們將血清在一定酸鹼值之下，

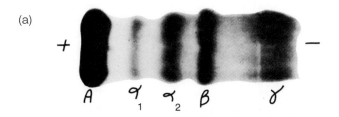

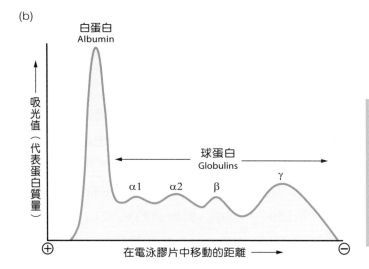

圖3-7　血清蛋白的分類。

(a)血清蛋白在電場之下分出5群血清蛋白，即白蛋白、α1球蛋白、α2球蛋白、β球蛋白及γ球蛋白；(b)正常的血清蛋白濃度，其中γ球蛋白又被稱為免疫球蛋白或抗體。

在電場中依照血清蛋白的電荷，大致分出5群血清球蛋白：白蛋白、α1球蛋白、α2球蛋白、β球蛋白及γ球蛋白（圖3-7），而具有抗體活性的蛋白是γ球蛋白，所以γ球蛋白又被稱為**免疫球蛋白**。

　　免疫球蛋白分子的研究得力於骨髓瘤的發現，骨髓瘤的患者血清中，含有一種胺基酸結構完全相同的蛋白質，稱為**骨髓瘤蛋白**(myeloma protein)，這種蛋白的量大到足以讓科學家完全純化出來，並加以結晶，隨後發現這些骨髓瘤蛋白來自同一B淋巴癌細胞，所以是專一性相同的抗體分子，Porter及Edelman藉此解開免疫球蛋白結構的奧秘，隨後於1972年共同獲得諾貝爾生理醫學獎。1975年前後，Milstein與Köhler所發展出來的「單株抗體」製造技術，更提供了研究抗體結構的絕佳材料來源，因為這些專一性相同的抗體分子在胺基酸順序上是完全一致的。以下將針對抗體結構、抗體分類、抗體功能及單株抗體逐一詳述。

抗體分子的結構

▶ 抗體的基本構造

抗體是一種蛋白質，故與所有蛋白質的生化特性及合成途徑相同，基本上由四條多肽鏈所組成。四條多肽鏈中可分為兩對，每一對所含的2條多肽鏈完全相同，其中一對的分子量較輕，稱之為「輕鏈」(light chain)，另一對的分子量較重，稱為「重鏈」(heavy chain)，重鏈的分子量約為輕鏈的2倍。四條多肽鏈互相以雙硫鍵接在一起（圖3-8）。

依照胺基酸順序的變異程度，輕鏈可分為2區，NH_2端（N端）的一區稱為**變異區**(variable domain, V_L)，COOH端（C端）的一區稱為**恆定區**(constant domain, C_L)。而重鏈則分為4或5區，N端開始是變異區(V_H)，然後緊跟著恆定一區(C_H1 domain)、恆定二區(C_H2 domain)、恆定三區(C_H3 domain)，或外加一個恆定四區(C_H4 domain)。重鏈的V_H及C_H1與輕鏈的V_L及C_L相配對，C_H1與C_H2之間還有個絞鏈區(hinge region)。在C_H1有雙硫鍵接C_L，在絞鏈區有雙硫鍵接連兩條重鏈，C_H2常具有十幾個單醣分子組成的側鏈。

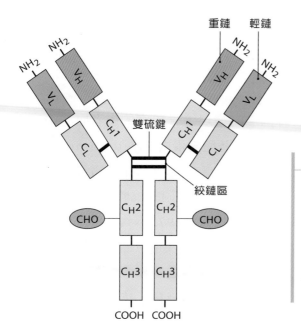

圖3-8　抗體分子的基本結構。

較長且分子量較大的兩條稱為重鏈，重鏈上靠近NH_2端為變異區（深藍色），其他部分為恆定區（淺藍色）；較短且分子量較小的兩條稱為輕鏈（綠色），輕鏈上靠近NH_2端亦為變異區，其他部分為恆定區；C_H1及C_H2之間的部位為絞鏈區。

　　Edelman將抗體分子以雙硫蘇糖醇(dithiothreitol)及碘乙醯胺(iodoacetamide)等還原劑處理，打斷雙硫鍵之後，發現抗體分子是由一對較大次單元（重鏈）及一對較小次單元（輕鏈）組成。Porter則將抗體分子以木瓜酵素(papain)處理，發現木瓜酵素可將抗體分子切成三塊碎片，其中有兩塊片段結構相似，且可以與抗原結合，我們稱之為**Fab片段**(fragment for antigen-binding)；剩下的一塊片段與抗體專一性無關，胺基酸順序變異很小，在大量純化之後可以形成結晶，故稱之為**Fc片段**(crystallizable fragment)（圖3-9）。Alfred Nisonoff則以胃蛋白酶(pepsin)處理抗體分子，發現胃蛋白酶可將抗體分子分解成一大片段和數個小片段，大片段稱之為F(ab')$_2$，是兩個Fab加上絞鏈區

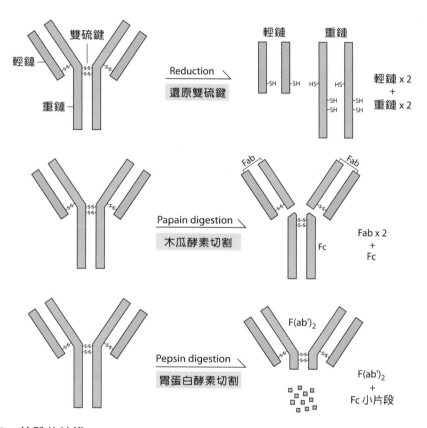

圖3-9　抗體的結構。

抗體分子以木瓜酵素處理，可將抗體分子切成三塊碎片，其中有兩塊相似且可以與抗原結合，稱為Fab，剩下的一塊與抗體專一性無關，胺基酸順序的變異性很小，在大量純化之後可以形成結晶，此段稱為Fc。以胃蛋白酶處理抗體分子，發現胃蛋白酶將抗體分子分解成一大片段和數個小片段，大片段的稱之為F(ab')$_2$，是兩個Fab加上絞鏈區的複合體。

的複合體，在結合抗原及某些抗體功能上，與完整的抗體分子沒有太大的區別，故F(ab')$_2$常在研究及檢驗室被用來取代抗體分子。

▶ 與抗原結合的部位

由木瓜酵素的實驗，我們確定負責與抗原反應的部位是N端的變異區，現在我們知道抗體分子是兩價的，換言之，一個抗體分子可以接合2個相同的抗原決定部位；而接合抗原的**相對部位**是由1個重鏈變異區(V_H)和1個輕鏈變異區(V_L)所組成的，彷如一隻雙頭蛇同時可以咬兩顆雞蛋。當然，抗體分子的專一性就由變異區來決定；研究變異區的細部構造，我們可以發現不同的抗體分子間，在胺基酸順序上，有幾個區域變異非常大，這幾個區域稱為高度變異區(hypervariable regions)。由於高度變異區胺基酸與抗原決定部位胺基酸之間，產生絕對的互補關係，故也稱為**互補性決定區**(complemantarity determing regions, CDR)。一般輕鏈變異區有3個CDR，重鏈變異區有3~4個CDR（圖3-10）。

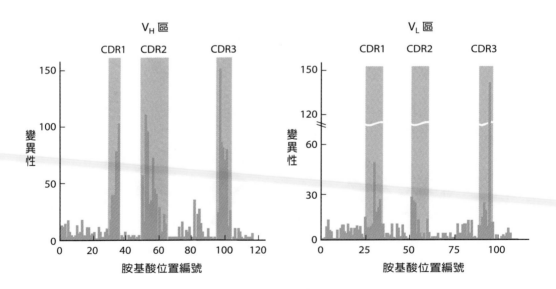

圖3-10　變異區中的高度變異區（即CDR）。

在比較多種抗體分子間變異區胺基酸順序後，發現其中有幾個區域的變異性非常大，稱為高度變異區，也稱為互補性決定區(CDR)。一般輕鏈變異區有3個CDR，重鏈變異區有3~4個CDR。

▶ 抗體的立體結構

　　抗體分子的蛋白質二級與三級結構很有特色。以一級結構來看，抗體分子含多個功能區，每個**功能區**(domain)約含110個胺基酸，區內有一個雙硫鍵，造成一個像套環的構造，套環大致由60~70個胺基酸所組成（圖3-11）。以二級結構來看，每個區內有兩個**相對平行的β板頁**(antiparallel β-plated sheet)，板頁與板頁之間則為**不規則捲線**(random coil)結構，幾乎沒有α**螺旋**(α-helix)結構（圖3-12）。以三級結構來看，不論是變異區或恆定區，彼此都非常相似，每個區域自行折疊成一團，這一團中含有上下兩個相對平行β板頁，幾乎是面對面靠在一起，構成很具有特色的**免疫球蛋白功能區**(immunoglobulin domain, Ig domain)；兩個板頁之間有一個雙硫鍵，但維持這種空間架構的穩定，主要是靠**厭水性作用力**(hydrophobic interaction)。這種特殊的三度空間結構在生物效應上有何意義尚不得而知，不過科學家發現，在三度間結構上，變異區的三個CDR確實聚在一起構成抗原決定部位的相對部位。

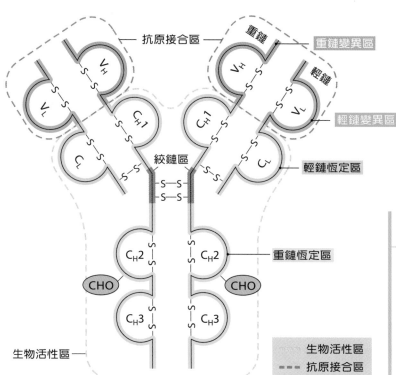

圖3-11　抗體分子的蛋白質一級構造與Ig功能區。

抗體分子的每個功能區稱為Ig功能區，約含110個胺基酸，並有一個雙硫鍵，造成一個像套環的構造，套環大致由60~70個胺基酸所組成。C_H2上接的CHO代表寡醣側鏈。

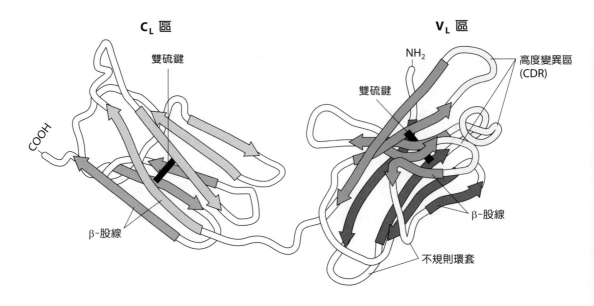

圖3-12　抗體輕鏈的二級及三級結構。

每個功能區內有兩個相對平行的β板頁，板頁之間為不規則捲線結構。在三度空間結構上，變異區的3個CDR聚在一起，構成抗原決定部位的相對部位。

抗體的分類

抗體可依構造與功能的異同，用三種方式分類，即**同質型**(isotype)、**異質型**(allotype)和**異構型**(idiotype)，其中在臨床及生理研究上最有意義的是同質型分類。

▶ 同質型

同質型是依照重鏈的構造差異，將免疫球蛋白(Ig)分成五類：IgG、IgM、IgA、IgD和IgE（表3-6），其重鏈分別為γ、μ、α、δ及ε鏈；輕鏈則有兩種，即κ和λ，可搭配任何重鏈。五大類同質型分別敘述於後。

1. IgG

IgG是人類血清中主要的抗體，佔總免疫球蛋白量的70~75%。IgG的構造經常被看做是典型的抗體結構，因此研究得很徹底。人類IgG的重鏈又可以細分為四型：γ1、γ2、γ3及γ4，而老鼠的IgG重鏈，則分為γ1、γ2a、γ2b及γ3；

表3-6　免疫球蛋白五種同質型的主要特性

特性	IgG	IgA	IgM	IgD	IgE
分子量	150	160	900	180	200
重鏈	γ	α	μ	δ	ε
恆定區數目	3	3	4	3	4
亞型	IgG1、IgG2 IgG3、IgG4	IgA1、IgA2	無	無	無
亞型重鏈	$\gamma 1$、$\gamma 2$ $\gamma 3$、$\gamma 4$	$\alpha 1$、$\alpha 2$	無	無	無
附加分子	無	J鏈、分泌小片	J鏈	無	無
血清濃度 (mg/mL)	IgG1＝9 IgG2＝3 IgG3＝1 IgG4＝0.5	IgA1＝3 IgA2＝0.5	1.5	0.04	0.00005
半生期（天）	IgG1＝23 IgG2＝23 IgG3＝8 IgG4＝23	IgA1＝6 IgA2＝6	5	2.8	2.0
主要分布	血液、組織液	血液、黏膜層淋巴組織	血液、B細胞表面	B細胞表面	嗜鹼性球及肥大細胞表面
補體活化能力	傳統途徑； IgG3＞IgG1＞ IgG2＞IgG4	替代途徑	傳統途徑； 活化能力比 IgG強	無	無
通過胎盤能力	IgG3＝IgG1＞ IgG4＞IgG2	無	無	無	無

因此在人類的IgG重鏈所對應的IgG分別稱為IgG1、IgG2、IgG3及IgG4（老鼠則為IgG1、IgG2a、IgG2b及IgG3）。四種IgG的**亞型(subclasses)**在結構上最大的不同是雙硫鍵的數目和位置，而差異最大的地方是絞鏈區的構造（圖3-13）。IgG1只有2個雙硫鍵在絞鏈區，IgG3則有11個雙硫鍵。此外，若以功能來看，IgG3活化補體的功能最強，其他依次為IgG1、IgG2，而IgG4無法活化補體。活化補體的第一步是IgG分子的C_H2區與補體分子C1q結合，可能由於絞鏈區構造上的差異，使得C1q無法與IgG4的C_H2結合。

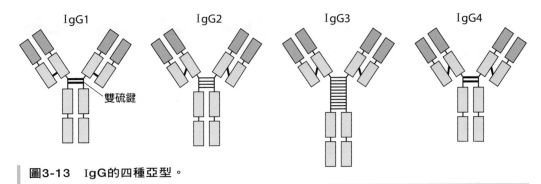

圖3-13　IgG的四種亞型。

IgG1、IgG2、IgG3及IgG4在結構上最大的不同是雙硫鍵的數目和位置，而差異最大的地方是絞鏈區。

　　IgG的另一項重要任務是在母體懷孕時通過胎盤進入胎兒體內，使得新生兒在出生時，體內就有一些來自母親抗體；一般而言，這些抗體可維持到6個月左右。只有IgG具有通過胎盤的能力，其他的免疫球蛋白無法通過胎盤，且只有IgG1和IgG3較容易通過，而IgG2則通過得很慢，這可能與胎盤細胞上之Fc受體(Fc receptor, FcR)有關，即IgG分子的C_H3與FcR結合後，經過胞內轉運機制(transcytosis)，使IgG分子通過胎盤，IgG2之C_H3與其他的IgG一定有所差異，故無法有效通過胎盤。由於IgG是血清中的主要免疫球蛋白，因此IgG成為清除細菌、中和毒素的主力。

2.　IgM

　　血清中的IgM為五倍體，每個單倍體在形狀及分子量上就比IgG大（分子量約19萬Da (190KDa)）。IgM單倍體的構造也是二輕鏈二重鏈的組合，不過其重鏈（μ型重鏈）比IgG的（γ型重鏈）多出一個恆定區(C_H4)；寡醣側鏈亦比IgG多，約佔總分子量的12%。五個單倍體藉著C_H3之間的雙硫鍵互相接連成環（圖3-14），其中有一對單倍體的C_H4伸出雙硫鍵銜接著一段稱為J鏈(J chaIn)的蛋白，一般認為J鏈可能與單倍體聚合成五倍體的過程有關。

　　IgM的分子是最先被B淋巴球（抗體製造細胞）合成的免疫球蛋白。新生的IgM分子有兩類，一類以單倍體存在，另一類進行聚合反應，形成五倍體之後分泌到血清中。故在同一個B細胞中，這兩類IgM在構造上沒有差別，只有兩點不同：(a)分泌型IgM會聚合，且結合J鏈，膜型的IgM則保持單倍體，無J鏈；(b)分泌型IgM (secretory IgM)的COOH端有20個親水性的胺基酸，而

膜型IgM (membrane IgM)這20個胺基酸被41個厭水性的胺基酸所取代（圖3-15），因為細胞膜是由雙層厭水性的磷脂所構成，這41個厭水性胺基酸的主要功能是使IgM分子能穿過細胞膜。IgM是B淋巴球表面主要的抗原受體(BCR)，是抗原分子促使B淋巴球活化的關鍵。而血清中的IgM五倍體，由於分子過大，一般都被局限在血液中，不會滲入至組織中，但是IgM活化補體的功能比IgG還強。

3. IgA

　　IgA佔血清中總免疫球蛋白量的15~20%，在血清中濃度約為IgM的1倍，但是體內IgA主要集中在黏膜及分泌系統，如唾液、母乳、呼吸道黏膜、消化道黏膜及泌尿生殖器官的分泌物中，其中以腸道黏膜層的淋巴系統分泌量最大。IgA之單倍體在結構上與IgG相似，醣側鏈則較IgG多（佔總分子量的

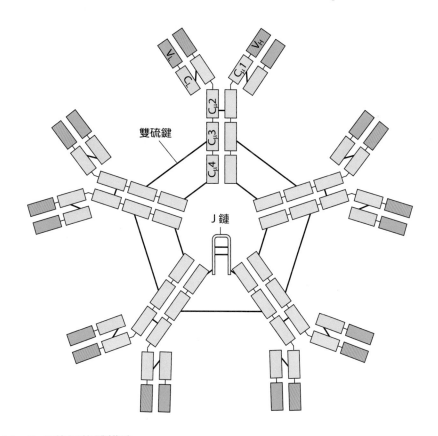

圖3-14　IgM的五倍體構造。

五個單倍體藉著C_H3之間的雙硫鍵互相接連成環，其中有一對單倍體的C_H4伸出雙硫鍵銜接著一段稱為J鏈的蛋白，一般認為J鏈可能與單倍體聚合成五倍體的過程有關。

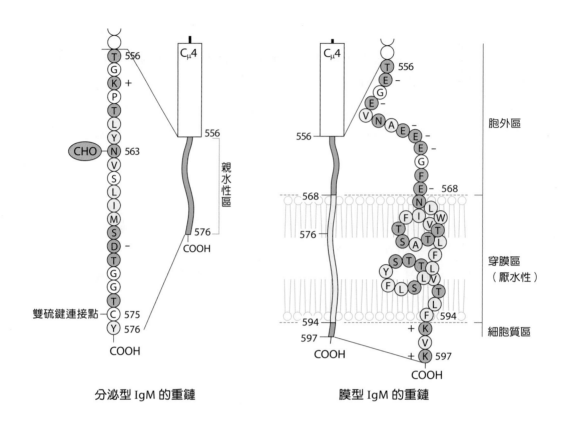

分泌型 IgM 的重鏈　　　　　膜型 IgM 的重鏈

圖3-15　分泌型IgM與膜型IgM分子在構造上的區別。

分泌型IgM重鏈的C端從第556號胺基酸起有20個親水性胺基酸，而膜型IgM這20個胺基酸被41個厭水性胺基酸所取代。

7~11%）。亞型分為IgA1及IgA2兩種，亞型之間的胺基酸順序相似性高於90%，最大的差異也在絞鏈區，IgA2的絞鏈區比IgA1長一倍（約29個胺基酸）。人類血清中的IgA，80%是單倍體，而其他哺乳類血清中IgA則以雙倍體為多。人類血清中的IgA1與IgA2的比值約為5:1，主要源於骨髓中的IgA製造細胞；而在黏膜層的IgA有些不同，其IgA1及IgA2的數量沒有太大差別，且源於黏膜層淋巴組織中的IgA製造細胞。

　　黏膜下漿細胞所分泌的IgA是藉著雙硫鍵及J鏈將單倍體組合成雙倍體。IgA要分泌到腸腔時，雙倍體的IgA先附著在腸表皮細胞的**基側(basolateral)**（表皮細胞面向組織的一面）細胞膜上，而負責接受IgA的膜蛋白是早先就在膜上等候的聚Ig受體(poly-Ig receptor)（圖3-16）。聚Ig受體是IgA的攜帶者，也是嚮導員，在基側膜上，此受體與IgA結合後，就將它帶入表皮細胞的細胞質中，這個程序可能涉及**胞吞作用**(endocytosis)。IgA與受體的複合體經過

胞內轉運機制，通過表皮細胞的細胞質，到達**管腔側**(lumen side)；此時，聚Ig受體近細胞膜的部位會被蛋白質分解酶切斷，使受體的胞外部分與IgA雙倍體一起被釋放到消化腔中；與IgA一起被分泌的胞外片段稱為**分泌小片**(secretory piece; secretory component, SC)（圖3-17）。整個IgA輸出的過程仍有許多疑問：何以IgA和受體結合後，只朝腸腔的方向走？分泌小片為何要與IgA一起

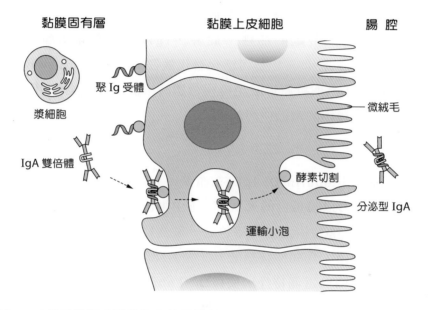

圖3-16　IgA與受體複合體的胞內轉運機制。

由漿細胞所製造的IgA雙倍體先附著在基側細胞膜上的聚Ig受體。受體隨即將IgA與受體的複合體帶入表皮細胞的細胞質中，經過胞內轉運機制到達管腔側，此時，聚Ig受體近細胞膜的部位會被酵素切斷，受體的胞外部分隨即與IgA雙倍體一起被釋放到消化腔中。

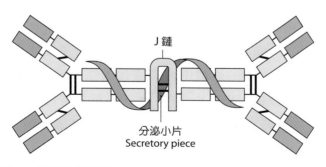

圖3-17　分泌型IgA的雙倍體構造。

IgA藉著雙硫鍵將單倍體組合成雙倍體，聚合的雙倍體也附有J鏈，兩個IgA分子被分泌小片所纏繞。

分泌出去？這些疑問皆有待科學家進一步釐清。近年來的研究發現，分泌小片具有多重功能，SC一方面防止IgA分子被消化道豐富的蛋白酶所分解，一方面使分泌的IgA滯留在黏膜層。此外SC還能參與腸道細菌的清理，減少細菌感染，抑制嗜中性球活化。

IgA主要參與第一線的黏膜免疫防禦。IgA可結合至消化道入侵的微生物及寄生蟲，使它們不易附著在表皮細胞，不易在黏膜層形成菌落，也使微生物被聚合起來，失去蔓延的活性。此外，IgA雖然會抑制補體傳統途徑(classical pathway)的活化，但是可活化**替代途徑**(alternative pathway)，快速的活化補體，所以當IgA與抗原形成免疫複合體時，能激起發炎作用。有關補體活化的機制，將在後續的章節中討論。

4. IgD

IgD (immunoglobulin D, IgD)在血清中只佔免疫球蛋白總量的1%或更低，絕大多數的IgD以膜蛋白的形式存在於B淋巴球表面，扮演B細胞抗原受體(BCR)的角色。IgD在構造上的特色之一是含12%左右的醣側鏈；另一特色是具有很長的絞鏈區（含60個胺基酸）（圖3-18），這個特性使IgD對蛋白分解酶非常敏感，也由於這個特性，使IgD的Fab部分很具有活動性，易於捕捉抗原，而成為比膜型IgM更有效率的B淋巴球抗原受體。此外，IgD可能與B淋巴球的分化及成熟有關。

5. IgE

在所有同質型中，IgE抗體分子在血清中之含量最少，大約只有IgG的百萬分之一，但是當個體產生過敏性反應或受到寄生蟲感染時，IgE的血清濃度會隨之明顯增加。由於IgE的量太少，故很難研究其構造。1966年美國的兩位科學家K. ishizaka和T. ishizaka發現了這種微量存在的免疫球蛋白，後來找到了幾個IgE骨髓瘤病人，他們的血清中含高達10毫克／毫升的IgE，是正常人的數十萬倍，因此才得以純化出足夠量的IgE，分析其蛋白結構。這種免疫球蛋白的重鏈有4個恆定區及1個變異區，醣含量達12%（圖3-19）。IgE的Fc部分可附著在嗜鹼性球及肥大細胞表面上的Fc受體，這兩種細胞表面上的Fc受體(FcεR)是IgE的高親和性受體，又稱為**IgE第一型Fc受體**(FcεRI)。有關IgE激發過敏反應的機制，將在第十三章節中詳細討論。

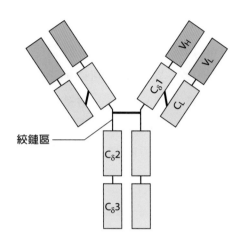

圖3-18　IgD的分子構造。

IgD分子含12%左右寡醣側鏈，並且有很長的絞鏈區（含60個胺基酸）。

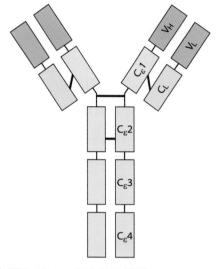

圖3-19　IgE的分子構造。

IgE的重鏈有4個恆定區及1個變異區，寡醣側鏈含量達12%。血清中IgE含量極微，但是與過敏反應息息相關。

▶ 異質型

生物的每一種**表型**(phenotype)皆取決於特定基因的**基因型**(genotype)，基因在染色體上所在的位置稱為**基因座**(locus)，一般的基因含有兩個**對偶基因**（allele；又稱為**等位基因**），大多一個是**顯性**(dominant)，一個是**隱性**(recessive)；然而，有某些基因在同種族群基因庫中，有多於兩種等位基因可以選擇，最為人所熟知的，就是ABO血型的例子，可存在於ABO血型基因座的等位基因有I^A、I^B、i等三種，但是每個人ABO血型基因座只能容納兩個對偶基因，一個來自父親，一個來自母親。

抗體分子的類型也是一種表型，取決於免疫球蛋白基因的基因座中是何種對偶基因，而某些免疫球蛋白基因具有兩種以上的對偶基因，如IgG重鏈（γ鏈）基因就有25種對偶基因，故每個人IgG基因座中具有來自這25種對偶基因中的一種或兩種，使人類族群中，幾乎很少有任意兩個人IgG1之γ1鏈恆定區胺基酸序列是完全一樣的，換言之，這兩個人的IgG1有不同的**異質型**(allotype)（圖3-20）。25種對偶基因任意取2個可以有許多組合，故人類族群

中有許多IgG的異質型。IgG的異質型以Gm命名，再附上亞型及異質型的編號，如G2m(23)即IgG2的第23號異質型、G1m(1)即IgG1的第1號異質型。IgA2也有2種異質型，而κ輕鏈也有3種異質型。總之，異質型是同物種不同個體之間，免疫球蛋白的恆定區中胺基酸序列的差異（圖3-20）。對抗不同異質型的抗體稱為**異質型抗體**(alloantibody)，這種抗體往往來自多次生產的婦女血清，或因為輸入不同異質型的血而產生的抗體，抗體所能辨認的部位稱為**異質型決定部位**(allotope)。

▶ 異構型

當個體受到某抗原刺激後，即產生大量有專一性的抗體對抗此抗原。這種抗體為了形成具有專一性的**相對部位**，其變異區必定由獨特的胺基酸序列所組成。問題出在這種變異區的獨特分子結構，卻是個體淋巴球在發育過程中未遭遇過的，故某些淋巴球將這種抗體視為外來抗原，而產生對抗此抗體的抗體。這種二次抗體稱為抗異構型抗體(anti-idiotype antibody, anti-Id Ab)，而這種一次抗體變異區的獨特分子結構類型稱為**異構型**(idiotype)（圖3-20）。當然，抗異構型抗體本身的變異區，也是具有獨特的分子結構，故某些淋巴球也可能將這種抗體視為外來抗原，而產生對抗此抗體的抗體，於

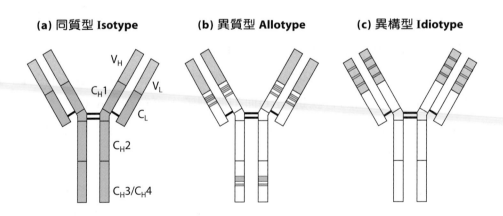

(a) 同質型 Isotype　　　**(b) 異質型 Allotype**　　　**(c) 異構型 Idiotype**

V_H　V_L　C_H1　C_L　C_H2　C_H3/C_H4

圖3-20　抗體的分類方式。

抗體可依構造與功能的異同，以三種方式加以分類，即(a)同質型，依照個體內免疫球蛋白重鏈（藍色）的種類分類；(b)異質型，依照同物種不同個體之間，免疫球蛋白恆定區胺基酸序列的差異（藍色及綠色）分類；(c)異構型，依照同一個體之體內免疫球蛋白分子間，變異區中胺基酸序列的差異（藍色及綠色）分類。

是抗－**抗異構型抗體**(anti-anti-idiotype antibody)又產生了。有些免疫學家認為，這樣可構成抗異構型網絡(anti-idiotype network)（抗原epitope → 與1st Ab的paratope接合，paratope同時成為2nd Ab的epitope → 與2nd Ab paratope接合，paratope同時成為3rd Ab的epitope → 與3rd Ab的paratope接合→……），對體內的免疫反應有自我調節的功能。由於抗異構型抗體(2nd Ab)本身的變異區分子結構，能與原先抗體(1st Ab)的paratope接合，故可能與抗原決定部位(epitope)的分子結構極相似，故有些免疫學家正在研究，是否能將抗異構型抗體作為疫苗。

3-4　抗體的功能

在免疫系統中，抗體是最早被研究的免疫活性物質。抗體具有什麼生物活性？為什麼抗體能防止或治療動物及人類的疾病？要解答這些問題，必須詳細的瞭解抗體的生物效應。抗體有八種主要的效應：沉澱反應、凝聚反應、中和毒素、干擾病毒活性、活化補體系統、調理作用、抗體依賴型細胞性胞殺作用(ADCC)及過敏反應。

沉澱反應

針對水溶性的抗原，抗體與抗原形成免疫複合體，有利於將抗原從體內清除，如果複合體夠大即會沉澱下來。在檢驗工作上，沉澱反應更為重要，利用抗體－抗原沉澱反應，可針對抗血清作定性及定量分析，如果再結合放射性同位素，可對微量抗原（少至10^{-12}克）加以定量，這種技術叫放射性免疫檢驗法(RIA)，將在下一章中討論。

凝聚反應

針對顆粒狀的抗原，如細菌、血球、塗上抗原的塑膠微粒等，抗體可使其凝聚沉澱下來。此種效應對細菌而言是不利的反應；一方面，凝聚的細菌容易成為吞噬細胞的目標，另一方面，許多細菌緊靠在一起，使細菌喪失了

附著於表皮細胞的能力，也減少了入侵人體的機會。在檢驗工作上，紅血球的凝集反應可用來判定血型，估算抗病毒血清的抗體效價，凝聚反應也可以配合放射性元素或與酵素接合的試劑作抗原定性與定量分析，這部分將在下一章詳述。

中和毒素

　　毒素可來自動物（毒蛇）、昆蟲（毒蜘蛛）、植物及微生物。一般而言，抗毒血清最常用於急救被毒蛇咬傷的人，即直接注射由動物（如馬、羊）產生的抗毒素血清。細菌可分泌外毒素（表3-7），這些外毒素屬蛋白質，許多兼具有酵素功能，有的是神經性毒素（如肉毒桿菌分泌的外毒素），有的引起消化道症狀（如傷寒桿菌與大腸桿菌的外毒素）。外毒素加熱後會被破壞，但抗原性強，經60℃加熱去活性或福馬林化學處理後的類毒素(toxoids)，可作為預防注射使用的疫苗（如白喉疫苗與破傷風疫苗），疫苗所產生的抗毒素抗體可以有效的中和外毒素的毒性；某些細菌（主要是革蘭氏陰性菌）也具有一種**內毒素**(endotoxin)（表3-7），這些內毒素主要為細胞壁上的**脂多醣**(LPS)，不論細菌是死是活，毒性都存在（外毒素則要活菌才能製造分泌）。由於脂多醣的三原醣核心變化很大，所以很難有一種抗體可以中和所有的脂多醣。

表3-7　內毒素與外毒素的比較

特性	內毒素	外毒素
化學性質	脂多醣（細胞壁成分）	蛋白質
60℃以上高溫	穩定	失去活性
抗原性	低	高（可製成類毒素）
致死劑量	較高	可能極微量
菌種間差異	小	大
細菌活性的影響	死菌仍含有內毒素	死菌不再分泌
致病機制	發燒、內毒素休克	具有破壞組織、影響細胞功能之酵素活性

干擾病毒活性

　　病毒要感染其寄主細胞，先決條件是能夠附著在被攻擊的細胞表面，這個現象有很高的專一性，因為寄主細胞的表面一定要有這種病毒的特定受體，才會被附著。受體是一種細胞膜上的蛋白質，如果沒有適當的受體，病毒就無法感染這個細胞。從病毒本身來看，病毒的莢膜(capsid)或外套(envelope)上也有一些關鍵蛋白質，這些蛋白質負責與受體接合，使病毒牢固的吸附在寄主細胞表面，隨後入侵被感染的細胞，如人類免疫缺失病毒(human immunodeficiency virus, HIV)利用套膜上的醣蛋白gp120，與T淋巴球表面CD4-CXCR4組成的受體結合；引起COVID-19的病毒SARS-CoV-2利用表面的棘蛋白(spike protein)與宿主細胞表面的angiotensin converting enzyme-2 (ACE2)結合。如果被感染的個體自然生成對抗病毒關鍵蛋白質的抗體，或透過預防注射生成類似抗體，則病毒的吸附作用就會被干擾，如抗棘蛋白的抗體先與棘蛋白接合，就會干擾SARS-CoV-2表面的棘蛋白與ACE2結合；病毒在無法感染細胞的情況下，自己無法獨立生存與繁殖，而終失去侵害寄主細胞的能力。

活化補體系統

　　抗體所包含的五種免疫球蛋白，除了IgD及IgE之外，都被證明有活化補體的功能；但是抗體分子必須與抗原結合，形成穩定的免疫複合體(immune complex)之後，才可誘發補體反應。免疫複合體中所含的IgM、IgG1及IgG3分子，利用Fc部位，將血清中遊走的C1q分子固定在目標細胞之細胞膜上，隨即經由傳統途徑活化一連串補體反應。如果補體分子中的C3b被細胞膜上的脂多醣或含有IgA、IgE的免疫複合體所捕捉，那麼C3b會經由替代途徑活化補體系統。有關補體系統的分子與作用機制，將會在第十章詳述。

調理作用

　　調理作用(opsonization)可促進吞噬細胞的吞噬能力。調理作用有四種可能的機制（圖3-21）：

吞噬細胞的吞噬模式	(a) 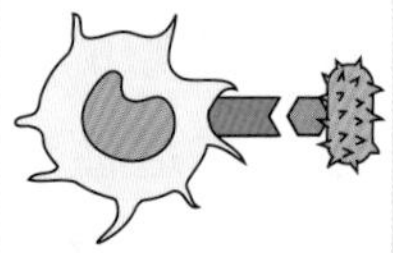	(b) 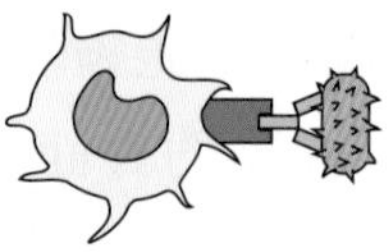	(c) 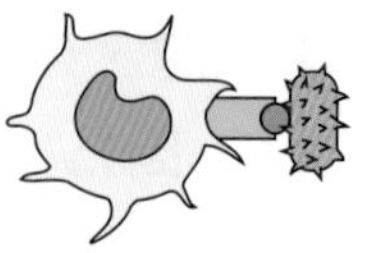	(d) 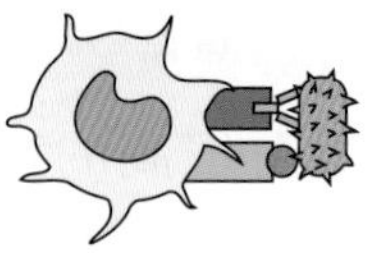
調理素	單醣分子	抗體分子	補體分子C3b	抗體及補體分子C3b
接合程度	+	++	++	++++

圖3-21　調理作用的四種可能的機制。

(a)以單醣受體為媒介；(b)以Fc受體為媒介；(c)以C3b受體為媒介；(d)以Fc及C3b受體為媒介。

1.　單醣受體：微生物本身藉著吞噬細胞外表某些單醣受體（如甘露糖受體(mannose receptor)），以非專一性的方式附著在吞噬細胞表面，並誘發吞噬細胞的吞噬作用。

2.　Fc受體：抗體分子以Fab接在微生物表面的抗原決定部位，而Fc部分伸在外面，當細菌—抗體複合體遭遇到巨噬細胞或嗜中性球時，Fc部分會與吞噬細胞表面的Fc受體結合（圖3-21），從而使免疫複合體附著在吞噬細胞表面，並誘發吞噬作用。參與此作用的受體主要是高親和力的FcγRI(CD64)。

3.　補體分子受體：如果附在細菌外表的是補體活化的產物C3b，那麼細菌與C3b的複合體，會藉著吞噬細胞表面的C3b受體，附著在吞噬細胞表面，並誘發吞噬作用。

4.　Fc受體與補體分子受體：如果附在細菌外表的不但有抗體，也有C3b，那麼附著會更牢固，吞噬作用會更有效率。

抗體依賴型細胞性胞殺作用 (ADCC)

　　抗體依賴型細胞性胞殺作用(antibody-dependent cell-mediated cytotoxicity, ADCC)是抗體分子主要功能之一，其中所涉及的細胞包括巨噬細胞和NK細胞（圖3-22），而這些殺手細胞的獵物是腫瘤細胞、病毒感染細胞，或是因器官移植而進入體內的外源性細胞。目標細胞(target cell)首先誘發個體產生專

一性的抗體，抗體分子隨後以Fab部分附在目標細胞的表面，Fc部分再與殺手細胞表面的Fc受體接合（如FcγRIIIa），使抗體分子一端接目標細胞，另一端接殺手細胞。

參與調理作用與ADCC的Fc受體主要是IgG的三種受體，FcγRI(CD64)與IgG的Fc有高親和力($Ka=10^7–10^8 \ M^{-1}$)，FcγRII(CD32)與FcγRIII(CD16)親和力相對低($Ka \leq 10^5 \ M^{-1}$)。人類的Fc受體除了FcγRI之外，又細分為FcγRIIa、FcγRIIb、FcγRIIc及FcγRIIIa、FcγRIIIb，結構上皆為Ig超家族的第一型膜蛋白。

受到刺激的Fc受體活化了殺手細胞後，殺手細胞會分泌胞殺物質，破壞目標細胞的細胞膜，使目標細胞分解而死亡。藉著ADCC的機轉，使NK細胞能有效的清除一些自然生成的腫瘤細胞及病毒感染細胞。人衰老之後，或免疫系統不正常的個體，由於缺乏這種機轉（抗體製造有問題或NK細胞數量及功能降低），罹患癌症的機率也相對的提高。

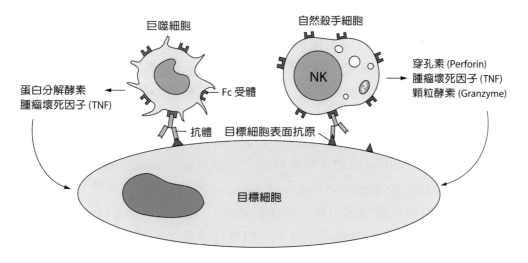

圖3-22　抗體依賴型細胞性胞殺作用(ADCC)。

ADCC是抗體分子主要功能之一，目標細胞首先誘發個體產生專一性的抗體，抗體分子隨後以Fab部分附在目標細胞的表面，Fc部分再與殺手細胞表面的Fc受體接合，受到刺激的Fc受體隨後活化殺手細胞，分泌胞殺物質或酵素，破壞目標細胞的細胞膜，使目標細胞分解而死亡。

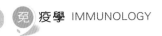 過敏反應

IgE所誘導的反應稱為**第一型過敏反應**(type I hypersensitivity)，又稱為**立即型過敏反應**(immediate hypersensitivity)，主導此類過敏反應的是嗜鹼性球及肥大細胞；而IgG及IgM則藉由ADCC的機制，誘發**第二型過敏反應**(type II hypersensitivity)；IgG及IgM能與外來物或水溶性抗原（如外毒素）形成免疫複合體，並在富含微血管的組織中不正常地活化嗜中性球與補體，造成嚴重的發炎作用，損害正常的組織，這類反應稱為**第三型過敏反應**(type III hypersensitivity)。有關過敏反應的種類與機制，將在第13章中討論。

3-5 單株抗體

由於體內抗體來自為數龐大的B淋巴球殖株(polyclonal B-cells)，幾乎每個B淋巴球殖株製造的抗體胺基酸序列都不盡相同，故早期免疫學家一直無法研究抗體分子的詳細構造。早在1847年，Henry Bence-Jones就在**多發性骨髓瘤**(multiple myeloma)病人尿液中發現Bence-Jones蛋白(Bence-Jones protein)，隨後發現這種蛋白其實是免疫球蛋白分子的輕鏈，一直到1965年Hilschmann及Graig才證實這是單一殖株B淋巴球轉型為癌細胞之後所產生的抗體，可說是最早被發現的**單株抗體**。1967年，Potter與Lieberman以礦油或塑膠粒子打入老鼠的腹腔，在老鼠體內人工誘發了多發性骨髓瘤，由於這些癌細胞皆來自分化的B淋巴球（即漿細胞），故這種由礦油誘導產生的癌細胞有時被稱為MOPC (mineral oil-induced plasmacytoma)。雖然某些骨髓瘤蛋白的專一性已經被科學家測試出來，例如對抗dextran、dinitrophenyl group或phosphorylcholine等多醣體或小分子，但是許多骨髓瘤蛋白的專一性仍然無法掌握，導致其實用性並不高；一直到1975年，由Milstein所領導的研究群在單株抗體技術上才有重大的突破。

細胞融合瘤製造的單株抗體

Milstein與Köhler先用綿羊紅血球打入小白鼠身上，使小白鼠產生一些可製造抗綿羊血球抗體的B淋巴球，經過一次以上的追加注射之後，科學家取出

老鼠的脾臟並分離出淋巴球，再將它們與骨髓瘤細胞融合起來，成功的產生既能分泌抗體，又能永續增殖的融合瘤細胞。

當兩種細胞進行融合反應之後，除了成功融合的細胞之外，還有未被融合的脾臟淋巴球及腫瘤細胞，故如何去除這兩種細胞，成為第一個必須解決的問題。正常的脾臟淋巴球在離體培養一週之後，大部分都會自然死亡，不足為慮；但骨髓瘤細胞則會持續生長，故科學家使用一種經過突變的骨髓瘤細胞來作實驗。由於這種突變細胞缺少HGPRT (hypoxanthine-guanine phosphoribosyl transferase)酵素，在正常的核苷酸合成途徑異常時，無法利用hypoxanthine及thymidine從救援途徑合成新的核苷酸，故對於含有核苷酸合成抑制劑aminopterin的培養基特別敏感。因此，科學家將融合反應後的細胞放入一種含有hypoxanthine、aminopterin及thymidine（簡稱HAT）的有毒培養基中培養，在HAT培養基(HAT medium)中，由於融合瘤細胞從正常的淋巴球獲得正常的HGPRT酵素，故可以避免遭到HAT成分的毒害，但骨髓瘤細胞缺乏正常的HGPRT酵素，自然無法生存，經過一段時間的培養之後，培養基中的骨髓瘤細胞相繼死亡，只剩下兼具兩者優點的融合瘤細胞存活下來（圖3-23）。

有了這種能永續培養的融合瘤細胞之後，接下來的問題是：如何由千萬種融合瘤細胞中，選出能分泌特殊專一性抗體的細胞？事實上，這也是整個實驗最主要的目的。科學家利用一種稱為**有限稀釋法**(limiting dilution)的技術來達到這個目的。有限稀釋法技術的主要原理來自**殖株**(clone)的概念，即將融合瘤細胞稀釋到非常稀，再將細胞懸浮液滴入細胞培養盤的小洞中，使每個小洞理論上只含有少於一個融合瘤細胞，如果這個融合瘤細胞能正常分裂，則這個特定的母細胞將可衍生出成千上萬個子細胞，形成一個殖株，而這些子細胞源於同一個母細胞，將承襲母細胞的抗體分泌能力與專一性，製造出只對某抗原決定部位有專一性的單株抗體。由於這個殖株長在單一個培養盤小洞中，故科學家只要取出每一個小洞的細胞上清液，再用免疫測定技術測試，即可篩選出分泌專一性抗體，辨識特定抗原epitope的殖株。分泌特殊單株抗體的殖株被篩選出來之後，可在細胞培養容器中大量培養，或重新植入老鼠的腹腔中，以活體腫瘤的形式保存下去，而腫瘤衍生出來的腹水中，即含有大量的單株抗體。

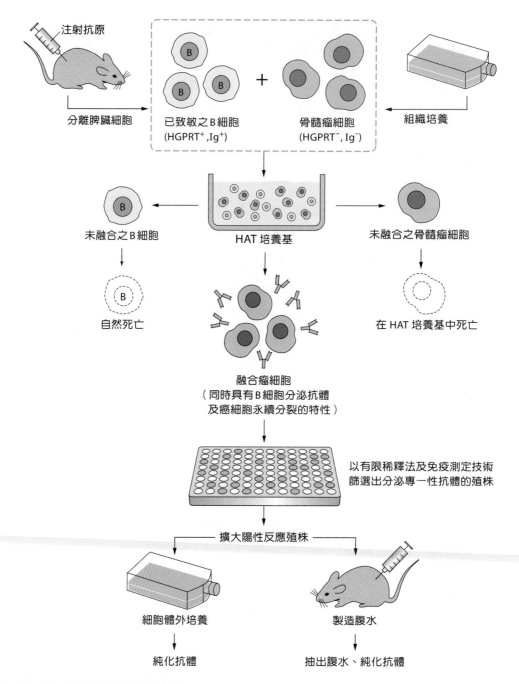

圖3-23　單株抗體的製造程序。

老鼠經過特殊抗原免疫注射後，取出脾臟細胞，再與骨髓瘤細胞(HGPRT⁻)融合，融合細胞培養在HAT培養基中，一段時間後，以有限稀釋法輔以免疫測定技術，篩選出分泌專一性抗體的殖株。分泌特殊單株抗體的殖株被篩選出來之後，即可在細胞培養容器中大量培養，或重新植入老鼠的腹腔中產生腹水，腹水中含有大量的單株抗體。

基因工程製造的單株抗體

　　由老鼠細胞製造出來的單株抗體，已經被廣泛的使用在體外的測試，成為輔助臨床診斷的利器。但是老鼠的抗體分子無法有效的用在治療工作上，因為人體的免疫系統會將注射入人體的老鼠抗體分子視為異類，從而產生免疫反應干擾其活性，隨後將這些異類蛋白分子清除掉。此外，老鼠抗體分子在人體內，也無法激發抗體Fc部位所引起的免疫反應，包括調理作用、ADCC、活化補體系統等，於是科學家致力於發展製造擬人化單株抗體(humanized monoclonal antibody)。

　　科學家嘗試了許多傳統方式直接製造人類單株抗體，但未獲得滿意的成果，隨後引入遺傳工程技術，製造經過人類設計的擬人化單株抗體。初期的基因工程抗體製造程序是將老鼠抗體變異區基因及人類抗體恆定區基因分離出來，然後將來自人與老鼠的抗體基因接起來，引入無抗體製造能力的骨髓瘤細胞中。於是這個獲得**重組DNA** (recombinant DNA)的細胞開始大量製造變異區來自老鼠，而恆定區來自人類的擬人化抗體，這種看起來像是鼠頭人身的奇怪分子，科學家稱之為**嵌合體**(chimera)（原指希臘神話中一種獅頭羊身的怪獸），較正式的名稱為**嵌合抗體**(chimeric antibody)（圖3-24）。由於用來製造抗體的變異區基因是來自製造單株抗體的融合瘤細胞，故這種抗體也是一種單株抗體。嵌合抗體除了N端的變異區來自老鼠之外，其他部分皆為人類抗體分子，如Fc區來自人類抗體，能與人類免疫細胞上的Fc受體結合，擬人化抗體施打入人體之後，不但不會被排斥，而且可正常的活化補體，促進細胞吞噬功能（調理作用）及誘發胞殺作用(ADCC)。

　　為了使來自老鼠的部分減少到最低的程度，科學家乾脆只移植老鼠抗體基因中與抗原結合有關的部分，即CDR部位的基因。於是這種基因工程技術產生的**擬人化單株抗體**幾乎90%以上來自人體抗體分子，只有用來決定抗原專一性的CDR來自老鼠，使人類單株抗體的製造技術又向前邁進了一大步。這種又稱為**CDR移植抗體**(CDR grafting antibody)的擬人化抗體，已經被廣泛的用來作人體測試，如診斷與治療淋巴瘤、愛滋病、病毒性感染及敗血症(sepsis)等。

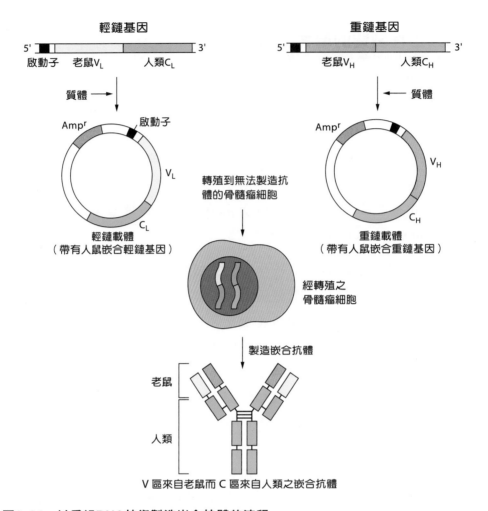

圖3-24 以重組DNA技術製造嵌合抗體的流程。

老鼠抗體變異區基因及人類抗體恆定區基因分離出來後,將來自不同物種的抗體基因接起來,置入適當載體中,引入無抗體製造能力的骨髓瘤細胞,使骨髓瘤細胞開始大量製造變異區來自老鼠而恆定區來自人類的嵌合抗體。(圖中Amp^{r}表示Ampicillin拮抗基因,為篩選用之標示基因。)

單株抗體的應用

　　1975年Köhler及Milstein在自然(Nature)雜誌發表的單株抗體製造技術,為生物醫學界帶來革命性的影響,使得Milstein(英國人)、Köhler(德國人)與1955年發表**自然篩選學說**(natural selection theory)的Niels K. Jerne(丹麥人),在1984年共享諾貝爾生理醫學獎的榮耀。藉由單株抗體的高度專一性與高度親和力,許多早年無法檢測與診斷的疾病,已經可以正確有效的診

斷，並且在發病早期便予以有效的治療。由於擬人化抗體的發展，單株抗體在生理、生化及基礎醫學的研究上，將會有更大的貢獻。單株抗體的應用簡述如下。

▶ 單株抗體在診斷上的應用

　　單株抗體在臨床診斷上的應用範圍很廣。在技術上，微量的抗體與抗原的結合反應是無法觀察的，故科學家將酵素、螢光劑或放射性物質連接在單株抗體上，再藉由酵素所誘發的呈色深淺以及螢光或放射性的強度，偵測抗體－抗原反應。

　　最常用的方法是**酵素免疫吸附檢驗法**(enzyme-linked immunosorbant assay, ELISA)以及**放射性免疫檢驗法**(radioimmunoassay, RIA)，其基本原理及操作程序將在下一章詳細介紹。ELISA的靈敏度可高達每毫升10^{-11}~10^{-9}克，故被廣泛的用來偵測血清中的激素、細胞激素、微生物、病毒抗體（如B型肝炎病毒抗體、HIV抗體）、寄生蟲及癌症相關之蛋白如α-胎兒蛋白(alfa-fetoprotein)、癌胚胎抗原(carcinoembryonic antigen)等；RIA的靈敏度更可高達每毫升10^{-12}克，對於極微量的激素測定特別有用。

　　免疫螢光檢驗法(immunofluorescence assay)也是廣泛被使用的診斷技術之一，即將螢光物質接在單株抗體分子上，使單株抗體附著在特定抗原上。這種技術可幫助醫師及科學家判定細胞的種類、細胞所感染的微生物及細胞製造的微量物質，例如：判定病人及器官捐贈者的組織相容性、白血球的組成比例、淋巴球亞群的組成比例、癌細胞的種類與分布、細胞受病毒威脅的情形等。科學家也利用免疫細胞表面的CD標記，判定白血球的種類或分析白血球的分化過程，以確認某些血癌細胞。

　　經過標示的單株抗體，也可直接注射入人體內，直接偵測癌細胞的分佈。例如對抗乳癌細胞的單株抗體，在接上帶有放射性的碘-131(^{131}I)之後，直接打入乳癌患者血液中，可成功的偵測到癌細胞是否已經轉移以及是否蔓延到鄰近的淋巴結中。這項診斷的結果，對醫師隨後的外科手術，具有重要的參考價值。又如對抗**癌胚胎抗原**(carcinoembryonic antigen, CEA)的單株抗體以碘-131標示後，也可直接打入癌症病患體內，以偵測大腸直腸癌病人的病況。

▶ 單株抗體在治療上的應用

單株抗體用在臨床治療上，最少也有超過30年的歷史。1986年左右，美國的食品藥物管理局(The Food and Drug Administration, FDA)已經核准了抗T淋巴球單株抗體OKT3的臨床使用，以治療腎臟移植之後的排斥作用，其效果為93%，比當時傳統的抗排斥藥物有效，但是患者在接受治療之後，也會產生發高燒、嘔吐、腹瀉等多種嚴重的副作用。用來對抗T淋巴球及B淋巴球表面抗原的單株抗體，隨後也被用來治療惡性白血症及淋巴腫瘤，雖然可使少數病患的病情有起色，但是總體測試結果並不理想，主要是由於老鼠抗體很容易被人體免疫系統清除，而且老鼠抗體無法活化人體細胞免疫系統，故傳統的老鼠單株抗體只在器官移植後的排斥作用的防止上，有較明顯的效果。

擬人化抗體的運用，除了拓展活體診斷的可行性之外，用在治療自體免疫疾病（如類風濕性關節炎）、器官移植排斥作用、敗血症、愛滋病、病毒感染（如AIDS、C型肝炎、COVID-19等）及多種良性及惡性腫瘤上，皆有令人鼓舞的初步成果。以對抗腫瘤的擬人化抗體而言，目前已發展出抗大腸直腸癌、乳癌、胰臟癌及淋巴腫瘤之抗體；而從1986年至今，已有超過30種單株抗體被核准在臨床使用，例如1997年核准臨床使用的rituximab是抗CD20抗體，用來治療淋巴腫瘤及白血球相關癌症，rituximab後來也被核准治療自體免疫疾病，如類風濕關節炎等。1998年核准使用的trastuzumab是抗HER2的抗體，用來治療乳癌及胃癌。當然，擬人化抗體在製造技術上，仍有待進一步的突破，抗體製劑也會對某些病患造成不良反應，如過敏反應、噁心、下痢、皮疹等。

免疫毒素(immunotoxin)是目前仍受到相當重視的研究領域。早在十多年前，科學家就想到利用單株抗體的專一性，攜帶對細胞有毒殺作用的物質，像魔術子彈一樣的消滅腫瘤細胞。臨床用的毒素包括ricin（蓖麻種子內的毒蛋白）、白喉毒素、綠膿桿菌毒素等，已有少數免疫毒素進行過人體測試，對乳癌、卵巢癌、大腸直腸癌及淋巴系統癌症之人體試驗皆有報導，但是目前的結果顯示，有起色的患者不到十分之一，主要因為免疫毒素被胞吞作用納入細胞的比例不高，能順利進入細胞質中並抑制胞內蛋白合成的比例更

少，而經由單株抗體攜帶到特定器官、特定組織的機率也有待評估；此外，免疫毒素偶爾產生的副作用也不容忽視。不過以擬人化抗CD22抗體結合抗腫瘤毒素calicheamicin的製劑(inotuzumab ozogamicin)已經針對B細胞腫瘤患者進行臨床試驗。

　　與免疫毒素概念相似的療法是**放射免疫治療**(radioimmunological therapy)，即由單株抗體攜帶具有細胞殺傷力的放射性核種，攻擊特定的腫瘤細胞。目前有人體臨床測試的核種為β-射源，包括^{131}I、^{90}Y、^{67}Cu及^{111}In等。以^{131}I標示之抗ferritin抗體，已經被報導對肝癌有治療的功效；此外，帶有^{90}Y的抗CD20單株抗體ibritumomab製劑(Zevalin)已經在2001年核准上市，帶有^{131}I的抗CD20單株抗體tositumomab製劑(Bexxar)也在2003年核准臨床使用，以對抗多種淋巴瘤。目前科學家正研發使用α-射源的放射免疫治療技術。

▶ 單株抗體在基礎研究領域的應用

　　單株抗體除了在臨床醫學上有重大貢獻之外，許多基礎研究領域都廣泛的使用單株抗體，以解決許多研究上的瓶頸。如單株抗體的應用，使蛋白質純化技術邁進了一大步；藉著單株抗體與特定白血球的親和力，也使科學家有效的辨識並純化特定的白血球亞群。單株抗體主導的免疫沉澱(immunoprecipitation)技術，使科學家得以廣泛的研究細胞內蛋白的訊息傳遞與磷酸化現象。分子生物學家藉著單株抗體，辨識重組DNA的產物；神經科學研究者則藉著單株抗體分析神經傳導物的分泌；而生物化學家正致力於使單株抗體扮演酵素的角色。早在1986年，Lerner及Schultz等研究群，已經成功的製造出一種具有水解酯鍵(ester bond)的單株抗體，為免疫化學及生物化學家開闢了一片嶄新的研究領域；這種具有酵素功能的單株抗體，科學家稱之為**抗體酵素**(abzyme; antibody＋enzyme)。

1. 抗原分子中能與抗體接合的部分統稱為下列何者？
   (A)抗原決定部位　(B)半抗原　(C)互補決定區　(D)高度變異區

2. 免疫球蛋白主要為何種血清蛋白？
   (A)白蛋白　(B) α球蛋白　(C) β球蛋白　(D) γ球蛋白

3 關於抗體結構的敘述何者正確？
   (A) 由重鏈單獨組成抗原結合部位
   (B) 重鏈及輕鏈以氫鍵相互結合
   (C) 四條多肽鏈皆含恆定區及變異區
   (D) 重鏈及輕鏈皆含有絞鏈區

4. 抗體被何種酵素作用切成兩個Fab片段及一個Fc片段？
   (A)胃蛋白酵素　(B)木瓜酵素　(C)蛋白脫胺酶　(D)胰蛋白酶

5. 某些小分子物質須與大分子結合後，才能激發個體產生對此小分子有專一性的抗體反應，此物質稱為？
   (A)半抗原　(B)攜帶式抗原　(C)抗原決定部位　(D)互補型抗原

6. 免疫球蛋白分子結構中，能與某些免疫細胞表面Ig受體接合的部位為何？
   (A)變異區　(B)絞鏈區　(C) Fab片段　(D) Fc片段

7. 乳汁中及呼吸道、消化道黏膜層分泌的抗體為下列何者？
   (A) IgG　(B) IgM　(C) IgA　(D) IgE

8. 位於抗體分子上與抗原接合的囊袋結構稱為？
   (A) variable regions　(B) epitopes　(C) antigen determinants　(D) paratopes

9. 下列何種免疫球蛋白能通過胎盤，進入胎兒體內？
   (A) IgD　(B) IgG　(C) IgM　(D) IgE

10. 製造單株抗體需要哪兩種細胞融合？（甲）來自免疫老鼠的骨髓細胞（乙）來自免疫老鼠的脾臟細胞（丙）HGPRT基因突變的骨髓瘤細胞（丁）HAT基因突變的骨髓瘤細胞
    (A)甲乙　(B)丙丁　(C)乙丙　(D)甲丁

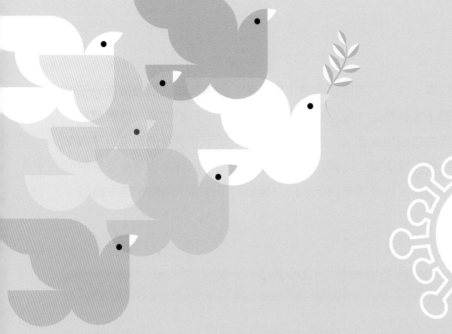

4 CHAPTER

抗體抗原反應與應用
Principle and Applications of Antigen-Antibody Interaction

本章摘要
掃描QR code或至https://
reurl.cc/2oADYa下載

IMMUNOLOGY
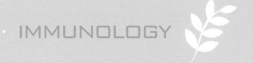

抗原與抗體反應的專一性，只能用嘆為觀止來形容，因為抗體能辨識抗原分子中非常細微的差異，尤其是上一章介紹過的單株抗體，對抗原的專一性與親和性皆很高，可見抗體分子的抗原接合部位（即相對部位）必定有其特殊的組成分子與化學特性。利用抗原與抗體反應的專一性與親和性，科學家發展出許多準確度及靈敏度皆很高的檢驗技術，值得往後將在醫學臨床或研究領域的工作者，用點時間去瞭解。

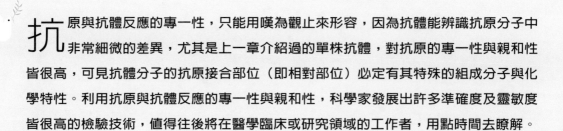

4-1 抗原與抗體反應的化學性質

任何兩種分子之間的作用，皆利用一定的化學鍵結。事實上，抗體抗原分子間的結合方式，除了共價鍵之外，尚包括離子鍵(ionic strength)、凡得瓦爾力(van der Waal force)、氫鍵(hydrogen bond)、厭水性作用力(hydrophobic interaction)等，皆可能參與作用（圖4-1）。

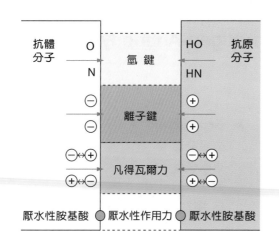

圖4-1 抗體與抗原之間的作用力。

抗體與抗原之間可利用氫鍵、離子鍵、凡得瓦爾力、厭水性作用力等多種化學作用力相互結合。

分子間的作用力

以「鑰匙與鎖」來比喻抗體及抗原的結合是貼切的，如果抗原決定部位的空間結構呈狹長型，則抗體的相對部位即呈凹溝狀；如果抗原決定部位呈球狀或棒狀，則抗原結合區即呈囊狀（圖4-2）。抗原與抗體之間的作用力約為5 kcal/mole，相較於共價鍵的80~150 kcal/mole而言，是很弱的作用力，也因為如此，抗原抗體間的結合反應是可逆的，其間涉及的主要作用力略述如下。

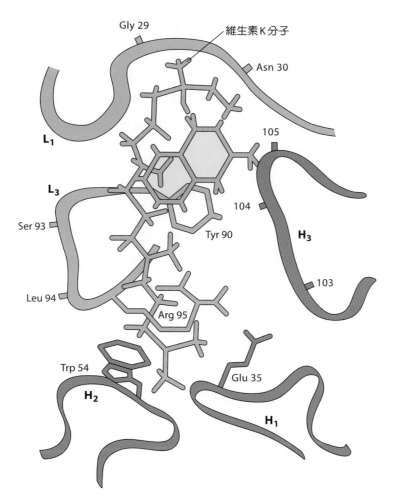

圖4-2　維生素K₁與其抗體相對部位之間的相關位置。

L₁及L₃代表輕鏈Fab的CDR1及CDR3，而H₁、H₂及H₃代表重鏈Fab的CDR1、CDR2及CDR3。其中L₃的tyrosine 90、arginine 95以及H₂的tryptophan 54、H₁的glutamic acid 35等，皆與抗原維生素K₁（橘黃色）相互作用。

▶ 離子鍵

　　離子鍵(ionic strength)是決定專一性的關鍵因素之一，在特定酸鹼值之下，構成抗原接合區的胺基酸側鏈帶有一定的正或負電荷，而構成抗原決定部位的分子功能基必須是胺基酸側鏈的相反電荷，彼此間產生離子鍵($1{\sim}3$ kcal/mole)。所以，如果在抗體變異區的區段中任意改變一個胺基酸（例如將帶負電的麩胺酸(glutamic acid)改為無電荷的纈胺酸(valine)或帶正價的離胺酸(lysine)），則抗體抗原的親和力將顯著下降，甚至會改變抗體對抗原的專一

性。如使人類罹患COVID-19的病毒SARS-CoV-2，其表面S棘蛋白(spike protein, S-protein)會因基因體RNA突變而改變胺基酸，以英國變種病毒(B1.1.7)為例，其S-蛋白帶有D614G突變，即第614號負電荷的天門冬胺酸(aspartic acid, D)被無電荷的甘胺酸(glycine, G)取代，可能喪失一個離子鍵，影響疫苗激發的抗體效力，如BMT162b2疫苗產生的抗體，中和此變種病毒的效價比原病毒降低2倍。

▶ 凡得瓦爾力

凡得瓦爾力(van der Waal force)來自抗原與抗體分子間表面電子雲的相互吸引，而此作用力取決於電子雲整體電荷的波動，即當兩分子間瞬間呈現相反電荷時，彼此間便產生微弱的作用力。如果抗原與抗體皆為大分子，則這種力會較為顯著，其鍵結能量約為1 kcal/mole。

▶ 氫 鍵

分子功能基上的氫原子很容易瞬間失去電子，尤其是–OH或–NH$_2$上的氫原子，更有失去電子傾向，故往往帶有輕微的正價，而這種氫原子很容易與鄰近帶有成對電子的原子（如氧原子和氮原子）產生輕微的化學作用力（約為2~5 kcal/mole），稱為**氫橋**(hydrogen bridge)或**氫鍵**(hydrogen bond)。如果抗原決定部位或相對部位具有含–OH（如絲胺酸(serine)及蘇胺酸(threonine)）或含–NH$_2$(–NH)側鏈（如色胺酸(tryptophan)和組胺酸(histidine)）的胺基酸，則彼此之間便很容易產生氫鍵，故氫鍵也是構成專一性的關鍵因素之一。

▶ 厭水性作用力

在分子世界中，親水性分子與親水性分子間容易相容，而厭水性的分子之間，也較容易相互靠近。在水溶液中，大分子與大分子間的**厭水性作用力**(hydrophobic interaction)具有關鍵的影響，大分子中的某些**非極性區**(nonpolar region)很容易與另一分子的非極性區產生厭水性作用力。由於抗體與抗原往往是大分子，且非極性胺基酸（如甘胺酸(glycine)、異白胺酸(isoleucine)、纈胺酸(valine)等）在其中佔有相當的比例，故抗體抗原間的作用力，可能有很高的比例來自厭水性作用力。

4-2 抗體抗原反應的應用

由於抗體抗原的專一性與高親和力，現在廣泛的應用於臨床病理檢驗及生物醫學研究上。抗體抗原的反應專一性，大大的提高了檢驗技術的準確度，而高親和力則大幅提升檢驗技術的靈敏度。表4-1是最常用的幾種免疫檢驗技術及靈敏度。

表4-1 常用的免疫檢驗技術及靈敏度

檢驗技術	類型	靈敏度(mg/mL)
沉澱反應	液體	0.2×10^{-1}
	膠體(RID)	1.0×10^{-2}
凝集反應	直接	3.0×10^{-4}
	間接	6.0×10^{-6}
放射性免疫檢驗法	間接	1.0×10^{-9}
酵素免疫吸附檢驗法	三明治設計	1.0×10^{-8}
免疫螢光檢驗法	螢光顯微鏡	1.0×10^{-3}
	流體細胞計數器	6.0×10^{-6}

 沉澱反應

沉澱反應(precipitation)是最早被科學家觀察到的免疫反應。1902年，Ascoli以**界面檢驗法**(interphasial test)，或稱為**沉澱環檢驗法**(ring test)，證明抗體、抗原濃度間的關係。他先將略為混濁的抗血清，以定量加到一系列試管的底部，再將抗原經序列稀釋後，緩慢加入標示好抗原濃度的試管中，使抗體抗原間產生一個界面。反應一段時間後，在上層的抗原緩慢地向下層的抗體擴散，在適當的抗體－抗原比例下，會產生雲狀的沉澱，用肉眼即可在抗原－抗體的界面附近觀察到灰白色的沉澱環。1922年，Ramon發展出一套測定抗毒血清效價的方法。他將固定量的抗原先置入試管中，再將抗血清(antitoxin)作序列稀釋，並分別加到標示好抗血清稀釋倍數的試管中；抗原抗體混合後，數小時內即可看到沉澱線的產生。從反應結果中找出能產生免疫沉澱物的最高稀釋倍數，則此稀釋倍數的倒數即為**效價**(titer)，如稀釋至

1/256可見沉澱，但向下稀釋至1/516就看不到沉澱，則此抗毒血清的效價為
"256"。

產生沉澱的濃度有一定的範圍，高於此範圍或低於此範圍皆無法產生沉
澱，這種現象稱為區段現象(zone phenomenon)（圖4-3）。換言之，不論是
抗體過量或抗原過量，均無法形成多價的抗原抗體複合體（又稱為**免疫複合
體**(immune complex)），只有在**均衡區**(equivalence zone)才能產生多價的免疫複
合體並沉澱下來。

▶ 歐氏測定法 (Ouchterlony test)

科學家隨後發展出一系列在膠體中進行免疫沉澱反應的技術，這類技術
不但可用來定性（辨識抗原種類），也可以用來定量（測定抗原濃度）。一
般所用的膠體為**洋菜膠**(agarose)，濃度約為0.5~1.0%。蛋白分子會在膠體間
隙擴散，當遇到從另一方擴散過來的抗體分子，在適當比例下，即產生沉澱
線。最簡單的方式為**歐氏測定法**(Ouchterlony test)，方法為在洋菜膠中挖三個
或三個以上的洞，然後將抗血清置入中央的洞，欲檢查的抗原檢體則置入四
周的洞，一段時間後，周邊的洞與中央的洞之間會產生灰白色的沉澱線。依
照抗原抗體間的專一性大小，可將產生的反應分成三種（圖4-4）：(a)兩相鄰
洞中的抗原如果為完全相同的物質，則沉澱線呈連續的摺線，稱為同質反應
(reaction of identity)；(b)如果兩相鄰洞中的抗原有部分抗原決定位相同，但也
有相異之處，則沉澱線呈連續摺線，但在摺線上會有一刺突(spur)，稱為部分
同質反應(reaction of partial identity)；(c)如果兩相鄰洞中的抗原完全不同，則
產生的沉澱線呈交叉狀，稱為非同質反應(reaction of nonidentity)。

▶ 放射狀免疫擴散法

放射狀免疫擴散法(radial immunodiffusion)也是一種沉澱反應。當洋菜膠溫
度降至50℃左右時（此時仍保持液態），加入定量的抗體充分混合後，倒入
培養盤中，待洋菜膠凝固後，抗體即均勻分佈在洋菜膠體中。隨後，在洋菜
膠中挖數個洞，部分置入已知濃度並經序列稀釋的抗體標準品，其他的洞則
放置檢體。待反應數小時後，由洞中擴散出來的抗原即與洋菜膠中的抗體形
成沉澱，由於抗原是向四周等速擴散，故會形成圓形的沉澱環。

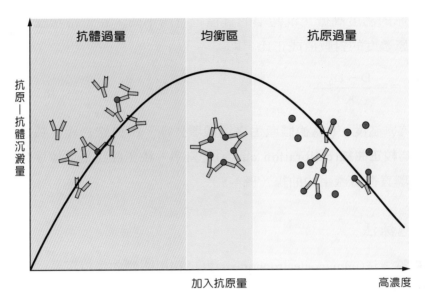

圖4-3　抗體抗原產生沉澱反應的區段現象。

抗體抗原產生沉澱的濃度有一定的範圍，高於此範圍或低於此範圍皆無法產生沉澱，圖中接近原點的部分為抗體過量，當抗原濃度超過均衡區後，即造成抗原過量，抗體過量或抗原過量均無法形成多價的免疫複合體，只有在均衡區才能產生多價的免疫複合體沉澱下來。

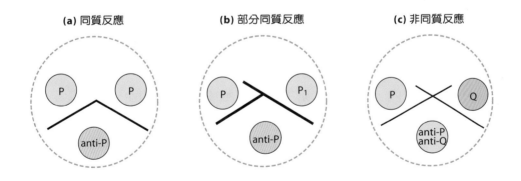

圖4-4　歐氏測定法。

此測定法產生三種結果：(a)兩抗原如為完全相同的物質(P)時，產生同質反應；(b)兩抗原有部分抗原決定位相同(P&P_1)時，產生部分同質反應；(c)兩抗原完全不同(P&Q)時，則產生非同質反應。

依抗原的濃度高低，沉澱環的直徑也有所不同，在正常狀況下，沉澱環直徑與抗原濃度的對數值成正比，即：

$$\mathrm{LogC} = \frac{D - D_0}{K}$$

C為抗原濃度，D為檢體產生之沉澱環直徑，D_0為空白組（負控制組）的直徑，K為**校正曲線**(calibration curve)之斜率。校正曲線是依據序列稀釋的標準品沉澱環直徑所產生的曲線（圖4-5）。

▶ 免疫電泳法

免疫電泳法(immunoelectrophoresis)也是利用膠體內免疫沉澱的原理，作定性或定量測定。先將含各種抗原的混合液（如抗血清）以電泳分析，依抗原分子之電荷將每種抗原分子加以分離，例如血清蛋白利用電泳分析技術，即可分出至少五群蛋白，由正極往負極依序為白蛋白、α1球蛋白、α2球蛋白、β球蛋白和γ球蛋白。如果在膠片上順電泳方向挖出一條狹長的溝，再注入兔子抗人體IgG抗體，經過一段時間之後，在γ球蛋白所在位置與凹溝之間便會產生一條沉澱線；然而，如果改用兔子抗人體IgM抗體注入溝中，則此沉澱線會出現在β球蛋白的位置與凹溝之間（圖4-6）。

凝集反應

凝集現象(agglutination)發生在與抗體反應的顆粒狀抗原(particulate antigen)。在活體內，顆粒狀抗原主要是細胞或入侵的細菌、寄生蟲等；更精確的說，應該是多價的抗體分子與顆粒表面之抗原接合後，使許多顆粒聚集而產生的現象。凝集反應可依抗原與顆粒的關係，粗分為兩型，分別介紹於後。

▶ 直接凝集反應

直接凝集反應(direct agglutination reaction)的抗原決定部位是顆粒本身所具有的。最常見的例子是紅血球表面的ABO抗原，這三種抗原皆為紅血球表面寡醣側鏈，如A型血之血清（含有抗B抗原之抗體）與B型紅血球混合後，能使B型紅血球產生凝集反應，這種反應又稱**紅血球凝集試驗**(hemagglutination)（圖4-7）。紅血球凝集反應是檢驗個體血型最快、最直接

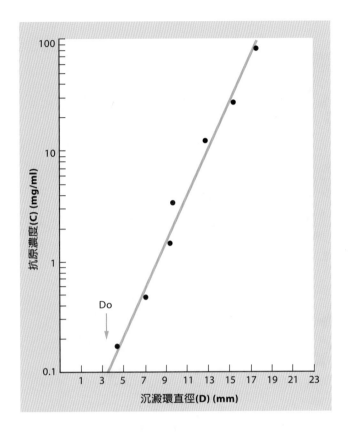

圖4-5　放射狀免疫擴散法 (RIA)的校正曲線。

依抗原的濃度高低，沉澱環的直徑也有所不同；在正常狀況下，沉澱環直徑與抗原濃度的對數值成正比。校正曲線是依據序列稀釋的標準品沉澱環直徑產生的曲線。

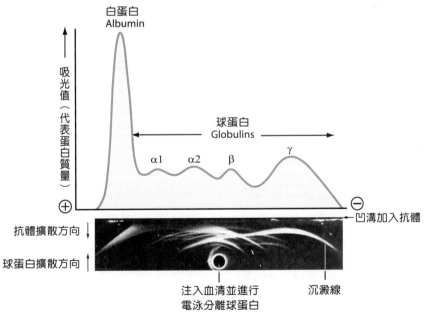

圖4-6　免疫電泳法。

先將血清蛋白利用電泳分析技術分出五群蛋白，由正極往負極依序為白蛋白、α1球蛋白、α2球蛋白、β球蛋白和γ球蛋白。再於膠片上順電泳方向挖出一條狹長的溝，注入抗人體血清蛋白抗體，一段時間之後，在各種球蛋白所在位置與凹溝間，會產生多條沉澱線。

捐血者血型

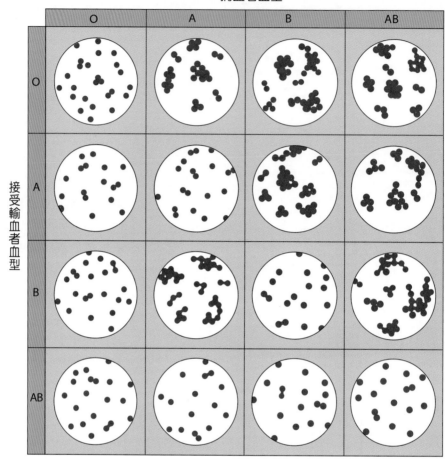

圖4-7　直接凝集反應運用在血型的辨識。

紅血球表面的ABO抗原皆為紅血球表面寡醣側鏈，如A型血清（含有抗B抗原之抗體）
與B型紅血球混合後，抗B抗原之抗體能使B型紅血球產生凝集反應，這種反應又稱紅血
球凝集試驗。

的方法，各種血型之抗原與抗體的對照如表4-2。如果血型不符，在輸血或懷
孕時，將造成第二型過敏反應，第二型過敏反應的機制將在第13章中詳述。

　　紅血球凝集反應也可以用來檢驗病人是否受到某些病毒感染。這類病毒
（如德國麻疹病毒(rubella virus)）能使紅血球產生凝集現象，因為病毒表面
具有凝血蛋白(hemagglutinin)。如果受驗者（病人或產前檢查的婦女）曾經
受到德國麻疹感染，或曾接受德國麻疹預防注射，則血清中必定有抗德國麻
疹抗體。檢驗時，先將定量的病毒與序列稀釋的檢體血清混合，待一段時間
後，再加入定量之紅血球，如果觀察到紅血球凝集現象，表示受驗者不具有

血型	紅血球的抗原	血清中的抗體	我國族群中的比例	基因型	最末端之單醣
A	A	anti-B	26.8%	AA、AO	N-乙醯半乳糖胺 (N-acetylgalactosamine)
B	B	anti-A	23.8%	BB、BO	半乳糖(galactose)
O	O	anti-A、anti-B	43.4%	OO	岩藻糖(fucose)
AB	A和B	none	6%	AB	N-乙醯半乳糖胺或半乳糖

表4-2　各種血型之抗原與抗體的對照表

註：表中血型比例之數據來自捐血中心。

抗德國麻疹病毒抗體；如果在低稀釋倍數下，未觀察到紅血球凝集現象，則表示受驗者血清中含有抗病毒抗體，因為這些抗體中和了病毒表面抗原（抗體與hemagglutinin結合），使其無法與紅血球結合，產生血球凝集反應（圖4-8），即顯示受驗者曾受rubella感染，或曾經在近期內接受德國麻疹預防注射；如果受驗者是婚前檢查之婦女，則須考慮是否要懷孕。

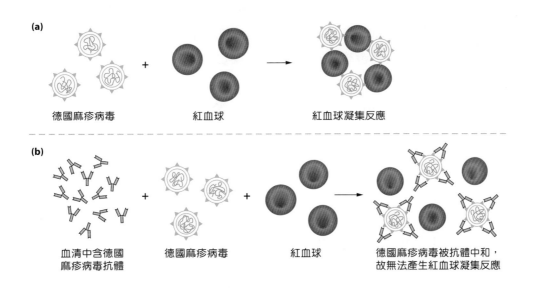

圖4-8　以紅血球凝集現象檢驗德國麻疹病毒。

先將定量的病毒與序列稀釋的檢體血清混合，一段時間後，再加入定量之紅血球；(a)如果觀察到紅血球凝集現象，表示受驗者未曾受感染，不具有抗德國麻疹病毒抗體，病毒直接與紅血球凝集；(b)如果在低稀釋倍數下，未觀察到紅血球凝集現象，則表示受驗者曾受到病毒感染，血清中含有抗病毒抗體，這些抗體中和了病毒表面抗原，使其無法與紅血球產生凝集反應。

▶ 間接凝集反應

間接凝集反應(indirect agglutination reaction)的顆粒，通常是人工合成的乳膠顆粒(latex)，其本身沒有抗原分子，也不會與任何抗體產生反應。不過，檢驗者可將特定的抗原分子以共價鍵或厭水性作用力附在乳膠顆粒表面，當檢體血清中有對抗此抗原的抗體時，即可使乳膠顆粒產生凝集反應，故這種反應又稱為**被動凝集反應**(passive agglutination reaction)。

有些細菌（如傷寒桿菌(*Salmonella typhi*)）可與抗血清產生細菌凝集反應，但目前對細菌的檢驗皆使用已經商品化的乳膠顆粒；例如附上抗A蛋白抗體的乳膠顆粒幾乎可100%診斷出金黃色葡萄球菌(*Staphylococcus aureus*)，因為只有*S. aureus*表面具**A蛋白**(protein A)。以相似原理設計的乳膠顆粒檢驗試劑，已廣泛用來檢驗化膿鏈球菌(*Streptococcus pyrogen*)、淋病奈氏球菌(*Neisseria gonorrhoeae*)、白色念珠菌(*Candida albicans*)等多種病原體。

乳膠顆粒也可用來檢驗**類風濕性關節炎**(rheumatoid arthritis)患者血中的**類風濕因子**(rheumatoid factor)。類風濕因子其實是對抗人類免疫球蛋白的抗體，故類風濕性關節炎是一種**自體免疫疾病**(autoimmune disease)。檢驗時利用附有人類免疫球蛋白的乳膠顆粒，與病人血清檢體混合，如果檢體中有類風濕因子，則乳膠顆粒會產生凝集反應；反之，則不會有凝集現象。此外，附有**人類絨毛膜性腺刺激素**(human chorionic gonadotropin, hCG)的乳膠顆粒，則可以用來檢驗婦女是否懷孕（圖4-9）。有些診斷法以活性碳取代乳膠顆粒，如**單純疱疹病毒**(herpes simplex virus, HSV)的診斷方式之一，即是將抗疱疹病毒抗體附著在活性碳上，如果患者檢體中含有單純疱疹病毒，則病毒與抗體結合後，會產生黑色凝集物。

放射性免疫檢驗法(RIA)

放射性免疫檢驗法(radioimmunoassay, RIA)是Rosalyn Yalow及S.A. Berson等人在六〇年代發展出來的檢驗技術，這種技術結合了抗體－抗原反應的專一性及放射線偵測儀器的高靈敏度，使血清中極微量的物質，皆可以加以定量分析，如Yalow等人即利用RIA測定糖尿病患者血清中的胰島素濃度。RIA的靈敏度可高達10皮克（10^{-12}克）／毫升(pg/mL)以上，故被廣泛的用來測定

許多內分泌物質，如人類生長激素(human growth hormone)、升糖素(glucagon)、睪固酮(testosterone)、胰島素(insulin)等，如檢測雌激素(estradial)的RIA，靈敏度在5~20 pg/mL之間。

RIA所用的放射性物質為碘-125(^{125}I)，因為碘-125很容易與蛋白質結合，且不會影響蛋白質的構造與功能。RIA在設計上可分為直接與間接兩種。

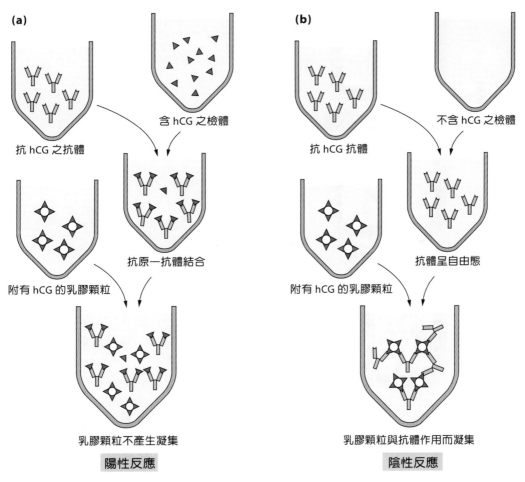

圖4-9　以乳膠顆粒凝集反應檢驗婦女是否懷孕。

懷孕的婦女血中皆含有人類絨毛膜性腺刺激素(hCG)，利用附有hCG的乳膠顆粒，與受測者血清檢體及定量之抗hCG抗體混合；(a)如果檢體中有hCG，則抗hCG抗體會與hCG反應，即沒有多餘的抗體與乳膠顆粒產生凝集，即受測者對驗孕測試呈陽性反應；(b)如果檢體中沒有hCG，則抗hCG抗體會與乳膠顆粒上的hCG反應，隨即產生凝集現象，顯示驗孕測試呈陰性反應。

▶ 直接放射性免疫檢驗法 (Direct RIA)

直接放射性免疫檢驗法的操作步驟簡介如下（圖4-10）：

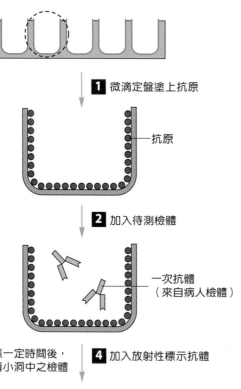

1 微滴定盤塗上抗原

—— 抗原

2 加入待測檢體

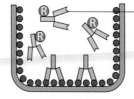

—— 一次抗體
（來自病人檢體）

3 反應一定時間後，
洗清小洞中之檢體   **4** 加入放射性標示抗體

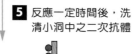

—— 放射性標示
的二次抗體

5 反應一定時間後，洗
清小洞中之二次抗體

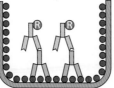

6 偵測小洞中之放射性強度，放射性越強，
表示檢體中抗體越多

圖4-10　直接放射性免疫檢驗法。

(1)先將已知濃度的抗原標準品附著在微滴定盤的小洞中；(2)將病人待測的檢體加入小洞中，以檢測病人血清中是否有特殊抗體；(3)洗清未與抗原反應的一次抗體，加入放射性標示的二次抗體，反應適當時間；(4)洗清未與一次抗體結合的二次抗體，測定各小洞中的放射性強度。

步驟一：先將已知濃度的抗原標準品附著在**微滴定盤**(microtiter plate)的小洞中（微滴定盤一般含8×12個小洞）。

步驟二：將病人的待測檢體加入小洞中，以檢測病人血清中是否含有特殊抗體（一次抗體）。

步驟三：洗清未與抗原結合的抗體，加入經^{125}I標示的抗人類IgG二次抗體，並讓其反應適當時間。

步驟四：洗清未與一次抗體結合的二次抗體，測定各小洞中的放射性強度。

步驟五：可將病人血清系列稀釋，判讀滴定終點，推估效價。

▶ 間接放射性免疫檢驗法 (Indirect RIA)

間接RIA的設計是以^{125}I標示的抗原（或稱為熱抗原(hot antigen)），與未被標示的抗原（或稱為冷抗原(cold antigen)），相互競爭抗體分子上有限的抗原相對部位（圖4-11）。其步驟如下：

步驟一：先找出能與50~70%固定量的^{125}I-抗原結合的抗體濃度，以確定加入抗體後，所有的抗原相對部位皆會被佔滿。

步驟二：將已知濃度的「冷抗原」序列稀釋後，與固定量的「熱抗原」及固定量的抗體充分混合，此時冷抗原與熱抗原相互競爭抗體。

步驟三：反應一段時間之後，將抗體－抗原複合體及未與抗體結合的抗原分子分開。

步驟四：測定抗原－抗體複合體的放射線強度。

步驟五：理論上，「冷抗原」濃度為零時，放射線強度最高（圖4-11a），當「冷抗原」濃度逐漸增加後，由於「熱抗原」受到競爭而失去結合抗體的機會，故放射線強度會逐漸減少（圖4-11b），所得到的曲線為「抑制曲線」（圖4-11c）。

步驟六：將檢體適當稀釋後，進行相同的處理，再將所獲得的放射性強度對照「抑制曲線」，即能估算出病人檢體的抗原濃度。

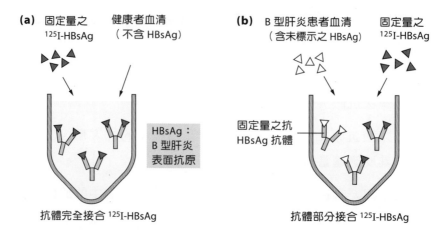

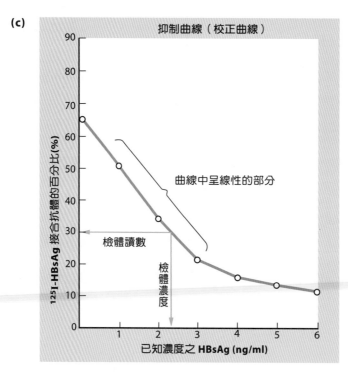

圖4-11　間接放射性免疫檢驗法。

(a)如果患者未受感染，則放射性強度應接近最高值；(b)如患者受感染，則放射性強度將隨抗原量的增加而降低。(c)將已知濃度的「冷抗原」序列稀釋後，與固定量的「熱抗原」及固定量的抗體充分混合並反應一段時間後，將抗體－抗原複合體與未結合的抗原分子分開，測定抗原－抗體複合體的放射線強度，依照數據求得抑制曲線(c)。然後將測得的檢體放射性強度對照抑制曲線，即能估算出病人檢體的抗原濃度。例如某患者檢體經過檢測後，其^{125}I-HBsAg與抗體接合之百分比為30%，則此患者血清中含約2.2ng/mL之HBsAg。

　　RIA的關鍵之一，是如何將免疫複合體與未結合的抗原分開，依目前商品化RIA的設計有兩類。一類如「直接RIA」的方式，將抗體附著在聚苯乙烯(polystyrene)材質的微滴定盤(microtiter plate)小洞中，反應後洗去自由態抗原（含熱抗原及冷抗原）。另一類是將抗體附著在特殊的纖維素顆粒(sepharose bead)上，反應終止時，以離心方式將顆粒及附著其上的免疫複合體收集在離心管底部，洗清之後，連同離心管直接測定放射性強度。

酵素免疫吸附檢驗法(ELISA)

　　如果以酵素取代放射性物質標示抗原或抗體，並將抗原或抗體吸附在聚乙烯材質的微滴定盤中，進行免疫性檢驗，即稱為**酵素免疫吸附檢驗法**(enzyme-linked immunosorbent assay, ELISA)。ELISA利用單株抗體的高度專一性與親和力，再輔以酵素催化的高靈敏度呈色反應，為近代臨床檢驗技術帶來重大的突破。ELISA的靈敏度並不低於RIA，且沒有放射線衰變的問題，設備與實驗室不需滿足輻射防護的規範，使用的儀器也比RIA便宜，是九〇年代以後病理檢驗的主流技術。ELISA的關鍵除了要有高品質的抗原標準品、單株抗體及二次抗體（如抗IgG抗體）之外，使用的酵素及呈色系統也是靈敏度的關鍵，常用的酵素－呈色系統如表4-3。ELISA的設計可分為三種主要的類型，分述於後。

表4-3　酵素免疫吸附檢驗法(ELISA)酵素－呈色系統

酵素	受質	呈色劑	用途
過氧化氫酶 (peroxidase)	H_2O_2	水溶性→TMB、OPD 非水溶性→chloronaphthol	ELISA 免疫組織化學； 免疫轉漬法
鹼性磷酸酶 (alkaline phosphatase)	磷酸根	水溶性→PNPP 非水溶性→BCIP/NBT	ELISA 免疫轉漬法
β-半乳糖酶 (β-galactosidase)	半乳糖苷 (galactoside)	非水溶性→BCIG	免疫組織化學

▶ 間接型ELISA (Indirect ELISA)

間接型ELISA在臨床檢驗上被廣泛使用，且已經商品化，關鍵在必須有足夠量的純化抗原，常用來測試疫苗產生的抗體效價，包括最近已廣泛施打的COVID-19疫苗效價，已以此方法測試。

步驟一： ELISA試劑盤先附上一層經序列稀釋的抗原標準品及檢體（圖4-12a）。

步驟二： 加入牛血清白蛋白(BSA)，用以覆蓋任何未附著抗原的試劑盤表面，以減少非專一性吸附。

步驟三： 加入適當濃度的抗體（一次抗體），以結合抗原。

步驟四： 洗清未附著的一次抗體後，加入連接酵素的二次抗體。

步驟五： 洗清未附著的二次抗體後，加入受質及呈色劑。

步驟六： 待適當反應時間後，終止反應，以ELISA測讀機測定特定波長的吸光值。

步驟七： 利用測得的檢體吸光值，再依據已知濃度抗原標準品的吸光值所做成的校正曲線，即可估算檢體中抗原的濃度。

▶ 三明治型ELISA (Sandwich ELISA)

三明治型ELISA的操作程序與間接型ELISA相似，不同之處為「三明治」型ELISA先在測試盤中附著適當濃度的一次抗體（經常是單株抗體），然後加入含抗原之待測檢體，隨後再加入連接酵素的二次抗體，故抗原像三明治中的食物一樣，被夾在兩種抗體中間（圖4-12b）。間接型ELISA存在抗原吸附在測試盤的效率問題，使定量抗原的功能受影響，不過三明治ELISA避免了此誤差，故常用來定量抗原，目前許多高靈敏度的商品化ELISA測試組(ELISA kit)皆使用這種設計，例如病理科檢驗細胞激素、生長素，以及血清中與疾病、感染、腫瘤相關的生物指標 (biomarker)，大多用ELISA測試組，靈敏度與RIA一樣可達皮克／毫升 (pg/mL)，如檢測雌激素(estradial)的EIA，靈敏度也可達5 pg/mL。

競爭型ELISA (Competitive ELISA)

競爭型ELISA的設計是先將不同稀釋倍數的抗原標準品及待測檢體，分別與固定濃度的一次抗體混合，進行抗體－抗原反應，再將這些混合液分別加入已附著固定量抗原的測試盤中，最後加入連接酵素的二次抗體（圖4-12c）。理論上，抗原濃度等於0時，所有一次抗體皆能與預先附在測試盤上的抗原結合，故應該會產生最高的吸光值；當溶液中抗原量逐漸增加後，部分一次抗體之相對部位(paratope)被抗原預先佔有了，故無法與附著的抗原結合而被洗掉，於是附著在測試盤上的抗體量逐漸減少，吸光值也隨之遞減，形成類似間接RIA的抑制曲線。

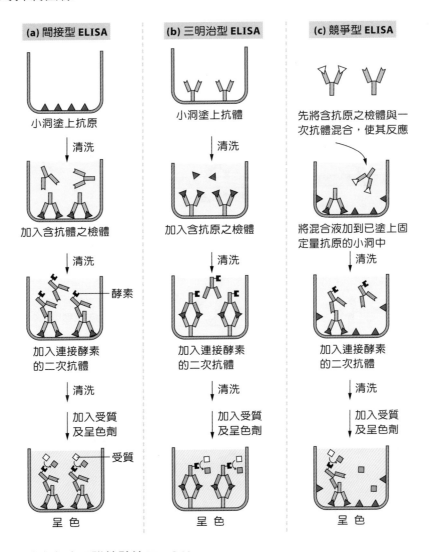

圖4-12　酵素免疫吸附檢驗法(ELISA)。

(a)間接型ELISA；(b)三明治型ELISA；(c)競爭型ELISA。ELISA在微滴定盤中進行。

免疫螢光檢驗法

如果連接在二次抗體上的酵素以螢光物質取代，則所進行的免疫檢驗稱為免疫螢光檢驗法(immunofluorescence assay)。常用的螢光物質有三類，如表4-4。其中藻紅素(phycoerythrin, PE)來自進行光合作用的藻類，其吸光效率

表4-4　免疫螢光檢驗常用的螢光物質

螢光物質	吸收波長	釋放波長
異硫氰酸鹽螢光素 (fluorescein isothiocyanate, FITC)	490 nm（藍光）	517 nm（黃綠色）
若丹明(rhodamine)	515 nm（黃綠色）	546 nm（深紅色光）
藻紅素(R-phycoerythrin, PE)	480 nm（藍光）	578 nm（橘紅光）

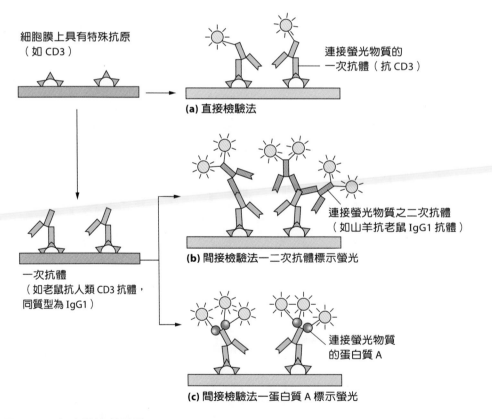

圖4-13　免疫螢光檢驗法。

免疫螢光檢驗法的設計也可分為直接(a)與間接（b及c）兩種，直接螢光檢驗法是將螢光劑直接連接在一次抗體上，以一次抗體直接進行測試；間接螢光檢驗法是將螢光劑連接在二次抗體(b)或其他能與IgG分子接合的物質（如蛋白質A）上(c)。

比異硫氰酸鹽螢光素(FITC)高出30倍，且釋放明亮的紅色螢光，由於FITC與藻紅素的螢光皆可吸收488 nm的光，但是釋放之螢光波長與FITC的螢光對比清楚，故PE常與FITC搭配使用，進行雙色螢光檢驗法(two-color immunofluorescence assay)。

螢光免疫檢驗法的設計也可分為「直接」與「間接」兩種（圖4-13），**直接螢光檢驗法**是將螢光劑直接連接在一次抗體上，以一次抗體直接進行測試；**間接螢光檢驗法**是將螢光劑連接在二次抗體上，再以類似間接ELISA的程序進行測試。

依據偵測螢光的方式不同，免疫螢光檢驗法還可分為螢光顯微鏡偵測法及流式細胞儀兩種類型。

▶ 螢光顯微鏡偵測法

螢光顯微鏡偵測法是免疫組織化學檢驗（immunohistochemistry, IHC；有時也稱之為immunocytochemistry）主要的技術之一，檢體可以是冷凍組織切片，或是濃縮的細胞懸浮液。例如在血球懸浮液中加入連接FITC的抗CD3抗體(OKT3)，則在螢光顯微鏡下，可觀察到細胞族群中有一些發出黃綠色螢光的細胞，這類細胞必定是T淋巴球，因為CD3是泛T淋巴球的標記。利用適當專一性的螢光抗體，也可正確的辨識惡性腫瘤病理切片或檢體中的病原菌及病毒。如以螢光組織檢驗技術標示programmed cell death protein 1 ligand (PD-L1)，可辨識黑色素瘤(melanoma)及非小細胞肺癌(non-small cell lung cancer)等多種惡性腫瘤。HC的操作上，也可以用酵素取代螢光物質，如ELISA常用的peroxidase、alkaline phosphatase，呈色劑與ELISA相同。

▶ 流式細胞儀 (Flow Cytometry)

流式細胞儀的主要功能是提供免疫螢光檢驗法的定性及定量分析資料。其過程為先將細胞以特殊螢光標示，再以單細胞形式依序流過微小管道，接受特定波長雷射光的掃描；所釋出的光經過一系列光學極微處理裝置後，會轉化成量化的數據。這套裝置可同時分析兩種以上波長的螢光數據，如同時分析CD3與CD28（T淋巴球活化的標記之一），可判斷經藥物處理後的動物體內，T淋巴球活化狀態是否改變（圖4-14）。

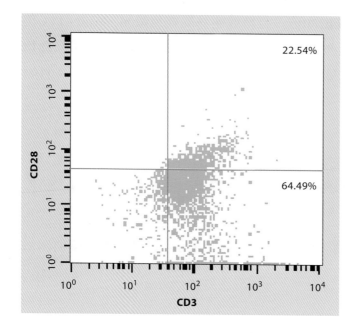

圖4-14　流式細胞儀的分析結果。

流式細胞儀可同時分析兩種波長的螢光數據，如同時分析CD3（泛T淋巴球標記）與CD28（T淋巴球活化的標記之一），分析經藥物處理後的動物體內，T淋巴球活化狀態是否改變。

　　由流式細胞儀進一步發展出螢光活化細胞分類儀(fluorescence-activated cell sorter, FACS)，可將帶有不同螢光的細胞，依照其雷射撞擊後產生的電荷差異，正確的加以分類，使研究者獲得純度極高的單一種細胞（圖4-15），例如從混合的白血球懸浮液中分離出$CD4^+8^+$、$CD4^-8^-$、$CD4^+8^-$及$CD4^-8^+$ T淋巴球。

 ## 免疫轉漬技術

　　將含有多種蛋白質抗原的檢體，以電泳技術依照分子量的大小將它們分離開來，停留在膠體中不同位置的這些抗原隨後被轉漬到一片吸附膜上（最常用的是硝化纖維膜(nitrocellulose membrane)），再將吸附膜與特定的專一性抗體進行反應，經過顯影或呈色處理後，即可辨識此抗原，甚至作相對量的比較。這種技術稱為免疫轉漬技術(immunoblot)，或稱為西方轉漬法(Western blot)。

　　免疫轉漬技術的關鍵步驟為電泳分離蛋白質抗原、轉漬及抗體－抗原反應（圖4-16）。最常用的電泳分離技術是SDS-PAGE(sodium dodecyl sulfate-polyacrylamide gel electrophoresis)。在陰極界面活性劑的包圍之下，蛋白質依照分子量的大小依序分離開來，分子量愈小，在電場中移向正極的速率愈快，反之，分子量愈大則移動的速率愈慢。以電泳分離抗原之後，即進行轉漬；

傳統方式是以濾紙吸附的方法轉漬，而現代的技術則用電子轉漬器進行轉漬。而吸附膜最常用的是硝化纖維膜，但也有其他商品化的膜，如immobilon等。有抗原附著的膜浸泡在含有對特定抗原有專一性的抗體（一次抗體）溶液中，使抗體辨識其抗原，並附著在含有此抗原的位置上。隨後加入標示放射性物質（如^{125}I）或連接酵素（如鹼性磷酸酶(alkaline phosphatase)）的二次抗體，使其與一次抗體結合。如果二次抗體以^{125}I標示，則以X光底片感光後顯影；如果抗體以酵素標示，則將吸附膜充分清洗後，即加入受質及非水溶性呈色劑呈色。

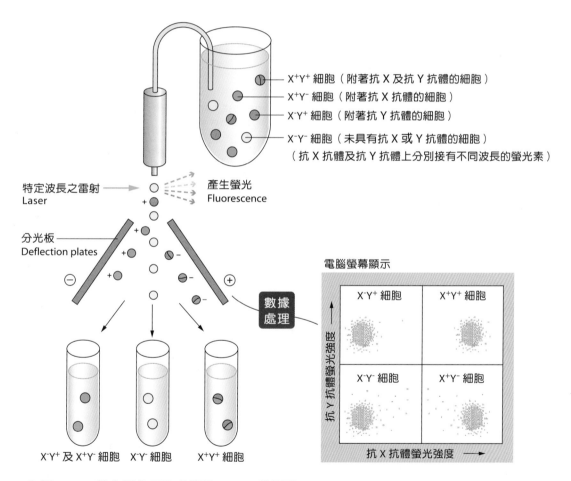

圖4-15　螢光活化細胞分類儀(FACS)的原理。

FACS可將帶有不同螢光的細胞，依照其雷射撞擊後產生的電荷差異，正確的加以分類，使研究者獲得純度極高的單一種細胞，如從混合的白血球懸浮液中，同時加入帶FITC之抗CD4抗體及帶PE之抗CD8抗體，再利用FACS分離出CD4^{+}8^{+}、CD4^{-}8^{-}、CD4^{+}8^{-}及CD4^{-}8^{+}細胞。

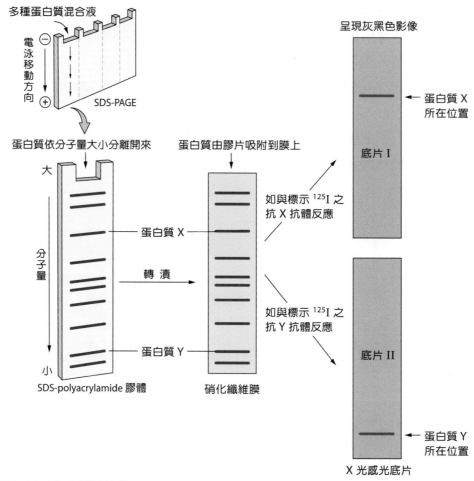

圖4-16　免疫轉漬技術。

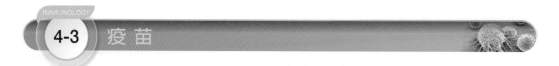

免疫轉漬技術的關鍵步驟為電泳分離蛋白質抗原、轉漬及抗體－抗原反應。樣品以SDS-PAGE依蛋白質分子量的大小分離開來，電泳分離抗原之後即轉漬到吸附膜上，吸附抗原的膜浸泡在含有對抗抗原X或抗原Y抗體的溶液中，使抗體辨識其抗原，並附著在含有此抗原的位置上，隨後以標示放射性物質（如^{125}I）或酵素的二次抗體偵測之。

4-3 　疫　苗

　　疫苗是免疫學發展的指標，也是人類醫學發展的終極理想；換言之，疫苗的接種注射，是預防疾病最積極與直接的方法，自1798年愛德華吉納研發預防天花的牛痘疫苗起，經過超過兩百年的研發，已經有多種疫苗在人類族

群中被廣泛使用，有效的預防許多細菌、真菌與病毒感染引起的疾病（表4-5），表中所列之疫苗皆為曾經使用，還在人類族群中用來預防注射的疫苗，或已經進入二期以上人體試驗的疫苗，晚近科學家與藥廠更大力研發癌症疫苗，期望使人類逐漸遠離癌症的威脅。近兩年來冠狀病毒疾病-19 (coronavirus disease-19, COVID-19)已在全球引起大流行，多個國家與藥廠正積極研發疫苗，以對抗此致死率高達1~3%的疫病，表4-6概略介紹已進入或完成三期人體測試的COVID-19疫苗。近三十年來，藉由免疫學家對細胞免疫系統與細胞激素的深入研究，發現最理想的疫苗，應該同時活化體液性免疫反應及細胞性免疫反應，尤其是預防病毒感染及癌症的疫苗，更需要這兩種專一性免疫系統的高度活化與協調。由第一章對免疫學的簡介中，讀者應該對早期疫苗的發展有初步的認識，本節簡要介紹疫苗的種類，以及疫苗發展的過去、現在與未來，有關預防接種的臨床技術與流行病學的研究，將留給其他專書介紹。

表4-5　主要的疫苗種類及其預防的傳染性疾病

疫苗種類	傳染性疾病
減毒疫苗	· 天花疫苗；牛痘(vaccinia,cowpox) · 抗狂犬病疫苗(rabies) · 炭疽病疫苗(anthrax) · 黃熱病疫苗(yellow fever) · 卡介苗(*Bacille Calmette-Guérin*, BCG) · 口服小兒麻痺疫苗(oral polio vaccine, OPV; Sabin vaccine) · 水痘疫苗(varicella; chicken pox) · 麻疹疫苗(measles) · 腮腺炎疫苗(mumps) · 德國麻疹疫苗(rubella) · 流行性感冒疫苗(influenza)
去毒疫苗	· 小兒麻痺疫苗—沙克疫苗(Salk vaccine) · 霍亂疫苗(cholera vaccine) · 傳統的百日咳疫苗(pertussis; whooping cough) · 類傷寒疫苗(typhoid vaccine) · 白喉類毒素(diphtheria toxoid) · 破傷風類毒素(tetanus toxoid) · 冠狀病毒疾病-19去活性疫苗(COVID-19 vaccine)

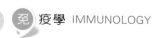

 表4-5　主要的疫苗種類及其預防的傳染性疾病（續）

疫苗種類	傳染性疾病
抗原性分子疫苗 ‧菌體純化的抗原分子或來自重組DNA技術製備的抗原分子	‧Vi類傷寒多醣體疫苗(Vi polysaccharide typhoid vaccine) ‧B型嗜血桿菌疫苗(Haemophilus influenza type B vaccine) ‧B型肝炎疫苗（B型肝炎表面抗原；hepatitis B surface antigen, HBsAg） ‧百日咳疫苗－含百日咳類毒素(PT)、纖毛凝血素(FHA)以及百日咳桿菌黏附素(PRN) ‧流行性感冒疫苗－含凝血素(HA)、神經胺糖苷酶(NA)及基質1型蛋白(M1) ‧冠狀病毒疾病－19蛋白次單元疫苗－含表面棘蛋白(spike protein, S-protein)
抗原基因載體疫苗 ‧病毒載體	‧愛滋病疫苗（攜帶人類免疫缺失病毒HIV之gp120基因） ‧登革熱疫苗（dengue fever vaccine; 攜帶登革熱病毒PrM及E基因） ‧冠狀病毒疾病-19病毒載體疫苗（無複製能力病毒載體攜帶S-protein基因）
類病毒顆粒(viruslike particles; VLP)疫苗	‧抗子宮頸癌疫苗〔攜帶人類乳頭瘤病毒(HPV)之L1蛋白基因〕
DNA及mRNA疫苗	‧禽流感疫苗(avian influenza vaccine) ‧愛滋病疫苗 ‧癌症疫苗（cancer vaccine；DNA疫苗技術或攜帶有DNA質體的樹突細胞；如子宮頸癌疫苗、前列腺癌疫苗） ‧冠狀病毒疾病-19 RNA疫苗（脂質奈米顆粒攜帶S-protein基因轉錄的mRNA）

減毒疫苗

　　吉納研發的天花疫苗所使用的牛痘(vaccinia; cowpox)，是一種預防天花病毒(Orthopoxvirus variola)的減毒疫苗(attenuated vaccine)。十九世紀對疫苗最有貢獻的應該是路易巴斯德(Louis Pasteur)，他在1879年研發的抗雞霍亂桿菌(*Pasteurella multocida*)疫苗，以及1885年開始接種在人體的抗狂犬病(rabies)疫苗，也是減毒疫苗。巴斯德與依米爾魯(Emile Roux)從感染狂犬病毒的兔子腦部取出被感染的組織，經過乾燥處理約5~10天後，接種在9歲牧羊童喬治麥斯德(Joseph Meister)的身上，喬治麥斯德的狂犬病治癒後，活到1940年（將近65歲），這種來自神經組織的減毒疫苗，由於比新技術製備的

疫苗便宜，還有某些國家在使用中。以物理方法減毒的還包括巴斯德研發的炭疽病疫苗，炭疽芽孢桿菌(*B. anthracis*)是1970年由羅伯‧柯霍(Heinrich Hermann Robert Koch)所分離出來，1881年，巴斯德以加熱處理炭疽桿菌，成功製備出炭疽病疫苗。由於炭疽芽孢桿菌在異常環境下，會形成抗熱、抗旱的內孢子(endospore)，故加熱之後的炭疽桿菌不一定完全無毒性。

二十世紀研發的減毒疫苗大多來自多代的體外培養，培養過程中篩選出致病力較低的病原體，如黃熱病疫苗（又稱17D疫苗）是由馬克思賽勒(Max Theiler)於1937年研發出來，他利用病毒能在雞蛋中繁殖的特性，經過多代轉植後篩選出幾乎無活性的病毒。被廣泛使用的預防肺結核疫苗─卡介苗(*Bacille Calmette-Guérin*, BCG)來自牛肺結核桿菌(*Mycobacterium bovis*)，這種菌在人工培養液中培養數年後，失去對人類的致病性，但是仍然保有類似人類肺結核桿菌(*Mycobacterium tuberculosis*)的抗原性，這種減毒肺結核疫苗在1921年開始使用在人體，預防肺結核感染的效力(efficacy)依不同地區有很大的差異。

預防小兒麻痺疫苗有兩類，一類是沙克疫苗(Salk vaccine)，一種是沙賓疫苗(Sabin vaccine)，沙賓疫苗又稱為口服小兒麻痺疫苗(oral polio vaccine, OPV)，是一種基因突變後產生的減毒疫苗，亞伯特沙賓(Albert Sabin)將小兒麻痺病毒生長在體外培養的猿猴腎臟細胞中，並在低於生理溫度之亞低溫環境下培養多代，誘導病毒產生突變，最後篩選出預防小兒麻痺的減毒疫苗，亞伯特沙賓的研究成果在1957年發表，1958年經美國國家衛生研究院(National Institutes of Health)同意在人體測試，1962年獲得上市執照。多種減毒疫苗也是利用類似技術產生，如預防水痘(varicella; chicken pox)、麻疹(measles)、腮腺炎(mumps)、德國麻疹(rubella)、流行性感冒(influenza)等流行性疾病的疫苗。

去毒疫苗

多種被廣泛使用的疫苗為去毒疫苗(inactivated vaccines)，這類疫苗大多以完整病原體（細菌或病毒；又稱為全細胞疫苗；whole-cell inactivated vaccine; live inactivated vaccine）經過化學藥物（主要是福馬林；formalin）

殺死後製成，包括1953年由約拿斯沙克(Jonas Salk)研製完成的預防小兒麻痺疫苗—沙克疫苗(Salk vaccine)，近年來還在越南、印度廣泛測試的霍亂疫苗(cholera vaccine)，以及傳統的百日咳疫苗(pertussis vaccine)等，類傷寒疫苗（typhoid vaccine；致病菌為*Salmonella typhi*）則是加熱處理過的死菌，且保存在酚液(phenol)中。這類疫苗由於製造成本較低，目前還有許多開發中國家在使用。針對冠狀病毒疾病-19 (COVID-19)研發的疫苗中，也包含去毒疫苗，且已在開發中國家使用（如Sinovac Biotech製造的CoronaVac），製造原理是將引起COVID-19的SARS-CoV-2病毒以有機化物β-propiolactone處理，使其失去病毒活性，但仍保持抗原性，能激發人體的免疫系統。

除了以全細胞製造疫苗之外，細菌分泌的外毒素經過加熱或化學藥物〔早期是以福馬林處理，近年來多用甲醛(formaldehyde)〕去毒性後，也能用來做為疫苗，這類疫苗早在1898年就由Paul Ehrlich研製出來，不過當時稱為抗毒素(antitoxin)，已經被使用多年的三合一疫苗DPT就含有白喉類毒素(diphtheria toxoid)及破傷風類毒素(tetanus toxoid)。

抗原性分子疫苗

全細胞減毒疫苗，總是有夾雜極微量致病原或逆突變為致病原的疑慮（如沙賓疫苗，每百萬接種兒童約有0.4~3.0位兒童感染疫苗引起的小兒麻痺症），且去毒製備的疫苗，其抗原性往往因加熱或化學處理而降低，故純化的無細胞抗原分子成分(acellular antigenic components)，成了科學家研發新一代疫苗的焦點，如晚近被廣泛臨床測試的Vi類傷寒多醣體疫苗(Vi polysaccharide typhoid vaccine)，就是由*Salmonella typhi*純化的Vi多醣體製備而來；以多醣體抗原成分為疫苗的還包括B型嗜血桿菌疫苗(Haemophilus influenza type B vaccine)，抗原成分為磷酸化核醣多醣體抗原polyribosyl-ribitol-phosphate (PRP) antigen。B-型肝炎疫苗的製備則是由B肝帶原者血清中，純化出B-型肝炎表面抗原(hepatitis B surface antigen, HBsAg)，新一代的HBsAg來自重組DNA技術(recombinant DNA technique)，純化自攜帶有HBsAg基因的大腸桿菌或特殊品系的酵母菌。另一種廣為使用的非細胞型疫苗是新一代的百日咳疫苗，含有經過戊二醛(glutaraldehyde)去毒的百日咳類毒素(pertussis toxin, PT)、經過甲醛處理的纖毛凝血素(filamentous haemagglutinin, FHA)以及百日咳桿菌粘附素(pertactin, PRN)，這三種蛋白分子都是與百日咳致病菌(*Bordetella pertussis*)的致病力密切相關的蛋白成分，近年來的三合一疫苗，皆使用非細胞型百日咳疫苗，所含的FHA及PRN都以重組DNA技術製備。已進入三期人體試驗的NVX-CoV2373 COVID-19疫苗（製造商Novavax），為SARS-Cov-2重組棘蛋白(S-protein)奈米顆粒，以Matrix-M1為佐劑，而我國已核准緊急使用的MVC-COV1901 COVID-19疫苗（製造商 Medigen），也是純化的SARS-Cov-2重組棘蛋白，以CpG為佐劑。

 ## 新一代的疫苗

　　無疑的，以重組DNA技術製備的非細胞型疫苗，將會是新一代疫苗的主流，如目前的流行性感冒疫苗(influenza vaccine)主要來自減毒或去毒的病毒，這些病毒一般以雞蛋培養；不過新一代的疫苗則著重在流行性感冒病毒的表面抗原，包括凝血素(hemagglutinin, HA)、神經胺糖苷酶(neuraminidase, NA)及基質1型蛋白(matrix 1 protein, M1)等高抗原性表面蛋白分子，使用的製備方式包括傳統的重組DNA技術，如將HA基因轉殖到大腸桿菌基因體，再從大腸桿菌培養液中純化HA蛋白。此外，許多疫苗研發團隊試圖以攜帶抗原蛋白基因的載體(vector)為疫苗，使抗原蛋白基因進入接種個體之細胞內，並活化基因、製造抗原蛋白，然後分泌抗原蛋白分子到組織或循環系統中，激發專一性免疫反應。載體可以是基因工程處理過的病毒(alphaviruses, adenoviruses, Newcastle disease virus, baculoviruses, and vesicular stomatitis virus.)，也可能是具有轉染能力的類病毒顆粒(viruslike particles, VLP)，這些載體的共同特徵是無增殖複製的能力。如HA、NA或M1基因能以重組DNA技術嵌入病毒基因體中，病毒載體疫苗可以用來接種流行性感冒的高危險族群。以VLP為疫苗最成功的例子是對抗**人類乳頭瘤病毒**(human papillomavirus, HPV)的疫苗，子宮頸癌有很高的比例是由於受到HPV的感染，以攜帶HPV之L1蛋白基因的VLP接種健康受試者，能有效的激發抗病毒感染的專一性免疫反應。此外某些細菌如BCG等對人體無致病性的菌種，也是進入實驗階段的抗原基因載體。目前已在全球廣泛使用的COVID-19疫苗中，ChAdOx1 nCoV-19 （University of Oxford/ Astra-Zeneca研發製造）即

是以感染猿猴之腺病毒為載體，以基因重組技術將棘蛋白基因嵌入腺病毒基因體中，此腺病毒疫苗注射入人體後，隨即感染宿主細胞，並利用宿主細胞的蛋白合成機制，製造SARS-CoV-2病毒的棘蛋白，由宿主細胞分泌後，激發對抗SARS-CoV-2病毒的免疫反應。

DNA疫苗是另一種新一代的疫苗，即直接以攜帶抗原基因的質體(plasmid) DNA為疫苗，接種受預防注射的個體。早期的DNA疫苗研究無法獲得理想的抗體效價，或專一且有效的細胞性免疫反應。佐劑是能增加疫苗免疫功能的物質，目前研發的佐劑中，最能增進DNA疫苗效度的佐劑應該是CpG模組(CpG motif)，CpG模組能透過TLR9受體，活化一系列前發炎細胞激素基因，從而增進胞殺性T淋巴球的增殖與分化，活化細胞性免疫反應。包括預防禽流感、麻疹、愛滋病等疾病的DNA疫苗，皆已經進入動物實驗階段。對抗COVID-19的疫苗的研發過程中，DNA疫苗也被考慮的選項，不過目前只有兩種COVID-19的DNA疫苗（ZyCoV-D及INO4800）進入phase I人體測試，兩者皆以質體DNA (plasmid DNA)攜帶棘蛋白基因。DNA疫苗技術及攜帶有DNA質體的樹突細胞(dendritic cells, DC)也被廣泛用來研發抗腫瘤疫苗，如對抗前列腺癌(prostate cancer)、B細胞淋巴瘤(B-cell lymphoma)、黑色素瘤(melanoma)、大腸癌(colon cancer)、子宮頸癌(cervical cancer)等多種癌症。

歷年來RNA疫苗的研發不多，只有狂犬病RNA疫苗(rabies virus glycoprotein-mRNA vaccine)及黑色素瘤與非小細胞肺癌的RNA疫苗(mRNA-based neoantigen cancer vaccine)，曾經進入phase I人體測試。直到2020年COVID-19造成全球大流行之後，早先還在研發階段的RNA疫苗技術，快速的應用在製備COVID-19疫苗上。目前已在全球廣泛使用的COVID-19疫苗中，RNA疫苗包括BNT162b2 mRNA（製造商BioNTech/Pfizer）及mRNA-1273（製造商Moderna），mRNA很容易被血液或組織液中的核酸酶分解，故這兩種mRNA疫苗都包裝在奈米脂質顆粒(nanoliposome)中，直到目標細胞以內吞途徑(endocytosis)攝入胞內，mRNA才從內吞體(endosome)釋出，經由核醣體轉譯為蛋白抗原，這兩種mRNA疫苗已經在全球廣泛接種，不過還在進行第三期人體試驗。

佐 劑

　　前一小節大略提到了佐劑(adjuvant)的概念，佐劑目的在增強免疫反應的強度，以利疫苗激發更強的專一性免疫反應。實驗室常用的典型佐劑是complete Freund's adjuvant (CFA)，這種佐劑是由去活性的分枝桿菌（*Mycobacterium*; 經常是肺結核桿菌(*M. tuberculosis*)）混合在礦油(mineral oil)之中，如果只有礦油則稱為不完全佐劑(incomplete Freund's adjuvant)，不過這種佐劑被禁止用在人體。傳統用在人體的佐劑是鋁鹽（aluminium phosphate及aluminium hydroxide），幾乎目前廣泛使用的疫苗皆以鋁鹽作為佐劑。新一代研發的佐劑包括水與礦油的混合液（如MF-59）、皂苷類(saponins)、脂質體(liposome)、細胞激素（如IL-12, GM-CSF等）、去毒之細菌毒素（如霍亂毒素）及剛才提到的CpG模組等Toll-like Receptor (TLR)的接合子(ligands)。佐劑能有效調節包括細胞性及體液性免疫系統，故如何善用適當的佐劑，是疫苗研發的主要課題之一。

表4-6　COVID-19 vaccines（已完成或正在進行三期人體試驗之疫苗）

疫苗類型	疫苗名稱及研發廠商	疫苗主成分	佐劑	整體效力
去活性疫苗	CoronaVac (Sinovac Biotech)	SARS-CoV-2長在Vero cells（綠猴腎細胞）中，以β-propiolactone去活性	氫氧化鋁	50~84% after 2 doses
	BBIBP-CorV (Sinopharm)	SARS-CoV-2長在Vero cells（綠猴腎細胞）中，以β-propiolactone去活性	氫氧化鋁	86% after 2 doses
	BBV152 (Bharat Biotech)	SARS-CoV-2長在Vero cells（綠猴腎細胞）中，以β-propiolactone去活性	氫氧化鋁	78% after 2 doses

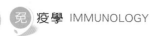

表4-6　COVID-19 vaccines（已完成或正在進行三期人體試驗之疫苗）（續）

疫苗類型	疫苗名稱及研發廠商	疫苗主成分	佐劑	整體效力
病毒載體疫苗	ChAdOx1 nCoV-19 (Oxford/ Astra-Zeneca)	基因重組且無複製能力之猿猴腺病毒載體，表現完整的S-蛋白(full-length S protein)	病毒載體本身有佐劑功能	70.4% after 2 doses（隨劑量與時間改變）
	Gam-COVID-Vac (Gamaleya Research Institute)	基因重組且無複製能力之人類26/5腺病毒載體，表現完整的S-蛋白	病毒載體本身有佐劑功能	91.1% after 2 doses
	Ad26.COV2.S (Janssen)	基因重組且無複製能力之人類26腺病毒載體，表現完整的S-蛋白	病毒載體本身有佐劑功能	85% after 1 dose
	Ad5-nCoV (CanSino Biologics)	基因重組且無複製能力之人類5腺病毒載體，表現完整的S-蛋白	病毒載體本身有佐劑功能	66% after 1 dose（6個月後降為50%）
蛋白次單元疫苗	NVX-CoV2373 (Novavax)	基因重組的S-蛋白奈米顆粒（突變S1/S2蛋白酶切割點以避免被分解）	saponin-based adjuvant (Matrix-M1)	90% after 2 doses
RNA疫苗	BNT162b2 mRNA (BioNTech/Pfizer)	脂質奈米顆粒攜帶完整S-蛋白mRNA	RNA本身有佐劑功能	94.6% after 2 doses
	mRNA-1273 (Moderna)	脂質奈米顆粒攜帶完整S-蛋白mRNA	RNA本身有佐劑功能	94.1% after 2 doses

備註：　1. 目前只有兩種DNA疫苗完成Phase I人體試驗，INO-4800 疫苗含攜帶SARS-CoV-2完整棘蛋白基因DNA序列的pGX9501質體，ZyCoV-D 疫苗含攜帶SARS-CoV-2完整棘蛋白基因DNA序列的pVAX-1質體。

2. 目前尚無任何COVID19的減毒活病毒疫苗(live attenuated vaccine)進入人體試驗。

疫苗免疫效力分析　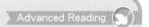

1. 幾何平均效價(Geometric Mean Titers; GMT)

　　疫苗注射後第0（注射前），7, 21, 28, 35天採血，收集血清之後兩倍序列稀釋（2-fold series dilution，如1/2, 1/4, 1/8…），以ELISA測試目標抗體效價(titer)（如注射A型流感疫苗，即測試抗A型流感病毒抗體效價），所有受試者血清所獲得的效價，換算為幾何平均效價(GMT)，即可代表此一批(batch)疫苗的免疫效力(immunological efficacy)，GMT的換算公式如下：

$$GMT = e^X$$

$$X = (\ln(a) + \ln(b) + \ln(c) \cdots \cdots) / n$$

ln：自然對數；n＝樣本數（受試血清數）；a, b, c…＝各受試血清之效價

　　即各受試血清效價的自然對數值(natural logarithm)總和，除以受試血清樣本數，所獲得的值為X，幾何平均效價即為e^X，e為自然對數函數的底數。

[範例]

效價(Titer)	自然對數(ln)
4	1.386
8	2.079
16	2.772
32	3.466
64	4.159
128	4.852
256	5.545
512	6.238

血清編號	疫苗A		疫苗B	
	效價(Titer)	自然對數(ln)	效價(Titer)	自然對數(ln)
1	8	2.079	32	3.466
2	16	2.772	128	4.852
3	16	2.772	512	6.238
4	128	4.852	128	4.852
5	64	4.159	64	4.159
6	8	2.079	64	4.159
7	256	5.545	32	3.466
8	128	4.852	16	2.772
9	512	6.238	32	3.466
10	64	4.159	256	5.545
總和／10 (X)		3.951		4.298
幾何平均效價 (GMT) (e^X)		51.99→52		73.55→74

註：以幾何平均效價而言，疫苗B的受試者施打後的免疫效力高於疫苗A。

2. 病毒中和測試(virus neutralization assay)

　　如果是針對病毒疫苗之免疫效力（如抗流感、AIDS、COVID-19之疫苗），還需要以序列稀釋的血清進行病毒中和測試，常被採用的是Marburg virus neutralization assay (Marburg VN assay)，如果測試抗COVID-19疫苗，目標病毒可換成SARS-CoV-2 (wildtype virus neutralization assay)，或表面呈現S蛋白的偽病毒(pseudotyped virions assay)。原理皆很類似，檢測時將序列稀釋之血清與目標病毒混合之後（此時血清中的抗體能與病毒表面的S蛋白結合），加入宿主細胞培養皿，如果血清中沒有抗病毒抗體，則SARS-CoV-2病毒會殺死大部分的宿主細胞（如VeroE6 cells），如果血清中含抗病毒抗體，則部分病毒或偽病毒表面的S蛋白將受到干擾，無法與宿主細胞表達的ACE2結合，也無法殺死宿主細胞（病毒活性被中和），故接受疫苗注射的受試者的血清中抗體效力愈高，抑制（或中和）病毒活性的能力愈強，效價(titer)即尚能保有病毒活性中和能力的最高稀釋倍數（如稀釋至1/256可中和病毒活性，但向下稀釋至1/516就看不到抑制效果，則此效價為"256"）。目前常用的偽病毒是經過基因重組，且無複

製能力的HIV-1病毒顆粒，其基因體env基因被NanoLuc luciferase protein螢光蛋白基因所取代，且攜帶一段能表現SARS-CoV-2 S-蛋白的基因。

〔詳細步驟與方法請參閱Folegatti et al., *Lancet*. 2020 Aug 15;396(10249):467-478.; Reverberi R. *Blood Transfus*. 2008 Jan;6(1):37-45.; Chen & Zhang, *Int J Biol Sci*. 2021 Apr 10;17(6):1574-1580.〕

3. 酵素免疫點檢驗法

　　優質的疫苗除了要激發體液性免疫反應（抗體反應）之外，還要激發由T淋巴球主導的細胞性免疫反應（如對病毒感染的細胞進行胞殺反應），目前常用的檢驗方式為酵素免疫點檢驗法(enzyme-linked immunospot assay, ELISpot)。ELISpot的原理類似三明治型ELISA，只是抗原來自被疫苗活化的T細胞，這些能辨識專一抗原，且被此抗原活化的T細胞，會分泌大量的細胞激素(cytokines)，一般商品化的ELISpot檢驗組以干擾素-γ (IFN-γ)為標的，即所偵測的抗原為干擾素-γ。

　　以COVID-19疫苗為例，已接受疫苗注射的受試者，其周邊血單核球(peripheral blood mononuclear cells, PBMC)在棘蛋白（spike protein, S-蛋白）的刺激下，如果能偵測到某T細胞大量分泌干擾素-γ，表示此T淋巴球對S蛋白具專一性，能辨識S蛋白且能被活化。被審查核准的疫苗，必須能使受試者血液及淋巴組織，顯著增加對S蛋白具專一性的T淋巴球。ELISpot就是以類似三明治型ELISA的原理，偵測T細胞分泌在周圍的干擾素-γ，如果能以酵素反應呈色，則每個分泌干擾素-γ的T細胞就會形成一個色點(spot)；換言之，一個色點代表一個被S蛋白活化且分泌干擾素-γ的T細胞，檢驗結果的色點數要高於背景值。

　　檢驗步驟簡述如下：受試者接受疫苗注射前第0, 14, 28, 56天，分別採血並分離出周邊血單核球(peripheral blood mononuclear cells, PBMC)，ELISpot盤已預先塗上(coated)抗IFN-γ的抗體，每個測試小洞(well)注入$2\sim4\times10^5$PBMC（依不同疫苗測試做調節），隨後加入5μg/mL的純S-蛋白，以活化PBMC中對S-蛋白具專一性的T淋巴球，促使其分泌干擾素-γ，PBMC也可以預先與抗原混合培養，以刺激PBMC中T淋巴球活化，其間PBMC中需要有抗原呈現細胞(APCs)。經過此關鍵步驟之後，洗去測試小洞中的細胞及未附著於測試盤表面的細胞激素，以接合biotin的抗IFN-γ抗體(anti-IFN-γ biotinylated antibody)偵測測試小洞表面附著的IFN-γ，最後以streptavidine- alkaline phosphatase配合適當的橙色劑，使

分泌干擾素-γ的T細胞形成的色點呈現出來，色點可用商品化的ELISpot自動計數儀定量（如AID ELISPOT reader system），色點以spot No./10^{6}PBMC呈現。至於干擾素-γ分泌細胞陽性的標準，因不同檢驗單位而異，也與ELISpot檢驗設計的正控制組（positive control；如以Phytohemagglutinin刺激PBMC）與負控制組（背景值，即PBMC不受任何刺激）有關。

〔詳細步驟與方法請參閱Folegatti et al., *Lancet.* 2020 Aug 15;396(10249):467-478.; Reverberi R. *Blood Transfus.* 2008 Jan;6(1):37-45; Cassaniti et al., *Clin Microbiol Infect.* 2021 Jul;27(7):1029-1034.〕

學習評量　　　　　　　　　　　　　　　　　Review Activities

1. 下列何者不屬於抗原－抗體主要的作用力？
   (A)厭水性作用力　(B)雙硫鍵　(C)離子鍵　(D)凡得瓦爾力

2. 下列免疫檢驗技術何者最靈敏？
   (A) 直接凝集反應
   (B) 酵素免疫吸附檢驗法
   (C) 免疫沉澱法
   (D) 免疫電泳法

3. 要偵測紅血球表面的ABO血型抗原，最快、最直接的方法為何？
   (A) 直接凝集反應　　　　(B) 酵素免疫吸附檢驗法
   (C) 免疫螢光檢驗法　　　(D) 歐氏測定法

4. 在固定之抗體濃度下，依序增加抗原濃度，發現抗原－抗體複合體的沉澱量
   呈一定曲線消長，試問下列何區沉澱量最大？
   (A)平原區　(B)均衡區　(C)抗原過量區　(D)抗體過量區

5. 放射性免疫檢驗法(RIA)最常用的放射性物質為何？
   (A)碘-125　(B)碳-14　(C)鈷-60　(D)紫外線

6. 附著人類絨毛膜性腺刺激素(hCG)的乳膠顆粒，可以用來檢驗婦女是否懷
   孕，這種檢驗法是利用何種原理？
   (A) 直接凝集反應　　　　(B) 酵素免疫吸附檢驗法
   (C) 間接凝集反應　　　　(D) 免疫螢光檢驗法

7. 流式細胞儀是下列哪一種檢驗法的工具之一？
   (A) 直接凝集反應
   (B) 酵素免疫吸附檢驗法
   (C) 放射性免疫檢驗法
   (D) 免疫螢光檢驗法

8. 下列有關免疫轉漬技術的敘述何者正確？
   (A) 為一種免疫螢光檢驗法
   (B) 檢體中之抗原必須先以電泳技術分離
   (C) 與放射性免疫檢驗法原理相同
   (D) 免疫轉漬最常用的吸附膜為矽膠材質

9. 將不同稀釋倍數的抗原標準品及檢體與固定濃度的一次抗體混合反應後,再將混合液加入附著固定量抗原的測試盤,最後加入連接酵素的二次抗體,此種酵素免疫吸附試驗為下列何者?

(A) 間接型ELISA   (B) 三明治型ELISA

(C) 直接型ELISA   (D) 競爭型ELISA

10. 能用來評估抗原與抗體親和力的技術為下列何者?

(A) 平衡透析技術   (B) 酵素免疫吸附檢驗法

(C) 放射性免疫檢驗法   (D) 免疫螢光檢驗法

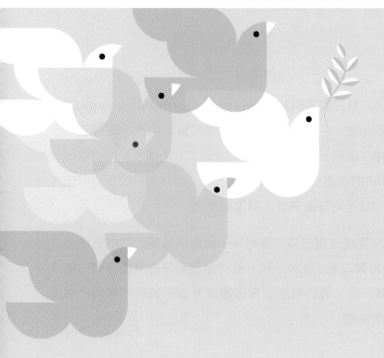

免疫球蛋白基因
Immunoglobulin Genes

本章摘要
掃描QR code或至https://
reurl.cc/2oADYa下載

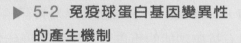

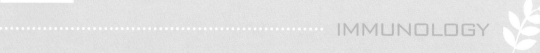

IMMUNOLOGY

造血幹細胞分化為T淋巴球或B淋巴球先驅細胞(lymphoid progenitor cell)之後，先驅細胞中的兩種基因之一，開始作精確而迅速的重新組合，即免疫球蛋白(immunoglobulin, Ig)基因與T細胞受體(T-cell receptor, TCR)基因。免疫球蛋白基因重組(gene rearrangement)的細胞後來發育為B淋巴球，而TCR基因重組的細胞則發育為T淋巴球；本章將先討論免疫球蛋白基因的重組機制。

由於每一個B淋巴球母細胞在免疫球蛋白基因重組後，其變異區基因的核苷酸序列皆與其他B淋巴球不同，使得每個成熟的B淋巴球，都有自己獨特的免疫球蛋白變異區，也都有與眾不同的抗原專一性。這種機制確保個體之免疫系統有不同專一性的B淋巴球，以對付各種入侵的病原體。

5-1　免疫球蛋白基因的構造及重組現象

IMMUNOLOGY

免疫球蛋白分子主要由蛋白質所構成，故決定免疫球蛋白分子結構的訊息，像其他蛋白質一樣，存在於基因的核苷酸序列中。基因是DNA分子中能轉錄(transcription)成RNA的片段，大部分mRNA在核糖體的協助下，可進一步轉譯(translation)成有功能的蛋白質。Ig基因也不例外，亦具有完整的基因結構，可經由RNA聚合酶轉錄為傳訊核糖核酸(mRNA)，再經由核醣體轉譯為具有抗體功能的蛋白質；不過免疫球蛋白是重鏈及輕鏈所組成，故免疫球蛋白基因應該包含重鏈基因及輕鏈基因。事實上，在人類或老鼠細胞中，皆具有三套免疫球蛋白基因，如表5-1。

表5-1　免疫球蛋白基因種類

基因種類	基因所在之染色體對數	
	人類	老鼠
重鏈基因	14	12
λ 輕鏈基因	22	16
κ 輕鏈基因	2	6

揭開免疫球蛋白基因的奧秘

　　六〇年代以前，免疫學家發現抗體分子結構有幾個特性：(a)在同一個體中，抗體專一性的歧異性很大；(b)同一種恆定區分子結構可搭配各種專一性不同的變異區；(c)同一種變異區（專一性相同）可搭配同質型(isotype)不相同的恆定區。根據這些特性及當時的分子生物知識，很難合理推論出免疫球蛋白基因的結構。

　　1965年，W. Dryer及J. Bennett提出一套假說，試圖說明這種蛋白結構與傳統基因理論無法配合的現象，其主要論點如下：

1. 每一套免疫球蛋白基因皆含有一組**變異基因**(variable gene)及一組**恆定基因**(constant gene)；換言之，變異區基因的編碼(codon)與恆定區基因的編碼是分開的。

2. 在B淋巴球發育過程中，這兩段DNA必須由特殊的機制組合在一起，共同轉錄、轉譯成完整的抗體分子。

3. 在基因體中，必定含有數百種、甚至數千種的變異基因，但是只具有一套恆定基因。

　　這個假說在當時並不被廣泛的接受，主要由於這種說法違反了一般公認的「**一基因一酵素假說**(one gene-one enzyme hypothesis)」，即一種基因只會產生一種蛋白質，而且Dryer及Bennett也沒有具體的證據。直到1976年，由S. Tonegawa及N. Hozumi發表的研究報告，才為Dryer等人的假說提供了直接的證據；Tonegawa也因此在1987年獲得諾貝爾生理醫學獎。

　　Tonegawa等人先從MOPC 321骨髓瘤細胞（一種源於成熟B淋巴球的癌細胞）及老鼠早期胚胎細胞中分離出DNA，再以特定的**限制酶**(restriction enzyme)（限制酶是一種能辨識特殊核苷酸序列，並從此序列所在位置切割DNA的酵素）切割DNA，然後將產生的DNA片段再以電泳技術，依其分子大小分離出來，最後以標示有^{125}I放射性元素的κ輕鏈mRNA作為**探針**(probe)進行雜合反應(hybridization)，結果如圖5-1a。來自骨髓瘤細胞的DNA片段只有一條雜合帶，而來自胚胎細胞的DNA片段顯示了兩條雜合帶。依此結果推論，胚胎細胞中的κ輕鏈基因多了一個限制酶切割點，且根據DNA片段的大

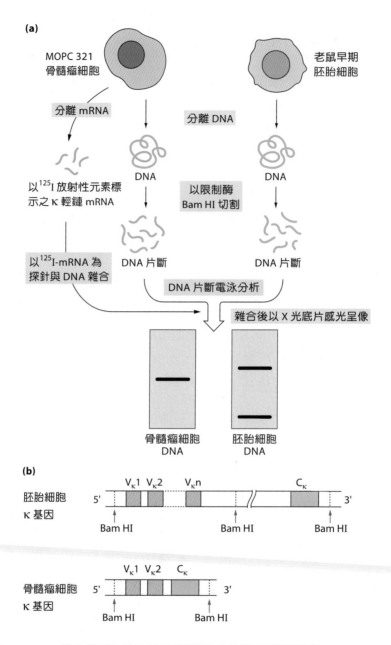

圖5-1　Tonegawa等人證明B淋巴球發育過程中的基因重組現象。

(a)從骨髓瘤細胞及胚胎細胞中分離出DNA，以特定的限制酶切割DNA，產生的DNA片段再以電泳技術，依其大小分開，最後以標示有^{125}I放射性元素的κ輕鏈mRNA為探針進行雜合反應。結果來自骨髓瘤細胞的DNA片段只有一條雜合帶，而來自胚胎細胞的DNA片段顯示了兩條雜合帶。(b)依此結果推論，未成熟的胚胎細胞確實具有兩組基因，一組決定κ鏈變異區的胺基酸序列（橘色），一組決定恆定區的胺基酸序列（藍色），在發育過程中，兩者聚合重組為一套完整的κ基因。（圖中紅色箭頭代表限制酶Bam HI的切割點）

小推論，胚胎細胞中的κ輕鏈基因所涵蓋的範圍也比骨髓瘤細胞廣，顯示未成熟的胚胎細胞確實具有兩組基因，一組決定κ鏈變異區的胺基酸序列，一組決定其恆定區的胺基酸序列；不過在發育過程中，兩組基因之間的DNA片段被刪除，聚合重組為一套完整的κ基因（圖5-1b）。

κ輕鏈基因

老鼠的κ輕鏈基因(κ light chain gene)在未重組之前分為三區，靠近去氧核糖核酸長鏈5'端的是**κ變異基因區**($V_κ$)，其中含有85個變異基因片段。$V_κ$基因區的下游（往3'端的方向）是**κ接合片段區**($J_κ$)，含有5個片段，其中一個是**偽基因**(pseudogene)，即無正常功能的基因。$V_κ$基因區和$J_κ$片段區間距離約23,000個核苷酸對(23 kilo base pair, 23 kb)，$J_κ$片段區的下游約2.5 kb的距離是恆定基因區($C_κ$)，含有唯一的一個$C_κ$基因，攜帶著κ輕鏈恆定區的遺傳訊息（圖5-2a）。這個唯一的$C_κ$基因會與數十個$V_κ$基因中的一個組合，形成有功能的κ輕鏈基因。人類κ輕鏈基因的$V_κ$基因群有132個基因，不過其中只有33個是能產生正常功能的輕鏈，此外，含5個$J_κ$片段及唯一的1個$C_κ$基因。

當B淋巴球母細胞開始分化時，其中一個$V_κ$基因以隨機的方式被徵召出來，與5個$J_κ$基因中的一個靠近，並隨即進行重組。重組的過程中，除了接合$V_κ$-$J_κ$基因之外，從這個$V_κ$基因到接合的$J_κ$片段之間的一大段DNA也隨著被

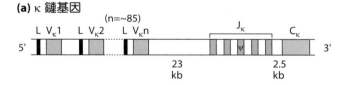

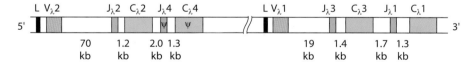

圖5-2　老鼠免疫球蛋白輕鏈基因結構。

Ψ符號代表偽基因（沒有功能的基因）。

刪除，而接合與刪除的工作是如何進行的，將在下一段詳述。V_κ-J_κ基因組合之後，κ基因就重組完成了，緊接著B淋巴球會以重組之後的V_κ-J_κ基因及下游的C_κ作模板(template)，轉錄成mRNA，這個雛型mRNA (primary mRNA)要經過一番修飾，包括去除J基因與C基因之間的DNA片段以及C基因內的**內插子**(intron)，形成成熟的mRNA，再與核糖體結合，轉送到粗糙型內質網(rough endoplasmic reticulum, RER)表面，合成κ輕鏈蛋白分子（圖5-3）。

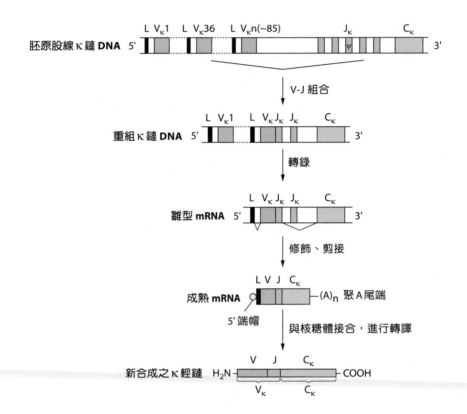

圖5-3　κ鏈基因的重組與κ輕鏈蛋白的合成。

當B淋巴球母細胞開始分化時，其中任一個V_κ基因（橘色）會與5個J_κ基因片段（綠色）中的一個靠近，並隨即進行重組。V_κ-J_κ基因組合之後，B淋巴球會以重組後的V_κ-J_κ基因及下游的C_κ（藍色）作模板，轉錄成mRNA；這個雛型mRNA經過修飾後，產生成熟的mRNA，再與核糖體結合，轉譯成κ輕鏈蛋白分子。

λ輕鏈基因

老鼠λ輕鏈基因(λ light chain gene)的構造與κ基因有許多不同，且B淋巴球母細胞會先重組κ基因，如果重組過程中發生失誤，無法產生有功能的κ基因，才會開始嘗試重組λ基因。

λ基因在構造上的特色如下（參考圖5-2b）：

1. V_λ基因：V_λ基因只有兩個，$V_\lambda 1$基因之後跟隨著$J_\lambda 3$-$C_\lambda 3$和$J_\lambda 1$-$C_\lambda 1$等兩組基因，而$V_\lambda 2$基因則與$J_\lambda 2$-$C_\lambda 2$在一起；$C_\lambda 2$之後則緊跟著$J_\lambda 4$-$C_\lambda 4$，但這兩個是偽基因。

2. J_λ基因：λ基因有4個J_λ片段，但它們分別與4個C_λ基因在一起，而不集中成一個J片段區。

3. C_λ基因：λ基因有4個C_λ基因，且不集中在一起。

λ基因重組時，$J_\lambda 3$與$J_\lambda 1$一定與$V_\lambda 1$接合，而$J_\lambda 2$一定與$V_\lambda 2$接合，不像κ基因有數十個V_κ基因可供任意挑選，從這一點看，λ基因沒有κ基因的變異性大，對抗體的多樣性也沒有κ鏈貢獻的多。

人類λ輕鏈基因的V_λ基因群有52個V_λ基因，此外含7個J_λ片段及7個C_λ基因，其組合方式與老鼠的λ基因類似。如果κ及λ基因的重組都失敗了，這個B淋巴球母細胞將無法正常發育而死亡。

重鏈基因

老鼠的重鏈基因(heavy chain gene)比輕鏈基因複雜得多，不過排列上與κ基因相似（圖5-4）。在靠近5'端也是重鏈變異基因區(V_H)，含有134個V_H基因；V_H基因區的下游是κ基因所沒有的歧異基因區（D片段區；D_H），含有

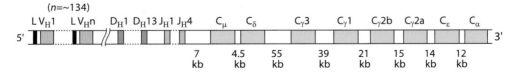

圖5-4　老鼠免疫球蛋白重鏈基因結構。

13個D_H片段；D_H片段區的下游是重鏈接合片段區(J_H)，含有4個J_H片段。J_H片段區的下游相隔約7kb則是一個很大的C_H基因區，含有各種同質型的C_H基因，排列順序由5'端到3'端依序是：

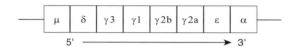

人類的重鏈基因在靠近5'端也是V_H基因區，含有87個V_H基因，其中有32個是偽基因；V_H基因區的下游是D_H片段區，含有30個D_H；D_H的下游是J_H，含有6個J_H片段；而J_H片段區下游的C_H基因區也含有各種同質型的C_H基因，排列順序由5'端到3'端依序是：

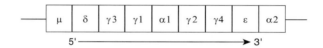

重組的第一步是先將任一個D_H片段與任一個J_H片段重組，D_H-J_H重組之後，任一個V_H基因再與D_H-J_H重組，完整的組合成V_H-D_H-J_H基因片段，此時重鏈基因即以V_H-D_H-J_H及其下游的C_H基因為模板，開始進行轉錄，轉錄成的雛型mRNA主要含V_H-D_H-J_H片段以及C_H基因區中的C_μ與C_δ基因。雛型的mRNA經過修飾、**剪接**(splicing)之後，經過核糖體與內質網轉譯為重鏈分子（圖5-5），由於剪接的方式不同，B淋巴球可能合成μ鏈或δ鏈。

基因重組的機制

正確的基因重組才能產生有功能的免疫球蛋白基因；而正確重組的關鍵，則是一種位於切斷與接合位置上的一致性核苷酸序列(concensus sequence)，稱為**重組訊號序列**(recombination signal sequence, RSS)。能辨識RSS並進行切割工作的酵素，在1990年左右由Oettinger等人分離出來，被命名為**RAG-1** (recombination-activating gene-1)及**RAG-2**。

所有免疫球蛋白基因的RSS基本構造皆相同，含有一個七核苷酸序列(heptamer) (5'-CACAGTG-3')及一個九核苷酸序列(nonamer)

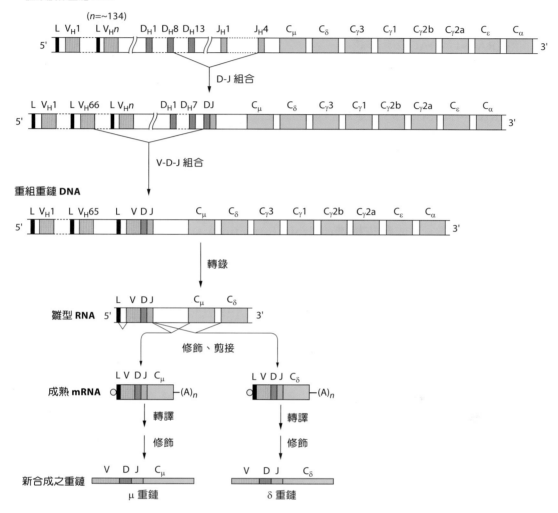

圖5-5　重鏈重組與重鏈蛋白的合成。

重鏈重組的第一步是先將任一個D_H片段與任一個J_H片段重組，D_H-J_H重組之後，任一個V_H基因再與D_H-J_H重組，完整地組合成V_H-D_H-J_H基因片段，此時重鏈基因即以V_H-D_H-J_H及其下游C_H基因為模板，開始進行轉錄，轉錄形成的雛型mRNA經過修飾、剪接之後，再經過核糖體與內質網轉譯為重鏈分子，由於剪接的方式不同，B淋巴球可能合成μ重鏈或δ重鏈。

(5'-ACAAAAACC-3')，依據兩序列間的間隔(spacer)長短，可將RSS分為兩種，一種間隔為23個鹼基對(23bp)，約為兩圈DNA股線的長度，故稱為雙旋RSS (two-turn RSS)，另一種的間隔含12個鹼基對(12bp)，約為一圈DNA股

線的長度，故稱為單旋RSS (one-turn RSS)（圖5-6）。這些RSS緊鄰V、J、D基因片段（圖5-7），開始進行重組時，雙旋RSS一定要與單旋RSS聯會，才能被RAG-1及RAG-2所辨認。

重組的程序如下（圖5-8）：

1. RAG-1/2認出RSS，並組合成切點。

2. RAG-1/2切割單股DNA，被切割的DNA產生游離的3'-OH功能基。

3. 游離的3'-OH功能基上未成對的電子，隨即與另一股DNA相對位置的磷原子反應，導致另一股DNA斷裂，並與游離的3'-OH端形成新的磷脂鍵，回接的結果，形成**髮夾構造**(hairpin formation)。

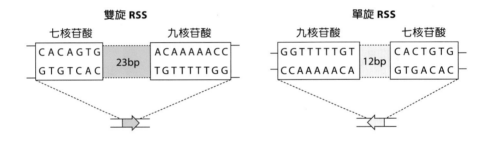

圖5-6　重組訊號序列(RSS)的基本構造。

RSS含有一個七核苷酸序列及一個九核苷酸序列，依據兩序列之間的間隔長短，可分為雙旋RSS及單旋RSS。

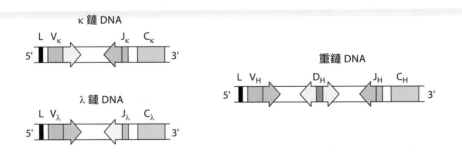

圖5-7　RSS與V、J、D基因片段之間的相對位置。

RSS緊鄰V、J、D基因片段，開始進行重組時，雙旋RSS一定要與單旋RSS聯會，才能被RAG-1及RAG-2所確認。圖中的黃色箭頭代表單旋RSS，藍色箭頭代表雙旋RSS。

4. 核酸內切酵素在髮夾上的任意一點切斷DNA股線，使DNA回復成雙股，但兩股可能不等長，此時DNA必須被回補成兩條等長的尾巴，在回補時所增加的序列稱之為**P區**(P-region)。

5. **末端去氧核苷酸轉移酶**(terminal deoxynucleotidyl transferase, TdT)在DNA尾端，不依照任何模板，任意加上一小段寡核苷酸，這段多出來的序列稱為**N區**(N-region)。

6. 由**雙股斷裂修補酵素**(double-strand break repair enzyme, DSBR)接切點完成重組。

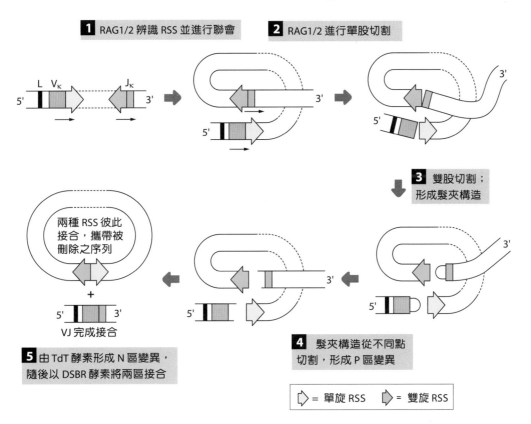

圖5-8　**免疫球蛋白基因各片段重組的程序。**

TdT＝末端去氧核苷酸轉移酶；DSBR＝雙股斷裂修補酵素。箭頭(→)代表轉錄方向。

5-2 免疫球蛋白基因變異性的產生機制

　　免疫球蛋白分子歧異性的產生，源於免疫球蛋白基因的重組。不過，如果單以排列組合來計算，人類的重鏈基因歧異性為 $55 \times 30 \times 6 = 9900$，不足以解釋B淋巴球族群中數以億計的抗原專一性。事實上，在基因重組過程中，還有數種機制，協助增加免疫球蛋白分子的歧異性。

 ### 基因體中多重V基因、J基因及D基因的排列組合

　　以人類免疫球蛋白基因為例，經過排列組合產生的歧異性如表5-2。故單純依賴多重基因的任意排列組合，約可產生500萬種抗體專一性，這與一般估計的 10^{10} 種專一性仍有很大的差距，而且有些證據證明，V(D)J重組的過程不是任意組合。例如人類及老鼠在胎兒時期主要的B淋巴球為B-1型細胞，這種B細胞表面幾乎沒有IgD，但是具有CD5標記，B-1型細胞之免疫球蛋白基因進行重組時，只使用少數的幾個靠近D及J片段區的V基因（如 $V_{6.1}$ 基因），這種B細胞對新生兒的免疫能力頗有貢獻，不過成長後的個體內，只有少數的 $CD5^+ B-1$ 細胞(B-1 cell)，且主要集中在腹膜層(peritoneum)，可能是由於其抗原專一性的歧異性不足所致。此外，如慢性淋巴球白血症(chronic lymphocytic leukemia, CLL)患者，有85%病人體內的B淋巴球只使用V基因庫55個基因中的20個V基因。

表5-2　人類免疫球蛋白V、D、J基因可能之組合數

基因區	基因數及可能之組合數		
	重鏈	κ鏈	λ鏈
V	55	33	52
J	6	5	7
D	30	0	0
VDJ或VJ組合數	$55 \times 6 \times 30 = 9900$	$33 \times 5 = 165$	$52 \times 7 = 364$
抗體分子（重鏈及輕鏈）	$9900 \times (165 + 364) = 5.24 \times 10^6$		

V(D)J接合點的可塑性

V(D)J**接合點可塑性**(junctional flexibility)，有時稱為**接合不精確性**(joint inaccuracy)，即在重組的過程中，兩段DNA的接合部位可能失去一個至數個的核苷酸。例如表5-3中，#1~#3由於接合方式不同，在接合點上的胺基酸便可能隨之改變，這種變化常造成抗體分子抗原專一性的不同。而#4及#5由於遭遇到轉譯之終止碼，故無法合成完整的蛋白質，這種變異常發生在變異區的CDR3區段中。D片段在使用上也有很大的歧異性，例如在重組時可能使用一個以上的D片段，或者使用三種**讀框**(reading frame)中的任一種，造成轉譯時接上不同的胺基酸。

表5-3   V(D)J接合點可塑性

重組種類	接合部位		功能性
重組前序列	V_κ TGCAGGTCTACTCC	J_κ GTCGAGATCC	
重組後 #1	DNA序列 胺基酸序列	TCT ACT CCG TGG AGA Ser Thr Pro Ser Arg	有
重組後 #2	DNA序列 胺基酸序列	TCT ACT CGT CGA GAT Ser Thr Arg Arg Asp	有
重組後 #3	DNA序列 胺基酸序列	TCT ACT GTC GAG ATC Ser Thr Val Glu Ile	有
重組後 #4	DNA序列 胺基酸序列	CAG GTC TAC TAG ATC Glu Val Tyr Stop Ile	無
重組後 #5	DNA序列 胺基酸序列	CAG GTC TAG TCG AGA Glu Val Stop Ser Arg	無

 ## P區變異及N區變異

P區變異(P-region diversity)及**N區變異**(N-region diversity)（圖5-9）產生的機制不同。由於髮夾構造的斷裂點不同，造成DNA修補後的核苷酸序列產生變化，依每三個核苷酸決定一個胺基酸的框架讀碼時，即發現合成的蛋白質之胺基酸序列有所改變，這種現象稱為P區變異。在DNA重組過程產生的斷裂點上，由TdT任意加上一段寡核苷酸序列，當然也會使合成的蛋白質之胺基

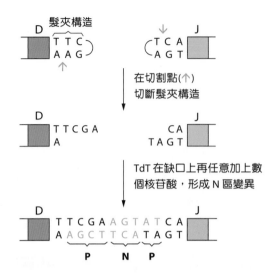

圖5-9　P區變異及N區變異。

由於髮夾構造的斷裂點不同，造成DNA修補後的核苷酸序列產生變化，這種現象稱為P區變異；在DNA重組過程產生的斷裂點上，由TdT任意加上一段寡核苷酸序列，這種現象稱為N區變異。

酸序列發生改變，這種現象稱為N區變異，這類的變異也是發生在CDR3區段中。

 體細胞基因突變

　　B淋巴球進入次級淋巴器官（如淋巴結、脾臟等）的萌發中心時，其細胞內的免疫球蛋白基因產生兩種重要的變化，一項是**體細胞基因高度突變**(somatic hypermutation)，另一項是**同質型轉換**(isotype switching)，同質型轉換將在下一節中討論。

　　一般而言，體細胞中的DNA序列每進行一次細胞分裂，每個鹼基對只有約1×10^{-8}的機率產生自然突變；換言之，人類基因體中整個3×10^{9}個鹼基對，每一代細胞只產生約30個自然突變點。然而，在萌發中心的B淋巴球每分裂一次，其免疫球蛋白基因的每個鹼基對突變機率可高達1×10^{-3}，即每一千個核苷酸中就有1個會發生自然突變；以重鏈及輕鏈變異區共600個鹼基對來算，每1~2次細胞分裂，就會有1個鹼基對發生突變。突變點主要發生在CDR1至CDR2等區段，少數發生在CDR3；此外，較少發生嵌入型突變(insertion)或刪除型突變(deletion)，主要是取代型突變(substitution)，即置換鹼基。圖5-10是動物經過某種半抗原的初次、二次、三次追加免疫注射(booster)之後，抗體變異區CDR部位的基因所產生的一系列自然突變，而且在殖株篩選機制下，存留下來的基因所製造的抗體，對此半抗原的親和力大為提高（約提升100倍以上），這種現象稱為**親和力成熟現象**(affinity maturation)。

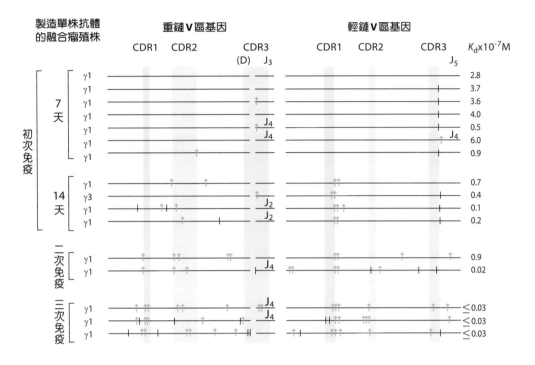

圖5-10　抗體基因自然突變與親和力成熟現象。

動物經過半抗原的初次、二次、三次免疫過程中，對抗半抗原抗體的基因產生一系列自然突變，而且在殖株篩選機制下，存留下來的基因所製造的抗體，對半抗原的親和力大為提高（K_d由$0.5~6.0×10^{-7}$M降為小於$0.03×10^{-7}$M），這種現象稱為親和力成熟現象。（K_d為抗原與抗體的解離常數，故K_d愈小代表親和力愈高。）（圖中箭頭所指的位置為突變點）

重鏈與輕鏈的組合

　　一般體細胞中皆含有雙套染色體(diploid)，一套來自父親，一套來自母親，所以免疫球蛋白基因也是成對的。然而在B淋巴球中只有一個對偶基因有功能，另一個對偶基因不是未完成重組，就是重組後無法正常表現，這種現象稱為「對偶基因排除原則(allelic exclusion)」。例如B淋巴球首先重組兩個μ重鏈對偶基因中的一個，如果B淋巴球成功重組μ重鏈基因，即會排除另一個重鏈對偶基因重組的機會，同時誘發κ輕鏈對偶基因中的一個進行重組；反之，如果重組μ重鏈基因產生失誤。未能獲得有功能的μ重鏈基因，則B淋巴球會嘗試重組另一個μ重鏈對偶基因。

重鏈及輕鏈基因經過重組及細胞成熟的過程後，產生了很高的歧異性；隨後，在重鏈及輕鏈任意組合下，抗原**相對部位**的歧異性，理論上是兩者歧異性的相乘值，估計可達10^{10}~10^{12}變異，接近免疫系統的實際需求。

5-3 免疫球蛋白基因的表現及轉型

B淋巴球母細胞從重鏈基因開始重組，輕鏈基因再進行重組，重組的順序遵循「對偶基因排除原則」，直到獲得功能完整的重組產物為止。由於完成重組後的免疫球蛋白基因之mRNA只轉錄到$C_δ$，故成熟但尚未接觸抗原的B淋巴球（純真型B淋巴球(naive B-cell)）皆只能製造IgM或IgD，還需經過體細胞基因高度突變與同質型轉換(isotype switching)，才能製造功能多、專一性高、親和力強的IgG或IgA抗體；此外，製造IgE的B淋巴球也需經過同質型轉換。

同質型轉換

體細胞基因高度突變與同質型轉換，是抗體成熟過程中必須經過的步驟。體細胞基因高度突變現象已經在上一節中介紹，本節將闡述同質型轉換的原理與機制。

▶ 膜型IgM與分泌型IgM的轉換

成熟的B淋巴球所製造的IgM，有一部分會成為細胞膜上的抗原受體，但是部分IgM則聚合成五倍體而分泌到血清中。顯然在進行同質型轉換之前，IgM必須先解決一項問題，即以同一段基因製造膜型IgM與分泌型IgM。

由製造膜型IgM轉變為製造分泌型IgM，是利用**另類剪接**(alternative splicing)的機制。第3章曾經提到，分泌型IgM的COOH端有20個親水性強的胺基酸，而膜型IgM的這20個胺基酸則被41個厭水性強的胺基酸所取代（圖3-15）。以基因的層次而言，20個親水性強的胺基酸與41個厭水性強的胺基酸分別編碼於2個DNA片段，即S與M片段；S片段緊接在μ4外顯子(exon)

上，M片段則包含2個外顯子（M1及M2）。於是，B淋巴球利用兩種剪接方式，使C_μ的mRNA尾端接上S片段或M片段，藉以產生膜型IgM與分泌型IgM的轉換（圖5-11）。

▶ IgM與IgD的轉換

重鏈基因完成VDJ重組之後，開始轉錄雛型mRNA，這一段長長的mRNA經過修飾之後，會與核糖體結合，進行初期轉譯；核糖體將它一起帶到內質網上完成轉譯，不過轉譯時只製造膜型IgM (membrane IgM)。此時，細胞質中出現了IgM的μ重鏈，這是B淋巴球母細胞開始發育的前兆；細胞隨後合成κ（約97%）或λ（約3%）輕鏈，μ重鏈再與輕鏈組合成完整的抗體分子。B淋巴球離開骨髓進入血液循環之後，會繼續發育成休止狀態的成熟B淋巴球，此時部分mRNA進行另類剪接反應，即刪除整個μ鏈基因，留下δ鏈基因，使成熟的mRNA中，J_H片段之後就緊接著δ鏈的mRNA，故所製造出的蛋白質為

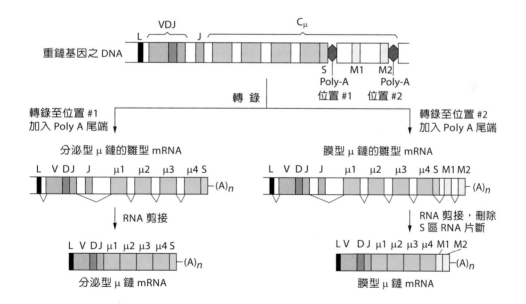

圖5-11　膜型IgM與分泌型IgM的轉換。

分泌型IgM的COOH端有20個親水性強的胺基酸，而膜型IgM的這20個胺基酸被41個厭水性強的胺基酸所取代，以基因的層次而言，20個親水性強的胺基酸編碼於緊接在μ4外顯子之後的S片段，41個厭水性強的胺基酸則編碼於包含兩個外顯子（M1及M2）的M片段，於是B淋巴球利用轉錄中止點的不同，以及另類剪接方式，使C_μ的mRNA尾端分別接S片段或M片段，以達到膜型IgM與分泌型IgM轉換的目的。

IgD重鏈（圖5-12），於是B淋巴球由IgM製造者轉變為兼具製造IgM及IgD的細胞。

▶ IgM與其他同質型的轉換

　　B淋巴球分化期間IgM與其他同質型之間的轉換（或稱**類型轉換**(class-switching)），機制與μ→δ轉換大不相同，需要經過再度的DNA重組，稱為**同質型轉換重組(class switch DNA recombination, CSR)**。轉換開始時，IgM重鏈基因的VDJ移到緊鄰γ、α或ε鏈基因的位置，DNA產生重組反應，同時切除從J片段到γ、α或ε鏈基因之間的基因（圖5-13），包括整個μ鏈及δ鏈都在剔除之列。整個重組的機制，其精確性有賴一小段特殊的DNA序列，使參與重組的酵素得以辨識重組位置，這一段DNA序列稱為**轉換序列**(switch sequence, S)或是S區(switch region)（圖5-13），如圖中的$S_γ$、$S_α$等。如果新的免疫球蛋白重鏈基因組合是VDJ-$C_γ$1，那麼這個B淋巴球即由製造IgM和IgD的細胞轉換為製造IgG1。負責辨識S區的關鍵酵素稱為胞嘧啶脫氨酶(cytidine deaminase)，此關鍵步驟稱為**活化－誘導胞嘧啶脫氨酶(activation-induced cytidine deaminase, AID)**，胞嘧啶脫氨酶能將去氧胞嘧啶轉變為去氧脲嘧啶，隨後引起DNA雙股斷裂，再經由DNA雙股斷裂修補酵素DSBR，將5'$S_μ$與3'$S_γ$或其他同質型的S區銜接起來，完成同質型轉換重組(CSR)。而其中涉及易失誤DNA聚合酶(error-prone DNA polymerase)，故AID也與重鏈產生的高機率體細胞突變有關。

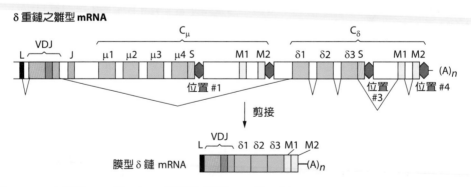

圖5-12　由製造IgM的mRNA轉變為製造IgD的mRNA。

部分mRNA在修飾過程中，進行另類剪接反應，刪除整個μ鏈基因，留下δ鏈基因，使成熟的mRNA中，J_H片段mRNA之後就緊接著δ鏈的mRNA，故所製造的蛋白質為IgD重鏈。如果poly(A)n是接在位置#3，則形成分泌型IgD；如果poly(A)n是接在位置#4，則形成膜型IgD。

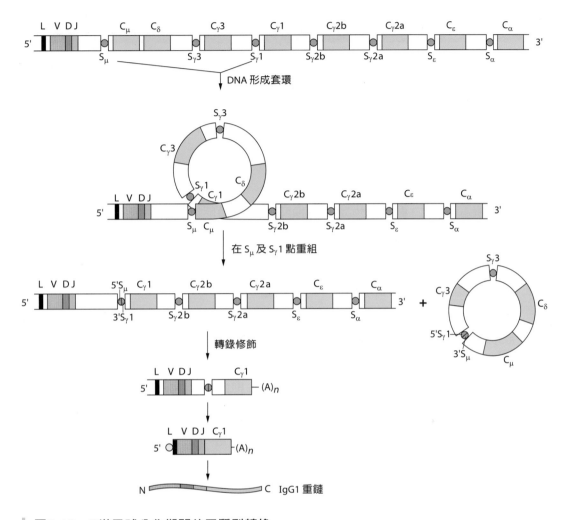

圖5-13　B淋巴球分化期間的同質型轉換。

轉換開始時，VDJ移到緊鄰γ、α或ε鏈基因的位置，進而產生重組反應，同時切除從J片段到γ、α或ε鏈基因之間的基因，整個重組機制的精確性，有賴一小段特殊的DNA序列，使參與重組的酵素得以辨識，這一段DNA序列稱為轉換序列，如圖中的S_γ、S_α等。圖中S_μ與$S_\gamma1$聯會並進行重組，使製造IgM的免疫球蛋白基因轉換為製造IgG1 的基因。

　　同質型轉換現象可能有賴T淋巴球的協助，因為非T細胞依賴性抗原 (T-cell independent antigen)只能刺激B淋巴球產生IgM，T淋巴球表面的CD40L （CD154；CD40接合子）與B淋巴球表面的CD40接合之後，啟動免疫球蛋白基因的CSR，至於IgM基因將會轉換成哪一種同質型（IgG、IgA或IgE），則受到細胞激素的影響，此現象將在細胞激素的部分討論。

1. 有關免疫球蛋白重鏈與輕鏈基因的敘述，何者正確？
   (A) 重鏈與輕鏈的基因皆含有變異基因區
   (B) 重鏈與輕鏈的基因皆含有歧異片段區
   (C) 輕鏈分成 λ 鏈與 κ 鏈兩種，兩者基因構造相同
   (D) 重鏈基因最先重組產生IgG的基因

2. 人類免疫球蛋白重鏈的恆定區轉換時，哪兩種同質型間轉換不改變DNA的結構？
   (A) IgM→IgG　(B) IgG1→IgG2　(C) IgA→IgE　(D) IgM→IgD

3. 下列有關RAG與RSS的敘述，何者正確？
   (A) RAG酵素辨認兩個完全相同的RSS，並加以切割
   (B) RSS直接導致P區變異的產生
   (C) 單旋RSS必須與雙旋RSS聯會才能被RAG切割
   (D) 單旋RSS由heptamer組成，雙旋RSS則由nonamer組成

4. 假設有功能的人類重鏈基因數：V區有51個，J區有6個，D區有27個，請問重組時最多會有多少種的重鏈組合機會？
   (A) 84種　(B) 8,262種　(C) 1,683種　(D) 1,377種

5. 有關Tonegawa等人實驗的敘述，何者正確？
   (A) 老鼠胚胎時期細胞DNA片段與 κ 基因探針只產生一個雜合帶
   (B) 骨髓瘤細胞中之Ig基因較胚胎細胞之Ig基因短
   (C) Tonegawa等人以RAG酵素切割DNA
   (D) 實驗的結論是胚胎細胞具有不完整的 κ 基因

6. 下列有關基因重組的順序，何者正確？
   (A) 輕鏈 λ 鏈先重組，之後再重組重鏈基因
   (B) 輕鏈 κ 鏈先重組，之後再重組重鏈基因
   (C) 重鏈基因先重組，再重組輕鏈基因
   (D) 重鏈與輕鏈基因重組是隨機的，無先後順序

7. 下列哪一項是人類重鏈基因重組時的第一步驟？

    (A) D_H與J_H片段重組

    (B) D_H與V_H片段重組

    (C) V_H與J_H片段重組

    (D) J_H與C_H片段重組

8. 下列有關V(D)J接合點可塑性的界定，何者正確？

    (A) 基因重組時，對於重組片段錯誤的容忍性

    (B) 免疫球蛋白基因重組時，兩段DNA的接合點可能有一至數個核苷酸的差異

    (C) 免疫球蛋白基因是由無數種基因片段所組成

    (D) 基因重組時發生突變，造成抗體功能完全喪失

9. 下列有關對偶基因排除原則的界定，何者正確？

    (A) 減數分裂時對偶基因分別進入不同配子是隨機的事件

    (B) B淋巴球染色體的對偶基因會彼此排斥，使對方失去活性

    (C) B淋巴球Ig對偶基因中，如果有一個對偶基因重組成功，則另一個對偶基因重組將受到抑制

    (D) B淋巴球Ig對偶基因如果皆重組成功，則一個對偶基因的產物將抑制另一個對偶基因的轉錄

10. 從膜型IgM轉換形成分泌型IgM，必須經由下列哪一種機制？

    (A)另類剪接反應　　(B)同質型轉換　　(C)對偶基因排除　　(D)體基因突變

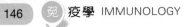

6
CHAPTER

主要組織相容性複合體
Major Histocompatibility Complex

本章摘要
掃描QR code或至https://
reurl.cc/2oADYa下載

IMMUNOLOGY

最早對主要組織相容性複合體(major histocompatibility complex, MHC)的研究，源於比較細胞表面抗原與器官（組織）移植排斥作用間的關係；換言之，細胞表面抗原的種類，決定了被移植的器官與新個體之間的相容性。而細胞表面抗原的種類取決於遺傳因素，故一系列的免疫遺傳學研究便隨之展開。然而經過多位科學家的努力，MHC的重要性早已經跳脫器官排斥作用的範疇，而涉及幾乎所有免疫學的象限，成為專一性免疫學理論的關鍵概念。因為抗原不論是誘發體液性免疫反應，或是激起細胞性免疫反應，皆需要MHC分子的協助，故MHC是學習免疫學的過程中必須深入瞭解及研究的主題之一。

6-1 免疫遺傳學研究史

十九世紀末葉，某些科學家利用一些所謂**奇異鼠**(fancy mice)作一系列的腫瘤移植實驗。這些以毛色為篩選目標而培育出來的小鼠，在遺傳特徵上被歸類成各種各樣的**品系**(strain)。科學家發現同品系之個體間作腫瘤移植時，不會發生排斥現象。經由累積的數據中得知，移植的腫瘤不被排斥（完全相容）的現象，涉及多個獨立且分離的基因。為了研究上的需要，培養**純種品系**(inbred strain)變得非常重要。純種品系來自同一世代兄弟姐妹間的近親繁殖，且連續經過至少20代。純種品系中的個體，所有遺傳背景（所謂基因型(genotype)）皆相同，只有性染色體中決定性別的部分可能不同。

George Snell在四〇年代中期，培育出一系列稱為**先天鼠**(congenic strain)的品系。先天鼠之間幾乎所有基因型都相同，只有影響器官移植排斥現象的基因不同；即不同的先天鼠品系間進行腫瘤或皮膚移植，會產生排斥現象。Snell利用這類小鼠確認了一群調控器官移植排斥的基因。先天鼠的產生，主要由於同源染色體(homologous chromosome)在進行減數分裂時，有相當的比率會產生互換現象(crossover)。所以，如果同源染色體在移植排斥基因附近斷裂而互換，就可能會使A品系的基因遺傳背景中，含有B品系的移植排斥基因（圖6-1）。Snell將這群決定移植器官是否排斥的基因稱為組織相容性基因(histocompatibility genes)，這些基因轉錄、轉譯後所產生的膜蛋白即為組織相容性複合體(histocompatibility complex)。

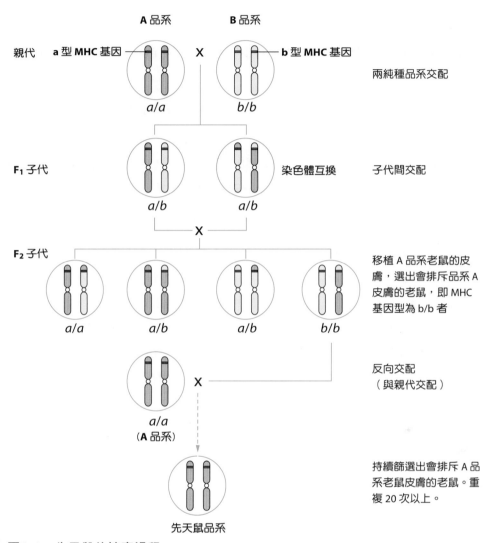

圖6-1　先天鼠的培育過程。

圖中A品系(a/a)與B品系(b/b)交配產生的F₁子代近親交配，產生之F₂子代開始進行A品系(a/a)之皮膚移植試驗，如果某一隻老鼠之皮膚產生排斥作用，表示其帶有b型MHC基因，隨後將此老鼠與A品系(a/a)進行反向交配(backcross)，如此經過20代以上，即可獲得與MHC基因相關的先天鼠。如此經過20代以上，期間又產生數次染色體互換，最後選出背景基因來自A品系，只有組織相容性複合體基因來自B品系的先天鼠。

　　三〇年代，英國科學家Peter Gorer研究一系列老鼠品系血球的血型抗原，發現有一類血型抗原是老鼠間共通的抗原，只是在表現量上有多少之別，稱之為「抗原1」及「抗原3」；另一類血型抗原僅限於某些品系才有，而且與腫瘤移植排斥現象有關，稱之為「抗原2」。二次大戰後，Peter Gorer到美國傑克遜研究所(Jackson Laboratories)與George Snell合作，更進一步研究

這群組織相容性基因，發現「抗原2」確實是主要的組織相容性決定者，故稱之為**H-2**，且更進一步稱之為主要組織相容性複合體(major histocompatibility complex, MHC)。

五〇年代初期，法國科學家Jean Dausset研究多次接受輸血的病人血清，發現在這些人體內產生多種抗他人白血球的抗體，稱為**異質型抗體**(alloantibody)，而與異質型抗體相對應的抗原則稱為**人類白血球抗原**(human leukocyte antigen, HLA)。1958年Dausset確認了人類第一種HLA，也證實HLA是人類的MHC。

1963年，Benacerraf、McDevitt及Sala等人利用人工合成的多肽鏈為抗原，免疫不同品系的天竺鼠(Hartley guinea pigs)，發現不同品系對相同的抗原有不同的抗體反應（表6-1）。實驗結果證明有一種基因的基因型，決定了天竺鼠是否對特殊抗原起反應，Benacerraf等人稱之為**Ir基因**(immune response gene, Ir gene)，這種基因以孟德爾遺傳法則傳給子代。1960~1970年間，McDevitt等人利用多種純種品系小鼠交叉實驗，發現Ir基因應該在MHC基因群所涵蓋的範圍中，故將它稱為第二類MHC基因(MHC class II gene)，而原先與器官移植排斥有關的基因群便稱為第一類MHC基因(MHC class I gene)。

MHC基因除了與移植排斥有關的第一類MHC基因，以及與免疫反應有關的第二類MHC基因之外，有一群與血清蛋白、補體、細胞激素等有關的基因，也位於MHC基因群的區域內，故免疫學上稱之為第三類MHC基因(MHC class III gene)，其結構與產物敘述於後。

表6-1 不同品系的天竺鼠及其子代對人工合成抗原產生的抗體反應

人工合成抗原	天竺鼠品系				
	2	13	(2×13) F₁	(2×13) F₁×2	(2×13) F₁×13
DNP-PLL	+	−	+	+ (100%)	+ (50%) − (50%)
GA	+	−	+	+ (100%)	+ (50%) − (50%)
GT	−	+	+	+ (50%) − (50%)	+ (100%)

註：DNP＝dinitrophenol；PLL＝poly-L-Lysine；GA＝glutamic acid-alanine；GT＝glutamic acid-tyrosine。

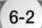

6-2 MHC基因及其產物

老鼠H-2基因複合體

老鼠的MHC基因稱為H-2基因，位於第17對染色體上，涵蓋200萬個含氮鹼基對(2×10^6 base pairs)。H-2基因群可再分成6個基因區，由5'端至3'端分別命名為K、I、S、D、L及T1a/Qa等（圖6-2）。

K基因與D、L、T1a/Qa基因區為第一類MHC的基因，而其中又以K及D基因為主；經過轉錄及轉譯後，產生第一類MHC的α鏈。I基因區為第二類MHC的基因，其中含有兩組基因，一組稱為A基因，一組稱為E基因。I-A基因群含4個β基因及1個α基因，分別為第二類MHC分子的α鏈及β鏈基因；而I-E基因群則含1個α基因及1個β基因（圖6-2）。由於第二類MHC分子的基因皆在I基因區，故第二類MHC分子又稱為**Ia抗原**(immume-associated antigen, Ia Ag)。I-A基因區中還含有2個TAP基因(TAP1/TAP2)及2個LMP基因（LMP1及LMP7），這些基因產物與第一類MHC的抗原呈現途徑有關。第三類MHC基因集中在S基因區，其中與免疫反應有關的基因包括C4、C2及因子B等補體蛋白基因，以及TNF-α、TNF-β (LTα)等細胞激素基因。

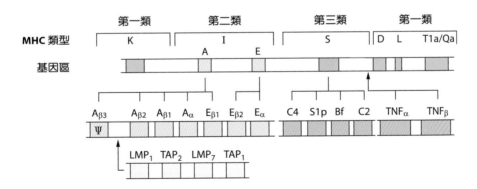

圖6-2 老鼠的H-2基因構造圖。

H-2基因可分成K、I、S、D、L及T1a/Qa等6個基因區。K基因與D、L、T1a/Qa基因區為第一類MHC α鏈分子的基因；I基因區為第二類MHC的基因，其中含有I-A基因群及I-E基因群，各基因群皆含有第二類MHC分子的α鏈及β鏈基因，在此區域中也含有LMP、TAP等與MHC功能有關的基因；第三類MHC的基因集中在S基因區，其中含有補體蛋白基因以及細胞激素基因等與免疫反應有關的基因。

人類HLA基因複合體

　　人類的MHC基因稱為HLA基因，位於第6對染色體上，涵蓋約350萬(3.5×10^6)個含氮鹼基對。HLA基因群也包含三大類MHC基因，由5'端至3'端分別為第二類(class II)、第三類(class III)及第一類(class I)（圖6-3）。第二類基因區再分為DP、DM、DQ、DR等主要基因區，每個區皆含有多個α基因及β基因，經轉錄及轉譯之後，可組成第二類MHC分子，產物命名為HLA-DP、HLA-DQ、HLA-DR等。此外，第二類基因區中也含有2個TAP（TAP1及TAP2）及2個LMP（LMP1及LMP7）基因。第三類基因區含有C4A、C4B、C2及因子B等補體分子基因，以及TNF-α及TNF-β等細胞激素基因；此外還含有對肝臟機能很重要的**p450細胞色素水解酶**(cytochrome p450 21-hydroxylase)基因–CYP21A及CYP21B。第一類基因區則含有8種第一類MHC分子α鏈基因，其中最主要的是B、C、A基因，這些基因之蛋白質產物最後皆表現在細胞表面，分別命名為HLA-B、HLA-C及HLA-A。

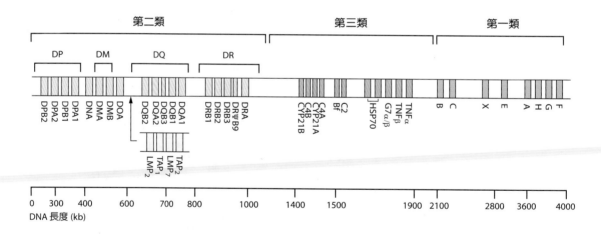

圖6-3　人類的HLA基因構造圖。

HLA基因位於第6對染色體上，涵蓋約3.5×10^6個含氮鹼基對。HLA基因群也包含三大類MHC基因，第二類基因區再分為DP、DM、DQ、DR等主要基因區，每個區皆含有一個或多個α基因及β基因，也含有TAP基因及LMP基因。第三類基因區含有補體分子基因，以及細胞激素基因；此外還含有p450細胞色素水解酶基因（CYP21A及CYP21B）。第一類基因區則含有八種第一類MHC分子α鏈基因，其中最主要的是B、C、A等三個基因。

6-3   MHC分子結構

第一類MHC

不論是老鼠或人類的第一類MHC分子，皆由一條分子量約為45KDa的α鏈及一條分子量約為12KDa的**β₂微球蛋白**(β₂-microglobulin, β₂m)鏈所組成（圖6-4）；α鏈與β₂m鏈之間為非共價鍵結。α鏈分成**胞外區**(extracellular region)、**穿膜區**(transmembrane)及**細胞質區**(cytoplasmic region)。胞外區約含345個胺基酸，分為α1、α2及α3等三個功能區，這三個區約各含90個胺基酸，在構造上類似免疫球蛋白的功能區（**類Ig功能區**(immunoglobulin-like domain)），故第一類MHC屬於**免疫球蛋白超家族**（Ig超家族(immunoglobulin superfamily)）中的一員。

α1及α2區為**多型性部位**(polymorphic region)，故這兩個區的胺基酸結構決定了這類MHC分子能結合（即呈現）哪些抗原片段，也決定了T細胞是否能與此MHC分子反應。從空間結構上來看，α1及α2區分子構成了一個凹槽，而凹槽底部為β摺板結構；由第一類MHC呈現的抗原片段，就「裝載」在凹

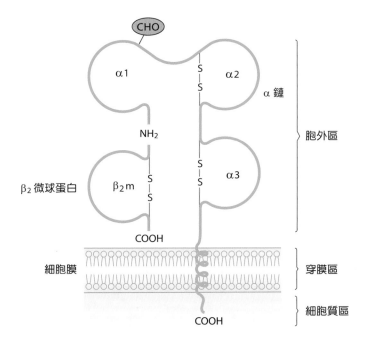

圖6-4　第一類MHC的分子結構。

第一類MHC分子由一條約45 KDa的α鏈及一條約12 KDa的β₂微球蛋白鏈(β₂m)所組成，α鏈與β₂m鏈之間以非共價鍵結合。α鏈分成胞外區、穿膜區及細胞質區。胞外區含有α1、α2、α3等三個功能區，屬類Ig功能區，故第一類MHC為Ig超家族成員。

槽內，等待與TCR相互作用（圖6-5）。α3區類似抗體分子的「恆定區」，不具多型性，但它負責與T細胞的輔助分子CD8作用，故在抗原呈現的過程中也很重要。以基因結構而言，α1、α2及α3區分別來自三個獨立的**外顯子**(exon)（圖6-6）。

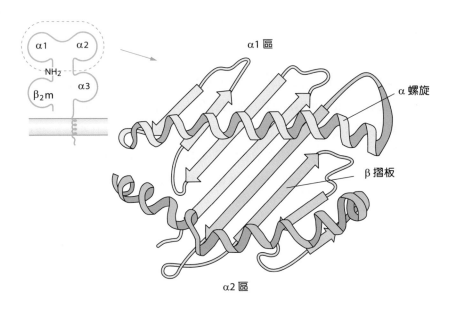

圖6-5　第一類MHC α鏈的空間結構。

從空間結構上來看，α1及α2區構成了一個凹槽，而凹槽底部為β摺板結構，而第一類MHC呈現的抗原片段，就「裝載」在凹槽內，等待與TCR相互作用。

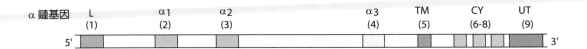

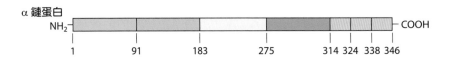

圖6-6　第一類MHC基因的基因結構。

以基因結構而言，α1、α2及α3區分別來自3個獨立的外顯子。TM＝穿膜區基因；CY＝細胞質區基因；UT＝不轉譯區。圖中括號內數字代表外顯子編號；α鏈下方的數字為胺基酸編號。

　　第一類MHC分子的穿膜區含40個胺基酸，呈脂溶性；而細胞質區約含25個胺基酸，功能不大。β_2m鏈基因不在MHC基因群中，以老鼠而言，其β_2m基因在第2對染色體上，人類β_2m鏈基因位於第15對染色體上，含99個胺基酸，分子量約12 KDa。β_2m鏈主要以非共價鍵與α3相互作用，不過β_2m在α1及α2空間結構的維持上，具有重要的角色。接受第一類MHC呈現抗原的T細胞為CD8$^+$T細胞，又稱之為胞殺型T細胞(CTL)，故第一類MHC涉及組織器官排斥，以及腫瘤細胞、病毒感染細胞的清除。

第二類MHC

　　老鼠與人類的第二類MHC在構造上也很相似，皆由α及β兩條多肽鏈所組成（圖6-7）。α鏈的分子量約為32~34KDa，β鏈則為29~32KDa，兩者之胞外部分皆含有2個類Ig功能區，分別命名為α1、α2及β1、β2；故第二類MHC分子也是Ig超家族的成員。α1及β1是多型性部分，功能類似抗體分子的抗原結合區，負責與抗原片段相結合；故α1及β1也像第一類MHC一樣構成一個凹槽，而抗原片段則「裝載」在凹槽中（圖6-8）。第二類MHC分子也含有約

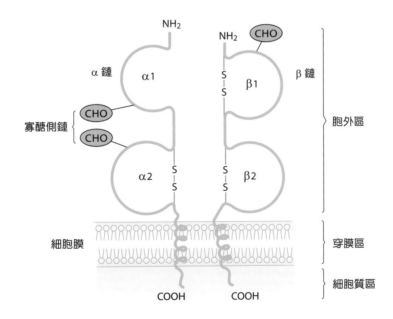

圖6-7　第二類MHC分子結構。

第二類MHC分子由α及β兩條多肽鏈所組成。α鏈及β鏈之胞外部分皆含有2個類Ig功能區，分別命名為α1、α2及β1、β2。α1及β1是多型性部分，負責與抗原片段相結合，α2及β2功能區則與輔助分子CD4相互作用。第二類MHC分子也有約30個胺基酸的穿膜區，以及約10~15個胺基酸的細胞質區。

30個胺基酸的穿膜區，以及約10~15個胺基酸的細胞質區。α2及β2功能區可與輔助分子CD4相互作用，故在抗原呈現作用及誘發T細胞活化上，具有重要功能。α鏈及β鏈分別來自獨立的基因，而α1、α2及β1、β2皆來自獨立的外顯子（圖6-9）。

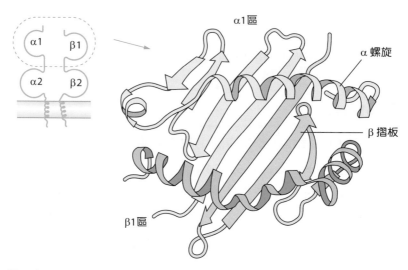

圖6-8　第二類MHC的空間結構。

從空間結構上來看，α1區及β1區構成了一個凹槽，而凹槽底部為β摺板結構，由第二類MHC呈現的抗原片段則夾在凹槽內，等待呈現給T淋巴球的TCR分子。

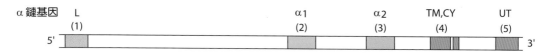

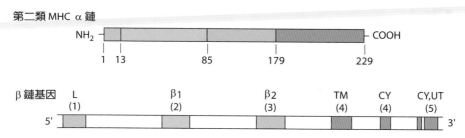

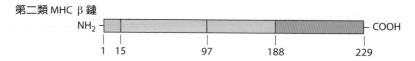

圖6-9　第二類MHC基因結構。

α鏈及β鏈分別來自兩個獨立的基因，而α1、α2及β1、β2皆來自獨立的外顯子。TM＝穿膜區；CY＝細胞質區；UT＝不轉譯區。圖中括號內數字代表外顯子編號；α鏈及β鏈下方的數字為胺基酸編號。

6-4　MHC分子的功能

　　科學家早期研究MHC時，一直有個疑問，即人體及動物體只有在特殊情況下，才會進行器官或腫瘤移植，甚至可以說這些現象只有在實驗動物身上，才可能發生，那麼MHC分子的正常功能到底是什麼？以第一類MHC而言，除了某些腺體細胞、中樞神經細胞及胎盤細胞之外，幾乎存在於各種組織細胞的表面上，且每個細胞表面第一類MHC分子的數量超過十萬個。而以第二類MHC而言，其存在的範圍則侷限於具有抗原呈現能力的細胞表面，包括樹突細胞、巨噬細胞、B淋巴球，以及受細胞激素（如干擾素-γ）刺激的血管內壁細胞、表皮細胞等。

早期有關MHC功能的研究

　　在六〇年代由Benacerraf等人用天竺鼠品系2與品系13所作的實驗，已證明第二類MHC的基因型影響了抗原激發T細胞分裂和活化的能力。七〇年代，Rosenthal等人又進行了一連串的實驗，證明了第二類MHC的主要功能，就是使抗原呈現細胞能正確判斷相同品系的T淋巴球，以進行呈現抗原的工作。

Advanced Reading

　　Benacerrat等人的實驗流程及結果如圖6-10；流程簡述如下。

Step 1

　　以品系2、品系13以及二者所交配產出的子代－(2×13)F₁為實驗動物；F₁子代理論上具有兩種品系的基因型。實驗開始時，以卵白蛋白(ovalbumin, OVA)免疫注射品系2、品系13或F₁天竺鼠。

Step 2

　　7天之後取出淋巴結細胞，分離出T淋巴球並加以培養；另一方面，分別從品系2、品系13及F₁天竺鼠腹腔中分離出巨噬細胞，在離體培養狀態下加入OVA，使巨噬細胞有機會攝取OVA，並呈現給T淋巴球。

Step 3

　　將分別來自品系2、品系13及(2×13)F₁的巨噬細胞與T淋巴球交叉混合培養，在適當時機加入具放射性的³H-胸腺嘧啶(³H-thymidine)。當T淋巴球分裂並複製DNA時，原先胸腺嘧啶(T)的位置即被³H-thymidine取代，使新合成的DNA帶有放射

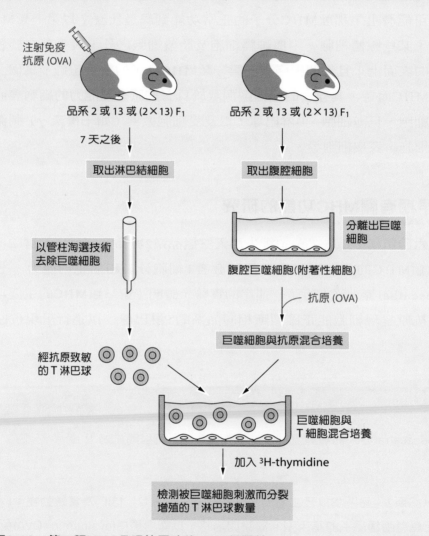

圖6-10　第二類MHC呈現抗原時的MHC侷限性。

步驟一：品系2、品系13或品系2與品系13交配產出的(2×13)F₁子代分別以卵白蛋白(OVA)免疫注射；步驟二：7天之後取出淋巴結細胞，分離出T淋巴球；另一方面分別從品系2、品系13或F₁天竺鼠腹腔中分離出巨噬細胞，在離體培養狀態下加入OVA；步驟三：將分別來自品系2、品系13及(2×13)F₁的巨噬細胞與T淋巴球交叉培養，在適當時機加入³H-thymidine，最後測定每一組細胞之放射性強度，即判斷每一組的細胞增殖情形。

性。換言之，被適當的巨噬細胞刺激而活化、分裂的T淋巴球，即會帶有放射性。最後測定每一組細胞之放射性強度，即能判斷哪一組的細胞有增殖。實驗結果如表6-2。

表6-2　巨噬細胞與T淋巴球混合培養後T淋巴球的增生反應

步驟二之巨噬細胞品系	以OVA刺激	步驟二之T淋巴球品系		
		品系2	品系13	(2×13)F$_1$
2	−	−	+	−
	+	+++	+	+
13	−	−	−	−
	+	−	++	+
(2×13)F$_1$	−	−	−	−
	+	++	++	++

　　由實驗結果可推論，只有與巨噬細胞（抗原呈現細胞）品系相同的T淋巴球，才能被活化而增殖；換言之，能被抗原呈現細胞活化的T淋巴球，必須具有相同的MHC基因型。這種第二類MHC分子限制T淋巴球活化的現象稱為MHC侷限性(MHC-restricted)。

　　MHC基因可歸類為數種類型，這些型以孟德爾法則遺傳給子代，而子代MHC基因座中的對偶基因，一個來自父系，一個來自母系，故稱這種基因型為**單套型**(haplotype)。來自父系及母系的單套型，在精、卵結合時合成雙套(diploid)。表6-3為小鼠H-2基因先天品系(H-2 congenic strain)所具有的MHC單套型及其命名。

表6-3　小鼠品系與H-2基因單套型的關係

品 系	單套型命名	單套型組合			
		K	I	S	D
C57BL/b	b	b	b	b	b
B10.BR	k	k	k	k	k
BALB/c	d	d	d	d	d
DBA/1	q	q	q	q	q
B10.A	a	k	k	d	d

　　七〇年代中期，Doherty及Zinkernagel作了一系列實驗，證明第一類MHC與免疫系統對抗病毒感染有關。Doherty等人以對小鼠神經系統感染力很強的**LCM病毒**(lymphocytic choriomeningitis virus)，進行了一系列實驗。

Advanced Reading

Doherty等人的典型實驗流程及結果如圖6-11，實驗的操作過程如下。

Step 1

以LCM病毒分別感染三種不同品系（A.TL、CBA/H、A/J）的小鼠，數天之後分離其脾臟細胞，在此同時，從SJL、BALB/c及CBA/H品系的小鼠腹腔分離出巨噬細胞，並以LCM病毒感染這些細胞；這些將作為目標細胞的巨噬細胞隨後培養在含鉻–51(^{51}Cr)的培養基中，一段時間後換上無^{51}Cr的培養液，使目標細胞內含有^{51}Cr。

Step 2

將來自三種不同品系的脾臟細胞與三種不同品系的目標細胞，以適當比例交叉混合培養。

Step 3

一段時間後，以離心的方式將細胞與培養液分離。

理論上，如果脾臟細胞中抗LCM病毒的T細胞能攻擊並殺死目標細胞，則目標細胞會被分解而釋出細胞內的^{51}Cr。故愈多目標細胞死亡，則培養液中之放射性活性會愈強，細胞的部分則放射活性愈弱。

在實驗過程中，會加上一組由未受過LCM感染的小鼠體內所分離的脾臟細胞，作為負控制組。此外，將一組目標細胞以界面活性劑（如Triton X-100）破壞細胞膜，以決定^{51}Cr之最大釋出量。

Step 4

將各實驗組之細胞離心之後，取出定量之上清液，以γ射線放射活性偵測儀測定混合培養後細胞釋出之放射性活性，並以下列公式估算出被分解的目標細胞比率：

$$被分解的目標細胞百分比(\%) = \frac{實驗組釋出^{51}Cr之放射性活性 - 控制組釋出^{51}Cr之放射性活性}{^{51}Cr最大釋出量 - 控制組釋出^{51}Cr之放射性活性} \times 100\%$$

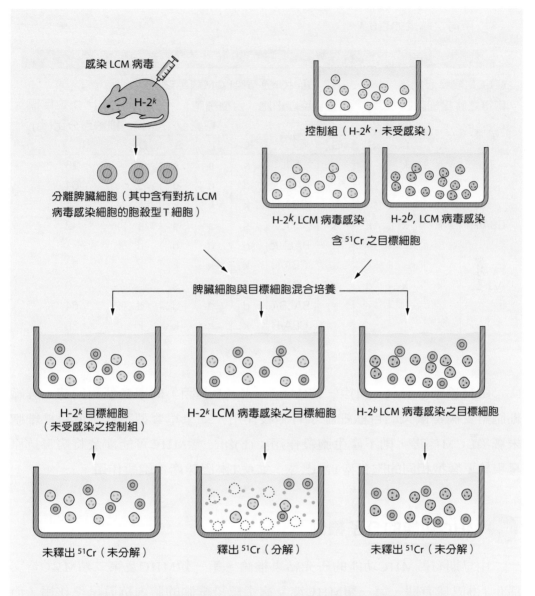

圖6-11　第一類MHC基因單套型侷限T淋巴球毒殺病毒感染細胞的能力。

步驟一：以LCM病毒感染*k*單套型品系的小鼠；數天之後分離其脾臟細胞；在此同時，分別從*k*單套型及*b*單套型品系的小鼠腹腔分離出巨噬細胞作為目標細胞，以LCM病毒感染，並培養在含鉻–51(^{51}Cr)的培養基中，使目標細胞內含有^{51}Cr；控制組之目標細胞為不感染LCM病毒的*k*單套型巨噬細胞。步驟二：將脾臟細胞與目標細胞以適當比例混合培養。一段時間後，以離心的方式將細胞與培養液分離，並測定培養液中之放射性強度。

所得之結果如表6-4。

表6-4　第一類MHC與抗病毒免疫反應的關係

經LCM病毒感染後 取得之脾臟細胞					含51Cr並感染LCM病毒之 巨噬細胞（目標細胞）					釋出51Cr之目標 細胞百分比(%)
品系	單套型				品系	單套型				
	K	I	S	D		K	I	S	D	
A.TL	s	k	k	d	SJL	s	s	s	s	25
					BALB/c	d	d	d	d	64
					CBA/H	k	k	k	k	1
CBA/H	k	k	k	k	SJL	s	s	s	s	2
					BALB/c	d	d	d	d	1
					CBA/H	k	k	k	k	34
A/J	k	k	d	d	SJL	s	s	s	s	0
					BALB/c	d	d	d	d	64
					CBA/H	k	k	k	k	30

由實驗結果發現：(a)第一類MHC（K及D基因）的單套型相同時，脾臟細胞對受病毒感染的目標細胞才有胞殺作用；如果單套型不同，或目標細胞未感染LCM病毒，則不產生胞殺作用；(b)第一類MHC可能涉及將病毒抗原呈現給單套型相同的胞殺型T淋巴球，並使T淋巴球產生胞殺作用。

MHC功能的分子機制

由早期有關MHC功能的研究結果推論，第一類MHC及第二類MHC皆與活化T淋巴球有關。第一類MHC涉及病毒感染細胞的胞內抗原呈現作用，而第二類MHC參與來自胞外的抗原呈現作用；當抗原呈現給具有正確專一性的T淋巴球時，即能使此類T淋巴球活化。此外，抗原呈現細胞之MHC基因單套型與T淋巴球的單套型契合程度，也是能否激發免疫反應的關鍵。MHC單套型的侷限性衍生出兩個問題：

1. 不同單套型的MHC對相同的抗原，是否具有不同的親和性，以致產生抗原呈現效果的不同？

2. T淋巴球如何能辨識MHC的單套型？為何T淋巴球的TCR不接受不同單套型MHC的刺激？

有關產生T淋巴球專一性的機制，將在下一章陳述；而有關MHC分子與抗原分子間的相互作用，將在此詳加討論。

▶ MHC－抗原複合體的分子結構

由MHC分子結構一節中，已經提及第一類MHC分子與抗原接觸的部位是α1及α2功能區。α1及α2功能區共同形成一個凹槽，而由凹槽的大小判斷，與第一類MHC分子接合的多肽鏈一定很短；換言之，只是大分子抗原的某一個小片段。1992年，Parham、Silver及Madden等人利用**免疫沉澱法**(immunoprecipitation)及**X光結晶圖譜分析**(X-ray crystallographic analysis)發現，與第一類MHC作用的抗原片段約含9個胺基酸；如果從N端往C端編號，則負責與第一類MHC分子接合的胺基酸為第2號及第8或第9號胺基酸（圖6-12a），這些胺基酸以氫鍵與MHC分子上的胺基酸相互作用。此外，其他學

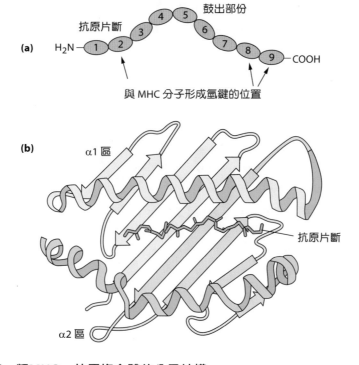

圖6-12　第一類MHC－抗原複合體的分子結構。

(a)與第一類MHC作用的抗原片段約含9個胺基酸，如果從N端往C端編號，則負責與MHC分子接合的胺基酸為第2號及第8或第9號胺基酸，中間部位的胺基酸則負責與T淋巴球的TCR作用；(b)第一類MHC分子α1及α2功能區共同形成一個凹槽，長度約8~10個胺基酸的抗原片段則夾在凹槽內。

者證明，中間部位的胺基酸則負責與T淋巴球的TCR作用。由於第一類MHC的抗原接合凹槽兩端是封閉型的，所以接合第一類MHC的抗原片段長度侷限於11個胺基酸。

第二類MHC的抗原結合部位由α1及β1等兩個功能區所組成，也是呈凹槽狀；不過兩端是開放型的，故對抗原片段長度的要求較有彈性，約為13~18個胺基酸。第二類MHC不像第一類MHC，只與多肽鏈抗原片段的兩端作用；研究結果顯示，夾在第二類MHC抗原接合部位中的抗原片段，其中間的第9~13個胺基酸皆或多或少與MHC分子作用（圖6-13），而其作用力包括氫鍵及厭水性作用力。

許多研究結果顯示，不同單套型的MHC與相同抗原的作用方式與親和力皆不同。表6-5是Buus等人1987年發表的一份研究報告，顯示不同MHC單套型對抗原片段的偏好。表中括弧內的數字代表抗原片段的起始胺基酸編號及終止胺基酸編號，如卵白蛋白含三百多個胺基酸，而此實驗只以其中第323至339號（共17個胺基酸）的片段作反應。這些抗原片段先以放射性標定後，再

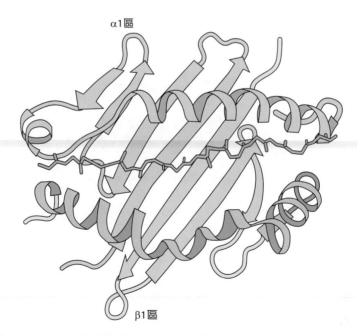

α1區

β1區

圖6-13　第二類MHC－抗原複合體的分子結構。

第二類MHC的抗原結合部位由α1（綠色）及β1（藍色）等兩個功能區所組成，也是呈凹槽狀，不過兩端是開放型的，抗原片段（橘色長鏈）長度約為13~18個胺基酸。夾在第二類MHC抗原接合部位的抗原片段第9~13個胺基酸皆或多或少與MHC分子作用。

分別與來自d單套型及k單套型小鼠的第二類MHC分子進行接合反應。表中I-A^{d}代表I-A基因產生的第二類MHC分子（本章曾提到小鼠的I基因區有I-A及I-E等兩種第二類MHC基因），而此I-A基因來自d單套型。

　　由表6-5顯示，d單套型小鼠的第二類MHC分子能與卵白蛋白(323~339)接合，但k單套型小鼠的第二類MHC分子則幾乎無法與此抗原片段接合；故k單套型小鼠對卵白蛋白(323~339)的免疫反應能力不如d單套型。反之，d單套型的第二類MHC分子對卵溶菌素(46~61)片段完全不能接合，但k單套型的第二類MHC分子對此抗片段的接合能力很強，而k單套型對卵溶菌素的74~86片段的接合效力卻明顯下降。

表6-5　第二類MHC單套型與抗原片段的親和力

抗原片段（胺基酸編號）	第二類MHC及其單套型			
	I-A^d	I-E^d	I-A^k	I-E^k
卵白蛋白(323~339)	＋＋	＋／－	＋／－	＋／－
流感病毒凝血素(130~142)	＋＋	＋／－	＋	＋／－
卵溶菌素(46~61)	－	－	＋＋＋	＋／－
卵溶菌素(74~86)	＋／－	＋／－	＋	＋／－
卵溶菌素(81~96)	＋／－	＋／－	＋／－	＋

註：「＋／－」代表接合反應不明顯。

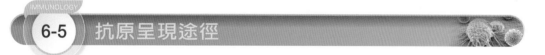

6-5　抗原呈現途徑

　　由前幾節的內容中已可確定，細胞內有兩種抗原呈現途徑(antigen-presentation)：(a)內生性抗原（例如由病毒基因在感染病毒的細胞內所產生的病毒蛋白）呈現途徑，這種途徑由第一類MHC負責呈現；(b)外源性抗原（由胞吞作用自胞外攝取的抗原分子）呈現途徑，此途徑由第二類MHC主導。

內生性抗原呈現途徑

　　由病毒基因轉錄、轉譯產生的病毒蛋白，一般皆存在於細胞質中，準備組合成完整的病毒顆粒，故這些病毒蛋白是內生性抗原的主要來源。此外，腫瘤細胞與異類細胞(allogenic cells)能產生異常或多型性的內生性蛋白，存在於細胞質中，這類蛋白也可能被導入內生性抗原呈現途徑呈現給T細胞，被T細胞視為外來抗原而誘發免疫反應（這部分會再隨後的章節中討論）。內生性抗原呈現途徑可大致分為下列階段。

▶ 分解內生性蛋白質抗原

　　在細胞質中的蛋白質首先被**普遍素**(ubiquitin)標定，然後這些被標定的目標蛋白會由含數十個蛋白次單元的**蛋白分解體**(proteosome)所分解（圖6-14）。負責分解內生性抗原的蛋白分解體還結合了三種輔助因子，即**低分子量多肽(low molecular mass polypeptide, LMP)**，如LMP2、LMP7及LMP10，LMP基因位於第二類MHC基因區中。這三種LMP促使蛋白分解體分解內生性抗原時，將蛋白質切成約8~10個胺基酸片段，且切割位置常在鹼性胺基酸（如離胺酸(lysine)、精胺酸(arginine)等）或厭水性胺基酸（如白胺酸

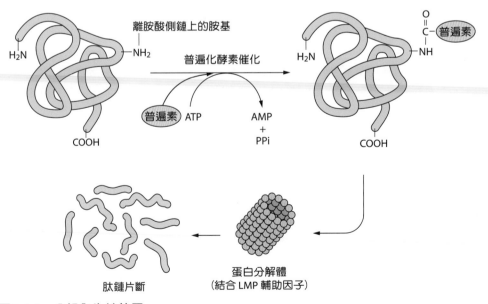

圖6-14　分解內生性抗原。

內生性抗原在細胞質中首先被普遍素標定；這些被標定的目標蛋白，則由含數十個蛋白次單元的蛋白分解體所分解。

(leucine)、纈胺酸(valine)等）上，所產生的寡肽鏈正好契合第一類MHC分子的抗原接合部位。

▶ 抗原片段進入內質網腔

呈現途徑的第二步是使抗原片段通過內質網膜，進入內質網腔中，而協助抗原片段通過此雙層磷脂膜的分子稱為**TAP** (transporters associated with antigen processing)。1989年，Townsend等人針對突變的細胞株RMA-S深入研究發現，這種細胞內合成的第一類MHCα及β_2m分子的數量正常，但是約只有5%表現在細胞膜上；隨後他們發現，這種突變的細胞缺少有功能的TAP分子。TAP有兩種，分別稱之為TAP1及TAP2（圖6-15），兩者之基因皆在第二類MHC的基因區中。TAP1及TAP2皆為內質網膜上的膜蛋白，且皆具有接合

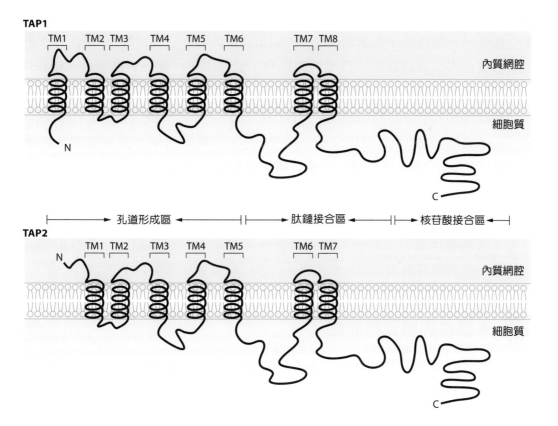

圖6-15　TAP1及TAP2的分子構造。

抗原片段必須通過內質網膜，進入內質網腔中，才能與第一類MHC分子結合，而負責協助抗原片段通過內質網膜的孔道則由TAP1及TAP2所構成。TAP1具有8個穿膜區（TM1~TM8），而TAP2具有7個穿膜區（TM1~TM7），且皆具有接合抗原片段及水解ATP的活性，以提供輸送寡肽鏈所需的能量。TM: transmembrane

並水解ATP的活性，顯然輸送抗原片段進入內質網腔需要ATP提供能量。TAP對8~13個胺基酸大小的寡肽鏈有很高的親和力，且特別容易與較厭水性及碳端具鹼性胺基酸的寡肽鏈接合，而這些特點使TAP成為專門為第一類MHC分子呈現途徑服務的通透管道。

▶ 第一類MHC分子與抗原片段的組合

MHC基因所產生的mRNA主要在**粗糙型內質網**(rough endoplasmic reticulum)膜上完成轉譯，合成的蛋白質多肽鏈同時通過內質網膜，進入內質網中；第一類MHC的α鏈及β_2m鏈也是依循此途徑。MHC與抗原複合體組合的順序如下：

1. α鏈首先與一種稱為**鈣接合素**(calnexin)的**護送子**(chaperone)接合，穩定α鏈的摺疊結構；隨後與β_2m鏈結合，組成完整的第一類MHC。

2. 此時另一種護送子**鈣網素**(calreticulin)加入，參與複合體之穩定工作，而鈣接合素也適時離開。近年來的研究，又發現另一個內質網蛋白－**Erp57**也參與這項穩定α/β_2m雙倍體的工作。

3. 鈣網素與Erp57共同引導第一類MHC分子接合另一護送子－TAP結合素(tapasin)，此時第一類MHC分子的空間結構使抗原片段得以進入凹槽區，與MHC分子形成穩定的複合體（圖6-16）。

4. 攜帶有抗原片段的第一類MHC隨後離開內質網，由**運輸小泡**(transport vesicle)轉送至**高基氏體**(Golgi apparatus)。經由近端、中間、遠端網路等不同高基氏體的區間，最後由分泌小泡轉送至原生質膜，呈現在細胞表面，準備與具有適當專一性TCR的T淋巴球反應（圖6-17）。

外源性抗原呈現途徑

這一型的抗原呈現途徑主要由第二類MHC分子負責進行。第二類MHC分子由α及β鏈組成，其合成α/β鏈的途徑與第一類MHC分子相似，兩者在內質網腔中組合；而這個階段的第二類MHC分子也有一種護送子，稱為**無變異鏈**(invarient chain, Ii)，無變異鏈在第二類MHC抗原呈現途徑中扮演了數種角色。第二類MHC抗原呈現途徑分為下列數個階段。

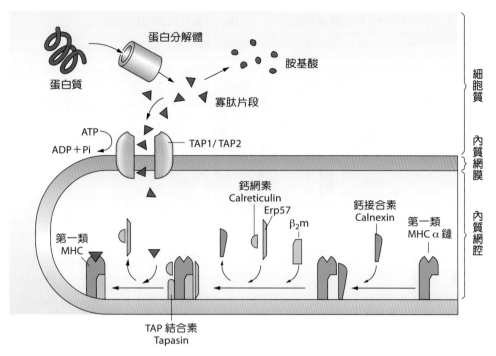

圖6-16　第一類MHC與抗原片段複合體的組合。

α鏈首先與鈣接合素(calnexin)接合，隨後與β₂m結合，組成完整的第一類MHC。此時鈣
網素(calreticulin)與Erp57參與複合體之穩定工作，而鈣接合素也適時離開；鈣網素與
Erp57共同引導第一類MHC分子接合TAP結合素(tapasin)，此時第一類MHC分子的空間
結構使抗原片段得以進入凹槽區，與MHC分子形成穩定的複合體。

▶ α/β雙倍體的組合

　　合成α/β鏈的途徑與第一類MHC分子相似。首先，兩者在內質網腔中組
合，此時無變異鏈作為α/β雙倍體的護送子，穩定其摺疊結構；無變異鏈同時
嵌入α/β組成的抗原結合凹槽，使內質網腔中的其他寡肽鏈不致誤入凹槽中。
隨後，無變異鏈促使第二類MHC離開內質網，由運輸小泡轉送至高基氏體。
最後，由分泌小泡裝載，離開遠端高基氏體。無變異鏈隨後促使載有第二
類MHC的分泌小泡接近**內吞途徑**(endocytic pathway)（圖6-17）。

▶ 抗原的攝取和處理

　　內吞途徑本質上是用來攝取胞外物質並進行分解，隨後留下有用的原料
（如胺基酸等），排出無用的物質。此途徑的起點為**胞吞作用**(endocytosis)，

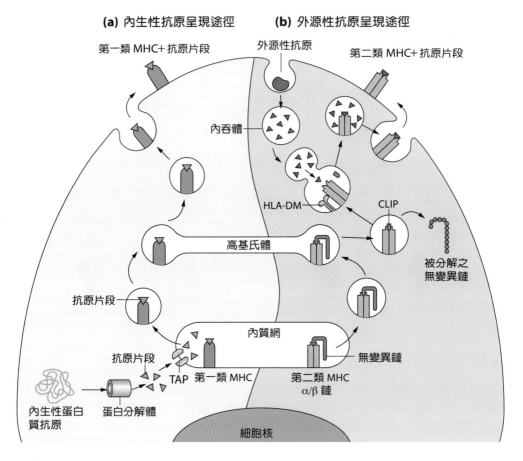

(a) 內生性抗原呈現途徑　　**(b)** 外源性抗原呈現途徑

第一類 MHC+ 抗原片段　　外源性抗原　　第二類 MHC+ 抗原片段

內吞體

HLA-DM　　CLIP

高基氏體

被分解之
無變異鏈

抗原片段

內質網

抗原片段

TAP　第一類 MHC　　第二類 MHC　　無變異鏈
α/β 鏈

內生性蛋白
質抗原　　蛋白分解體

細胞核

圖6-17　第一類及第二類MHC與抗原片段複合體的呈現途徑。

(a)第一類MHC的呈現途徑，MHC與抗原複合體離開內質網後，由運輸小泡轉送至高基氏體，經由高基氏體由分泌小泡轉送至原生質膜。(b)第二類MHC的呈現途徑，α/β鏈在內質網腔中組合，此時無變異鏈(Ii)嵌入α/β組成的抗原結合凹槽，促使第二類MHC離開內質網，轉送至高基氏體，最後轉移至MIIC，與攜帶抗原片段的分泌小泡融合；無變異鏈被分解成CLIP，再由HLA-DM催化CLIP的脫離，使抗原片段得以嵌入凹槽，完成第二類MHC與抗原片段複合體的組合；帶有抗原片段的第二類MHC分子隨後被轉送至細胞表面。

物質進入細胞時，由稱為**內吞體**(endosome)的小泡所裝載；內吞體內部的pH值逐漸下降，原先在pH6.0~6.5之間，發展成晚期內吞體(late endosome)時，pH值已降為5.0~6.0，最後成熟為**溶酶體**(lysosome)，此時的pH值只有4.5~5.0，呈中度的酸性。內吞體或溶酶體中有多種於酸性環境下活性很強的蛋白質分解酶，可將胞吞作用攝入的外源性抗原分解成抗原片段，此過程稱為抗原處理(antigen processing)；如果抗原片段大小符合第二類MHC的抗原接合部位，則將被呈現至細胞表面，活化T淋巴球（圖6-18）。

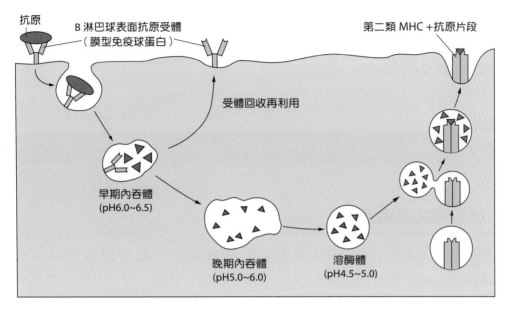

圖6-18　內吞途徑的抗原處理程序。

內吞途徑的起點為胞吞作用，抗原進入細胞時，由內吞體裝載，內吞體內部的pH值逐漸下降，原先在pH 6.0~6.5之間，最後成熟為溶酶體時，pH值只有4.5~5.0。內吞體或溶酶體中的蛋白質分解酶將攝入的外源性抗原分解成抗原片段，此過程稱為抗原處理。

▶ 第二類MHC與抗原片段複合體的組合和呈現

　　攜帶有抗原片段的溶酶體或晚期內吞體，會移轉到富含第二類MHC的區間(MHC class II-enriched compartment, MIIC)，與攜帶第二類MHC的分泌小泡融合。然後，附著於第二類MHC抗原接合部位的無變異鏈，開始被分解成**無變異肽鏈片段**(class II-associated invariant chain peptide, CLIP)，此時CLIP仍然嵌在第二類MHC的凹槽中，防止其他溶酶體中的寡肽鏈接在抗原接合部位。經由一種功能與HLA相關的雙倍體分子(dimeric molecule)－**HLA-DM**，催化CLIP的脫離，使抗原片段得以嵌入凹槽，完成第二類MHC與抗原片段複合體的組成（圖6-17）。帶有抗原片段的第二類MHC分子隨後被轉送至細胞表面，呈現給T淋巴球（圖6-17）。

　　另一種與MHC相關的雙倍體分子HLA-DO的功能正好與HLA-DM相反；HLA-DO會與HLA-DM結合，並抑制HLA-DM應有的功能。HLA-DM為異質雙倍體，不具多型性，其α鏈及β鏈基因皆在第二類MHC基因區內，與TAP及LMP基因相鄰；HLA-DO也是雙倍體，基因也在第二類MHC基因區內。

第一類MHC與第二類MHC的抗原處理與呈現途徑，有很顯著的差異，且接受這兩類MHC刺激的T淋巴球也不相同。有關抗原呈作用與T淋巴球抗原受體間的交互影響，將在下一章中詳述。

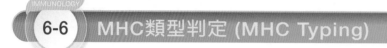

6-6 MHC類型判定 (MHC Typing)

 ### 類型判定的重要性

人類的MHC（又稱為HLA）在人類族群中，有很複雜的**多型性** (polymorphism)；要找到兩位HLA類型完全一樣的個體，除了是同卵雙生的雙胞胎之外，機率非常小。但是當個體罹患嚴重的疾病（如嚴重的腎功能衰竭、癌症等）或創傷，需要作組織或器官移植手術時，HLA的相似性是手術成功與否的關鍵因子，故判定捐贈者(donor)及接受者(recipient)的HLA類型是絕對需要的。此外，經過多年的研究，科學家發現某些HLA型之個體，罹患某些疾病的相對風險(relative risk)比其他HLA型的個體高（表6-6），故判定MHC類型對疾病的防治與治療也是關係密切。

表6-6　HLA類型與疾病之相關性

疾病名稱	HLA等位基因	相對風險(%)
風濕性脊髓炎(ankylosing spondylitis)	B27	87.4
Goodpasture氏症候群(Goodpasture's syndrome)	DR2	15.9
胰島素依賴性糖尿病 (insulin-dependent diabetes mellitus)	DR3 (HLA-DRB1*03) DR4 (HLA-DRB1*04) DQB1*0302	3.3 6.4 9.5
多發性硬化症(multiple sclerosis)	DR15 (HLA-DRB1*1501)	4.1
重症肌無力(myasthenia gravis)	DR3 (HLA-DRB1*03) DR8 (HLA-DRB1*08)	2.5 3.4
類風濕性關節炎(rheumatoid arthritis)	DR4 (HLA-DRB1*04)	4.5
全身性紅斑性狼瘡(systemic lupus erythematosus)	DR3 (HLA-DRB1*03)	5.8
Graves氏症(Graves' disease)	DR3 (HLA-DRB1*03)	3.7
橋本氏病(Hashimoto's disease)	DR11 (HLA-DRB1*11)	3.2

HLA類型判定技術

截至2021年，在第6對染色體短臂上(6p21.3)的HLA基因區中，已被確認的基因超過220種，其中被命名的HLA及相關基因超過50種，與HLA基因相關的對偶基因(alleles)超過3萬種。這些對偶基因是以分子生物訊息學(bioinformatics)的方式，經由核苷酸序列的變異而發現的，再由世界衛生組織的HLA命名委員會統一命名(WHO Nomenclature Committee for Factors of the HLA System)。

▶ 第一類HLA類型判定

傳統上，第一類HLA類型是以**血清判定類型**(serological typing)來判定，即結合對抗特定HLA的抗體、補體及染劑（如伊紅(eosin)），判斷受測者的HLA類型（圖6-19）。操作步驟如下：

步驟一： 以梯度離心方法(Ficoll-Hypaque centrifugation)由受測者全血中分離出周邊血單核細胞(peripheral mononuclear cells, PBMC)，調成2×10^6細胞／毫升的濃度。

步驟二： 取一測試盤，每一小格中加入1微升(1μL)之細胞，隨後每格依序加入不同專一性的抗血清。

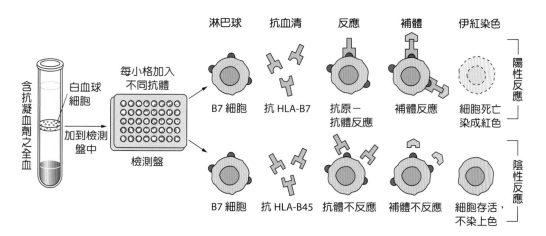

圖6-19　第一類HLA類型判定－血清檢驗法。

(1)分離出白血球；(2)在測試盤的每一小格中加入1μL之細胞，隨後每格依序加入不同專一性的抗血清；(3)如果受測者之HLA為HLA-B7型，則加入抗HLA-B7血清之小格中，抗體會附在白血球表面；(4)加入補體分子，使補體活化，並破壞白血球細胞膜；(5)加入伊紅染劑，伊紅會滲入死亡的細胞中，使死細胞呈紅色，活細胞則不染上色。

步驟三：如果受測者之HLA為HLA-B7型，則加入抗HLA-B7血清之小格中，抗體會附在白血球表面。

步驟四：隨後加入補體分子，使補體受抗原－抗體複合體的刺激而活化；補體反應的結果，使白血球細胞膜受到破壞。

步驟五：最後加入適量之伊紅，則伊紅會滲入被補體攻擊而死亡的細胞中。陽性細胞在顯微鏡觀察下呈紅色，活細胞不呈色；陽性反應強度依死亡細胞的百分比(%)分為8級，如死亡21~50%評定為4級；81~100%評定為8級。

表6-7　第一類HLA類型判定範例

血清編號	抗體專一性	陽性反應強度	血清編號	抗體專一性	陽性反應強度
A-001	A1	1	B-001	B51、B52、B35	1
A-002	A1、A36	1	B-002	B51、B52	1
A-003	A1、A11	1	B-003	B51、B52、B53	1
A-004	A2	1	B-004	B7、B42	1
A-005	A2、A28	1	B-005	B7、B27	1
A-006	A2、A28、B7	1	B-006	B7、B55	1
A-007	A3	8	B-007	B8	8
A-008	A3	6	B-008	B8、B59	8
A-009	A3、A10、A11、A19	8	B-009	B44、B45、B21	6
A-010	A11	1	B-010	B44、B45	8
A-011	A10、A11	6	B-011	B44	1
A-012	A11、A1、A3（弱）	4	B-012	B45	6

檢測結果：本例受測者之HLA類型為A10/A3及B8/B45。

以表6-7的檢驗結果為例，受測者之HLA型為HLA-A10/A3及HLA-B8/B45。由血清檢驗方式分辨出來的HLA-A有21型，HLA-B有43型，HLA-C有10型。近年來由於單株抗體技術的發展，原來不易用血清檢驗作HLA判定的第二類HLA，也可用血清檢驗技術在3小時左右完成判定。目前可分辨出18種

HLA-DR、9種HLA-DQ及6種HLA-DP。命名時以數字標示血清型，如HLA-A2、HLA-B41等，不過編號沒有連續性。而利用分子生物技術詳細分析，如使用sequence-specific primers(SSP)進行聚合酶連鎖反應(polymerase chain reaction, PCR-SSP)，發現每種血清型中又包含多種核苷酸序列不同的對偶基因，如HLA-A2（基因座；locus）有540種對偶基因，命名時對偶基因則以後兩位數字標示之，如HLA-A*0207, HLA-A*0220等，＂02＂代表血清型（含多種對偶基因），＂07＂代表對偶基因型。

▶ 第二類HLA類型判定

　　第二類HLA的類型判定，目前主要使用分子生物技術及單株抗體技術，在此之前，**淋巴球混合培養技術**(mixed-lymphocyte culture, MLC)是判定第二類HLA類型的主要方式。反應前先將已知HLA型的淋巴球作為刺激者(stimulator)；刺激者必須先以適當的放射線照射，或加入絲裂黴素C(mitomycin C)處理，以抑制細胞分裂。處理過的刺激者再與反應者(responder)（即受測者之淋巴球）約1:1混合，培養5天之後，加入^{3}H-thymidine（參考第四節中之說明），使分裂中的細胞帶有放射性，而不分裂的細胞不帶放射性；反應終止後，以β-測數儀測定檢體之放射性強度。如圖6-20中之範例，刺激者之HLA為HLA-DR8/8型（不要忘了每個人皆有一對對偶基因，一個來自父系，一個來自母系）；若反應者為HLA-DR3/11，則刺激者對反應者之T淋巴球而言是外來抗原，故反應者之T淋巴球會接受刺激而轉型、活化、增殖，此時檢體就會帶很強的放射性；反之，如果反應者為HLA-DR8/11，由於反應者之T淋巴球不會對含HLA-DR8之刺激者淋巴球起反應，故T淋巴球不會被活化而增殖，檢體就沒有放射性活性。利用分子生物技術詳細分析，發現第二類HLA的血清型中，也包含多種核苷酸序列不同的對偶基因，如HLA-DRB1就具有2,581種不同的對偶基因，命名方式也是在原MLC及血清型檢驗命名（基因座；locus；如DRB1）之後加入對偶基因群及特定對偶基因代號，如DRB1*0402, DRB1*0406。

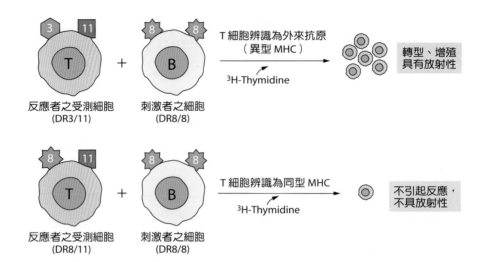

圖6-20　第二類HLA類型判定－淋巴球混合培養技術。

反應前先將已知HLA型的刺激者淋巴球以放射線照射或絲裂黴素C (mitomycin C)處理，以抑制細胞分裂，再與反應者（受測者）之淋巴球混合培養，並加入³H-thymidine使分裂中的細胞帶有放射性，而不分裂的細胞不帶放射性；反應終止後，以β-測數儀測定檢體之放射性強度。圖中刺激者之HLA為HLA-DR8/8型，若反應者為HLA-DR3/11，則刺激者對反應者之T淋巴球而言是外來抗原，故反應者之T淋巴球會接受刺激而分裂，此時檢體就會帶很強的放射性；反之，如果反應者為HLA-DR8/11，則反應者之T淋巴球不會對含HLA-DR8之刺激者淋巴球起反應，故檢體就沒有放射性活性。

學習評量　　　　　　　　　　Review Activities

1. 下列有關第一類MHC的敘述何者正確？

   (A) α鏈與β_2m鏈之間沒有共價鍵結

   (B) 細胞質區含有α1、α2、α3等三個功能區

   (C) β_2m鏈直接參與抗原呈現作用

   (D) α1及α3區分子構成了一個凹槽以接合抗原片段

2. 下列何者為第一類MHC的功能？

   (A) 呈現之抗原主要為細菌分泌的物質

   (B) 主要與病毒是否能入侵細胞有關

   (C) 呈現之抗原由溶酶體酵素負責分解

   (D) 與抗原在內質網腔中結合

3. 下列有關第二類MHC的敘述何者正確？

   (A) 第二類MHC主要呈現病毒產生的抗原

   (B) 第二類MHC的單套型影響分子與抗原片段的親和力

   (C) 第二類MHC離開內質網時即與抗原片段接合

   (D) 人類與老鼠第二類MHC基因只由α基因所構成

4. 第二類MHC的α1及β1功能區與何者接合？

   (A) CD4　　(B) 抗原片段　　(C) CD28　　(D) β_2m

5. 第二類MHC分子與抗原分子間的相互作用的敘述何者正確？

   (A) 抗原結合部位是由α1及β1形成的囊袋結構

   (B) 兩端是封閉型的，所以對抗原片段大小有所要求

   (C) 抗原片段長度約為13~18個胺基酸

   (D) 抗原片段中間位置的第2及9號胺基酸皆與MHC分子作用

6. 負責協助內生性抗原片段通過粗糙型內質網膜的分子為下列何者？

   (A) TAP　　　　　　　　　　(B) 鈣接合素(calnexin)

   (C) 鈣網素(calreticulin)　　　(D) TAP結合素(tapasin)

7. 無變異鏈的主要功能為何？

   (A) 防止第二類MHC分子被分解

   (B) 穩定第二類MHC與抗原片段的複合體

(C) 增加第二類MHC與抗原片段的親和力

(D) 負責護送第二類MHC至MIIC

8. 第二類MHC與抗原相接合的位置位於胞內何種胞器中？

(A) 粗糙型內質網   (B) 內吞體   (C) 過氧化氫酶體   (D) 高基氏體

9. 第二類MHC與抗原片段形成的複合體將抗原呈現給何種細胞？

(A) 巨噬細胞   (B) 輔助型T淋巴球   (C) 胞殺型T淋巴球   (D) B淋巴球

10.由Benacerraf等人之實驗獲得何種結論？

(A) 第二類MHC基因型限制抗原激發T淋巴球活化的能力

(B) 第二類MHC基因的遺傳違反孟德爾遺傳定律

(C) 第二類MHC表現愈強，抗體反應就愈強

(D) 不同單套型的第二類MHC分子對相同抗原有相同的親和力

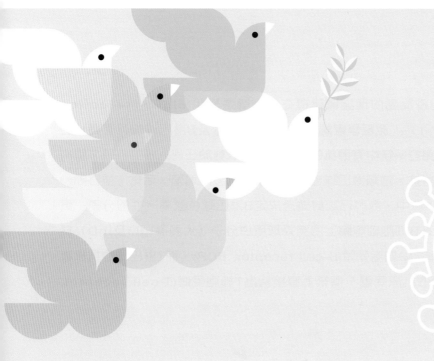

7 CHAPTER

T細胞受體與輔助因子
T-Cell Receptor and Its Accessory Molecules

本章摘要
掃描QR code或至https://
reurl.cc/2oADYa下載

IMMUNOLOGY

近代有關專一性免疫反應的理論皆建構在殖株篩選學說(clonal selection theory)上（圖7-1）；免疫學家認為，每個T淋巴球及B淋巴球皆具有獨特的抗原專一性，由於人類免疫系統中有億萬個淋巴球，所以對於任何入侵的抗原，體內皆有適當的淋巴球與之對抗。這類淋巴球會接受抗原的刺激而增殖、活化，並啟動一連串的免疫反應。在第3章中，我們已經討論過決定B淋巴球抗原專一性的分子─免疫球蛋白（即抗體）；在B細胞細胞膜上的免疫球蛋白分子（大多為IgM及IgD）具有抗原受體的角色，故稱為B細胞受體(B-cell receptor, BCR)，而T淋巴球的抗原專一性也取決於細胞表面的抗原受體，傳統上直接稱為T細胞受體(T-cell receptor, TCR)。

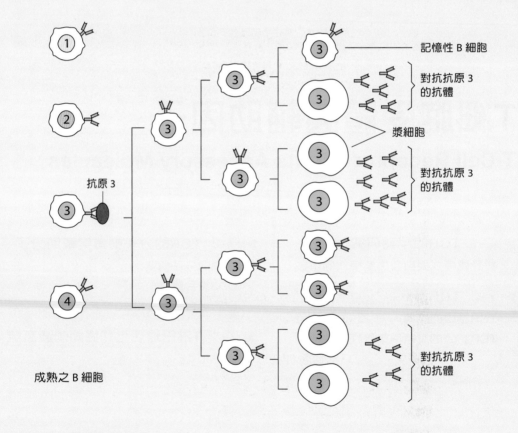

圖7-1　殖株篩選學說。

每個T淋巴球及B淋巴球皆具有獨特的抗原專一性（圖中只以數種專一性作代表，數字1~4表示不同的專一性）；入侵人體的抗原與專一性與它契合的淋巴球接合（如圖中的第3號淋巴球），並刺激淋巴球開始增殖、活化，形成抗原專一性殖株，啟動一連串的免疫反應。

7-1　TCR的早期研究

　　TCR的存在早在70年代即獲得證明，但是其分子結構一直未能被清楚的描述；此外，TCR與MHC－抗原複合體間的作用模式，也一直沒有定論。

雙受體模式與自我調整模式的爭議

　　免疫學家在七〇年代以前，對TCR與MHC－抗原複合體間的作用模式有兩種假說，即**雙受體模式**(dual-receptor model)與**自我調整模式**(altered-self model)。雙受體模式認為，抗原分子雖然與MHC分子結合為複合體，一起呈現在細胞表面，但是這兩種分子分別由兩種TCR負責辨識；自我調整模式則認為，T細胞只藉由一種TCR來辨識這兩種分子組成的複合體。

　　1981年，Kappler等人利用類似製造單株抗體的技術，從不同單套型（即不同MHC基因遺傳背景）的老鼠淋巴球，分別製造出對抗特定抗原的**T細胞融合瘤**(T-cell hybridoma)，再利用這兩種專一性不同的T細胞融合瘤作以下實驗：

步驟一：分別製備只與KLH+I-A^{f}抗原呈現細胞(APC)反應的T細胞融合瘤（甲細胞），以及只與OVA+I-A^{k}抗原呈現細胞反應的T細胞融合瘤（乙細胞）。

步驟二：融合甲細胞及乙細胞，產生兼具兩種專一性的融合細胞（丙細胞）。丙細胞理論上有兩種可能：(1)具有四種TCR可分別辨識KLH、OVA、I-A^{f}及I-A^k（雙受體模式）；(2)只具有兩種TCR，一種辨識KLH-I-A^{f}複合體，一種辨識OVA-I-A^{k}複合體（自我調整模式）（圖7-2）。

步驟三：將丙細胞分別與表7-1中之四種抗原－MHC組合的抗原呈現細胞混合培養，觀察T細胞增殖活化的情形。

　　結果顯示，抗原－MHC組合與甲細胞專一性(KLH+I-A^f)及乙細胞專一性(OVA+I-A^k)不同的抗原呈現細胞，皆無法活化丙細胞（表7-1）。由此實驗結果推論，T淋巴球表面的TCR應該同時辨識抗原及MHC分子，而不是以兩種TCR分別辨識抗原及MHC分子；即證明自我調整模式才是T淋巴球辨識抗原的正確模式。

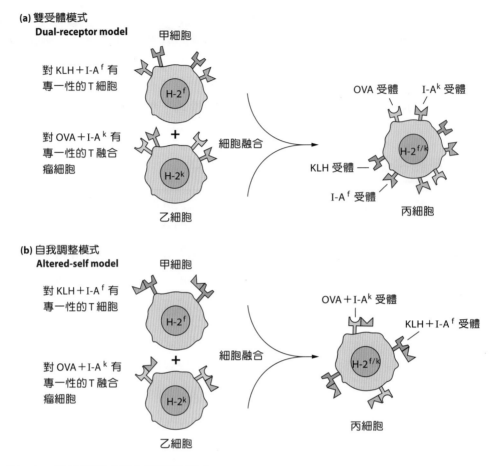

圖7-2　雙受體模式與自我調整模式。

融合甲細胞（KLH+I-A^{f}專一性）及乙細胞（OVA+I-A^{k}專一性）所產生兼具兩種細胞之專一性的丙細胞，理論上有兩種可能：(a)具有四種TCR，分別辨識KLH、OVA、I-A^{f}及I-A^k（雙受體模式）；(b)只具有兩種TCR，一種辨識KLH-I-A^{f}複合體；一種辨識DVA-I-A^{k}複合體（自我調整模式）。

表7-1　T細胞辨識抗原之模式

抗原呈現細胞呈現之抗原與MHC		丙細胞的增殖反應
抗　原	**MHC單套型**	
OVA	I-A^k	+
OVA	I-A^f	−
KLH	I-A^k	−
KLH	I-A^f	+

註：請注意甲細胞的TCR專一性為KLH-I-A^f；乙細胞的TCR專一性為OVA-I-A^k。

7-2　TCR基因

　　經過一系列基因選殖實驗後發現，TCR有四大類基因，分別為α、β、γ及δ基因，基因產物分別組合成αβ型TCR及γδ型TCR。TCR的基因結構與免疫球蛋白基因結構極為相似，在T淋巴球的發育過程中，TCR基因也會進行重組，顯然這兩種決定淋巴球抗原專一性的基因，有其演化上的淵源。

TCR基因的結構

▶ α鏈及δ鏈基因

　　以老鼠基因為例（圖7-3），α鏈基因含變異基因區(V_α)、接合基因區(J_α)及一個恆定基因(C_α)。老鼠的V_α基因區含有約100種V_α基因片段，而J_α基因區也有50種左右的J_α基因片段，使α鏈的歧異性相對增加。此外，α基因中很不尋常的插入一大段另一種TCR肽鏈的基因，即δ鏈基因。V_δ基因區除了含一個恆定區(C_δ)之外，含有約10種V_δ基因片段，J_δ基因區只含$J_\delta1$及$J_\delta2$兩個基因片段，可見δ鏈的歧異性比α鏈低；但δ基因含歧異基因區(D_δ)，其中含$D_\delta1$及$D_\delta2$兩個基因片段。

▶ β鏈基因

　　β鏈基因的結構與免疫球蛋白重鏈基因相似，也含有V、D、J、C等4個基因區。V_β基因區大約含20~30種V_β基因片段，V_β基因區之下游分為兩個區段，第一個區段含$D_\beta1$、7個$J_\beta1$及$C_\beta1$，其中$J_\beta1.7$為**偽基因**(pseudogene)，即不完整的基因；第二個區段含$D_\beta2$、7個$J_\beta2$及$C_\beta2$。第二個區段下游還有一個孤立的$V_\beta14$基因。

▶ γ鏈基因

　　γ鏈基因的結構大致可依恆定基因的位置分為四區段：第一區段含$V_\gamma5$、$V_\gamma2$、$V_\gamma4$及$V_\gamma3$等V_γ基因，其下游含$J_\gamma1$及$C_\gamma1$等基因，自成一套V-J-C區段；第二區段含$V_\gamma1.3$、$J_\gamma3$及$C_\gamma3$，但是$J_\gamma3$及$C_\gamma3$皆為偽基因，故無法轉錄成完整

老鼠 TCR α 鏈及 δ 鏈基因（位於第 14 號染色體）

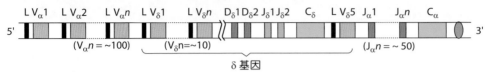

老鼠 TCR β 鏈基因（位於第 6 號染色體）

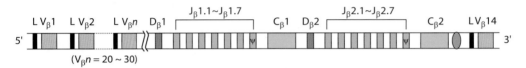

老鼠 TCR γ 鏈基因（位於第 13 號染色體）

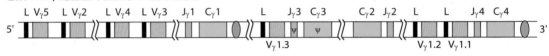

⬭ = 促進子　　Ψ = 偽基因

圖7-3　老鼠TCR基因的構造。

TCR有四大類基因，分別為α、β、γ及δ基因；δ基因嵌在α基因中。這些基因的產物分別組合成αβ型及γδ型TCR。TCR基因結構與免疫球蛋白基因結構極為相似，α及γ鏈基因含V、J和C基因區，而β及δ鏈基因則類似Ig重鏈基因，含有V、D、J及C基因區。

的mRNA，隨後轉譯成可用的γ鏈；第三區段含$C_\gamma 2$及$J_\gamma 2$基因，沒有V_γ基因；第四區段則含$V_\gamma 1.2$、$V_\gamma 1.1$等V_γ基因，以及$J_\gamma 4$及$C_\gamma 4$等基因，為另一較完整的V-J-C區段。

人類TCR基因的結構與老鼠相似，只有γ鏈基因比老鼠簡單，在一段含8個V_γ基因及6個偽V_γ基因之下游，分成兩個區段：第一區段含$J_\gamma 1.1$、$J_\gamma 1.2$及$J_\gamma 1.3$，隨後有$C_\gamma 1$基因；第二區段含$J_\gamma 2.1$、$J_\gamma 2.3$及$C_\gamma 2$基因，各基因片段的數目可參考表7-2。

表7-2　TCR基因片段的數目

基 因	基因所在之染色體		人類TCR基因片段的數目			
	人 類	老 鼠	V	D	J	C
α	14	14	50	0	70	1
β	7	6	57	2	13	2
γ	7	13	14	0	5	2
δ	14	14	3	3	3	1

TCR基因的重組與歧異性產生機制

　　TCR基因重組的機制與程序，與第5章討論的免疫球蛋白(Ig)基因重組機制極為相似，重組反應也是由RAG-1及RAG-2兩種酵素辨識**重組訊號序列**(recombination signal sequence, RSS)並催化重組反應，RSS也分為單旋RSS及雙旋RSS，重組時，RAG-1/2只辨識單旋RSS與一個雙旋RSS構成的組合。TCR基因的歧異性產生的機制與Ig基因相同，也來自下列方式：

1. 基因體中多重V、D、J基因間的任意組合：人類TCR的α鏈基因中，50種V_α與70種J_α（表7-2）可有3.5×10^3種可能的組合，而β鏈基因的57種V_β、2種D_β及13種有功能的J_β基因，可組成1,482種可能；αβ型TCR從VDJ的組合上即可獲得超過5×10^6種（即500萬種）可能的組合，其實人體內TCR之變異區序列變異數很大，以「下一代定序平台」("next generation" sequencing platform)分析結果，TCRβ鏈就含約1~5百萬種變異序列。此外，TCR基因在單旋RSS與雙旋RSS之排列順序上與Ig基因不同，由於片段間單旋RSS及雙旋RSS排列的對稱性，使V-D-J組合可有三種方式（圖7-4）。

2. V(D)J接合點的可塑性：在TCR基因重組中，接合點的變化亦與Ig基因重組相似。接合點的不同會造成核苷酸序列的差異，導致所合成的蛋白質胺基酸序列有許多變異。

3. 外加P核苷酸片段及N核苷酸片段：此現象也與Ig基因的重組（圖5-9）相同，髮夾構造斷裂點的不確定性，造成P核苷酸片段變異；TdT酵素在DNA的缺口末端任意接上寡核苷酸，則造成N核苷酸片段變異。

4. α鏈與β鏈（或γ鏈與δ鏈）的任意組合：TCR由兩條多肽鏈組成異質雙倍體(heterodimer)，故兩條鏈的可能組合數相乘積，使TCR基因產物可產生至少10^{13}種可能的組合。

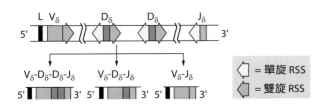

圖7-4　TCR基因V-D-J重組訊號的排列方式。

TCR基因由於其片段間單旋及雙旋RSS排列的對稱性，使V-D-J組合可有三種方式。

TCR基因在T淋巴球離開胸腺後，不再產生變化；換言之，在次級淋巴器官中的T淋巴球TCR基因，沒有體細胞高度突變現象(somatic hypermutation)，這是TCR基因與Ig基因最主要的不同點，經過在胸腺的正向與負向篩選之後，TCR基因的穩定性極為重要，如此才能避免T淋巴球產生對抗自身抗原的危險性。

7-3 TCR的分子構造與輔助分子

TCR的分子構造

不論是αβ型TCR或γδ型TCR，皆由兩條第一型膜蛋白（即NH₂端在胞外，COOH端在胞內的膜蛋白分子）所組成。胞外的部分主要包括2個類Ig功能區(Ig-like domain)，而鄰近NH₂端為變異區，近膜的部分為恆定區（圖7-5）；此構造與TCR基因結構相呼應，VDJ基因所編碼的胺基酸序列構成變異區，亦即TCR抗原專一性的決定部位。

以αβ型TCR而言，α鏈的分子量為43~49KDa，含有248個胺基酸，其中222個在胞外區，第223~243號胺基酸為穿膜區，其中含有帶正電荷的胺基酸（如離胺酸(lysine)、精胺酸(arginine)等），從244~248號等5個胺基酸則為細胞質區，由此可發現α鏈的胞內尾端很短，不足以擔任傳遞訊息的角色。β鏈的分子量為38~44KDa，含282個胺基酸，其中255個胺基酸為胞外區，第256~278號胺基酸構成穿膜區，胞內尾端只有4個胺基酸的長度，更不足以擔任傳遞訊息的角色。顯然由異質雙倍體組成的TCR只能擔任辨識抗原－MHC複合體的角色，如要進一步活化T淋巴球，則必須有其他分子的協助。

CD3複合體

TCR如果要進一步活化T淋巴球，必須依賴數種輔助胞內訊息傳遞的膜蛋白，包括γ/ε雙倍體、ε/δ雙倍體及ζ/ζ雙倍體等（圖7-5）（ζ讀做zeta；此處所指的雙倍體以學術界慣用的希臘字母命名，屬胞內傳訊因子，勿與Ig基因及TCR基因的名稱混淆）。γ鏈、ε鏈及δ鏈皆為第一型膜蛋白，分別含

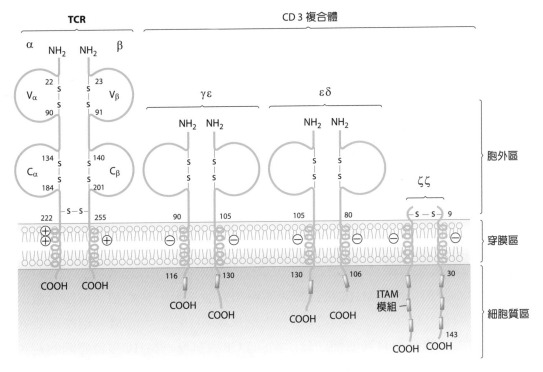

圖7-5　TCR及CD3複合體之分子結構。

TCR由兩條第一型膜蛋白所組成，胞外的部分主要包括兩個類Ig功能區，而鄰近NH₂端為變異區，近膜的部分為恆定區。CD3複合體的細胞質區具有ITAM模組，負責傳遞胞內活化訊息。

160、185及150個胺基酸，胞外區皆含有一個類Ig功能區，故皆為Ig超家族的成員；其穿膜區含有帶負價的胺基酸（如天門冬胺酸(aspartic acid)、麩胺酸(glutamic acid)等），故這類輔助因子可能藉由穿膜區的負價與TCR穿膜區的正價相互作用的原理與TCR相聚集。這三種膜蛋白的細胞質區皆含**免疫受體酪胺酸激活模組**(immunoreceptor tyrosine-based activation motif, ITAM)，這是負責傳遞胞內訊息、活化T淋巴球的重要分子構造。

　　ζ鏈的構造很特別，其胞外區很短（約9個胺基酸），不過胞內尾端卻有約113個胺基酸長，其中含有3個ITAM（γ、ε及δ鏈只含有1個ITAM），可見ζ鏈在胞內訊息傳遞上佔有重要的角色。ζ鏈的穿膜區約含21個胺基酸，其中也含負價的胺基酸分子，負責使ζ鏈與TCR分子聚集。η鏈(eta chain)來自與ζ鏈(zeta chain)相同的基因，不同處在於其先驅mRNA (pre-mRNA)轉變為成熟mRNA時發生**另類剪接**(alternative splicing)，即切除內插子時多切除了部分外

顯子，使η鏈之COOH端短少了一些胺基酸。T淋巴球中大約有90%為ζ/ζ雙倍體，只有10%左右是ζ/η雙倍體。

由γ/ε、ε/δ、ζ/ζ（或ζ/η）所構成的複合體稱為**CD3複合體**(CD3 complex)。T淋巴球必須有完整的TCR，才能正確的辨識抗原呈現細胞或病毒感染細胞所呈現的抗原－MHC複合體，不過還要有完整的CD3與TCR交互作用，才能使T淋巴球如裝上導火線的火藥或點上火源的熱水器一樣，分化成活化前的先備T細胞(primed T-cells)，故CD3成為T淋巴球的通用標記(pan-T marker)。

輔助接合抗原－MHC複合體的分子

TCR本身與抗原－MHC複合體間的親和力並不大，其K_d值（解離常數）約在10^{-7}~10^{-4}M之間，相較於抗體－抗原反應的10^{-10}~10^{-6}M，相差可能在一千倍以上，故必須有其他輔助分子增強TCR與抗原－MHC複合體間的親和力。這類分子大致可分為協同受體及附著性分子兩類。

▶ 協同受體

因為T淋巴球會依照CD4及CD8的有無，決定接受第一類或是第二類MHC的刺激，因此CD4及CD8分子（圖7-6）在T淋巴球活化的重要性，遠超過附著性分子，故又被稱為**協同受體**(co-receptor)。

T淋巴球依據CD4或CD8分子的有無可分為四種次族群，即$CD4^-8^-$雙陰性T細胞、$CD4^+8^+$雙陽性T細胞，以及$CD4^+8^-$和$CD4^-8^+$兩種單陽性細胞。非常早期的T淋巴球先驅細胞，以及稱為**表皮內淋巴球**(intraepidermal lymphocytes)的T細胞，即屬於$CD4^-8^-$細胞，這類細胞表面具γδ型TCR；$CD4^+8^+$細胞則只出現在T淋巴球發育早期；而大部分成熟的αβ型T淋巴球則屬於$CD4^+8^-$或$CD4^-8^+$這兩種次族群。

1. CD4分子

CD4分子為典型的第一型膜蛋白，分子量55KDa。胞外區含4個類Ig功能區，分別命名為D1、D2、D3及D4，其中D3較小且沒有雙硫鍵（圖7-6）；細胞質區較一般CD8分子長，含40個胺基酸，其中有3個絲胺酸(serine)可被磷酸化，而此區的磷酸化往往是啟動胞內傳訊途徑的第一步。

　　CD4的首要功能是與第二類MHC分子接合，穩定TCR－抗原－MHC三元複合體(ternary complex)。現代之X光結晶繞射圖譜分析技術，揭示了CD4及TCR－抗原－MHC複合體之間的空間相對位置，當第二類MHC分子以α1區和β區所形成的凹槽狀抗原接合區與抗原-MHC複合體結合，並呈現抗原給TCR的Vα與Vβ時，發現緊鄰TCR的CD4以D1功能區與第二類MHC分子的β2區接合。CD4與第二類MHC的接合，使TCR與「抗原－MHC」三元複合體間，增強約100倍的親和力。

2. CD8分子

　　CD8是雙倍體分子，老鼠的CD8由α鏈及β鏈組成，分子量約30~38 KDa；人類CD8⁺T淋巴球表面的CD8分子，大多數也由α鏈及β鏈組成，α鏈分子量34~37 KDa，胞外區含122個胺基酸，其中具有一個類Ig功能區，細胞質區的尾端比CD4的尾端短，含28個胺基酸（圖7-6），其中有數個胺基酸也可被磷酸化，所以有胞內傳訊的功能。β鏈分子量32 KDa，也具有一個類Ig功能區，細胞質區的尾端比α鏈的尾端短，可能不具有胞內傳訊的功能。少數具αβ

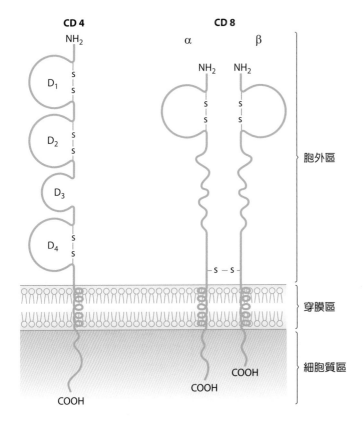

圖7-6　CD4及CD8的分子結構。

CD4胞外區含4個類Ig功能區：D₁、D₂、D₃及D₄，其中D₃較小且沒有雙硫鍵，D₁負責與MHC分子接合。CD8是由α鏈及β鏈組成的雙倍體，有時也以α/α同質雙倍體存在；胞外區含一個類Ig功能區，細胞質尾端比CD4的尾端短。

型TCR的CD8⁺T淋巴球，表面的CD8分子是由兩個α鏈組成(αα型CD8)，不過在γδ型TCR T淋巴球及自然殺手細胞(NK cell)表面，CD8分子主要是αα型。

CD8與CD4最主要的區別，是CD8負責與第一類MHC接合；**X光結晶圖譜分析**結果顯示，CD8之α鏈分別與第一類MHC分子的α2與α3功能區接觸，且CD8的α鏈也與第一類MHC的β2m分子接合。α鏈與MHC接合之後，活化銜接在細胞質尾端的p56^{lck}酪胺酸激酶(p56^{lck} tyrosine kinase)，活化的p56^{lck}激酶經由活化ZAP-70（ZAP-70酪胺酸激酶），協助TCR複合體活化T淋巴球。

▶ 附著性分子

這一類分子包括CD2/LFA-3及LFA-1/ICAM-1等兩組相互接合的附著性膜蛋白分子（圖7-7）。CD2又稱為淋巴球功能相關抗原-2 (lymphocyte function-associated antigen-2, LFA-2)，早期免疫學家用綿羊的紅血球與淋巴球混合，發現紅血球會與T淋巴球接合，使T細胞周遭圍繞一圈紅血球，狀似玫瑰，故稱為E-Rosette；後來發現紅血球是接在T細胞表面的CD2上。LFA-3位在抗原呈現細胞表面，又稱為CD58，是與CD2作用的附著性分子。LFA-3與CD2作用之後，使CD2傳遞促使T淋巴球活化的胞內訊息。

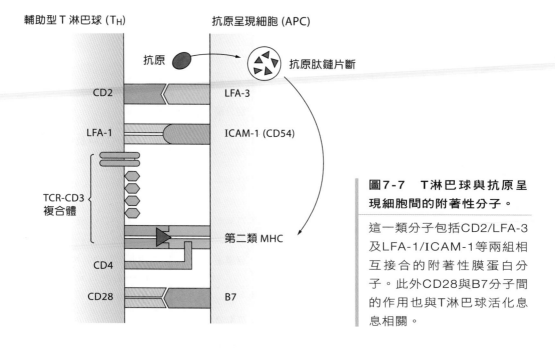

圖7-7　T淋巴球與抗原呈現細胞間的附著性分子。

這一類分子包括CD2/LFA-3及LFA-1/ICAM-1等兩組相互接合的附著性膜蛋白分子。此外CD28與B7分子間的作用也與T淋巴球活化息息相關。

　　LFA-1為T細胞膜上的**整合素**(integrin)家族蛋白，由α鏈(CD11a)及β鏈(CD18)所組成；胞間黏著分子-1 (intercellular adhesion molecule-1, ICAM-1, CD54)則為Ig超家族的成員，其胞外區含4個類Ig功能區。LFA-1 (CD11/CD18)與ICAM間的作用不只發生在T淋巴球與抗原呈現細胞之間，因為ICAM也存在於被**趨化素**(chemokine)或其他發炎介質所活化的**血管內壁細胞**(endothelial cell)表面，故LFA-1與ICAM的作用在T淋巴球的遷移(migration)居留(homing)過程中，扮演重要的角色。T細胞藉由LFA-1與ICAM的作用附著在血管內壁細胞上，再離開循環系統而遷移至特定的組織中（如皮膚、腸壁等），進入居留狀態。

7-4　T淋巴球活化的協同刺激訊號

　　八〇年代中期，免疫學家從研究結果中發現，只以抗原－MHC複合體刺激TCR，並不能使T淋巴球完全活化；顯然T淋巴球被抗原致敏後，只進入先備期(primed T-cells)，必須有第二種訊號的刺激才能使T淋巴球活化。這種訊號應該來自抗原呈現細胞，然而是否為細胞分泌物（如細胞激素），或直接接觸T細胞的膜蛋白？仍然無法確定。在七〇年代末期，細胞激素（如**介白素-1**(interleukin-1, IL-1)）即被證明可直接活化T淋巴球，且IL-1主要由活化的巨噬細胞所產生。當巨噬細胞被活化後，一方面增加第二類MHC的表現量，強化抗原呈現能力，一方面增加IL-1的分泌，刺激T淋巴球的增殖與分化。但是B淋巴球、樹突細胞等「職業性」抗原呈現細胞(professoinal Ag-presenting cells; professional APC)分泌IL-1的量並不高，且活化後數小時才達到分泌高峰，在微環境中是否為主要的刺激訊號值得懷疑。故最有效的協同刺激訊號可能來自膜蛋白之間的直接作用。

　　1980年，Harsen等人利用某種抗T淋巴球的單株抗體，發現一種與T淋巴球活化有關的膜蛋白，這種膜蛋白隨後被命名為CD28。1990年，Turka等人證明以這種單株抗體刺激T淋巴球，會產生刺激T淋巴球分裂和增殖的訊號；即抗CD28單株抗體(mAb 9.3)與PMA、PHA等有絲分裂素(mitogens)或抗CD3抗體一起作用於CD3$^+$成熟T淋巴球時，明顯增強T淋巴球的增殖能力，且使T淋巴球增加**介白素-2**(interleukin-2, IL-2)、**干擾素-γ** (interferon-γ, IFN-γ)等細胞

激素的製造與分泌。這些現象皆顯示CD28被刺激後所產生的胞內訊號，可使T淋巴球進入活化狀態。

CD28為分子量44KDa的膜蛋白，以同質雙倍體的形式存在於細胞表面，胞外部分含有一個類Ig功能區（圖7-8），故CD28也是Ig超家族的成員。CD28常態性的(constitutive)表現在T淋巴球表面，為T淋巴球的主要協同刺激因子；但是沒有抗原專一性，故當抗原呈現細胞與T細胞交互作用時，必定有相對的膜蛋白與CD28接合。Linsley等人研究發現，表面呈現CD28分子的細胞與B淋巴球有很高的親和力，而這種細胞間的附著現象可用一種抗B淋巴球之單株抗體所抑制，且此種抗體可接合活化的B淋巴球表面抗原BB-1。隨後發現BB-1與Freedman等人發現的B7抗原為相同的膜蛋白分子，故統一稱為B7。B7不只存在於B淋巴球表面，其他抗原呈現細胞（如活化的巨噬細胞及樹突細胞）表面皆表現相當數量的B7分子。

B7分子也是典型的膜蛋白，其胞外部分含有兩個類Ig功能區（圖7-8），故B7也是Ig超家族的成員。B7分子的細胞質區很短，故B7的主要功能是刺激T淋巴球表面的CD28，以產生活化T淋巴球的協同訊號。B7分子有兩種亞型，即**B7-1** (CD80)及**B7-2** (CD86)，其胞外部分有很高的相似性，但細胞質區的尾端則有很大的不同；兩者在樹突細胞表面皆呈常態性存在，但B淋巴球及巨噬細胞要進入活化態後才會表現B7分子。許多實驗證明，B7分子為刺激T淋巴球活化的因子，例如經**轉殖**(transfection)而表現B7的細胞，即可顯著增加抗CD3抗體誘發T淋巴球增殖的能力。此外，抗B7抗體也可有效抑制T淋巴球誘導B淋巴球製造抗體的能力。（「轉殖」是一種遺傳工程中常用的技術，即將欲研究的目標基因選殖到適當的載體中，再利用載體將目標基因帶入宿主細胞中，使宿主細胞表現目標基因，製造基因產物。）

科學家隨後以CD28基因序列篩選胞殺型T淋巴球的cDNA庫，發現一種核苷酸構造與CD28相似的膜蛋白，因為最先由胞殺型T淋巴球分離出來，故稱為**CTLA-4** (cytotoxic T-lymphocyte antigen-4)；不過隨後發現，活化的$CD4^+$及$CD8^+$ T淋巴球表面皆能表現CTLA-4。

CTLA-4的結構與CD28有約20%的相似性，胞外部分也含有一個類Ig功能區（圖7-8），故也是Ig超家族的成員。CTLA-4與B7-1及B7-2皆有很高的

親和力，其親和力強度約為CD28的50~2,000倍。CTLA-4之mRNA在純真型T淋巴球(naive T cell)（即尚未受抗原刺激的細胞）中幾乎測不到，在活化的T細胞中才有明顯的表現；可見相對於CD28的常態性表現，CTLA-4的表現是誘導型(inducible)。

此外，科學家發現若以抗CD3抗體及抗CD28抗體刺激T淋巴球活化時，同時加入抗CTLA-4抗體，抑制CTLA-4與B7分子作用，則T淋巴球的增殖與IL-2的製造（T淋巴球活化的表徵）不但未被抑制，反而因而增強，故推論B7與CTLA-4接合後，由CTLA-4傳入T淋巴球的訊息是抑制訊號。如果以基因剔除(gene knockout)方式產生CTLA-4基因缺失的同型合子小鼠(CTLA-4$^{-/-}$mice)，則發現CTLA-4基因缺失的小鼠在出生後5~6天，體內T淋巴球即大量活化，隨後T淋巴球大量入侵非淋巴器官的組織中，小鼠約在18~28天中相繼死亡。由基因剔除小鼠的實驗更確定CTLA-4的負向調節訊號(negative regulatory signal)，CTLA-4不但能調降CD28對T淋巴球的活化訊息，而且能與CD28競爭B7-1及B7-2。由此觀之，CD28可視為T細胞活化的油門，而CTLA4

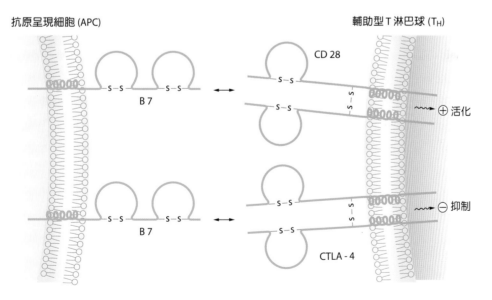

圖7-8　CD28及CTLA-4與B7分子之結構及相互作用。

CD28的胞外部分含有一個類Ig功能區；B7分子也是典型的膜蛋白，其胞外部分含有兩個類Ig功能區，故B7也是Ig超家族的成員；CTLA-4與CD28有約20%的相似性，胞外部分也含有一個類Ig功能區，故也是Ig超家族的成員，不過CTLA-4傳遞負調節訊息給T淋巴球。

則為T細胞活化的剎車（圖7-8）。表7-3為CD28、CTLA-4及B7之比較。另一種T細胞活化的剎車訊號來自稱為「**計畫性細胞死亡因子-1**」(programmed cell death-1, PD-1)的膜蛋白，PD-1也是T細胞活化後才被誘導產生，PD-1在APC上相對應的接合子(ligand)直接稱為PD-ligand 1 (PD-L1)及PD-ligand 2 (PD-L2)。PD-1的負向調節訊號不但能抑制CD4$^+$T細胞的免疫功能，也能抑制CD8$^+$T細胞的胞殺作用。有關CLTA-4及PD-1的免疫調節角色，還會在第十一章討論。2018年James Allison與Tasuku Honjo因發現CTLA-4與PD-1及其功能與應用，而獲頒諾貝爾生理醫學獎。

表7-3　CD28、CTLA-4及B7之比較

特性	CD28	CTLA-4	B7
表現之細胞	大部分CD4$^+$8$^+$之胸腺細胞，大部分CD4$^+$細胞，以及CD11$^-$之CD8$^+$細胞	活化之CD4$^+$及CD8$^+$T淋巴球	活化之B淋巴球及巨噬細胞；所有樹突細胞
表現方式	常態型	誘導型	B淋巴球及巨噬細胞為誘導型；樹突細胞為常態型
胞外類Ig功能區	1個	1個	2個
對B7之Kd值	200 nM	12 nM	—
對T淋巴球活化之作用	正向調節訊號	負向調節訊號	取決於受體

學習評量　　　　　　　　　　　　　Review Activities

1. T淋巴球辨認外來抗原時，除了抗原片段之外，主要需要哪兩種分子間的接合？

   (A) TCR-IgG　(B) MHC-IgG　(C) TCR-MHC　(D) CD3-MHC

2. 下列有關TCR的敘述，何者正確？

   (A) T_H細胞有$\alpha\beta$型TCR，CTL細胞則有$\gamma\delta$型TCR

   (B) 辨認外來抗原時，有兩種TCR分別辨認MHC及抗原片段

   (C) TCR基因與免疫球蛋白基因相似，會產生重組

   (D) TCR分子中，α鏈是變異區，β鏈是恆定區

3. 下列何者是人類TCR α鏈基因結構的特色？

   (A) 含有V、J、D、C基因區

   (B) 含有多個恆定區基因

   (C) 結構上類似免疫球蛋白重鏈基因

   (D) δ鏈基因插在α基因的V區與J區之間

4. 有關TCR基因的敘述，何者正確？

   (A) TCR基因在T淋巴球離開胸腺後開始重組

   (B) 在次級淋巴組織的T淋巴球，TCR發生體細胞高度突變現象

   (C) 目前TCR僅發現有$\alpha\beta$型與$\gamma\delta$型兩種組合

   (D) TCR基因類似免疫球蛋白重鏈基因，會產生同質型轉換

5. 有關TCR分子結構的敘述，何者正確？

   (A) TCR是T淋巴球細胞膜蛋白的一種，屬Ig超家族

   (B) TCR分子NH_2端在細胞內，COOH端在細胞外

   (C) T_H淋巴球與抗原－MHC複合體結合時，需CD4及CD8分子的協助

   (D) α鏈與β鏈在細胞內的尾端很長，足以單獨擔負起訊息傳遞的功能

6. CD4主要出現在下列哪一種細胞表面？

   (A) 樹突細胞　(B) T_H細胞　(C) B淋巴球　(D) 嗜酸性球

7. 下列有關CD8的敘述，何者正確？

   (A) 由α與β鏈組成之雙倍體

   (B) α與β鏈胞外區各含有3個類Ig功能區

   (C) 負責與第二類MHC分子結合

   (D) 負責增加TCR親和力，與胞內傳訊無關

8. 有關附著性分子的敘述，何者正確？

(A) LFA-1屬於T細胞膜上的整合素，含單一肽鏈

(B) LFA-1的功能之一是幫助T細胞附著於血管內壁細胞上

(C) ICAM-1屬於Ig超家族成員，由α與β鏈組成

(D) T_H細胞的LFA-1主要與樹突細胞的第二類MHC結合

9. T淋巴球表面的CD28具有什麼功能？

(A) 與ICAM-1結合，促使T淋巴球在組織中居留

(B) 與MHC結合，促使T細胞增生

(C) 與B7分子結合，產生刺激T細胞活化的協同訊號

(D) 與抗原呈現細胞呈現的抗原結合，與TCR協同活化T細胞

10. 有關B7分子的敘述，何者正確？

(A) B7分子中只有B7-1能與CD28接合

(B) B7分子常態性的存在於B淋巴球及巨噬細胞表面

(C) 對樹突細胞而言，B7分子的細胞質區也會產生胞內活化訊號

(D) B7分子與T淋巴球的CTLA-4分子接合，會產生抑制T淋巴球活化的訊號

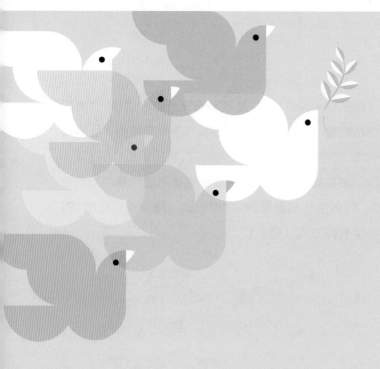

8
CHAPTER

T淋巴球的成熟與分化
T-Lymphocyte Maturation and Differentiation

本章摘要
掃描QR code或至https://
reurl.cc/2oADYa下載

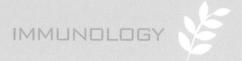

IMMUNOLOGY

對參與抗原呈現作用的分子（包括MHC與TCR）及機制有充分瞭解之後，T淋巴球在專一性免疫系統中的樞紐地位，已經逐漸顯現出來。由樹突細胞、巨噬細胞及B淋巴球所主導的第二類MHC呈現途徑，有效的將外源性抗原呈現給T淋巴球；而受病毒感染的細胞、不正常轉型的腫瘤細胞，以及因為器官移植而進入體內的異質細胞，則以第一類MHC呈現途徑，將內生性抗原呈現給T淋巴球；隨後由活化的T淋巴球，調控整個專一性免疫反應的強度與方向（圖8-1）。

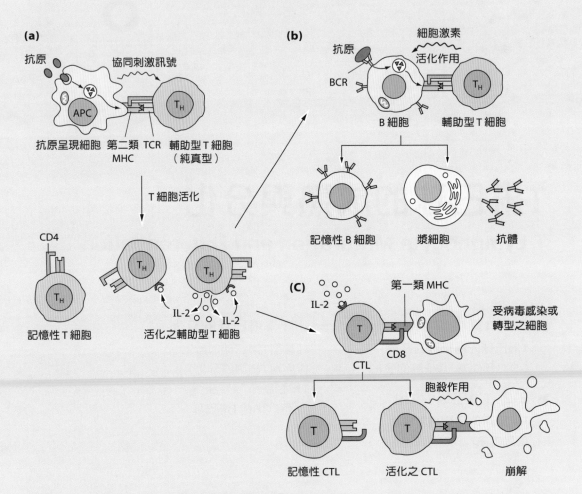

圖8-1　T淋巴球在專一性免疫系統中的角色。

第二類MHC抗原呈現途徑透過樹突細胞、巨噬細胞(a)，以及B淋巴球(b)，將外源性抗原呈現給T淋巴球。而受病毒感染的細胞或腫瘤細胞則以第一類MHC抗原呈現途徑，將內生性抗原呈現給T淋巴球(c)。隨後由活化的T淋巴球調控包括產生抗體的體液性免疫反應(b)，以及產生胞殺細胞(CTL)的細胞性免疫反應(c)。

專一性免疫系統有四項主要的特性：

1. **對抗原的歧異性**：透過各種TCR及BCR對抗原的歧異性，專一性免疫系統幾乎可對付任何入侵人體的抗原。

2. **對自體本身具有的抗原具有容忍性**；換言之，專一性免疫系統在正常人體內，不會啟動免疫反應對抗自己細胞與組織所具有的抗原。

3. **對曾經遭遇過的抗原具有記憶能力**；初次對抗原產生的免疫反應稱為初次免疫反應(primary immune response)，而再度遭遇相同抗原引起的二次免疫反應(secondary immune response)總是比初次反應強（圖8-2）。

4. **對誘發的免疫反應強度，有自我調節的機制**；免疫反應由底線逐漸增強，到達高峰後，會因為自我調節而降低反應強度，甚至還原到底線。

　　這些專一性免疫系統的特性，也正是T淋巴球的特性，亦為本章討論的重點。研究T淋巴球的發育與分化，無疑的已經踏入免疫學的核心。

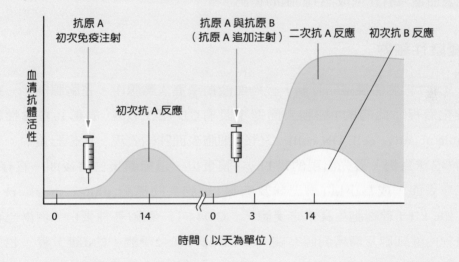

圖8-2　初次免疫反應與二次免疫反應。

專一性免疫反應對曾經遭遇過的抗原具有記憶能力；首次遭遇抗原A時會產生初次反應，數天後即降下來；之後若再度遭遇抗原A（又稱為追加注射）即引起二次反應，且其血清抗體活性比初次反應明顯增強。而在追加注射抗原A時，同時注射抗原B，發現免疫系統對抗原B並沒有記憶。由抗體反應強度的起伏，也印證了免疫反應自我調節的能力。

8-1　T細胞的發育

T淋巴球先驅細胞的發育

　　T淋巴球源於骨髓中的造血幹細胞(hematopoietic stem cells, HSCs)，骨髓中HSC數量很少，在小鼠骨髓細胞中只有0.001~0.01%是HSC，人類HSC較多，約佔總骨髓細胞的0.01~0.2%，HSC先發育成過渡期的多潛能先驅細胞(multipotential progenitor, MPP)，MPP再進一步發育成兩個族系，即共同淋巴族系先驅細胞(common lymphoid progenitors, CLPs)及共同骨髓族系先驅細胞(common myloid progenitors, CMPs)，部分造血幹細胞在微環境中，受到**介白素-3** (interleukin-3, IL-3)與介白素-7(interleukin-7, IL-7)等細胞激素的刺激下，分化為T淋巴球先驅細胞(T-lymphoid progenitor, pro-T)；此時的先驅T細胞表面還沒有任何成熟T細胞的標記。

▶ 雙陰性細胞

　　先驅T細胞隨後離開骨髓，經過血液循環進入胸腺中，在胸腺開始一系列的分化過程；此時的T細胞表面還不具有CD4及CD8，故稱為**雙陰性細胞**(double negative cell, DN cell)。之後T細胞表面陸續表現一些標記蛋白；以小鼠T淋巴球為例，最先出現的是Thy-1膜蛋白，這種膜蛋白隨後即一直存在T淋巴球表面，成為小鼠T淋巴球及胸腺T細胞共同標記(pan-T marker)。此外，如c-kit（幹細胞生長素之受體）、CD44（一種附著性蛋白，與淋巴球附著血管內壁細胞及滯留胸腺有關）及CD25（IL-2受體中的α鏈）等，也先後在先驅T細胞表面出現（圖8-3）。這些DN細胞約佔**胸腺細胞**(thymocyte)的2~5%。

　　DN細胞由CD44$^+$25$^-$(DN1)、CD44$^+$25$^+$(DN2)，再發育成CD44$^-$25$^+$(DN3)，此時T細胞中的β、γ、δ等TCR基因開始重組。某些細胞開始表現膜蛋白pre-Tα（先驅Tα鏈）。pre-Tα鏈的基因與MHC基因群同樣位於小鼠的第17對染色體上，但是小鼠TCR的α、β、γ及δ鏈基因則分別在第14、6、13及14對染色體上，可見pre-Tα鏈並不會重組，也沒有歧異性；不過pre-Tα鏈胞外部分有一個類Ig功能區，故pre-Tα鏈也是Ig超家族的成員。小鼠如果剔

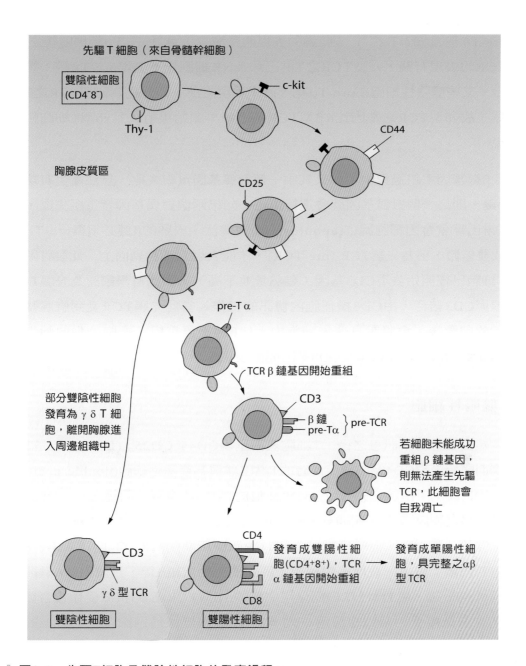

圖8-3　先驅T細胞及雙陰性細胞的發育過程。

發育早期的T細胞不具有CD4及CD8分子，稱為雙陰性細胞；隨後T細胞表面陸續表現一些標記蛋白，包括Thy-1、c-kit、CD44及CD25等。最先表現類似TCR的膜蛋白是pre-Tα鏈，這些細胞隨後發育成α β型 TCR的T淋巴球；此階段的T細胞β鏈基因開始重組，如果重組失敗，T淋巴球會因細胞凋亡而被淘汰。成熟的β鏈與pre-Tα鏈組成先驅TCR(pre-TCR)，先驅TCR受到胸腺基質細胞的刺激後，由CD3傳遞胞內訊息，促使β鏈不再重組，並使CD4及CD8基因開始表現。某些雙陰性細胞並未表現pre-Tα基因，這些細胞隨後分化為γ δ型TCR之T淋巴球。

除pre-Tα基因(pre-Tα⁻/⁻)，則β鏈的表現明顯減少，可見pre-Tα鏈與隨後之αβ型TCR的表現有關。γδ型TCR之T淋巴球及NK細胞皆不表現pre-Tα鏈；證據顯示，某些雙陰性細胞在pre-Tα基因尚未表現之前，即分化為γδ型TCR之T淋巴球，故γδ型TCR之基因比αβ型TCR基因較早開始重組，且γδ型T細胞較早出現。

β鏈基因重組過程中，如果其中一個**對偶基因**重組失敗，無法產生有功能的β鏈，則另一個對偶基因就會進行重組；如果兩個對偶基因皆重組失敗，則此T淋巴球就會因細胞凋亡(apoptosis)而被淘汰。成熟的β鏈必須與pre-Tα鏈組成雙倍體，稱為先驅TCR (pre-TCR)，才能表現到細胞表面上。此發育階段的T細胞已經開始表現CD3基因（雖然量並不高），因此科學家認為先驅TCR必須與CD3結合，由CD3擔任胞內傳訊的工作。當此先驅TCR受到胸腺基質細胞的刺激後，會將訊息傳入細胞中，使β鏈不再重組，細胞分化的腳步由DN3進到DN4，並使CD4及CD8基因開始表現。

▶ 雙陽性細胞

經由CD3傳入訊息之後，T細胞表面呈現CD44⁻CD25⁻ (DN4)，但是T細胞表面開始表現CD4及CD8，此時的T淋巴球稱為**雙陽性細胞**(double positive cell, DP cell)；由DN細胞發育為DP細胞是T淋巴球發育的關鍵之一，DP細胞逐漸遷移至胸腺胞膜下區間(sub-capsular zone)。隨後，CD4⁺8⁺T細胞（DP細胞）開始分裂增殖，而一度曾被先驅TCR訊號所關閉的RAG-1、RAG-2基因也重新開啟；待這一波增殖趨緩後，細胞便開始重組α鏈，且成熟的α鏈開始取代pre-Tα鏈，使T淋巴球表面呈現完整的αβ型TCR-CD3抗原受體複合體，細胞也準備接受一系列的篩選，大多數DP細胞無法通過篩選（約98%的先驅T細胞），隨後經由細胞凋亡現象而死亡。篩選過程主要可分為正向篩選及負向篩選兩個階段。

1. 正向篩選

有些遊走於皮質區的DP胸腺細胞，會被**胸腺上皮細胞(thymus epithelial cells, TECs)**包圍，此TEC也被稱為育嬰細胞(nurse cells)，如果皮質區中的T淋巴球TCR能與胸腺上皮細胞或樹突細胞表面的第一類MHC或第二類MHC分

子密切結合，並透過其協同的CD3分子將訊息傳入細胞，則此細胞將不至於因細胞凋亡而死亡；換言之，胸腺篩選出能與自身MHC反應的T淋巴球，而淘汰沒有完整TCR的T細胞或專一性不符的T細胞，故正常狀態下，T細胞只會接受自我MHC呈現的抗原刺激而活化，這種現象稱為MHC－限制性(MHC-restriction)。由於TCR與MHC分子接合產生的訊號，對T淋巴球的存活是正面的，故此階段稱為**正向篩選**(positive selection)（圖8-4），這個階段的細胞淘汰率約為75~80%。

2. 負向篩選

從正向篩選中存活的T淋巴球進一步接觸髓質區(medulla zone)的胸線上皮細胞或抗原呈現細胞（樹突細胞、巨噬細胞、胸腺B淋巴球），這些抗原呈現細胞表面的自身MHC結合自身抗原(self MHC plus self antigen)，開始篩選與其親和力高的TCR；如果T淋巴球表面之TCR與自身MHC＋自身抗原的親和力高，則此T細胞將會進入細胞凋亡程序而死亡，此過程稱為**負向篩選**(negative selection)（圖8-4），能在正向篩選存活的細胞中，約有20~50%能通過負向篩選。

T細胞的負向篩選是免疫系統極重要的步驟，因為透過此關鍵機制，使免疫細胞不至於攻擊自我的組織細胞與細胞產物，這是專一性免疫系統的主要特性之一。當然，也有少數與自身抗原及MHC分子親和力低於閾值的T細胞逃過負向篩選，這類細胞可能永遠無法被活化，或可能在不正常狀況下，產生**自體免疫疾病**(autoimmune disease)（自體免疫疾病也可能因為自身抗原與外來抗原之交互作用而產生；詳見第14章）。

 ## CD4$^+$和CD8$^+$T細胞的分化

雙陽性(DP)細胞通過兩關的篩選之後，開始進入分化(differentiation)的階段。首先，T細胞必須分化為**單陽性細胞**(single positive cell, SP cell)，即CD4$^+$8$^-$或CD4$^-$8$^+$T細胞。由第7章的討論中，我們知道CD4$^+$T細胞主要與帶有第二類MHC之抗原呈現細胞反應，而CD8$^+$T細胞則針對具有第一類MHC的細胞產生反應，故科學家推論，T細胞朝向CD4$^+$或CD8$^+$分化的機制，可能與第一類MHC及第二類MHC有關。

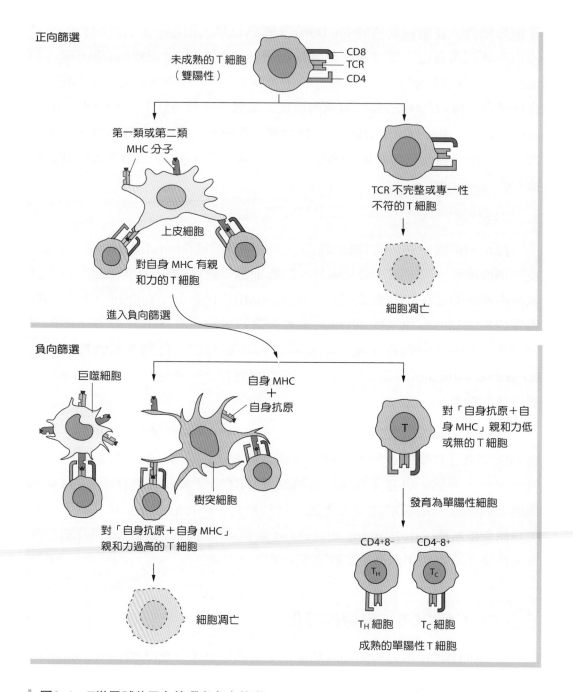

圖8-4　T淋巴球的正向篩選與負向篩選。

正向篩選：在皮質區篩選出能與自身MHC反應的T細胞，淘汰沒有完整TCR或專一性與自我MHC不符的T細胞。負向篩選：通過正向篩選之細胞進入髓質區，如果T細胞表面具有與「自身MHC＋自身抗原」親和力高的TCR，則會進入細胞凋亡程序而死亡。透過此機制可使免疫細胞不至於攻擊自我的組織細胞與細胞產物。

在早期實驗中，科學家分別以高濃度的抗第一類MHC及抗第二類MHC之單株抗體加入老鼠胸腺器官培養液中，一段時間後分析胸腺中之細胞族群，發現如果加入抗第一類MHC抗體，干擾第一類MHC對T細胞的作用，則胸腺中幾乎找不到CD8$^+$T細胞，但CD4$^+$T細胞則正常的分化和成熟；反之，如果加入的是抗第二類MHC抗體，則胸腺中只有CD8$^+$T細胞，找不到成熟的CD4$^+$T細胞。隨後科學家以基因剔除技術(gene-knockout technology)分別破壞第一類MHC或第二類MHC基因，再觀察T細胞的種類；結果發現（如表8-1），DP細胞如果與表現第一類MHC的胸腺上皮細胞（基質細胞）接合，則此細胞會分化為CD8$^+$T細胞；反之，如果DP細胞與表現第二類MHC的細胞接合，則此細胞會分化為CD4$^+$T細胞。

表8-1　MHC基因剔除影響T細胞分化

老鼠體內具有之細胞種類	剔除之基因	
	第一類MHC	第二類MHC
CD4$^-$8$^-$	有	有
CD4$^+$8$^+$	有	有
CD4$^+$8$^-$	有	缺
CD4$^-$8$^+$	缺	有

註：基因剔除技術是以遺傳工程技術使特定基因在老鼠胚胎早期即失去活性。

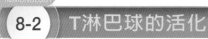
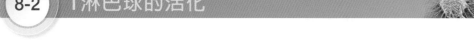

8-2　T淋巴球的活化

T淋巴球的活化與無能化

在第7章討論CD28時，已經提到T淋巴球的活化需要兩種訊息，一種來自MHC－抗原複合體與TCR的接合，即抗原專一性訊號(antigen-specific signal)（初級訊號）；另一種來自CD28與B7分子作用的協同訊號（次級訊號），這類訊號為非抗原專一性訊號(antigen-nonspecific signal)。當T淋巴球只接收到抗原專一性訊號時，會進入預備期，稱為**先備T細胞**(primed T-cell)，但是如果T細胞未能進一步獲得協同訊號（次級訊號），則會變成**無能化**(anergy)，此現

象又稱為**殖株無能化**(clonal anergy)，即此抗原專一性殖株將無法再被活化。反之，如果T淋巴球同時獲得來自TCR及CD28的訊號，則會正常的進入活化狀態。

當T淋巴球被活化後，最立即的反應是誘發一系列的胞內傳訊途徑，使胞內**次級傳訊者**(secondary messenger)的量顯著增加，如環腺苷單磷酸(cyclic adenosine monophosphate, cAMP)、鈣離子(Ca^{2+})、肌醇三磷酸(inositol triphosphate, IP_3)等物質，在胞內的濃度可在活化後的數分鐘內快速提升。隨後再活化一系列下游的胞內訊號，以誘使一群與T淋巴球分裂與分化有關的基因陸續表現（如表8-2）；其中如*c-Jun*、*c-fos*、*c-myc*等**原型致癌基因**(proto-oncogene)可在半小時之內增加20~100倍表現量。而許多與T淋巴球分裂（如IL-2）和分化（如IFN-γ、IL-4）有關之細胞激素的基因及其受體的基因，也在30分鐘至6小時之間陸續活化，如IL-2基因在45分鐘左右活化，IL-2受體(IL-2 receptor, IL-2R)基因在T細胞活化2小時後，表現量也顯著增加，而胰島素受體基因則在1小時左右活化。這些受體使T細胞能接受細胞激素（如IL-2）及內分泌激素（如胰島素）的刺激，而使T淋巴球進入**細胞循環**(cell cycle)，並開始分裂增殖，擴充抗原專一性殖株的細胞數量，這種現象稱為**殖株擴充**(clonal expansion)（圖8-5）。

表8-2 T淋巴球活化後某些增加表現之基因

基因產物	功能	mRNA出現的時間	增加之倍率（倍）
c-Fos	先驅致癌基因 轉錄調節因子	15分鐘	大於100倍
c-Jun	先驅致癌基因 轉錄調節因子	15~20分鐘	—
NF-AT	轉錄調節因子	20分鐘	50倍
c-myc	先驅致癌基因 細胞循環因子	30分鐘	20倍
NF-κB	轉錄調節因子	30分鐘	大於10倍
IFN-γ	細胞激素	30分鐘	大於100倍
IL-2	細胞激素	45分鐘	大於1,000倍
胰島素受體	激素受體	1小時	約3倍

表8-2　T淋巴球活化後某些增加表現之基因（續）

基因產物	功能	mRNA出現的時間	增加之倍率（倍）
IL-2受體	細胞激素受體	2小時	大於50倍
TNF-β	細胞激素	1~3小時	大於100倍
循環素(cyclin)	細胞循環調控因子	4~6小時	大於10倍
IL-4	細胞激素	約6小時內	大於100倍

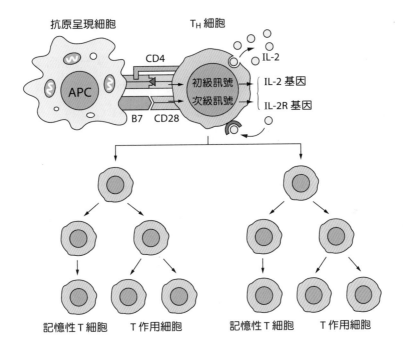

圖8-5　T淋巴球之活化與殖株擴充。

T淋巴球需要接受初級訊號及次級訊號，才能正常活化。IL-2基因在T淋巴球受到刺激後45分鐘左右活化，而在T細胞活化後的2小時，IL-2受體基因表現量也顯著增加，IL-2接合IL-2受體之後，促使T淋巴球進入細胞循環、分裂增殖，並擴充抗原專一性殖株的細胞數量，這種現象稱為殖株擴充。

 超級抗原

　　超級抗原(superantigen)可利用一種很特殊的模式活化T淋巴球，這類抗原並不經由抗原呈現細胞的處理，而是同時接合MHC分子及TCR的β鏈變異區(V_β)，以產生活化訊息，使T淋巴球增殖和分化（圖8-6）。超級抗原可分

為外源性超級抗原(exogenous superantigen)及內生性超級抗原(endogenous superantigen)，分別描述如下。

▶ 外源性超級抗原

外源性超級抗原主要是革蘭氏陽性菌分泌的外毒素(exotoxin)，例如經常造成食物中毒的金黃葡萄球菌腸毒素(staphylococcal enterotoxin, SE)即屬於超級抗原，而金黃葡萄球菌分泌的毒性休克症候群毒素(toxic-shock-syndrome toxin, TSST)也是超級抗原。此外，可造成風濕熱(rheumatic fever)、休克等症狀的鏈球菌熱源外毒素(streptococcal pyrogenic exotoxin, SPE)也是超級抗原。

外源性超級抗原活化T淋巴球時，與TCR的抗原專一性無關，而與TCR β鏈的變異區來自哪一種V_β基因有關。老鼠的V_β基因有30種左右，人類的V_β基因則有57種，分別由DNA的5'端開始編號；如SEC 2毒素分子（第2類C型SE）只與來自V_β8.2及V_β10基因的β鏈變異區接合，故任何具有這類β鏈變異區的TCR，皆可與SEC 2作用，而使SEC 2活化T淋巴球。部分外源性超級抗原與V_β基因間的對應關係如表8-3。由於同一類TCR（如含有V_β10變異區之TCR）可有成千上萬種抗原專一性，故超級抗原的活化模式是一種多株活化(polyclonal activation)的模式，當人體因受細胞感染而含有大量超級抗原時，可能有超過5%的成熟T淋巴球被活化，這種現象往往造成個體在生理上失去平衡，而產生發燒、休克等症狀。

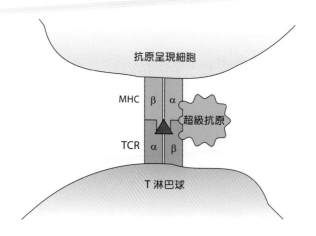

圖8-6 超級抗原。

圖中之超級抗原分子一方面與第二類MHC之α鏈接合，一方面與TCR分子的V_β區接合，在不受抗原片段（紅色）專一性的限制下，經由TCR活化多種抗原專一性的T淋巴球殖株。

表8-3　基因產物能與外源性超級抗原接合的V$_\beta$基因

超級抗原	V$_\beta$基因種類	
	老　鼠	人　類
SEA	1、3、10、11、12、17	1、5、6、7、9、23
SEB	3、7、8.1、8.2、8.3、17	3、12、14、15、17、20
SEC 1	3、8.2、8.3、11、17	12
SEC 2	3、8.2、10、17	12、13.1、13.2、14、15、17、20
SEC 3	3、7、8.1、8.2	5、12
TSST-1	15、16	2

▶ 內生性超級抗原

　　早期研究發現，來自某些品系的老鼠B淋巴球，可使另一種MHC品系的老鼠T淋巴球大量活化，活化的比例可高達T淋巴球量的20%。後來科學家發現誘導這種現象的物質是次要淋巴球刺激基因(minor lymphocyte stimulating gene, Mls gene)的產物；進一步研究又發現，其實這種Mls基因不是B淋巴球本身的基因，而是感染B淋巴球的反轉錄病毒(retrovirus)所帶有的基因，位在反轉錄病毒基因體的長末端重覆區(long terminal repeat, LTR)中。由於Mls膜蛋白是胞內病毒所產生的，故稱為內生性超級抗原。這種分子也是一端接合第一類MHC分子，另一端接合TCR的β鏈變異區，以活化T淋巴球；且也與TCR的抗原專一性無關，只取決於TCR的V$_\beta$來自哪一種V$_\beta$基因（表8-4），如Mls能與變異區來自V$_{\beta}3$基因的αβ型TCR作用，活化具有這類TCR的T淋巴球，這些具V$_{\beta}3$TCR的T細胞包含許多不同專一性的T淋巴球，故內生性超級抗原對T淋巴球也是一種多株活化模式。

表8-4　基因產物能與Mls分子接合的老鼠V$_\beta$基因

Mls對偶基因種類	帶有此Mls基因的病毒種類	Mls所在之染色體編號	V$_\beta$基因種類
Mls 1	MTV-7	1	6、7、8.1、9
Mls 2	MTV-13	4	3
Mls 3	MTV-6	16	3、5、17
Mls 4	MTV-1	7	3、17

註：MTV因為最先在老鼠乳房腫瘤中發現，故又稱為MMTV (mouse mammary tumor virus)；其基因體為RNA，為反轉錄病毒中的一種。

8-3 T淋巴球的分化

純真型T淋巴球的分化

在周邊T淋巴球中，約有90~95%為αβ型T淋巴球，其中CD4$^+$T細胞約為CD8$^+$T細胞的兩倍。不論是CD4$^+$或CD8$^+$T細胞，離開胸腺之後仍停留在G$_0$狀態（不進入細胞循環，不進行分裂的狀態），這種在休止狀態且尚未接觸過抗原的T淋巴球，稱為**純真型T淋巴球**(naive T-cells)。純真型T淋巴球有較凝集的染色質、較少的細胞質，只維持存活所需的基因在轉錄狀態。純真型T淋巴球遇到適當抗原的機會只有十萬分之一左右，如果沒機會接觸到與其TCR專一性契合的MHC－抗原複合體，則細胞將持續在次級淋巴組織與循環系統間穿梭，這種細胞的壽命有5~7週左右。

當純真型T淋巴球受到適當之抗原呈現細胞或超級抗原等因子刺激後，會在約48小時後充分活化，其細胞外形變大及細胞質增加，且IL-2製造量增加近百倍，細胞亦表現產生高親和性之IL-2受體；透過IL-2的刺激途徑，使細胞快速分裂增殖，並逐漸分化為**作用期T細胞**(effector T cell)，而部分作用細胞及純真型細胞會進一步分化成**記憶性細胞**(memory cell)。

作用期T細胞的分化

▶ T$_H$1 / T$_H$2的分化

作用期T細胞的壽命並不長，約在數天至數週之間；其中CD4$^+$T細胞會分化成輔助型T淋巴球(helper T-lymphocyte, T$_H$)，而CD8$^+$T細胞則分化為胞殺型T淋巴球(cytotoxic T-lymphocyte, CTL or T$_C$)，有關CTL的功能將在第11章中詳述。

T$_H$細胞在特殊細胞激素的誘導下，由T$_H$0（原型細胞）分化為第一型T$_H$(T$_H$1)及第二型T$_H$ (T$_H$2)兩種次族群。目前許多實驗證據顯示，經過介白素-12(interleukin-12, IL-12)的刺激，T細胞會分化為T$_H$1細胞；而經過介白素-4

(interleukin-4, IL-4)之誘導，T細胞主要分化為T_H2細胞；換言之，T淋巴球的分化與成熟，受到細胞激素的調節。

分化後之T_H1及T_H2細胞，也分泌特定類型的細胞激素。T_H1細胞可分泌IFN-γ、腫瘤壞死素-β（tumor necrosis factor-β(TNF-β)；又稱lymphotoxin-α (LT-α)）等細胞激素，而T_H1細胞也是IL-2的主要來源，這些細胞激素主要能激發細胞性免疫反應，包括CTL和NK細胞等免疫細胞的分化與活化，皆有賴這類細胞激素的誘導。T_H2細胞則分泌IL-4、IL-5等細胞激素，這類細胞激素的主要功能是刺激B淋巴球活化與分化；換言之，T_H2細胞的功能在輔助B淋巴球，故與體液性免疫反應息息相關。有關細胞激素與免疫系統間的關係，將在下一章中詳述。此外，T_H1及T_H2細胞的分化被對方分泌的細胞激素所抑制，例如T_H1細胞分泌的 IFN-γ 即可抑制T_H2細胞的分化（圖8-7）。

T細胞族系

Mosmann及Coffman依據T淋巴球分泌細胞激素的種類，在1989提出T_H1/T_H2的概念，使二十年餘來的免疫學理論，都圍繞在T_H1/T_H2作用期CD4$^+$T淋巴球(effector CD4$^+$T cell)的架構中，不過近十年來，免疫學研究獲得的證據顯示，由純真型T細胞發育形成的T細胞族系可能不止這兩種，九〇年代陸續證實調節型T細胞(regulatory T cell, T_{reg})是另一獨立發育產生的T細胞族系，負責調節其他作用期CD4$^+$T淋巴球的功能，建立免疫容忍性(immune tolerance)，防止自體免疫反應的產生。

Harrington等人於2005年發現另一類作用期T細胞也是由純真型T細胞獨立發育而成，這種細胞能分泌大量IL-17，故稱之為IL-17輔助型T細胞(T_H17 cell)，純真型T細胞在IL-6、TGF-β、介白素-23(interleukin-23, IL-23)等細胞激素誘導之下，分化成T_H17族系，發育過程中，IL-6能抑制T_{reg}的發育，而TGF-β則有效的拮抗IL-4及IFN-γ的活性，使細胞專一的發育為T_H17（圖8-7）。T_H17被獨立為另一族系的原因是其參與的免疫功能有別於T_H1、T_H2、及T-reg，T_H17與自體免疫疾病有密切關係，且誘導嗜中性球的聚集，促進發炎反應。由以上描述可知，晚近免疫學的作用型CD4$^+$T淋巴球架構已經由原先的T_H1/T_H2規範改為T_H1/T_H2/T_H17/T_{reg}假說（表8-5）。近年來還有免疫學

家陸續報導其他類似T細胞族系的作用型CD4$^+$T細胞，如濾泡輔助型T細胞(T follicular helper cell, T$_{FH}$ cell)，不過仍然未定論，有關T$_{FH}$細胞的特性將於另一章節詳述。

圖8-7顯示，樹突細胞先呈現多肽片段與MHC class II接合的複合體(pepetide-MHC class II, pMHCII)給抗原專一性CD4$^+$輔助型T細胞（初級訊號），再經由CD80/86（即B7.1、B7.2）與T細胞表面的CD28作用，傳遞第二道活化與分化訊息（次級訊號）。活化的輔助型T細胞發育方向由特定的細胞激素所操控，分別分化為T$_H$1、T$_H$2、T$_H$17、T$_{reg}$及T$_{FH}$等多種輔助型與調節型T細胞。免疫學界於2008年再確認一種CD4$^+$輔助型T細胞次族群，命名為T$_H$9細胞，這種細胞經過適當刺激後，能顯著提升介白素-9 (interleukin-9, IL-9)的分泌量，T$_H$9細胞涉及多種自體免疫疾病的慢性發炎，近年來逐漸被重視，此一次族群將在隨後詳述。

表8-5　T細胞次族群

T細胞次族群	分化刺激因子	分化主宰轉錄因子	主要分泌之細胞激素	主要功能
T$_H$1 CD4$^+$	IL-12, IL-18, IFN-γ	T-box 21	IFN-γ, IL-2, IL-15	誘導產生對胞內寄生性病原體及腫瘤之免應反應
T$_H$2 CD4$^+$	IL-2, IL-4	GATA binding protein 3 (GATA-3)	IL-4, IL-5, IL-13, IL-25	誘導產生對胞外病原體（過敏原、細菌、真菌、寄生蟲等）之免應反應
T$_{reg}$ CD4$^+$CD25^{hi}FoxP3$^+$	IL-2, TGF-β	forkhead boxprotein P3 (FOXP3)	IL-10, TGF-β, IL-35	調節T細胞功能，誘導產生免疫容忍性，抑制自體免疫反應
T$_H$17 CD4$^+$	IL-6, TGF-β, IL-23	retinoid-related orphan receptor gamma t(RORγt) and alpha(RORα)	IL-17A, IL-17E, IL-21, IL-22	引起自體免疫疾病及慢性發炎疾病
T$_{FH}$ cells CXCR5$^+$ICOS^{hi}	IL-6, IL-21, ICOS-B7h	STAT3	IL-21	位於次級淋巴器官與組織的萌發中心，誘導B細胞分化並製造抗體

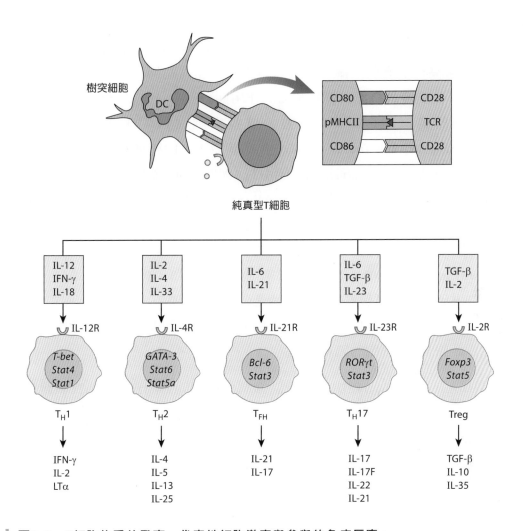

圖8-7　T細胞族系的發育、代表性細胞激素與參與的免疫反應。

樹突細胞攝入並分解抗原分子之後，多肽片段與MHC class II接合(pepetide-MHC class II, pMHCII)，回到細胞膜上，呈現給pMHC class II專一性CD4$^+$輔助型T細胞的TCR，並經由CD80/86（即B7.1、B7.2）與T細胞表面的CD28作用，傳遞第二道活化與分化訊息。T細胞族系的發育方向由特定的細胞激素所操控，分別分化為T$_H$1、T$_H$2、T$_H$17、T$_{reg}$及T$_{FH}$ T細胞，每一種T細胞族系有其一定的組織分布，分泌自己族系內特定的細胞激素。

▶ **調節型T細胞**

　　成熟的調節型T細胞(T$_{reg}$)表面辨識標記為CD4$^+$CD25^{hi}FoxP3$^+$，主要功能在抑制周邊淋巴系統中的其他作用期T細胞，以維持對自體抗原的免疫容忍性(immune tolerance)，防止免疫系統對外來抗原過度反應。T$_{reg}$還可以再細分為nT$_{reg}$與iT$_{reg}$兩種，nT$_{reg}$在胸腺由純真型T細胞(naive T cells)分化產生，經過胸腺正向篩選之後，被釋放到周邊淋巴系統中（詳見圖8-4）。在周邊淋

巴系統中的nT_{reg}能辨識自體抗原(self-antigens)，不過nT_{reg}對自身的抗原親和力應該不會高到引發負向篩選機制，其主要的任務在抑制那些少數逃過負向篩選機制、對自身的抗原具高親和力的作用期T細胞。iT_{reg}則來自周邊淋巴系統中成熟的純真型$CD4^+$T細胞，這些細胞在IL-2與轉型生長素-β (transforming growth factor-β, TGF-β)的刺激下，由純真型$CD4^+$T細胞分化為iT_{reg}細胞，某些的iT_{reg}細胞也可能由T_H1與T_H2細胞經過TGF-β誘導轉變而成。iT_{reg}細胞依據FoxP3的表達再分為$FoxP3^+$及$FoxP3^-$等兩群，$FoxP3^-$的iT_{reg}細胞主要在體外實驗環境下產生，包括九〇年代被研究很多的T_r1細胞與T_H3型細胞，T_r1細胞主要在體外培養下分泌大量的介白素-10 (interleukin-10, IL-10)，而T_H3型細胞則分泌TGF-β。T_{reg}的目標還包括其他作用期T淋巴球，在離體實驗中，不論是$CD4^+$T細胞或$CD8^+$T細胞與T_{reg}共同培養，T_{reg}皆能抑制$CD4^+$或$CD8^+$T細胞分裂增殖，以及分泌細胞激素，甚至影響$CD8^+$胞殺型T細胞的胞殺作用。

調節型T細胞(T_{reg})經由何種機制抑制作用期的T淋巴球呢？實驗證據指出，T_{reg}有可能藉由細胞與細胞的相互接觸，以細胞膜上的分子傳遞抑制訊息，或藉由分泌細胞激素調節$CD4^+$或$CD8^+$T細胞的生長與功能。T_{reg}與樹突細胞接觸時，T_{reg}表面傳遞抑制訊息最主要的分子是CTLA-4(CD152)及LFA-1 (CD11a-CD18)，CTLA-4與樹突細胞表面的B7-1與B7-2接合，有效下調B7-1與B7-2的表現，而在B7-1與B7-2不足的情況下，樹突細胞無法經由B7-1與B7-2與CD28的結合，傳遞活化T淋巴球的訊息（詳見圖7-7）。T_{reg}表面的LFA-1則接合樹突細胞表面的ICAM-1蛋白分子，以傳遞抑制訊息。T_{reg}還能促使樹突細胞（主要的抗原呈現細胞）分泌酵素IDO (indoleamine 2,3-dioxygenase)，在IDO的催化之下，胺基酸tryptophan快速的轉變為kynurenine，而kynurenine對樹突細胞鄰近的T細胞具有毒性。此外，$CD4^+$ $CD25^{hi}FoxP3^+$調節型T細胞表面高度表現的CD25，是IL-2受體的α鏈（詳見圖9-11），某些免疫學家認為T_{regs}會將其微環境中的IL-2「吸附」掉，使鄰近的T淋巴球缺少IL-2的刺激，影響$CD8^+$T細胞分化為胞殺型T細胞，抑制細胞免疫反應的活化。

包括$FoxP3^+$調節型T細胞及部分$FoxP3^-$的iT_{reg}細胞（如T_r1細胞）皆能分泌IL-10，IL-10是T淋巴球活性的抑制因子，也是一種抗發炎的細胞激素，

在脾臟裡製造IL-10之Foxp3$^+$ T$_{regs}$的很少，不過在腸道黏膜淋巴組織中卻富含製造IL-10之Foxp3$^+$ T$_{regs}$，可見IL-10在抑制腸道自體免疫反應與維持食物容忍性(oral tolerance)扮演重要的角色。TGF-β是否參與T$_{regs}$的免疫調節反應，還存有爭議，不過在離體實驗中發現，T$_{regs}$可利用細胞膜上的TGF-β，經由作用期T細胞表面的TGF-β受體傳遞抑制訊息。2007年左右被確認的介白素-35 (interleukin-35, IL-35)屬於IL-12細胞激素家族的新成員，目前發現只有T$_{reg}$才會分泌IL-35，這種細胞激素能抑制作用期T淋巴球的增值與活化，剔除IL-35基因的小鼠顯著降低調節型T細胞的功能。當呼吸道暴露在低劑量過敏原時，呼吸道組織中之樹突細胞會受到刺激，並分泌IL-10，由於IL-10是抗發炎介質，也是T$_H$2活化的抑制因子，故重複暴露在低劑量過敏原下，會建立起對過敏原的容忍性。不過容忍性的維持則要靠nT$_{regs}$及iT$_{regs}$的調節功能（圖8-8）。IL-10與TGF-β的協同下，能促進調節型T淋巴球的分化成熟，nT$_{regs}$及iT$_{regs}$等調節型細胞在藉由分泌IL-10、TGF-β及IL-35，抑制T$_H$2的細胞激素分泌功能，以及T$_H$2主導的過敏性發炎反應。

▶ T$_H$17細胞

　　T$_H$17細胞顧名思義是一種主要製造介白素-17 (interleukin-17, IL-17)的CD4$^+$輔助型T細胞，IL-17的目標細胞很多，且大多不是免疫細胞（如纖維母細胞、表皮細胞等），故其生物效應可能不止侷限於免疫系統。IL-17促使目標細胞製造多種與發炎反應有關的細胞激素，如IL-6、IL-1、TNF-α等，以及多種趨化素(chemokines)，誘導嗜中性球與單核球聚集在發炎部位，故T$_H$17細胞藉由分泌的IL-17，直接參與了發炎反應。除了製造與分泌IL-17A及IL-17E之外，T$_H$17細胞也能分泌IL-6、TNF-α、IL-21、IL-22和介白素-26 (interleukin-26, IL-26)，IL-6與TNF-α是前發炎激素(proinflammatory cytokines)的成員，是很強的發炎誘導因子。介白素-22 (interleukin-22, IL-22)是IL-10次家族的成員，能參與發炎反應，與包括類風濕性關節炎(rheumatoid arthritis)、牛皮癬(psoriasis)、多發性硬化症(multiple sclerosis, MS)、自體免疫性腸道發炎疾病有關。故多種實驗證明T$_H$17細胞會聚集在自體免疫反應的組織中，與自體免疫疾病的慢性發炎現象息息相關。介白素-21 (interleukin-21, IL-21)是IL-2細胞激素家族的成員，其功能將在隨後章節中詳述。

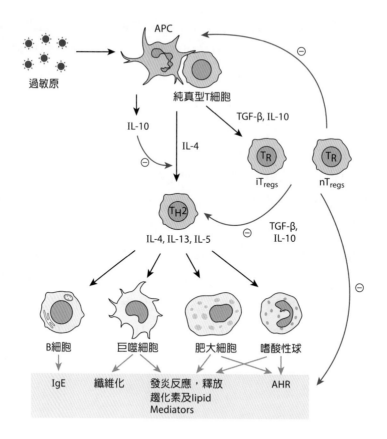

圖8-8　nT_regs及iT_regs透過多重機制調控引起肺部發炎的過敏反應。

當呼吸道暴露在低劑量過敏原時，呼吸道組織中之樹突細胞會受到刺激，並分泌IL-10，IL-10是抗發炎介質，也是T_H2活化的抑制因子，IL-10與TGF-β的協同下，能促進調節型T淋巴球的分化成熟，nT_regs及iT_regs等調節型細胞再藉由分泌IL-10、TGF-β，抑制T_H2的細胞激素分泌功能，以及T_H2主導的過敏性發炎反應。故重複暴露在低劑量過敏原下，會建立起對過敏原的容忍性。ARH：呼吸道過敏反應(airway hypersensitivity response)。

　　T_H17細胞的發育需要IL-6及TGF-β的協助，純真型T細胞受到IL-6及TGF-β的誘導，活化了retinoid-related orphan receptor γ t (RORγt)及(RORα)基因，這兩種轉錄因子的表現，主宰了T細胞的分化方向，活化了IL-21及IL-17等多種與T_H17細胞分化與功能有關的基因，IL-21一方面促使T細胞繼續往T_H17細胞的方向分化，一方面促使T_H17細胞分裂增殖。T_H17細胞的成熟與族系的穩定還需要靠介白素-23 (interleukin-23, IL-23)的協助，IL-23是典型的IL-12細胞激素家族的成員，是異質雙倍體結構，含有IL-12的p40次單元（分子量40KDa）及一條IL-23獨有的分子量19KDa次單元(p19)。

IL-23一方面穩定T_H17族系，一方面使T_H17維持分泌IL-21。相關的細胞激素將會在第九章詳述。

▶ T_H9細胞

近年來逐漸被重視的$CD4^+T_H$細胞次族群為T_H9細胞，T_H9細胞在2008年首次被發表，其主要特性是分泌介白素-9(IL-9)，在IL-4及TGF-β的誘導下，純真型T細胞能發育成T_H9細胞，不過免疫學家發現T_H2細胞在TGF-β的誘導下，也能轉型為T_H9細胞，而T_{reg}在IL-4的誘導下，也能轉型為T_H9細胞，IL-1能促進T_H9細胞分化，且刺激T_H9細胞分泌IL-9及IL-21。T_H9細胞參與了抗腫瘤的免疫反應，IL-9及IL-21皆能活化CD8+胞殺型T細胞(CTL)及自然殺手細胞(NK cells)，並刺激這些細胞分泌干擾素-γ (IFN-γ)，促進對腫瘤細胞不胞殺作用。

IL-9被認為是前發炎細胞激素之一，與IL-17協同促進嗜中性球在特定組織聚集，維持組織的慢性發炎狀態(chronic inflammation)，故T_H9細胞與多種自體免疫疾病密切相關，如多發性硬化症(multiple sclerosis, MS)、類風濕性關節炎(rheumatoid arthritis, RA)、紅斑性狼瘡(systemic lupus erythematosus, SLE)等，在SLE的病患血液中，T_H9細胞的比例高於健康對照組。T_H9細胞能經由IL-9增強過敏反應，早在1993年，IL-9即被發現能促進B淋巴球製造分泌IgE及IgG1，T_H9細胞能分泌IL-10抑制T_H1細胞功能，但促進B細胞及NK細胞活化，T_H9細胞還能進一步促使肥大細胞在過敏部位的聚集，在適當刺激下表現組織胺H_4受體(histamine H_4 receptor)，加劇過敏部位的發炎與過敏反應。

γδ型TCR的T淋巴球

不論是在人類或老鼠的淋巴系統中，帶有γδ型TCR的T淋巴球皆佔少數，例如人類的T細胞中，γδ型T細胞只佔5~10%；而老鼠體內可能只含有1~3%左右是γδ型T細胞。然而，在T淋巴球發育過程中，γδ型T細胞比αβ型T細胞早發育完成，且近年來的研究證實，骨髓中形成的先驅T淋巴球除了轉送至胸腺發育之外，某些細胞也轉移至黏膜表皮層而發育為γδ型T淋巴球（少數可能發育成αβ型T細胞）。γδ型T細胞大致可分為三類：(a)存在於腸道表皮組織中的γδ型T細胞，稱為皮內淋巴球(intraepithelial lymphocyte, IEL)，TCR的δ鏈來自變異區的V_δ1基因，且V_δ1型γδT淋巴球為$CD4^-CD8^+$

細胞，不過能活化這類細胞的抗原可能不是一般的蛋白分子，目前能確定的是非蛋白磷酸化抗原(phosphoantigens)，以及由CD1呈現的脂質分子（非水溶性分子）抗原，如某些細菌脂多醣外膜的lipid A。這類T淋巴球活化後能分泌多種細胞激素，分泌IFNγ及TNFα調節T$_H$1淋巴球活性，分泌IL-4及IL-10調節CD8$^+$T淋巴球活性，促進樹突細胞成熟，分泌IL-17以促進發炎反應、自體免疫反應等；(b)循環系統中$\gamma\delta$T細胞，TCR的γ鏈來自變異區的Vγ9基因，δ鏈來自變異區的V$_\delta$2基因，血液循環及淋巴系統中，50~90%是這種 Vγ9V$_\delta$2型T淋巴球，近年來免疫學研究發現，這類$\gamma\delta$T淋巴球是抗原呈現細胞(APC)，細胞表面呈現第二類MHC、B7-1/B7-2等專業APC才有的標記；(c)主要存在於肝臟及某些白血球癌症(leukemia)病患體內的$\gamma\delta$型T細胞，TCR的δ鏈來自變異區的V$_\delta$3基因，這類V$_\delta$3型$\gamma\delta$T淋巴球的功能還不清楚。

學習評量　　　　　　　　　　　　　　Review Activities

1. 下列何者是專一性免疫反應的特性？

   (A) 能專一性辨識的抗原種類有一定範圍

   (B) 對自體的抗原具有容忍性

   (C) 對曾經遭遇過的抗原敏感性降低

   (D) 對免疫反應強度無法自我調節

2. 下列何者是成人T淋巴球分化成熟最主要的場所？

   (A)骨髓　　(B)脾臟　　(C)胸腺　　(D)法氏囊

3. 下列有關成熟T淋巴球的敘述何者正確？

   (A) 大多同時擁有CD4與CD8兩種標記分子

   (B) 細胞表面含有膜型IgM分子

   (C) 成熟的T_H細胞一定帶有CD3標記分子

   (D) 成熟T淋巴球中的TCR基因持續進行重組

4. CD28與B7分子的交互作用，導致T細胞出現下列何種結果？

   (A) 增進T細胞的吞噬能力

   (B) 促使T細胞立即進行細胞凋亡

   (C) 提升T細胞與肥大細胞間的相互作用

   (D) 傳遞T細胞活化的次級訊息

5. 有關T淋巴球發育過程的敘述何者正確？

   (A) 雙陰性先驅T細胞之TCR基因依序進行重組，但是TCR分子仍然無法呈
   現在細胞表面

   (B) T細胞由$CD4^+8^+$雙陽性細胞發育為$CD4^-8^-$雙陰性細胞

   (C) 胸腺對T細胞的正向篩選，即篩選其TCR能與自我MHC接合的T細胞

   (D) 胸腺隨後對T細胞進行負向篩選，即淘汰TCR無法與自我MHC－抗原反
   應的T細胞

6. 有關T淋巴球活化訊號的敘述何者正確？

   (A) 專一性訊號（初級訊號）來自TCR分子與CD28的複合體

   (B) 非專一性訊號（次級訊號）來自CD4或CD8與MHC分子的結合

   (C) T細胞只需接受初級訊號或次級訊號中的一種，即能快速增殖形成一個
   殖株

   (D) T細胞受到不正常或不完整的刺激，會造成殖株無能化

7. 外源性超級抗原活化T淋巴球時，與哪一分子之功能區最有關係？

(A) CD3複合體的ζ鏈

(B) 第一類MHC的β_2m分子

(C) TCR β鏈的V_β區

(D) CD4胞外區的類Ig功能區

8. 下列有關T淋巴球分化的敘述何者正確？

(A) 帶有CD4分子的T細胞通常會分化成輔助型T細胞

(B) 帶有CD8分子的T細胞分化成記憶性T細胞

(C) 胞殺型T細胞隨後分化成輔助型T細胞

(D) 輔助型T細胞分化為T_H1細胞，某些T_H1細胞再分化為T_H2細胞

9. 調節型T細胞主要分泌哪一種細胞激素來抑制T_H1細胞的免疫反應？

(A) IL-2　　(B) IL-4　　(C) IL-10　　(D) IFN-γ

10. 下列有關純真型T淋巴球的描述何者正確？

(A) 為CD4$^+$8$^+$雙陽性細胞

(B) 分化後必定轉變成輔助型T細胞

(C) 為成熟的CD4$^+$或CD8$^+$T細胞，但尚未接觸抗原

(D) 純真型T淋巴球只要受IL-2刺激即可分化為抗原專一性細胞

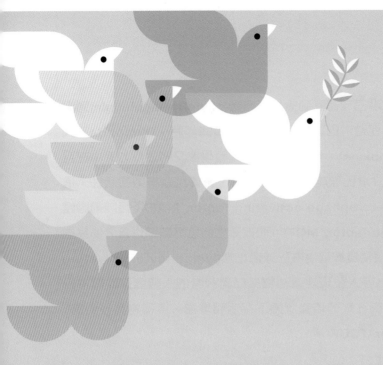

9

CHAPTER

細胞激素和受體
Cytokines and Cytokine Receptors

本章摘要
掃描QR code或至https://
reurl.cc/2oADYa下載

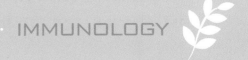

IMMUNOLOGY

在六○年代，科學家即發現淋巴球在受到植物凝血素(phytohemagglutinin)刺激之後，能分泌某些物質，促進淋巴球的分裂增殖。1969年時，Dumonde等人將這種物質稱為淋巴激素(lymphokine)。七○年代初期，科學家又將注意力集中在巨噬細胞的活化上，發現被活化之T淋巴球能分泌某些物質，影響巨噬細胞的活性，這些物質被稱為巨噬細胞活化素(macrophage activating factor, MAF)及巨噬細胞趨化素(macrophage chemotactic factor, MCF)；而被活化的巨噬細胞也會分泌某些物質，促進T淋巴球的分裂，這類物質被稱為淋巴球活化素(lymphocyte-activating factor, LAF)。1976年，Gallo等人發現經過植物凝血素刺激的人類周邊血液淋巴球，會分泌一種物質，促進T細胞在離體培養狀態下存活和增殖，這種物質被稱為T細胞生長素(T-cell growth factor, TCGF)。

1979年，科學家認為免疫細胞之間，確實靠許多分泌物相互溝通，有必要將這些物質的名稱加以統一，故將這些物質冠上interleukin的字首，並從LAF開始依序編碼，將LAF稱為interleukin-1（簡稱IL-1；中文譯為介白素-1），TCGF為interleukin-2（簡稱IL-2；中文譯為介白素-2）。八○年代之後，陸續發現許多介白素，現在已經有40種。此外，有些免疫調節物質基於傳統名稱不易更換的原故，仍保持原有的名稱，如干擾素-γ (interferon-γ, IFN-γ)、腫瘤壞死素-α (tumor necrosis factor-α, TNF-α)、轉型生長素-β (transforming growth factor-β, TGF-β)等。這些由甲細胞分泌出來，藉以調節乙細胞生長、分化與功能的物質統稱為細胞激素(cytokines)。

9-1　細胞激素的一般特性

細胞激素的作用模式

細胞激素在生物效應上皆具有免疫調節功能，循著**自泌型**(autocrine)、**旁泌型**(paracrine)、**內分泌型**(endocrine)模式，作用在自己、周邊或其他組織細胞上（圖9-1）；如T_H細胞分泌IL-2，作用在自己表面的IL-2受體上，即為自泌型；巨噬細胞分泌IL-12，作用在T_H細胞表面IL-12受體上，即為旁泌型；巨噬細胞分泌IL-6，作用在肝細胞表面之IL-6受體上，即為內分泌型。

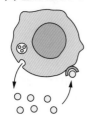
(a) 自泌型模式

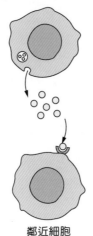
(b) 旁泌型模式

鄰近細胞

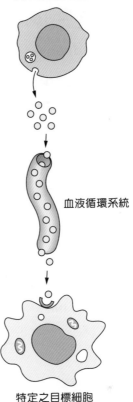
(c) 內分泌型模式

血液循環系統

特定之目標細胞

圖9-1　細胞激素的分泌模式。

細胞激素藉由自泌型、旁泌型或內分
泌型模式，作用在自己、周邊或其他
組織細胞上。

細胞激素的主要特性

　　細胞激素有許多特性，使其影響的層面由點到面，由面到全身的系統
（圖9-2），細胞激素的主要特性簡述如下：

1. 多來源性 (Multiple Source)

　　同一種細胞激素可來自一種以上的細胞。例如活化的單核球、巨噬細
胞、樹突細胞等，皆可分泌IL-1；又如T淋巴球（包括CD4$^+$T細胞及CD8$^+$T細
胞）及NK與NKT細胞，皆可分泌IFN-γ。

2. 多效性 (Pleiotrophy)

　　細胞可能分泌細胞激素刺激同一細胞的活化（自泌型）；可能刺激周遭
的同型細胞（旁泌型）；也可能作用在一種以上的細胞。例如IL-1可作用在T
淋巴球、B淋巴球、NK細胞，甚至作用在肝細胞及下視丘；IL-6也可作用在B

淋巴球、骨髓幹細胞及肝細胞等多種細胞。理論上，任何細胞只要其表面有此細胞激素的受體，即可接受此細胞激素的刺激。

3. 重覆性 (Redundancy)

此特性係指兩種或兩種以上的細胞激素，作用在同一種細胞，並產生類似的生物效應。如IL-2與IL-15在功能上很相似，其受體甚至共用部分的膜蛋白（即共用IL-2受體的β鏈及γ鏈），這兩種細胞激素皆可刺激T淋巴球，促使其分裂，也可活化NK細胞；又如IL-12及IL-18皆可促使T淋巴球分泌IFN-γ，進而使T淋巴球分化為胞殺細胞，活化細胞性免疫反應。

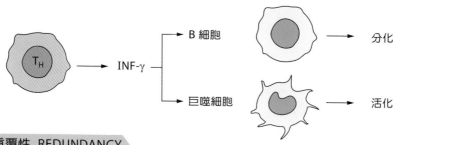

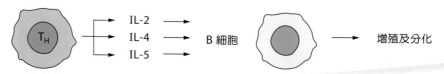

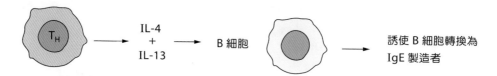

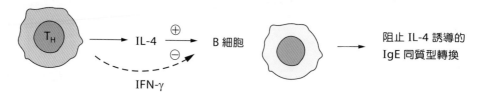

圖9-2 細胞激素作用方式的主要特性。

包括多效性、重覆性、協同性及拮抗性等，圖中所示為各種特性的例證。

4. 協同性 (Synergy)

　　係指兩種細胞激素同時作用在同一細胞時，其生物效應比單獨作用來得高。如IL-12在IL-2協同作用下，其刺激T淋巴球產生的IFN-γ量顯著高於單獨由IL-12刺激產生的量，IL-12與IL-18也有類似的加成效應；又如IL-4可促使B淋巴球由IgM製造者轉換為IgE製造者，此效應在IL-5同時存在時更為明顯。

5. 拮抗性 (Antagonism)

　　係指兩種細胞激素同時存在時，彼此產生相互拮抗的作用。如IL-4與IFN-γ同時作用在B淋巴球時，INF-γ對IL-4促進IgE製造的效應產生抑制作用，而兩者同時作用在巨噬細胞時，IL-4顯著抑制IFN-γ刺激巨噬細胞活化的效應；如IL-4與IL-12也是相互拮抗的，IL-4抑制IL-12所誘發的T_H1型免疫反應；而IL-12抑制IL-4所誘發的T_H2型免疫反應。

6. 梯度式誘導模式 (Cascade Induction)

　　最先被病原體或其產物（如LPS）所誘發產生的細胞激素，隨即促進二級細胞激素的產生；二級細胞激素再促進三級細胞激素的產生，如此形成梯度式相互調控、層層放大的效應。如IFN-γ刺激巨噬細胞的活化，巨噬細胞因此增加IL-1的分泌；IL-1（二級細胞激素）隨即刺激T淋巴球，使T細胞活化而增加IL-2的分泌；IL-2再刺激更多的T淋巴球，使其分泌細胞激素，包括IFN-γ。

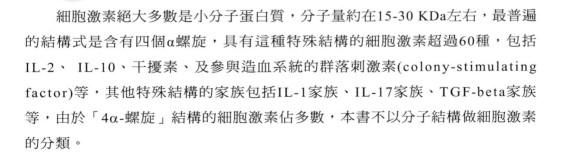

9-2　細胞激素的構造和功能

　　細胞激素絕大多數是小分子蛋白質，分子量約在15-30 KDa左右，最普遍的結構式是含有四個α螺旋，具有這種特殊結構的細胞激素超過60種，包括IL-2、 IL-10、干擾素、及參與造血系統的群落刺激素(colony-stimulating factor)等，其他特殊結構的家族包括IL-1家族、IL-17家族、TGF-beta家族等，由於「4α-螺旋」結構的細胞激素佔多數，本書不以分子結構做細胞激素的分類。

　　每種細胞激素都可能有一種以上的功能，不過依照其目標細胞的種類，以及對免疫系統的影響，大致可分為發炎反應調節因子、趨化因子、造血系統細胞激素、細胞性免疫反應活化因子、體液性免疫反應活化因子及免疫反應抑制因子等六大類，以下將針對此六大類分別詳述。

 ## 發炎反應調節因子

　　當人類受到病原體入侵時，最先引起的反應就是**發炎反應**(inflammatory response)。發炎反應是一種由血清及組織液蛋白活化所引起的複雜反應，除部分血清與組織液可直接殺菌或清除病毒之外，主要由這些蛋白活化血管及白血球。

　　一開始被活化的是嗜中性球，隨後巨噬細胞也參與反應，晚期才有負責專一性免疫反應的淋巴球出現在發炎部位。嗜中性球活化以後，主要分泌許多破壞組織的酵素、發炎反應介質、殺菌物質及**趨化因子**(chemotactic factor)；有關發炎反應及參與發炎的細胞，將會在第10章詳述。活化的巨噬細胞能分泌超過百種物質，從小分子的NO到分子量數十萬的**纖維接合素**(fibronectin)，而其中影響免疫系統最大的物質，是一群**前發炎細胞激素**(proinflammatory cytokine)。

　　當實驗動物受到細菌內毒素刺激，約半小時後，血清中即可測得TNF-α；TNF-α的濃度在1小時左右達到最高；第二波是IL-1，約在2小時後達到最高；而第三波是IL-6，約在3~4小時後達到最高（圖9-3），臨床研究結果顯示，人體內也有類似反應。這三種細胞激素可歸類為前發炎細胞激素，不過這三種細胞激素皆為多功能的免疫調節因子，甚至影響肝細胞、腎臟細胞及中樞神經細胞等非淋巴組織細胞（表9-1）。

表9-1　前發炎細胞激素

細胞激素	來源	目標細胞	生物效應
IL-1	單核球 巨噬細胞 樹突細胞 B淋巴球 NK細胞 血管內壁細胞 纖維母細胞 微神經膠細胞 嗜中性球	T淋巴球	分泌IL-2；細胞分裂
		B淋巴球	細胞分裂及分化
		嗜中性球	活化、趨化作用
		巨噬細胞	活化、趨化作用
		NK細胞	活化作用
		表皮細胞	分裂、分泌膠原蛋白酶
		下視丘	引起發熱
		關節滑液細胞	分裂、分泌膠原蛋白酶
		血管內壁細胞	分裂、分泌發炎介質
		肌肉細胞	分泌前列腺素
		肝細胞	分泌一系列急性蛋白
		破骨細胞	分泌膠原蛋白酶
		軟骨細胞	分泌膠原蛋白酶及發炎介質
		纖維母細胞	分裂、分泌膠原蛋白酶及前列腺素
TNF-α	巨噬細胞 肥大細胞 活化之T淋巴球 　及NK細胞 嗜中性球 微神經膠細胞 平滑肌細胞 某些腫瘤細胞	某些腫瘤細胞	胞殺作用
		T淋巴球	細胞分裂；分泌IL-2
		巨噬細胞	活化與分化
		B淋巴球	分化及製造抗體
		NK細胞	促進胞殺作用
		嗜中性球	活化與趨化
		血管內壁細胞	分裂與活化；促進白血球先驅細胞分化
		骨髓幹細胞	分泌細胞激素
		纖維母細胞	分裂
IL-6	單核球 巨噬細胞 T淋巴球 肥大細胞 血管內壁細胞 纖維母細胞 某些腫瘤細胞	T淋巴球	細胞分裂；分泌IL-2
		B淋巴球	分化為漿細胞
		漿細胞	刺激抗體分泌
		骨髓幹細胞	促進分化
		肝細胞	分泌一系列急性蛋白

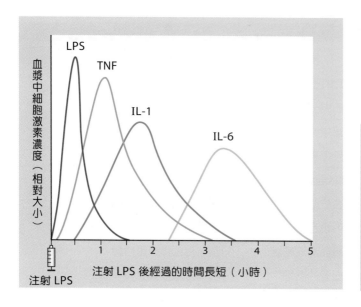

圖9-3　實驗動物受到細菌內毒素刺激後，前發炎細胞激素血清濃度的變化。

實驗動物受到LPS刺激後，約半小時後即可在血清中測得TNF-α；第二波是IL-1，約在2小時後達到最高；而第三波是IL-6，約在3~4小時後達到高峰。

▶ 介白素-1超家族(Interleukin-1 Superfamily, IL-1 sF)

IL-1於1969年被發現，經過50多年來的研究，陸續發現IL-1在人體感染初期，廣泛的影響多種組織與器官的生理功能，且與多種慢性發炎疾病（如類風濕性關節炎、痛風等）有密切的關係。IL-1超家族含有11種細胞激素，以及10種相對應的受體，依據分子結構、受體與功能間的相似度，整個介白素-1超家族可細分為「介白素-1家族」、「介白素-18家族」及「介白素-36家族」（詳見**附錄三**），簡述如下：

1. 介白素-1家族

IL-1有兩種亞型，即IL-1α及IL-1β，這兩種IL-1分別來自兩個不同的基因，胺基酸序列的相似性只有26%，學者認為IL-1α是上億年前由IL-1β複製出來的，其生物活性幾乎沒有差別，且使用相同的受體。由mRNA轉譯出來的IL-1，是分子量較大（約31KDa）的先驅物，IL-1α有269個胺基酸，IL-1β有271個胺基酸，IL-1α可以不經切割即能展現活性，IL-1β先驅物必須經過**IL-1轉換酶**（interleukin-1 converting enzyme, ICE；此ICE即細胞質內的Caspase-1蛋白酶）的切割修飾後，以17KDa的大小由細胞分泌出來，切割點離 "AXD" 保留序列9個胺基酸，**保留序列(concensus sequence)**意指IL-1經過上億年的演化後，仍然保留的胺基酸序列，此處的三個胺基酸為aliphatic amino acid (A)、任意胺基酸(X)、aspartic acid (D)；IL-1α主要以膜上的甘露糖(mannose)寡糖鏈為錨(anchor)滯留在細胞膜上，而IL-1β大多分泌到胞外，進入組織液或血液中，介白素-1家族的細胞激素大多有這個特性，先驅物須經過切割修飾後，才會有活性。

　　介白素-1是典型的發炎前細胞激素，與發炎反應密切相關，主要活化嗜中性球及巨噬細胞，適度的發炎反應使這些細胞快速的被徵召到細菌感染或組織損傷的部位，有效的清除致病菌及組織碎片，以利減輕感染、復原損傷的組織。不過介白質-1過度分泌或免疫細胞長期製造製造介白素-1，則會造成局部或全身性發炎，而多種自體免疫疾病與介白素-1的過度製造有關，故演化上產生受體拮抗素 (Interleukin-1 receptor antagonist, IL-1Ra)，IL-1Ra分子量約17KDa，是介白素-1家族的成員，不過IL-1Ra能接在介白素-1受體上，抑制介白素-1對細胞的作用，是介白素-1有效的拮抗劑，2001年IL1Ra（商品名Anakinra）被核准在臨床上治療類風濕關節炎及多種自體免疫疾病。此外，一種直接針對IL-1α及IL-1β的單株抗體製劑Canakinumab也在2009年核准臨床使用，治療多種與慢性發炎有關的疾病。

　　2003年，免疫學家以生物訊息(bioinformatic approach)與分子生物技術途徑，發現了介白素-33 (interleukin-33, IL-33)，IL-33從分子結構上、受體的結構、胞內傳訊途徑、到其免疫調節功能，都能確認是典型的IL-1次家族的成員。IL-33調控的功能很多，包括促進T_H2細胞的活化與分泌細胞激素，對過敏反應有關的肥大細胞、嗜酸性球及嗜鹼性球而言，能增強其分泌細胞激素與趨化素的功能，刺激肥大細胞分泌IL-1β、IL-6、IL-13、TNFα等細胞激素。

2. 介白素-18家族

　　1995年Okamura等人從受到細菌(*Propionibacterium acnes*)及內毒素感染的老鼠肝臟萃取液純化出介白素-18(interleukin-18, IL-18)。其實先前的實驗已經發現，受到*P. acnes*及LPS感染的老鼠血清，具有能增進老鼠T淋巴球製造IFN-γ的能力的物質，當時這種物質被稱為**干擾素-γ誘導素**(IFN-γ inducing factor)，分子量18KDa。這種細胞激素隨後被命名為IL-18。

　　IL-18之分子結構較接近IL-1，且主要製造者也是活化的巨噬細胞；甚至連IL-18的受體也與IL-1受體相似，同歸屬於**TLR家族**(toll-like receptor family)。IL-18基因位在人類第11對染色體上，基因經過轉錄及轉譯之後形成分子量24KDa的先驅分子，再經由IL-1轉換酶切割修飾為18KDa的蛋白分子，切割點離 "AXD" 保留序列也是9個胺基酸，故其活化過程與IL-1相似。不過以胺基酸序列作比較，IL-18與IL-1β只有18%的相似性，與IL-1α的相似性則更低。IL-18能與IL-1β參與發炎反應，IL-18促進T_H1細胞及NK細胞製造IFN-γ，IFN-γ隨後活化巨噬細胞，增強發炎反應，故IL-18與多種發炎性疾病（如異位性皮膚炎、**蕁麻疹**、皮膚型紅斑性狼瘡）有關，甚至是呼吸道病毒（如SARS-CoV-2）引發的細胞激素風暴(cytokine storm)，IL-18也是參與其中的細胞激素之一，故將它歸類為**前發炎細胞激素**。

　　不過某些IL-18生物效應與IL-12極為相似，故也被認為是細胞性免疫反應活化因子之一。IL-18的主要製造者為各種組織中的巨噬細胞，而樹突細胞、角質細胞及腸壁上皮細胞也是IL-18的製造與分泌者；而IL-18的主要目標細胞則是製造IFN-γ的T_H1細胞及NK細胞。當IL-12及IL-18協同刺激時，T細胞在未受抗原刺激的狀況下，即能製造IFN-γ；同樣的，IL-18對IL-12刺激NK細胞分泌IFN-γ的作用，也有顯著的加成效果。其實IL-18還可促進IL-12所誘導的分化現象，使T_H0細胞發育為T_H1細胞。此外，IL-18可直接提升NK細胞及胞殺型T淋巴球的胞殺能力。剔除IL-18基因的小鼠，受到LPS刺激後所產生的IFN-γ量顯著降低，NK細胞數量雖正常，但胞殺活性明顯異常，無法有效殺死目標細胞，而T_H1型免疫反應也未能達正常水準。

　　IL-18家族還有一個成員，即介白素-37 (interleukin-37, IL-37)，IL-37與IL-36同時在2000年左右，生物訊息途徑證實，IL-37與早先發現的IL-1 F7為同一種分子，製造與分泌IL-37的細胞主要是胸腺細胞、樹突細胞、漿細胞以及睪丸、子宮等生殖器官的細胞，IL37有a、b、c、d、e等五種亞型，能與IL-18受體接合，不過功能上與IL-18大不相同，IL-37是典型的抗發炎細胞激素，由上皮細胞與巨噬細胞分泌的IL-37幾乎完全抑制IL-1β、IL-6、TNF-α等前發炎激素及趨化素CXCL2、CXCL8的表現。

3. 介白素-36家族

IL-1受體的研究又發現幾種相關的膜蛋白,如**介白素-1受體輔助蛋白** (IL-1 receptor accessory protein, IL-1Racp)與**介白素-1受體相關蛋白-2** (IL-1 receptor-related protein-2, IL-1Rrp2),IL-1Racp與IL-1Rrp2的接合子隨後加入IL-1超家族,基於這些接合子的功能陸續被確認,2010年經由專家會議命名為介白素-36α(interleukin-36α, IL-36α;原IL-1F6)、介白素-36β(IL-36β;原IL-1F8)與介白素-36γ(IL-36γ;原IL-1F9),其中介白素-36受體拮抗子(IL-36 receptor antagonist, IL-36Ra; IL-1F5)是IL-1Rrp2的接合子,其功能是IL-36的拮抗子(antagonist),故具有抗發炎的功能。IL-1F10也是IL-1Rrp2的接合子,同樣能拮抗IL-36的功能,故重新命名為介白素-38 (interleukin-38, IL-38)(參閱附錄三)。

IL-36基本上仍屬前發炎細胞激素,與發炎性腸道疾病(inflammatory bowel disease, IBD)有關,不過隨後的研究發現,主要製造IL-36的細胞為純真型$CD4^+$T細胞,能促進T細胞增生及分泌IL-2,與IL-12協同促使T細胞分化成T_H2細胞。角質形成細胞(keratinocyte)、黏膜層上皮細胞(mucosal epithelium)、蘭格漢細胞(Langerhans cells)也能製造IL-36,故此細胞激素可能參與了上皮組織的恆定與防禦,這是人體第一線防禦網。

▶ 腫瘤壞死素超家族 (Tumor Necrosis Factor Superfamily, TNFSF)

科學家於1975年發現以內毒素刺激巨噬細胞後,會產生某種物質,能造成某些腫瘤細胞的壞死;另一組科學家則在研究身體虛弱的惡病質(cachexia)個體時,發現這是因為慢性發炎而造成身體虛弱及體重大幅降低的現象,這種現象導因於活化的巨噬細胞所分泌的物質,稱之為惡病素(cachexin)。隨後科學家發現腫瘤壞死素與惡病素是完全相同的分子。

TNF也有兩種類型,即TNF-α及TNF-β,兩者來自不同基因,但這兩個基因首尾並排,且皆在第三類MHC基因區中。不過TNF-α主要來自活化的巨噬細胞,而TNF-β則是由活化的T淋巴球及NK細胞所分泌。TNF-β在結核菌等引起的細胞性過敏反應中,可造成局部組織的壞死,當然對某些腫瘤細胞

也有胞殺作用，故較常被稱為**淋巴毒素**(lymphotoxin, LT)，不過TNF-β也具有活化巨噬細胞及嗜中性球的生物效應。由於LT又有兩種亞型，即LT-α及LT-β，故這幾種細胞激素又以超家族序列命名，LT-α稱為TNFSF1 (TNF superfamily-1)，TNF-α稱為TNFSF2，LT-β稱為TNFSF3（參考附錄四）。

TNF-α的mRNA也是先轉譯成分子量較大的先驅分子，為233個胺基酸(26 KDa)組成的第二型膜蛋白，而且以同質三倍體(homotrimer)呈現於膜上，再由**TNF-α轉換酶**(TNF-α converting enzyme)進行切割；部分成熟的分子滯留在細胞膜上，而分泌至組織中的分子含157個胺基酸，分子量17 KDa，以三倍體(timer)形式接合同樣是三倍體的受體，產生生物效應。如果因為**敗血症**(septic disease)而造成體內過度分泌TNF-α，則會使血壓降低、血管栓塞、發燒、下痢等**敗血性休克症候群**(septic-shock syndrome)，死亡率極高（圖9-4）。當然敗血性休克也導因於IL-1的過度製造。

剔除TNF-α基因的小鼠，對細菌感染的抵抗力明顯降低，次級淋巴組織中的萌發中心(germinal center)發育不全，IgG抗體的製造能力銳減，顯然TNF-α不只是發炎前細胞激素，對淋巴球的發育，也具有關鍵性的角色。經過40多年來的研究，免疫學家將與TNF分子構造、功能及受體具有相似性的蛋白分子彙整為一個**TNF超家族(TNFSF)**，這個超家族成員包含了19種細胞激素或受體接合子，而相對應的受體則彙整為**TNF受體超家族(TNF receptor superfamily, TNFRSF)**，這個超家族成員包含了29種細胞膜上的膜蛋白（詳見附錄四）。TNFSF主要是一群發炎前細胞激素，涉及**類風濕關節炎(RA)**、**腸道發炎相關疾病(IBD)**等慢性發炎反應，如TNF-α (TNFSF2)、LT-α (TNFSF1)等都是典型的發炎前細胞激素。另一主要功能是經由與細胞凋亡有關的受體，促使細胞計畫性死亡(programmed cell death)，如Fas接合子(Fas ligand, FasL; TNFSF6)、TNF相關細胞凋亡誘導接合子(TNF-related apoptosis-inducing ligand, TRAIL; TNFSF10)等。

不過某些TNF超家族的細胞激素也促進B淋巴球的成熟，涉及**紅斑性狼瘡(SLE)**等自體免疫疾病，如TNF家族B細胞活化素(B cell activating factor of the TNF family, BAFF; TNFSF13B)、增殖誘導接合子(a proliferation-inducing ligand, APRIL; TNFSF13)等，其中CD40 (TNFRSF5)與CD40L

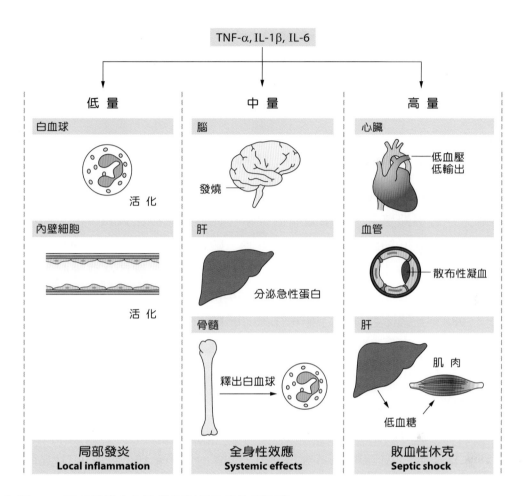

TNF-α, IL-1β, IL-6

低 量	中 量	高 量
白血球	腦	心臟
活 化	發燒	低血壓 低輸出
內壁細胞	肝	血管
活 化	分泌急性蛋白	散布性凝血
	骨髓	肝　肌肉
	釋出白血球	低血糖
局部發炎 Local inflammation	全身性效應 Systemic effects	敗血性休克 Septic shock

圖9-4　不同前發炎細胞激素劑量下的生理反應。

低劑量的TNF-α與IL-1造成局部發炎反應；中劑量的TNF-α與IL-1造成全身性發炎反應；如果因為敗血症而造成體內過度分泌TNF-α與IL-1，則會造成血壓降低、散布性凝血、發燒、下痢等敗血性休克症候群，死亡率極高。

(CD154; TNFSF5)的接合作用，不論在非專一性的發炎反應及B淋巴球分化成熟上，皆扮演關鍵的角色，這部分將會在第11章詳述。

　　不論是TNF超家族或是TNF受體超家族，由於與許多慢性發炎疾病（如IBD）、過敏反應（如氣喘）、自體免疫疾病（如RA、SLE）及癌症有密切相關，成為近年來免疫治療或標靶治療的目標，如anti-TNFα Infliximab（一種生物技術製成的人－鼠嵌合單株抗體；chimeric mAb）、Adalimumab（anti-TNF-α；一種擬人化單株抗體）、Certolizumab pegol（anti-TNF-alpha；擬人化單株抗體的Fab片段接上 poly-ethylene glycol）、Golimumab（anti-TNF-alpha；完整的人類IgG1單株抗體） 等抗體蛋白製劑，皆是核准上市的臨床用藥，治療包括RA、SLE、Crohn's disease、ulcerative colitis、Hodgkin's lymphoma等自體免疫疾病及癌症。

▶ 介白素-6家族(Interleukin-6, IL-6 Family)

IL-6的發現也是來自多種不同的線索，如不同實驗室發現的干擾素-β_2（抑制某些病毒繁殖）、漿細胞瘤活化素（促進漿細胞生長及分泌）、肝細胞刺激素（刺激肝細胞分泌急性蛋白）等，隨後發現這些因子皆與IL-6為相同的分子；此外，IL-6也是促進B淋巴球分化為漿細胞的**B細胞刺激因子**(B-cell stimulating factor-2；BSF-2)。1986年IL-6基因的cDNA被克隆(clone)出來，1988年正式命名為介白素-6 (interleukin-6, IL-6)，可見IL-6也是多功能的細胞激素。不過由類風濕性關節炎病人的關節滑液中分離出來的T細胞及B細胞，皆分泌相當量的IL-6，顯示不正常分泌IL-6也是導致某些自體免疫疾病的因素之一。

人類IL-6含有212個胺基酸，分子量依**糖化**(glycosylation)程度的不同在21~28 KDa之間；老鼠的IL-6含211個胺基酸，分子量在22~29 KDa之間，IL-6在分子架構上具有四個半胱氨酸(cysteines)呈對形成雙硫鍵，構成「4-alpha螺旋」通用結構。人類與老鼠IL-6之胺基酸序列有46%的相似性，不過在DNA之核苷酸序列上，有高達65%的相似性，可見IL-6在個體之免疫反應及生理反應上有不可取代的角色。有關IL-6的研究，陸續發現有多種細胞激素與IL-6共用IL-6受體的gp130鏈，這些細胞激素被匯整為介白素-6家族(IL-6 family)。經過三十多年的研究,陸續發現了10種相似的細胞激素，歸類為IL-6家族，加上9種與之相對應的受體。

IL-6家族包含腫瘤穩定素-M (oncostatin M, OSM)、白血症抑制素(leukemia inhibitory factor, LIF)、心肌營養素-1 (cardiotrophin-1)、睫狀節神經細胞營養素(ciliary neurotrophic factor, CNTF)等，以及介白素-11 (Interleukin-11, IL-11)、介白素-27 (Interleukin-27, IL-27)、介白素-31 (Interleukin-31, IL-31)等介白素，這些細胞激素彼此在胺基酸序列上相似度不高，不過最主要的相似處，在其使用的受體含有類似gp130傳訊次單元

(gp130 subunit)，以IL-31受體而言，IL-31R由IL-31RA及OSMR所組成，OSMR是具OSM專一性的肽鏈，IL-31RA則是具IL-31專一性的鏈，不過其胺基酸序列與IL-6受體的gp130有28%的相似度，胞內傳訊功能也與gp130類似。

IL-27受體由WSX1與gp130組成，故歸類於IL-6家族。如果細胞激素以此標準規類為IL-6家族，則近年來發現的介白素-35 (interleukin-35, IL-35)與介白素-39 (interleukin-39, IL-39)也會被歸類於IL-6家族，IL-35的受體有四種，其中兩種(IL-12Rβ_2：gp130, gp130：gp130)皆以gp130為傳訊次單元，而IL-39的受體為 IL-23R/gp130異質雙倍體，也是以gp130為傳訊次單元。不過IL-35與IL-39本身的分子結構類似IL-12，故有些免疫學者還是將這兩種介白素歸類於IL-12家族。有關gp130及相關受體將會在〈**9-3細胞激素受體**〉一節中詳述。

▶ 介白素-17 家族(Interleukin-17, IL-17 Family)

IL-17蛋白分子在1993年被Golstein等人發現，被命名為CTLA8，1995年被確認是一種新的細胞激素，命名為介白素-17，最早被發現的稱為IL-17A，在細胞中合成後以第一型膜蛋白(type I transmembrane protein)表現於細胞膜上，隨後被膜蛋白酶切割成155個胺基酸的蛋白質分子，分泌到周邊組織中，其胺基酸序列有72%與Herpesvirus saimiri病毒的HVS13基因相同（HVS13基因稱為vIL-17），IL-17家族的以四個半胱氨酸(cysteines)呈對形成雙硫鍵，構成四個逆平行相對股的β-板頁 (anti-parallel β-sheet)，建構成特殊的半胱氨酸結摺疊架構(cysteine-knot folding)，與多數介白素的「4-alpha螺旋」通用結構迥異。科學家隨後陸續發現多種結構相似的分子，分別命名為IL-17B、IL-17C、IL-17D、IL-17E及IL-17F，其中IL-17E原先命名為介白素-25 (interleukin-25, IL-25)。製造IL-25的主要細胞是T$_H$2細胞，包括T淋巴球及NK細胞皆能製造並分泌IL-17A及IL-17E，不過IL-17A及IL-17E的主要來源是T$_H$17細胞。

2005年免疫學家發現一種T細胞次群，分泌大量IL-17，命名為T$_H$17 CD4$^+$T淋巴球，此外還有幾種免疫細胞能製造IL-17，包括CD8$^+$(Tc17)細胞、γδ T細胞、natural killer T (NKT)細胞及第三類先天性淋巴細胞(group 3 innate lymphoid cells, ILC3)。IL-17A及IL-17E的目標細胞很多，包括巨噬細胞及多種非免疫細胞，如纖維母細胞、血管內壁細胞、表皮細胞、角質細胞等，IL-17促進目標細胞製造多種細胞激素，如IL-6、G-CSF、GM-CSF、IL-1、TGF-α、TNF-α等，以及多種趨化素，IL-17刺激目標細胞分泌的趨化素，造成嗜中性球與單核球的聚集，引起發炎反應，IL-17也能促使發炎細胞分泌前列腺素(prostaglandin)及基質金屬蛋白酶(matrix metalloproteinase, MMP)等酵素，破壞發炎部位的組織。IL-17使T_H17細胞直接參與了發炎反應，且與自體免疫疾病的慢性發炎現象息息相關，如乾癬症(psoriasis)、SLE等之發炎組織中，皆可發現大量分泌IL-17的T_H17細胞。

▶ 介白素-32 (Interleukin-32, IL-32)

介白素-32原來被稱為NK transcript 4 (NK4)，2005年才被確認為新的細胞激素，活化的T細胞是IL-32的主要來源，經過Il-12及IL-18的刺激後，NK細胞也能製造IL-32。目前依照其功能，IL-32歸類為前發炎細胞激素，陸續發現能誘導單核球分化為巨噬細胞，與包括類風濕關節炎(RA)及發炎性腸道疾病（如Crohn's disease）的發炎反應有關，尤其在RA的關節液中有很高的濃度。IL-32能促使發炎部位的細胞製造IL-1β、TNF-α、IL-6及CXC型趨化素等刺激發炎反應的前發炎細胞激素。

 ## 趨化因子

血液中的白血球（不論是單核球、顆粒球或淋巴球）要發揮其防禦的功能，絕大多數要離開血管並遷移至發炎的組織或進入次級淋巴組織中；這種遷移現象主要依賴兩種作用，即白血球對血管內壁細胞的附著作用及向特定方向移動的**趨化作用**(chemotactic effect)。遷移現象使白血球能快速的聚集在病原體入侵的部位，也使白血球能**居留**(homing)在次級淋巴組織中，等待抗原的激發。

具有趨化能力的分子可粗分為四大類：第一類是細菌的衍生物，如：N-formyl peptides，即由細菌分泌出來的寡肽鏈（如fMLF）；第二類是發炎介質，如：**白三烯素B$_4$** (leukotriene B$_4$)、**補體分子-5a** (C5a)等；第三類是**介白素**

-16 (IL-16)；第四類即是一系列的**趨化素**(chemokines)。趨化素是一群能引導白血球到特定部位的小蛋白質，其分子量大多介於8~12 KDa，除了lymphotactin（只含兩個**半胱胺酸**(cysteine)）之外，皆含有4個主要的半胱胺酸，分子內形成2個雙硫鍵（圖9-5），蛋白二次架構上在N-端形成套環(loop)，C-端有個α-螺旋，中段為四個半胱氨酸(cysteines)呈對形成雙硫鍵, 構成三個逆平行相對股的β-板頁 (anti-parallel β-sheet)。以人類趨化素而言，目前從生化、分子生物學及生物資訊資料庫中找到的**趨化素超家族**(chemokine superfamily)成員超過40種。

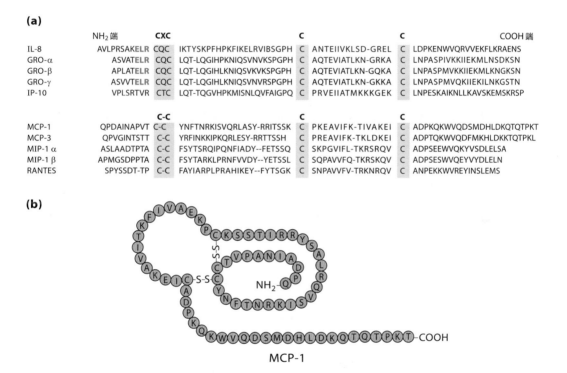

圖9-5　趨化素的分子構造與分類。

趨化素是一群小蛋白質，其分子量大多小於10KDa，約70~90個胺基酸。(a)趨化素皆含有4個主要的半胱胺酸(cysteine)，最主要的種類為CXC群及CC群趨化素，CXC群趨化素再依CXC之前是否有ELR模組，分為4個亞群，在此僅呈現兩個主要亞群。(b)以MCP-1為例，4個主要的半胱胺酸形成2個雙硫鍵，形成特殊的三級結構。

▶ 趨化素的分類

依照前兩個半胱胺酸所構成的模組(motif)來分類，則趨化素主要分為CXC群（α-群）、CC群（β-群）、XC群（γ-群）及CX_3C（δ-群）（表9-2）。如CXC群即前兩個半胱胺酸中間隔1個胺基酸（X代表任意一種胺基酸）；而CX_3C群則是前兩個半胱胺酸中間隔3個任意胺基酸。由於趨化素的名稱太繁雜，新的命名法以受體(receptor)的接合子(ligand)為基礎，依阿拉伯數字序列命名（詳見後續章節）。目前發現的趨化素有48種，分別是CCL 28種、CXCL 17種、CX3CL 1種、XCL 2種，命名時加上"L"代表ligand，如CCL6、CXCL8等；趨化素受體共20種，分別是 CCR 10種、CXCR 8種、CX3CR 1種、XCR 1種，命名時加上"R"代表Receptor，如CCR7、CXCR5等。

表9-2　趨化素的分類

類　群	代表性激素	來源	目標細胞	功　能
CXC (ELR$^+$)	IL - 8 (CXCL8)	巨噬細胞、嗜中性球、樹突細胞、T淋巴球等多種	嗜中性球	趨化、活化
			血管內壁細胞	血管新生
	GRO -α (CXCL1)	巨噬細胞	嗜中性球	趨化、活化血管新生
	GRO - β (CXCL2)	嗜中性球	血管內壁細胞	
CXC (ELR$^-$)	GRO -γ (CXCL3)	樹突細胞、T淋巴球等多種		
	IP - 10 (CXCL10)	巨噬細胞、嗜中性球、樹突細胞、T淋巴球等多種	活化之T細胞	趨化
			單核球	趨化
			巨噬細胞	趨化
			嗜鹼性球	趨化、活化
			血管內壁細胞	抑制血管新生
	MIG (CXCL9)	巨噬細胞、纖維母細胞、血管內壁細胞等數種	活化之T細胞	趨化
			巨噬細胞	趨化
			嗜鹼性球	趨化、活化
			血管內壁細胞	抑制血管新生

表9-2 趨化素的分類（續）

類 群	代表性激素	來 源	目標細胞	功 能
CXC (ELR⁻) （續）	SDF - 1 (CXCL12)	骨髓基質細胞 血管內壁細胞	T細胞、B細胞、樹突細胞等	居留淋巴組織
	BLC (CXCL13)	骨髓基質細胞 濾泡樹突細胞	T細胞、B細胞、單核球等	居留淋巴組織，形成萌發中心
CC	MCP - 1 (CCL2)	巨噬細胞、嗜中性球、樹突細胞等多種	活化之T細胞	趨化
			單核球	趨化
			巨噬細胞	趨化
			嗜鹼性球	趨化、釋放組織胺
	MIP - 1α (CCL3)	巨噬細胞、嗜中性球、樹突細胞等多種	活化之T細胞	趨化
			單核球	遷移、附著
			巨噬細胞	趨化
			NK細胞	趨化
	RANTES (CCL5)	巨噬細胞、樹突細胞、T淋巴球等多種	活化之T細胞	趨化
			單核球	生長、遷移、附著
			巨噬細胞	趨化
			NK細胞	趨化
	ELC (CCL19)	巨噬細胞、樹突細胞、T淋巴球	T淋巴球、成熟之樹突細胞	引誘T細胞及樹突細胞至T細胞豐富區
	SLC (CCL21)	指突狀樹突細胞	純真型T細胞、樹突細胞	居留於次級淋巴組織
XC	SCM - 1/ Lymphotactin/ ATAC (XCL2)	活化之CD8⁺T細胞、NK細胞	CD8⁺T細胞	趨化
			T_H1細胞	活化
			NK細胞	趨化
			肥大細胞	趨化
CX3C	Fractalkine/ Neurotactin (CX₃CL1)	血管內壁細胞、樹突細胞、神經元細胞	單核球	附著、趨化
			T淋巴球	附著、趨化
			嗜中性球	活化
			微神經膠細胞	附著、趨化、活化

註：括弧中的標示為新命名法的名稱與序號，"L"表接合子(ligand)。

1.　CXC群

　　這群趨化素以**介白素-8** (interleukin-8, IL-8；CXCL8)為代表。先驅IL-8分子含99個胺基酸，不過成熟的IL-8只含72個胺基酸，分子量約8.4KDa。IL-8的主要製造者為活化的巨噬細胞，不過受到IL-1及TNF-α刺激的纖維母細胞、角質細胞及血管內壁細胞，也會分泌IL-8，此外如缺氧狀態、固醇類荷爾蒙（如雄性激素、動情素）等也會刺激IL-8的製造與分泌。IL-8最主要的目標細胞是嗜中性球，由於嗜中性球在發炎作用啟動後30分鐘內即可出現在發炎部位，可見IL-8在人體第一線防禦上扮演重要的角色。

　　IL-8不只是趨化因子，而且是嗜中性球的活化因子，包括許多殺菌機制（將在第10章詳述）皆會因為IL-8的刺激而增強，許多與嗜中性球功能有關的膜蛋白及受體，也會因IL-8的刺激而增加。也有研究結果顯示，IL-8對T淋巴球及嗜鹼性球也有趨化及活化作用，如IL-8可增加嗜鹼性球分泌組織胺、白三烯素等發炎介質的量。

　　CXC群可依CXC模組前是否有ELR模組(glutamic acid-leucine-arginine motif)，再分為兩個次群：ELR^+ CXC次群含IL-8、**GRO** (growth-related oncogene)-α、-β、-γ (CXCL1、CXCL2、CXCL3)等數種趨化素，彼此的胺基酸相似度在40~50%左右；ELR^- CXC次群在功能及構造上與ELR^+次群有明顯的差異，含**IP-10** (interferon γ-inducible protein-10; CXCL10)、**MIG** (monokine induced by gamma interferon; CXCL9)等，主要作用在單核球／巨噬細胞、T細胞及B細胞。

2.　CC群

　　這群趨化素較典型的是(a)**單核球趨化蛋白**(monocyte chemoattractant protein, MCP)，含MCP-1 (CCL2)、MCP-2 (CCL8)、MCP-3 (CCL7)及MCP-4 (CCL13)等四種；(b)**巨噬細胞發炎蛋白**(macrophage inflammatory protein, MIP)，含MIP-1α (CCL3)、MIP-1β (CCL4)等；(c) **RANTES** (regulated on activation, normal T expressed and secreted, CCL5)。CC群的趨化素主要來源是單核球／巨噬細胞，部分也可由樹突細胞、嗜中性球、T淋巴球、血管內壁細胞等多種細胞製造分泌。CC群的主要目標細胞也是單核球／巨噬細胞，不過也可作用在嗜酸性球、樹突細胞及活化的T淋巴球上。

CC群的趨化素之間有功能上的區別，如RANTES及MIP-1可使嗜酸性球活化，產生去顆粒現象，但是MCP-1就無此活性；此外，MCP-1、MIP-1α及RANTES皆可對嗜鹼性球產生趨化作用，但是只有MCP-1可促使嗜鹼性球釋放組織胺。

3. XC群

這一類趨化素在胺基酸序列上很像CC群，但是只具有相對於CC群分子的第2個與第4個半胱胺酸，故將之命名為**單一C模組蛋白-1** (single C motif-1, SCM-1)，但是另兩個獨立的實驗室也發現相同的趨化素，並分別命名為**淋巴球趨化素**(lymphotactin)及**ATAC** (activation-induced, T cell-derived, and chemokine-related cytokine)，故文獻中曾經以SCM-1/ lymphotactin/ATAC來代表這種趨化素。為了避免名稱上的困擾，XC群的兩種趨化素分別稱為SCM1α (XCL1)及SCM1β (XCL2)。SCM-1主要分泌自活化的$CD8^+$T淋巴球及NK細胞，而其目標細胞為$CD4^+$及$CD8^+$T細胞，也作用在NK細胞及肥大細胞。目前的研究結果顯示，SCM-1除了趨化作用之外，也可能涉及T_H1細胞的活化。

4. CX3C群

在人體內的CX_3C群趨化素稱為**Fractalkine**，而在老鼠體內的稱為**Neurotactin**，新的命名為CX_3CL1。Fractalkine是趨化素中唯一具有膜型與分泌型的分子，主要的製造者為血管內壁細胞，以膜蛋白的型式呈現，其功能在增加單核球、T淋巴球及嗜中性球對血管內壁的附著力。Fractalkine的表現量會因為IL-1、TNF-α等前發炎細胞激素的刺激而增加，且Fractalkine是發炎反應機制中的一員。當脂溶性的部分被切除後，Fractalkine轉變為分泌型、分子量約95 KDa的醣蛋白；分泌型Fractalkine主要是單核球及T淋巴球的趨化因子。由於樹突細胞表面也可發現Fractalkine的存在，故Fractalkine可能也能促進樹突細胞的抗原呈現作用。

近年來科學家研究剔除Fractalkine及Fractalkine受體基因的小鼠，發現這種基因缺陷對小鼠的免疫系統、發炎反應及神經組織的發育皆沒有顯著影響，再度證明細胞激素網絡間的重覆累贅性與互補性。

▶ 趨化素的生理功能

依照生理功能，趨化素還可大致分為兩大類。第一類是**前發炎趨化素**(proinflammatory chemokine)，包括IL-8、IP-10、MCP-1、MIP-1α、RANTES等數十種趨化素。大致上這一類趨化素在發炎初期引誘單核球及顆粒球進入發炎組織，在產生過敏反應的組織中，也有此現象。某些趨化素（如IL-8）還能進一步活化白血球。在細胞型過敏組織或慢性發炎組織中，這類趨化素也可趨化活化的T淋巴球，造成局部淋巴球浸潤及活化的現象。

第二類是涉及淋巴球轉運(trafficking)及居留(homing)的趨化素。骨髓中含有數種此類趨化素，如**基質衍生素-1**(stromal-derived factor-1, SDF-1)、MCP-2、MIP-1、MIP-3β等，其中以SDF-1 (CXCL12)的功能較清楚。SDF-1為CXC群的趨化素，最早被發現是先驅B細胞(pre-B cell)的趨化素；骨髓基質細胞分泌的SDF-1，確實能引誘B細胞的先驅細胞遷移至基質細胞附近，使基質細胞分泌的分化素及生長素易於刺激先驅B細胞，而使其得以分化為成熟的B淋巴球。MIP-3β的功能也很相似，不過MIP-3β的功能是趨化單核球先驅細胞，使其靠近基質細胞而得以分化及成熟。

T淋巴球及B淋巴球主要經由一段特殊內壁細胞組成的小靜脈區離開血管，進入淋巴組織中，這段區域稱為**高內壁細胞小靜脈**(HEV)，位於微血管叢的末端，其血管內壁細胞特別肥厚且呈立方形；微血管中的淋巴球約85%附著在HEV區。雖然HEV區只佔血管的1~2%，但估計每秒鐘可能有超過一萬個淋巴球通過HEV區，進入淋巴組織。T淋巴球主要的居留趨化素**次級淋巴組織趨化素**(secondary lymphoid tissue chemokine, SLC; CCL21)即存在於脾臟、培氏囊、淋巴結的HEV區，此外也存在於濾泡的邊緣區。SLC分子含有6個主要的半胱胺酸（有別於其他含4個半胱胺酸的趨化素），不過SLC仍歸類於CC群。SLC主要的分泌者是指突狀樹突細胞（IDC；一種成熟的樹突細胞，主要位於次級淋巴器官與組織），其目標細胞則包括純真型T細胞、樹突細胞等，是這兩種細胞移入並居留在次級淋巴組織的主要輔助因子；SLC直接誘導T細胞經過HEV區，進入淋巴組織，而淋巴組織中成熟的T細胞則由樹突細胞所分泌的macrophage-derived chemokine (MDC)引導進入萌發中心。

▶ 介白素-16 (Interleukin-16, IL-16)

1982年Cruikshank及Center等人發現一種對淋巴球有趨化作用的因子，1996年被命名為IL-16。IL-16分子量約在14KDa左右，主要製造者是T淋巴球，CD4[+]T細胞及CD8[+]T細胞皆能持續製造IL-16，其他如樹突細胞、肥大細胞、嗜酸性球、纖維母細胞等，也有製造分泌IL-16的能力。T淋巴球先製造一個分子量80KDa的先驅分子，當細胞活化時，IL-16之先驅分子會被切成數個片段，其中具有生物活性的是COOH端的14KDa片段，分子由原先的631個胺基酸切成121個胺基酸，這個14KDa片段會自我聚合為四倍體，接合在T細胞表面的CD4分子上。總之，IL-16的分子構造與趨化素並不相同，故不屬於趨化素超家族。

IL-16除了對CD4[+]T淋巴球具有趨化作用之外，對單核球及嗜酸性球也有趨化作用。此外，IL-16使T細胞由休止期（G_0期）進入細胞循環期（G_1期），提升IL-2受體及第二類MHC之表現。近年來的研究也證實，IL-16具有前發炎激素的功能，也能誘導細胞凋亡，具活性的IL-16片段能抑制人類免疫缺失病毒(HIV)感染CD4[+]T細胞。基於IL-16對CD4[+]T細胞與過敏相關細胞的影響，研究IL-16應該有助於醫學界對氣喘、多發性硬化症(MS)、Crohn disease及愛滋病(AIDS)等免疫系統相關疾病的認識與治療。

造血系統細胞激素

骨髓幹細胞的發育方向係由一系列的膜蛋白與細胞激素所調控（圖9-6），這些細胞激素可刺激造血先驅細胞在半固態培養基中長成群落(colony)，故稱為**群落刺激素**(colony-stimulating factor, CSF)。群落刺激素可依照其目標細胞的種類分為五類：(a)顆粒球－巨噬細胞群落刺激素(granulocyte-macrophage colony-stimulating factor, GM-CSF)；(b)顆粒球群落刺激素(granulocyte colony-stimulating factor, G-CSF)；(c)巨噬細胞群落刺激素(macrophage colony-stimulating factor, M-CSF)；(d)**介白素-3** (IL-3)，原先被稱為多功能群落刺激素(Multi-CSF)；(e)**介白素-7**(IL-7)（表9-3）。

此外，還有兩種細胞激素參與造血過程，即**介白素-9** (IL-9)與**介白素-11** (IL-11)；而由骨髓基質細胞所分泌的幹細胞素(stem cell factor, SCF)，也是刺激

造血幹細胞分裂增殖的要素之一。先前介紹的前發炎細胞激素中，IL-1、TNF-α及IL-6也是造血過程中重要的輔助因子，T$_H$2細胞之細胞激素如介白素-5 (interleukin-5, IL-5)能促使骨髓先驅細胞分化成嗜酸性球，介白素-4 (interleukin-4, IL-4)能促使骨髓先驅細胞分化成樹突細胞。

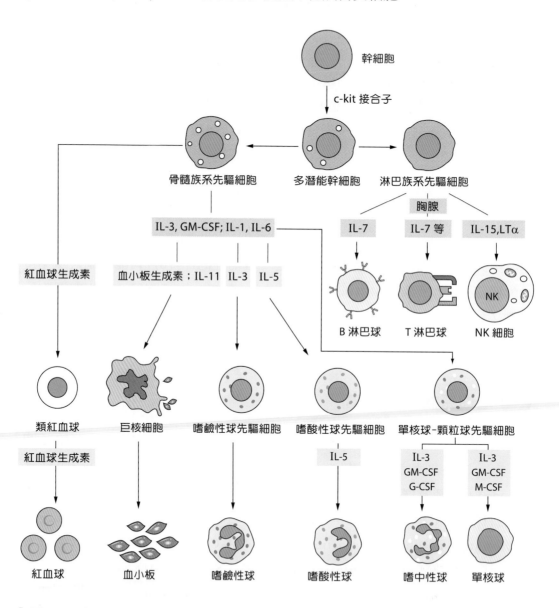

圖9-6　造血系統細胞激素。

從骨髓幹細胞分化成各種血球，有賴多種細胞激素的刺激與調節，其中包括CSF (GM-CSF、G-CSF、M-CSF)及數種介白素(IL-1、IL-3、IL-5、IL-6、IL-7、IL-9、IL-11)。

表9-3 造血系統細胞激素

細胞激素	來源	目標細胞	生物效應
GM-CSF	活化的T細胞、巨噬細胞、血管內壁細胞	造血幹細胞	分化為顆粒球、巨噬細胞、嗜酸性球、樹突細胞
		嗜中性球	活化、延長存活時間
		巨噬細胞	促進分泌前發炎細胞激素
G-CSF	活化的單核球、巨噬細胞，受刺激的纖維母細胞、血管內壁細胞	造血幹細胞	分化為顆粒球，尤其是嗜中性球
M-CSF	巨噬細胞、纖維母細胞、血管內壁細胞	造血幹細胞	分化為單核球
IL-3	活化之T淋巴球及肥大細胞	造血幹細胞	分化為嗜中性球、巨噬細胞、巨核細胞、肥大細胞
		嗜中性球	分裂增生、成熟
		肥大細胞	分裂、成熟、活化
IL-7	胸腺、脾臟、骨髓之基質細胞	先驅B細胞	發育、成熟
		先驅T細胞	發育成$\gamma\delta$型T細胞，胸腺發育
		胞殺型T細胞	分化、活化
		LAK細胞	活化
IL-9	T_H2細胞	紅血球先驅細胞	發育成紅血球
		骨髓先驅細胞	發育成單核球及顆粒球
		輔助型T細胞	分裂增殖
		肥大細胞	分裂增殖
		B淋巴球	增殖、分化，製造抗體
IL-11	骨髓基質細胞、纖維母細胞	先驅B細胞	發育、成熟
		巨核細胞	發育
		肝細胞	分泌急性蛋白
		漿細胞瘤	生長
		神經元細胞	分化
		破骨細胞	分化
		巨噬細胞	抑制發炎介質的分泌

▶ GM-CSF、G-CSF和M-CSF

GM-CSF是一種多功能的細胞激素，分子量依糖化程度在18~28 KDa之間，GM-SCF與以下介紹的G-CSF、M-CSF皆具有「4-alpha螺旋」通用結構，主要的來源是活化的T淋巴球、巨噬細胞及血管內壁細胞。GM-CSF可刺激造血幹細胞分化為顆粒球、巨噬細胞及嗜酸性球；GM-CSF也是刺激幹細胞發育成樹突細胞的主要細胞激素。GM-CSF可促使造血幹細胞在離體培養下持續分裂，也可延長嗜中性球在組織中的存活時間。如果在胚胎早期剔除GM-CSF基因，小鼠的造血系統並沒有明顯的缺失，主因是其他群落刺激素（如G-CSF、M-CSF、IL-3等）可產生互補作用，然而嗜中性球的功能及存活率明顯的受到影響。此外，GM-CSF也與發炎反應有關，GM-SCF能活化單核細胞、巨噬細胞，製造IL-1、IL-6、TNF-α等前發炎激素，也能增強嗜中性球的活性，促進急性期的發炎反應，不過對慢性發炎而言，GM-CSF卻有緩解發炎的功能。以DNA重組技術製造的人類細胞激素中，GM-CSF是第一種被核准臨床使用的細胞激素，人類重組GM-CSF (human recombinant GM-CSF; sargramostim)於1991年被美國FDA核准上市，已經廣泛用在放射治療、骨髓移殖、洗腎患者身上，全球銷售額超過百億美元。

G-CSF為分子量19KDa的細胞激素，主要來源是活化的單核球、巨噬細胞及受到前發炎細胞激素刺激的纖維母細胞及血管內壁細胞。G-CSF可刺激造血幹細胞分化為顆粒球，G-CSF也可在血液中接合嗜中性球。剔除G-CSF基因的小鼠有明顯的嗜中性球缺少現象(neutropenia)，對細胞感染抵抗力弱，骨髓造血族系有明顯的缺失。重組DNA製造的G-CSF（如1991年核准上市的Filgrastim、1993年核准上市的Lenograstim）已經廣泛用在嗜中性球缺少症(neutropenia)，癌症與造血幹細胞移植，全球年產值超過70億美元。

M-CSF未糖化時的分子量為21.6KDa，依其糖化(glycosylation)程度的不同，有不同的分子量（45~90 KDa不等），分泌M-CSF的細胞為巨噬細胞、纖維母細胞及血管內壁細胞，可在血液循環中偵測到。M-CSF促使造血幹細胞發育成單核球，而血液及組織中的單核球及巨噬細胞也有M-CSF的受體。剔除M-CSF基因造成巨噬細胞活性降低，骨骼發育不正常。

介白素-34 (Interleukin-34, IL-34)是2008年才被報導的細胞激素，分子量39KDa，含242個胺基酸，在細胞激素中是相對的大分子，與M-CSF相同是

「4-α螺旋」結構，介白素-34使用與M-CSF相同的受體，這種受體是proto-oncogene c-fms的產物，故簡稱Fms。不過IL-34與MCSF的功能不同，IL-34主要促進生骨細胞(osteoblasts)的生長與分化，也有研究證明IL-34與表皮組織中的巨噬細胞與樹突細胞的活化有關，密切參與巨噬細胞的分化、遷移、居留、與促進發炎反應，也涉及多種自體免疫疾病（如RA、SLE、MS等），是典型的多功能細胞激素。

▶ 介白素-3 (Interleukin-3, IL-3)

八〇年代初期，科學家發現活化的T淋巴球可分泌一種物質，使造血幹細胞在半固態培養基中持續分裂，這種細胞激素隨後命名為IL-3，後來發現由其他研究群陸續發現的多種群落刺激素、**肥大細胞生長素**(mast cell growth factor)、**組織胺製造細胞刺激素**(histamine-producing cell stimulating factor)等，皆是相同的物質。IL-3依糖化的程度，分子量在20~26 KDa之間；其先驅分子含166個胺基酸，切割修飾後成為有活性的140個胺基酸蛋白分子，分子量16 KDa，有的細胞也產生更短的分子（134個胺基酸）。

IL-3可使造血幹細胞發育成嗜中性球、巨噬細胞、血小板（先驅細胞為**巨核細胞**(megakaryocyte)）、肥大細胞等，IL-3對肥大細胞的分化與成熟的影響很明顯，而IL-3也促進嗜鹼性球的分裂與成熟，不過對某些起源於骨髓的癌細胞（如急性骨髓性白血病與慢性骨髓性白血病）而言，IL-3卻能促進腫瘤細胞的生長。此外T淋巴球分泌的IL-3能活化類漿細胞樹突細胞(pDC)，藉由活化pDC而增強發炎反應，IL-3也同時刺激巨噬細胞分泌趨化素，吸引更多單核球到發炎部位，故IL-3也參與了細胞激素風暴及敗血症引起的急性發炎反應。可見這種細胞激素除了參與造血過程之外，還與過敏反應、急性發炎反應與自體免疫疾病有關。正常狀態下，IL-3不存在於血液中，因為其半生期只有40分鐘左右。

▶ 介白素-7 (Interleukin-7, IL-7)

IL-7為分子量25KDa的細胞激素，主要由胸腺、脾臟及骨髓的基質細胞所分泌。IL-7早期被認為是刺激先驅B淋巴球發育為成熟B淋巴球的主要因子，不過隨後的研究發現IL-7與T淋巴球的發育也息息相關。剔除IL-7基因的

小鼠，胸腺有明顯發育不全的現象，淋巴球數量偏低(lymphopenia)，在胸腺、脾臟、皮膚及腸道的黏膜免疫層皆找不到γδ型T細胞。此外，IL-7也能增強T淋巴球的胞殺能力，誘發**淋巴激素活化型殺手細胞**(lymphokine-activated killer cell, LAK cell)的活化與胞殺能力，高劑量的IL-7也能增強巨噬細胞的活性。

▶ 介白素-9 (Interleukin-9, IL-9)

IL-9是一種由活化的$CD4^+$輔助型T淋巴球所分泌的細胞激素，最早科學家發現IL-9是一種老鼠的T淋巴球生長素，後來陸續發現IL-9可促進紅血球先驅細胞及骨髓先驅細胞的發育，也可刺激胚胎期胸腺細胞的分化，IL-9對B淋巴球之增殖及抗體分泌也有促進作用。此外，IL-9是**肥大細胞生長促進素**(mast cell growth-enhancing factor)，在IL-3與IL-9同時存在時，可顯著促進肥大細胞的增殖。IL-9不論來自人類或老鼠T淋巴球，皆含126個胺基酸，分子量14KDa；但IL-9之先驅分子含144個胺基酸，而成熟的IL-9分子糖化程度很高，可使分子量高到30~40KDa。2008年確認T_H9細胞為新的T淋巴球次族群之後，對IL-9有更多的研究，發現IL-9確實為多功能的細胞激素，參與了抗腫瘤的細胞性免疫反應,也與自體免疫疾病的發炎反應有關（詳見第8章）。

▶ 介白素-11 (Interleukin-11, IL-11)

IL-11為分子量23KDa的多功能細胞激素，IL-11與IL-7類似，也是源於基質細胞的細胞激素；不過也有研究報告指出，表皮細胞、纖維母細胞、平滑肌細胞等受病毒或$TGF-\alpha_1$刺激後，也能製造大量的IL-11。IL-11是IL-6家族的成員之一，IL-11的初期研究發現，IL-11能促進肝細胞分泌急性蛋白，隨後發現IL-11能像IL-6一樣，促進漿細胞瘤的生長。當然，由骨髓基質細胞分泌的IL-11，具有促進B淋巴球先驅細胞及製造血小板的巨核細胞發育的生物活性，在IL-3及IL-4協同作用下更能發揮其促進效果。此外，IL-11也能調節神經元及破骨細胞的分化，並藉由對前發炎細胞激素（如IL-1、TNF-α等）製造的抑制作用，顯著降低了腸胃道上皮細胞及黏膜層因放射線及藥物所造成的損傷。

細胞性免疫反應活化因子

　　前一章已經提到，輔助型T淋巴球依照分泌的細胞激素種類以及激發的免疫反應類型，可分為T_H1及T_H2細胞兩種，而T_H1細胞所分泌的細胞激素，即為本小節要討論的重點。不過由巨噬細胞分泌的IL-12及IL-18，也是細胞性免疫反應不可缺少的因子，故在此一併討論（表9-4）。

▶ 干擾素家族 (Interferon Family)

　　干擾素(interferon, IFN)可說是最早被發現的細胞激素。1957年科學家即發現被病毒感染的細胞會分泌一種物質，抑制病毒的增殖，如此開啟了超過六十年的干擾素研究。干擾素一般分為三型，第一型干擾素(type I interferon)

表9-4　活化細胞性免疫反應的細胞激素

細胞激素	主要來源	主要功能
IFN-γ	T_H1細胞及NK細胞	活化巨噬細胞；促進B細胞轉型為IgG2a製造者；促進第一及第二類MHC表現
IL-2	T_H1細胞	刺激T_H細胞及CTL分裂增殖；增強NK細胞及CTL活性
TNF-β (LT)	T_H1細胞	活化巨噬細胞及嗜中性球；毒殺某些腫瘤細胞；刺激造血幹細胞分化；活化巨噬細胞及嗜中性球
IL-15	單核球／巨噬細胞、纖維母細胞、上皮細胞及多種組織細胞	趨化、活化T淋巴球；促使NK細胞發育、活化，並防止細胞凋亡。在與IL-12協同作用之下，可刺激NK細胞製造IFN-γ、TNF-α及GM-CSF等細胞激素；調節肌肉細胞、微神經膠細胞的功能
IL-12	單核球／巨噬細胞、樹突細胞	促進IFN-γ的製造；誘使T_H0細胞分化為製造IFN-γ的T_H1細胞，並促進T_H1細胞分裂、增殖、活化；刺激NK細胞分化、成熟，並分泌大量之IFN-γ。增進CD8⁺胞殺型T細胞的胞殺能力
IL-18	單核球／巨噬細胞、樹突細胞	刺激T_H1細胞、NK細胞及巨噬細胞製造IFN-γ；促進IL-12誘導的T_H1細胞分化；提升NK細胞及胞殺型T淋巴球的胞殺能力；促使T_H0細胞分化成製造IL-4、IL-13的T_H2細胞；誘發體液性免疫反應，增進B細胞的分化
IL-21	CD4⁺T細胞、NK細胞、濾泡輔助型T細胞	抑制CD4⁺T細胞生長，促進CD8⁺T細胞活化，促進NK細胞活化，促進B細胞製造免疫球蛋白

包含至少20種干擾素；第二型干擾素(type II interferon)只含干擾素-γ（表9-5）；而第三型干擾素(type III interferon)則含介白素-28 (interleukin-28, IL-28)及介白素-29 (inteerleukin-29, IL-29; IFN-λ$_1$)，IL-28又分為IL-28A (IFN-λ$_2$)及IL-28B (IFN-λ$_3$)，這兩種細胞激素在蛋白序列與功能上與干擾素類似，然而IL-28及IL-29的基因接近IL-10基因，且基因結構與受體結構也類似IL-10家族，故本書將IL-28及IL-29歸類為IL-10家詳述。在胺基酸序列與功能上與干擾素類似的細胞激素，組成了一個干擾素家族(interferon family)（詳見**附錄五**）。

表9-5 干擾素的特性

	干擾素-α (IFN-α)	干擾素-β (IFN-β)	干擾素-γ (IFN-γ)
類型	第一型干擾素	第一型干擾素	第二型干擾素
傳統名稱	白血球干擾素	纖維母細胞干擾素	免疫干擾素
主要誘導因子	病毒	病毒、內毒素(LPS)、雙股RNA	抗原、有絲分裂素、IL-2、IL-12、IFN-α/β
分子量	20KDa（先驅）20KDa（成熟）	20KDa（先驅）20~25KDa（成熟）	20KDa（先驅）17KDa（成熟）
胺基酸	165~166個	166個	166個（先驅）143個（成熟）
糖化	少數糖化(IFN-α2、α14)	糖化	糖化
活化形態	單股肽鏈	單股肽鏈	同質雙倍體
基因數量	至少14個	1個	1個
基因位置（人類）	第9號染色體	第9號染色體	第12號染色體
內插子	無	無	3個
細胞來源	大多數病毒感染細胞	大多數病毒感染細胞	活化之T$_H$1細胞及NK細胞
目標細胞	大多數細胞	大多數細胞	B淋巴球、巨噬細胞、抗原呈現細胞
生物效應	抑制病毒繁殖；促進第一類MHC表現；抑制細胞分裂；活化樹突細胞及NK細胞	抑制病毒繁殖；促進第一類MHC表現；抑制細胞分裂；活化樹突細胞及NK細胞	抑制病毒繁殖；活化巨噬細胞；促進第一類及第二類MHC表現；抑制T$_H$2型反應，誘使B細胞製造IgG2a及IgG3

1. 第一型干擾素

第一型干擾素基因都在人類第9對染色體上，含17個功能基因，9個偽基因(pseudogene)，17個功能基因中含12個IFN-α基因及IFN-β、IFN-ε、IFN-κ、IFN-ω 基因，外加一個功能與第一型干擾素無關的*KLHL9*基因（與細胞分裂有關）。干擾素-α (interferon-α, IFN-α)基因產物之間有76~96%的相似性，而干擾素-α與干擾素-β (IFN-β)之間只有31~38%的同質性；干擾素-ω (IFN-ω)與IFN-α則有55~60%同質性。早期科學家發現只有白血球會分泌IFN-α，故稱之為白血球干擾素(leukocyte interferon)，而IFN-β由纖維母細胞分泌，故早期稱為纖維母細胞干擾素(fibroblast interferon)，IFN-ω則主要由白血球分泌。不過近年來發現，大多數細胞受到病毒感染之後，皆會分泌第一型干擾素。各種細胞分泌干擾素的能力也有所差別，如某些樹突細胞（CD4$^+$ CD11c細胞）分泌IFN-α的量可以是其他白血球的一千倍，而纖維母細胞(fibroblast)分泌IFN-β的量可能是白血球的一千倍。

第一型干擾素最主要的生物效應是干擾病毒基因的複製及病毒蛋白的合成，進而達到抑制病毒在宿主細胞內繁殖的目的；另一種生物效應是促進第一類MHC的表現，高度表現第一類MHC，使受病毒感染的細胞較容易被CTL辨識，進而清除受感染的細胞（胞殺作用），減少病毒感染的宿主細胞，就能減少體內病毒量及傳播病毒的能力。此外，第一型干擾素可透過某些機制，抑制正常細胞或轉型細胞的生長與分化。

第一型干擾素對免疫系統也有調節作用，最主要的目標細胞為NK細胞及樹突細胞。IFN-α及IFN-β皆能促進NK細胞的分裂增殖及增強胞殺能力，並使NK細胞分泌IL-15等細胞激素，誘發細胞性免疫反應，而NK細胞本身則是非專一性免疫系統(innate immunity)中最主要的胞殺細胞；可見第一型干擾素是感染初期，專一性免疫系統尚未活化時，活化細胞性免疫反應的主要因子。此外，第一型干擾素能促進樹突細胞的分化與活化，使這類干擾素對專一性免疫系統也具有調節能力，故第一型干擾素是先天免疫與後天免疫反應(adaptive immunity)的橋樑。

基於第一型干擾素對病毒感染的防禦能力，廠商以生物技術研發了多種產品，如聚乙二醇修飾的IFN-α (pegylated interferon-α)於2005年核准上市，臨床使用上有兩種亞型，即PEG-IFN-α2a與PEG-IFN-α2b，取代了傳統干擾素，廣泛用來治療包括B型肝炎、C型肝炎、AIDS等病毒感染疾病，以IFNα2b治療COVID-19也已進入臨床試驗，不過IFN-β-1b為COVID-19臨床試驗的主要製劑，目前核准上市的IFN-β包括Avonex (IFN-β-1a), Betaseron (IFN-β-1b)等。相反的第一型干擾素與自體免疫反應的病理發展息息相關，故抑制干擾素-α成為治療SLE、RA、MS等自體免疫疾病的選項之一，如以抗interferon-α單株抗體（如Sifalimumab）治療SLE已進入二期臨床試驗。

2. 第二型干擾素

第二型干擾素只有一種，即IFN-γ。IFN-γ的製造細胞只侷限於某些免疫細胞，如$CD4^+$ T_H1細胞、$CD8^+$ CTL細胞及NK、NKT細胞。製造IFN-γ可說是T_H1細胞的標記，受到IL-2及IL-12誘導而發育成熟的T_H1細胞，皆分泌大量IFN-γ；此外，NK及NKT細胞受到病毒感染或IL-12刺激之後，亦會製造大量的IFN-γ，這是先天非專一性防禦系統重要的一環。IFN-γ基因為單一基因，轉譯之蛋白含166個胺基酸；成熟之IFN-γ則為143個胺基酸，此分子大小與IFN-β相近（IFN-β也含166個胺基酸），不過有活性的IFN-γ分子呈同質雙倍體，分子量在34KDa左右，與IFN-β類似有糖化現象（IFN-α則只有IFN-α2及IFN-α14等兩種有糖化現象）。

IFN-γ約在1965年被發現，原先發現IFN-γ之生物效應是抗病毒感染，其抑制病毒繁殖的機制與第一型干擾素相似；不過隨後的研究發現，IFN-γ是很重要的免疫調節素。IFN-γ與早期科學家描述的巨噬細胞活化素(MAF)可說是相同的物質（雖然MAF中還摻雜了一些T_H1細胞分泌的淋巴毒素），故IFN-γ最主要的免疫調節活性，即是促進巨噬細胞的分化與活化，增進巨噬細胞表現多種膜蛋白（包含第二類MHC），分泌IL-1、IL-6、TNF-α等前發炎細胞激素，以及分泌一氧化氮等殺菌分子，經由巨噬細胞的活化，IFN-γ顯著增強發炎反應，活化的巨噬細胞也分泌如IL-12、IL-18等活化細胞性免疫反應的細胞激素，構成調節免疫系統的細胞激素網(cytokine network)。

IFN-γ的第二項主要的生物效應是調升第一類MHC及第二類MHC的表現，不只是增加表面MHC分子的量，而且促進胞內整個抗原呈現作用的效率；換言之，IFN-γ全面調升幾乎所有與抗原呈現作用有關的基因活性。這項關鍵性的生物效應使輔助型T淋巴球被專一性抗原活化的機率提高，也使胞殺型T細胞能更有效的捕捉到目標細胞；而剔除IFN-γ基因的小鼠，對細菌及病毒感染的抵抗力大為降低，同時巨噬細胞也無法正常活化。

IFN-γ能抑制T$_H$2細胞分化，顯著抑制IL-4的分泌，並阻斷IL-4活化B細胞及促使B細胞轉換為IgE製造者的能力；相反的，IFN-γ促使B細胞轉換為IgG2a及IgG3的製造者，剔除IFN-γ基因的小鼠，血清中IgG2a及IgG3濃度顯著降低。

▶ 介白素-2 (Interleukin-2, IL-2)

IL-2的主要製造者為經由抗原和有絲分裂素活化的T$_H$1細胞、部分CD8$^+$T細胞與NK細胞；休止態的T細胞並不製造IL-2，不過T細胞在活化後45分鐘左右，即可產生IL-2之mRNA，並隨即分泌IL-2。IL-2分子的半生期只有30分鐘。多種細胞激素可促進IL-2的製造，包括IL-1、IL-6、TNF-α、IL-12、IL-18等。

IL-2基因在人類第4號染色體上，轉譯成133個胺基酸的多肽鏈，其分子量依糖化程度的不同，約在15~23KDa之間；其三度空間立體結構主要含A、B、B'、C、D、α等多個α螺旋結構，其中A、B、C、D等四個主要螺旋，是許多細胞激素「4-α螺旋」的原型結構（圖9-7），這群構造及功能相似的

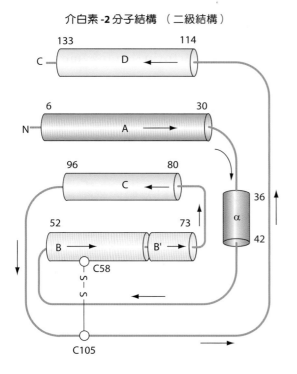

介白素-2分子結構　（二級結構）

圖9-7　IL-2的結構。

IL-2分子量約15~23KDa，其結構主要含A、B、B'、C、D、α等多個α螺旋結構。圖中可見各個α螺旋結構的先後排序（數字代表胺基酸編號；數字前的"C"代表半胱胺酸）。

細胞激素，依據獨特的分子結構與受體特徵，被歸類成**造血素超家族** (hematopoietin superfamily)或第一類細胞激素，包括GM-CSF、G-CSF、IL-2~IL-7、IL-11~IL-13、IL-15等多種分子，是僅次於趨化素超家族的大家族，不過第一類細胞激素雖然在分子結構有相似之處，然其受體與功能未必相同。另外四種因結構相似而形成的家族為IL-1超家族、腫瘤壞死素超家族、干擾素家族及轉型生長素家族（詳見附錄三、四、五）。近年來也有免疫學家將IL-17列為另一結構特殊的家族。

　　IL-2是促使T淋巴球活化、分化及殖株擴張的主要因子，而IL-2的主要來源也是T細胞，故IL-2是一種典型的自泌型細胞激素。活化的T細胞除了製造及分泌大量的IL-2之外，也會在細胞表面表現相當數量的IL-2受體；當IL-2與其受體結合之後，隨即啟動一系列胞內傳訊反應，並活化許多基因，使T淋巴球分裂並製造多種細胞激素，調節免疫反應。IL-2對B淋巴球的增殖與分化也有促進效果，但應該不是主要的因子，因為影響B細胞增生與分化的細胞激素是T_H2細胞分泌的分子，且剔除IL-2基因的小鼠，抗體製造能力並不受影響。

　　IL-2是細胞性免疫反應的促進因子，能誘使CD8[+]胞殺型T細胞分裂增生，也使其提升對目標細胞的胞殺能力。IL-2對NK細胞的增殖與活化也有顯著的促進效果，活化的NK細胞可表現IL-2Rα (CD25) IL-2受體次單元，隨後逐漸增加對IL-2的親和力，且能促進NK細胞分泌perforin及granzyme B等胞殺物質，不過剔除IL-2基因的小鼠，NK細胞的功能仍然維持正常，故IL-2也可能不是調節NK細胞功能的唯一因子。

　　IL-2在離體實驗中，呈現許多生物效應，但觀察IL-2基因或其受體基因突變的個體，或人工剔除IL-2受體基因的小鼠，發現IL-2在活體內的角色可能更複雜。這些個體往往產生嚴重的自體免疫疾病，以及體內累積過多的活化T細胞及B細胞，而基因剔除小鼠則因嚴重的腸胃道發炎及潰瘍而死亡。顯然IL-2除了扮演活化淋巴球的角色之外，對過度活化的淋巴球而言，IL-2也直接或間接擔任免疫調節的角色，促使其步入細胞凋亡的命運。

▶ 介白素-15 (Interleukin-15, IL-15)

　　1994年Burton等人發現在受病毒感染而轉型的T淋巴球細胞株的培養基中，有一種分子量約14~15KDa的細胞激素能取代IL-2，使原先依賴IL-2存活

的T淋巴球細胞株CTLL2能在離體培養下存活，這種細胞激素隨後被命名為IL-15。

　　IL-15基因位在人類第4號染色體上，含9個外顯子，與IL-2的基因（含4個外顯子）有明顯的不同。有功能的IL-15分子含114個胺基酸，分子量14~15KDa，有糖化現象，三度空間結構含4個主要的α螺旋，故歸類於造血素家族，不過IL-15與IL-2的胺基酸序列並沒有顯著的相似性。IL-15的受體也是造血素家族受體的一員，部分組成分子與IL-2受體相同，但IL-15與IL-2有自己專屬的α鏈，故兩者在功能上有異同之處。IL-15及IL-2皆能促使T細胞及NK細胞分裂和增殖，以及促進B淋巴球增生及分化。雖然IL-15原先被認為是IL-2的備胎，但近年來的研究發現，在人體及動物體內，IL-15的功能可能比IL-2還重要；此外，體內過度製造IL-15也可能是引起自體免疫疾病（如類風濕性關節炎）及不正常發炎現象的因素之一。IL-15的功能還包括：對T淋巴球具有趨化、活化作用；促使記憶性CD8[+]T細胞分裂；基因剔除的小鼠，體內NK細胞數量明顯減少；多項研究證明，IL-15是促使NK細胞由先驅細胞發育為成熟細胞的主要因子。此外，IL-15也可促使NK細胞活化，並防止細胞凋亡。在與IL-12協同作用之下，IL-15可刺激NK細胞製造IFN-γ、TNF-α及GM-CSF等重要的細胞激素。

　　IL-15的製造細胞幾乎遍及全身各重要組織，如肌肉、腎臟、肺臟、心臟、胎盤等器官及組織的細胞，以及纖維母細胞、上皮細胞、單核球等，皆持續性製造IL-15，故IL-15對肌肉細胞及**微神經膠細胞**(microglial cell)等非免疫細胞的功能也具有調節作用。

▶ 介白素-21 (Interleukin-21, IL-21)

　　IL-21是典型的第一類細胞激素，初步轉譯成一條162個胺基酸的肽鏈，經過切割修飾後，細胞分泌的IL-21含131個胺基酸，分子量約15KDa，結構上與IL-2類似，為具有四個α螺旋的單一多肽鏈，IL-21的基因與IL-2基因很接近，反而IL-15基因離得較遠。其實IL-21的受體比IL-21更早被發現，在2000年左右，科學家先發現一種存在於免疫細胞表面的「孤兒受體」（不知道其接合子的受體），這是經由全基因體核苷酸序列與第一類細胞激素受體核苷酸序列比對時發現的，科學家隨後在活化的CD3[+]T淋巴球培養基中，發

現此受體的接合子，命名為介白素-21 (IL-21)。包括T_H17、T_FH及NKT細胞皆能製造IL-21，而IL-21受體則普遍存在於各種白血球表面，顯示IL-21是一種多功能的細胞激素。以T細胞而言，IL-21是一種自泌型的細胞激素，可能類似IL-2及IL-15等第一類細胞激素，能促進CTL細胞（CD8$^+$T細胞）的分化，不過IL-21最主要的功能應該是與TGF-β協同誘導T_H17細胞的分化，以及與IL-6協同誘導T_FH細胞的分化。IL-21對自然殺手細胞而言，具有促進其胞殺功能的作用，基於IL-21對CTL細胞及NK細胞的正向調節功能，近年來的免疫腫瘤治療已經將IL-21納入主要的選擇之一。當然，IL-21對主要的生物效應應該是密切參與B淋巴球的活化與分化。

T_FH細胞能分泌大量的IL-21，幾乎主導了濾泡中B淋巴球的分裂增殖、分化為漿細胞、分化為記憶細胞，以及影響B細胞的細胞凋亡，有關T_FH細胞的功能，詳見第11章對B淋巴球活化機制的描述。IL-21能有效的促使IgM製造細胞同質型轉換為製造IgG、IgA，甚至IgE的細胞。IL-21因此涉及多種自體免疫疾病，包括慢性腸道發炎(IBD)、乾癬症、第一型糖尿病(type 1 diabetes mellitus, type 1 DM)、SLE、RA等。IL-21也參與了病毒感染後的免疫反應，如HIV、HBV、HCV、SARS-CoV-2等感染後的細胞免疫反應，不過慢性B型肝炎患者體內製造IL-21的T細胞數明顯比急性B型肝患者少，且製造IL-21的是對HBV有專一性的CD8$^+$胞殺性T細胞，顯然慢性B型肝炎患者體內對抗HBV的免疫功能已顯著降低。

▶ 介白素-12家族 (Interleukin-12 family, IL-12)

八〇年代末期，科學家發現Epstein-Barr virus (EBV)（鼻咽癌病毒）所誘導轉型的B細胞株會分泌某種物質，可活化NK細胞，促使T細胞及NK細胞分裂增殖並分泌IFN-γ，這種物質隨後被稱為**NK細胞刺激素**(natural killer cell stimulatory factor, NKSF)。1990年左右，另一組科學家也發現EBV誘導轉型之B細胞株所分泌的某種物質，可協同IL-2誘導產生LAK細胞而攻擊腫瘤細胞，這種物質被稱為**胞殺型淋巴球成熟素**(cytotoxic lymphocyte maturation factor, CLMF)，隨後發現NKSF與CLMF為相同的物質，1992年統一命名為介白素-12 (interleukin-12, IL-12)。

IL-12是少數由異質雙倍體組成的細胞激素，兩個次單元分別為p35 (35KDa)及p40 (40KDa) (p35/p40)，總分子量70KDa。p35次單元的基因位在人類第3對染色體上，轉譯成219個胺基酸的多肽鏈，估計分子量為27.5KDa，糖化後的分子量則為35KDa；p35三度空間結構也含有約4個α螺旋構造，故可將之歸類為造血素超家族。p35結構上與IL-6很相似，然而IL-12的受體由IL-12Rβ1及IL-12Rβ2等兩種IL-12專有的次單元組成，不含gp130，故不屬於IL-6家族。p40次單元基因位在人類第5對染色體上，轉譯成328個胺基酸的多肽鏈，分子量估計為34.7KDa，由此可知p40也是糖蛋白，糖化後分子量增加為40KDa；p40在結構上與IL-6受體及G-CSF受體的相似性很高，且含有造血素超家族受體的簽名特徵「WSXWS」模組(WSXWS motif)，故p40在演化上而言，可能來自p35的受體。

IL-12的製造者往往不是IL-12的目標細胞，故不是自泌型細胞激素。以p35而言，大多數細胞皆能表現微量的p35，但是只有能製造p70活化態IL-12的細胞，才會製造p40。已知EBV誘導轉型之腫瘤細胞能製造IL-12；而在正常細胞中，IL-12的主要製造者，在人體中是單核球（附著性周邊血液單核細胞），B淋巴球則是次要的製造者；以老鼠而言，活化的B細胞及巨噬細胞是IL-12的主要製造者。此外，受到內毒素刺激的嗜中性球、結締組織型肥大細胞、角質細胞、樹突細胞等，也是IL-12的潛在製造者。

IL-12最重要的免疫調節功能應該是促進IFN-γ的製造。IL-12可誘使T_H0細胞分化為製造IFN-γ的T_H1細胞，並促進T_H1細胞分裂、增殖及活化；IL-12亦可刺激NK細胞分化和成熟，並分泌大量之IFN-γ。此外，IL-12也能增進$CD8^+$胞殺型T細胞的形成，並增進其胞殺能力。可見IL-12在細胞性免疫系統的形成與活化上，佔有關鍵性的地位，尤其是誘導T_H1細胞的形成，與IL-4的功能（誘導T_H2細胞的形成）相對應，構成免疫系統的「陰陽中心架構」（圖9-11）；透過這兩種細胞激素的調節，可維持或改變T_H1及T_H2型反應的平衡狀態。而剔除IL-12基因的小鼠，體內無法產生T_H1型免疫反應。

免疫學家陸續又發現幾種結構與功能與IL-12類似的細胞激素，並彙整為IL-12家族，不過除了IL-12及IL-23之外，這幾種IL-12家族的受體皆含有gp130傳訊次單元，故往往與IL-6家族重疊，兼具兩種家族的特性。IL-12家族包括介白素-23 (interleukin-23, IL-23)、介白素-27 (interleukin-27,

IL-27)、介白素-30 (interleukin-30, IL-30)及介白素-35 (interleukin-35, IL-35)，以及2016年才發現的介白素-39 (interleukin-39, IL-39)。

　　IL-23是由p19和IL-12的p40組成的異質雙倍體(p19/p40)，且p19的胺基酸序列與IL-12的p35相似，演化上可能是由IL-12基因複製而來，此細胞激素可刺激IFN-γ的製造及促進T淋巴球和記憶性CD4$^+$T細胞的增殖與活化，顯然在功能上也與IL-12很類似。IL-27及IL-35也是異質雙倍體，共用EBI3 (EBV-induced gene 3)次單元（β鏈），IL-27的另一條肽鏈為p28次單元（α鏈），構成p28/EBI3雙倍體；而IL-35的另一條肽鏈與IL-12共用p35次單元（α鏈），構成p35/EBI3雙倍體。肽鏈賦予IL-27與IL-35獨特的功能。IL-27的p28次單元可單獨存在，命名為IL-30，事實上IL-12p35、IL-23p19及IL-27p28 (IL-30)的分子結構，皆與IL-6相似。IL-27及IL-30功能上皆能抑制發炎反應，IL-27能促進T$_H$1輔助細胞的分化與活化，刺激IFN-γ的製造，反之；IL-27負面調控T$_H$2型發炎反應，抑制T$_H$2輔助細胞的分化，抑制免疫細胞製造T$_H$2型細胞激素。IL-35的主要細胞來源是調節型T細胞(regulatory T-cell; Foxp3$^+$T$_{reg}$)，顯然IL-35的功能在協助Treg控制免疫反應的強度，剔除p35基因的老鼠很容易被激發自體免疫反應。IL-39也是異質雙倍體，由IL-23的p19與Il-27的EBI3所組成(p19/EBI3)，受體為IL-23R/gp130異質雙倍體，功能上與IL-35相反，能活化B淋巴球，也能經由促進嗜中性球的分化與增生，參與發炎反應。

表9-6　IL-12家族及受體

細胞激素	異質雙倍體	受體
IL-12	P35/p40	IL-12Rβ1/IL-12Rβ2
IL-23	P19/p40	IL-23R/IL-12Rβ1
IL-27	P28/EBI3	WSX1/gp130
IL-30	p28（單倍體）	WSX1/gp130或IL-6Rα/gp130
IL-35	P35/EBI3	IL-12Rβ2/gp130
IL-39	P19/EBI3	IL-23R/gp130

EBI3：EBV-induced gene 3；WSX1：又稱IL-27Rα或TCCR。

體液性免疫反應活化因子

　　體液性免疫系統泛指與抗體有關的免疫系統，故任何可誘發B淋巴球活化和分化，並促進抗體製造與分泌的因子，皆與體液性免疫有關。

　　大致上來說，負責活化B淋巴球的細胞為T_H2細胞。B細胞本身是「職業性」的抗原呈現細胞，靠第二類MHC所接合的抗原，刺激T_H2細胞的TCR，再利用B7-1及B7-2接合T細胞的CD28，向T細胞傳遞進一步的活化訊號。活化的T_H2細胞分泌的數種細胞激素，可促使B細胞分裂增殖、分化及成熟，其中最主要的T_H2型細胞激素為IL-4、IL-5、IL-6、IL-10及IL-13，晚近發現的IL-40也歸屬於此類（表9-7）。

表9-7　活化體液性免疫反應的細胞激素

細胞激素	主要來源	主要功能
IL-4	T_H2細胞、肥大細胞、NK細胞	誘使T_H0分化為T_H2細胞；促使B細胞轉型為IgG1及IgE製造者；活化B細胞；刺激胸腺細胞及T細胞增殖；促進肥大細胞及嗜酸性球增生和活化
IL-5	T_H2細胞、肥大細胞	刺激B細胞分裂及分化；促進嗜酸性球活化
IL-6	單核球／巨噬細胞、T_H2細胞	促進B細胞分裂、分化及製造抗體；促進發炎反應；參與造血作用；促使T細胞增殖並分化為胞殺型T細胞
IL-13	T_H2細胞	促使B細胞轉型為IgG1及IgE製造者；活化B細胞
IL-40	胚胎肝細胞、骨髓幹細胞、活化的B淋巴球	促進活化的B淋巴球分化轉型製造IgA

▶ 介白素-4 (Interleukin-4, IL-4)

　　八〇年代初期，William Paul領導的研究群發現胸腺細胞株EL-4培養基的上清液中，有一種物質可刺激B淋巴球增殖，這種物質當時被稱為**B細胞刺激素-1** (B-cell stimulatory factor-1, BSF-1)；此物質之cDNA在1986年被選殖出來，並命名為介白質-4 (interleukin-4, IL-4)。

　　IL-4以單股多肽鏈存在，其基因位於人類的第5對染色體上，這段染色體區域聚集了IL-4、IL-5、IL-13、IL-3及GM-CSF的基因。基因轉譯後產生的分子約14KDa，含140個胺基酸；不過由活化的T_H2細胞或肥大細胞所製造分泌

的IL-4分子量為20KDa，可見存在於血液與淋巴組織中的IL-4是醣蛋白。IL-4的三度空間結構含4個α螺旋，故是典型的造血素超家族成員。

製造IL-4的細胞主要是活化的T_H2細胞及受刺激而活化的肥大細胞、嗜酸性球、嗜鹼性球、NK及NKT細胞、γδ型T細胞，近年來研究發現，第二類先天性淋巴細胞(innate lymphoid cells, ILC2)也能分泌IL-4。IL-4最主要的免疫調節功能有兩項：

1. 誘使T_H0細胞分化成T_H2細胞，同時抑制T_H1細胞的產生；換言之，IL-4對免疫系統是否傾向T_H2型反應，具有關鍵地位。

2. 活化B淋巴球，促使其分裂增殖以及增加第二類MHC的表現，並誘使其轉換為IgG4及IgE的製造者。如果是在老鼠免疫系統中，則IL-4會誘使B細胞轉換為IgG1、IgG2b及IgE的製造者。

可見IL-4是人體及其他動物體內製造IgE的主要誘導者，刺激過敏相關細胞的活化，引起局部性或系統性過敏反應，不過IL-4同時抑制嗜中性球的活性與功能。剔除IL-4基因的小鼠幾乎無法產生IgE及IgG1，且T_H2型細胞激素的製造量（如IL-5及IL-13等）也明顯降低。此外，IL-4能活化血管內壁細胞及肥大細胞等與過敏有關的細胞，研究顯示IL-4及IL-13參與了對細菌、黴菌、寄生蟲感染引起的免疫反應，但對巨噬細胞的功能則有抑制作用。動物及臨床研究顯示，IL-4及IL-13也與心血管疾病的病理過程有關，如缺血性心臟病、高血壓、心肌纖維化(cardiac fibrosis)的患者，IL-4血清濃度皆異常升高，心肌纖維化重塑的相關心肌細胞中，IL-4基因過度表現。此外IL-4經由活化STAT6胞內訊息，以及活化腫瘤相關巨噬細胞(tumor-associated macrophage, M2 cell)，促使腫瘤的生長與轉移，這部分會在後續章節闡述。

▶ 介白素-5 (Interleukin-5, IL-5)

T細胞依賴性抗原(T-cell dependent antigens; TD Ag)要活化B淋巴球時，必須有T淋巴球的存在，但是七〇年代初期，科學家發現可以用來自T細胞活化後的分泌物，取代T細胞的存在，這種物質稱為**T細胞取代素**(T cell-replacing factor, TRF)。隨後發現多種物質具有TRF活性，包括某些**B細胞刺激素**(B-cell stimulatory factor, BSF)以及**B細胞生長素**(B-cell growth factor, BCGF)；其中

BSF-1後來重新命名為IL-4，BSF-2即功能廣泛的IL-6。B151 T細胞融合瘤也分泌一種具TRF活性的物質，命名為B151-TRF，又稱為B細胞生長素II (BCGF II)，BCGF II不但能促進B細胞的生長與分化，且與先前由Takatsu等人發現的胞殺型T細胞分化素－**殺手輔助素**(killer helper factor, KHF)－是完全一樣的分子，BCGF II/KHF對嗜酸性球分化也有顯著的影響，科學家在1987年將它重新命名為IL-5。

IL-5的基因位在人類第5對染色體上，在IL-4及IL-13等細胞激素基因附近，其產生含133個胺基酸及分子量約14KDa的多肽鏈；在經過糖化作用後，分子量增加到約25~30KDa之間。IL-5一般以同質雙倍體存在，主要的生物效應有兩項：

1. 活化B淋巴球，促使其分裂、增殖和分化並製造IgM型免疫球蛋白。當IL-5與有絲分裂素、IL-2及IL-4協同作用在B細胞上時，還可使其分裂及分化為漿細胞，此即IL-5的TRF活性。

2. 促使嗜酸性球分裂增殖與分化成熟。IL-5可說是誘使嗜酸性球分化成熟的最主要因子。成熟的嗜酸性球在IL-5刺激下，可分泌多種發炎介質，造成局部或全身系統性的過敏反應；IL-5也能增強嗜鹼性球的活化，釋放組織胺、白三烯素等發炎介質。

剔除IL-5基因之小鼠明顯減少B-1型B細胞；此類B細胞為CD5$^+$細胞，主要存在於腹腔中，分泌IgM。此外，缺少IL-5基因造成小鼠無法增加嗜酸性球，以對抗寄生蟲感染。

▶ 介白素-13 (Interleukin-13, IL-13)

九〇年代初期，科學家發現老鼠TH2細胞製造的一種物質可活化B淋巴球，稱之為p600；1993年，Minty等人從活化的T淋巴球cDNA基因庫中，分離出一種新的細胞激素，隨後命名為介白素-13 (interleukin-13, IL-13)。IL-13的基因位在人類第5對染色體上，緊鄰IL-4基因，產生之蛋白約13KDa，常以同質雙倍體存在，含144個胺基酸，三度空間含4個α螺旋結構，是典型的造血素超家族成員。IL-13的胺基酸序列與IL-4有30%左右的相似性，三度空間結構也與IL-4極相似，故其生物效應也有許多相同之處。

IL-13最主要的製造者為活化的T$_H$2細胞，而LPS活化的單核球和B淋巴球，以及受適當刺激的肥大細胞和NK細胞等，也會製造IL-13。以生物效應而言，IL-13與IL-4一樣，能促使B淋巴球分裂增殖，轉換為IgG4及IgE製造者，並提升CD23及第二類MHC在B細胞表面的表現量。此外，IL-13可抑制單核球的某些功能，包括抑制多種前發炎細胞激素的製造與分泌，也抑制NK細胞的基因表現及胞殺功能。IL-13基因剔除之小鼠，IL-4、IL-5及IL-10等細胞激素的製造量顯著降低，血清中IgE的量也明顯低於正常值，且B細胞的功能也不正常；此外，這種小鼠對腸胃道線蟲(*Nippostrongylus brasiliensis*)的感染，完全沒有抵抗力，而IL-4基因剔除的小鼠則能正常防禦*N. brasiliensis*的感染，這是兩者之間少數的相異之處。

▶ 介白素-40 (interleukin-40, IL-40)

是最新被確認的介白素，最先報導IL-40是在2007年，基因坐落於第17對染色體，基因產物是265個胺基酸，分子量約27KDa的蛋白質，IL-40的細胞來源包括胚胎肝細胞，骨髓幹細胞及活化的B淋巴球，剔除IL-40基因的小鼠顯著降低母鼠乳汁中IgA的量，也減少腸壁內的培氏斑以及脾臟B淋巴球，TGF-β也是促使B細胞轉型製造IgA的細胞激素，研究發現TGF-β也能促進活化的B細胞製造IL-40，顯然IL-40能影響B淋巴球的成熟與分化。有關IL-40的研究只在初步階段，是否與臨床疾病（如B-細胞淋巴腫瘤）有關尚在探討中。

免疫反應抑制因子

早在八〇年代中期，免疫學家即發現，陸續被純化出來的細胞激素大致有兩大類，且彼此有相互拮抗的關係。1986年，Mosmann等人提出了T$_H$1/T$_H$2假說，更證實了免疫系統的「陰陽」架構，即T$_H$1細胞經過IL-12和IL-18的刺激所產生的IFN-γ，會顯著抑制T$_H$2細胞的分化，也抑制T$_H$2細胞分泌之IL-4對B細胞的影響；另一方面，T$_H$2細胞分泌之IL-4則一方面抑制巨噬細胞分泌IFN-γ，一方面抑制IL-12和IL-18的製造及功能（圖9-8）。

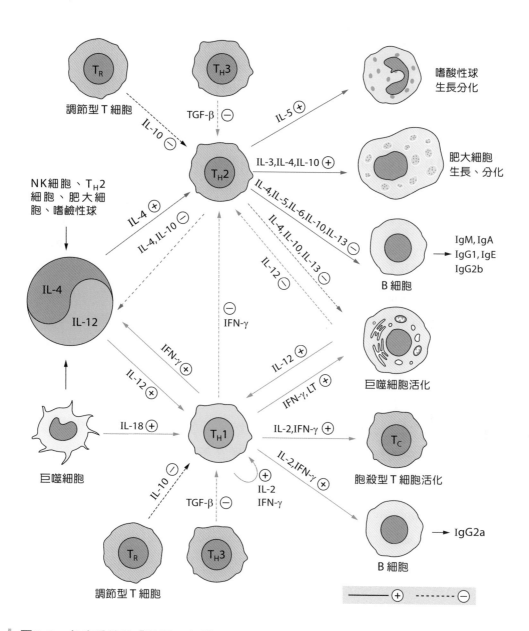

圖9-8　免疫系統的「陰陽」架構。

T_H1細胞經過IL-12及IL-18刺激所產生的IFN-γ，顯著抑制T_H2細胞的分化，也抑制T_H2細胞分泌之IL-4對B細胞的影響；另一方面，T_H2細胞分泌的IL-4及IL-10則一方面抑制巨噬細胞分泌IFN-γ，一方面抑制IL-12及IL-18的製造及功能。T_H1型免疫反應隨後活化 CTL (TC)及巨噬細胞，並誘使B細胞製造IgG2a；，T_H2型免疫反應隨後活化肥大細胞及嗜酸性球，並誘使B細胞轉型製造IgG1、IgG2b、IgA、IgE等抗體，引起體液性免疫反應及過敏反應（圖中的T_R及T_H3細胞後來統一歸類為T_reg細胞，即調節型T細胞）。

在免疫系統中，還有兩種影響範圍很廣的負向調節因子(immunosuppressor)，即IL-10及TGF-β。基因剔除IL-10造成小鼠易於產生腸道感染、前發炎細胞激素分泌過量、虛弱、體重偏低、生長遲迫等現象；而TGF-β基因剔除之小鼠甚至因為不正常的多重發炎現象，在新生鼠甚至胚胎時期就死亡。

▶ 介白素-10 家族(Interleukin-10 family, IL-10)

IL-10也是Mosmann的研究團隊在1989年左右發現的，剛開始是發現T_H2細胞所分泌一種物質能抑制T_H1細胞的活化，並抑制其製造IFN-γ等細胞激素，這種物質當時被稱為**細胞激素合成抑制素**(cytokine synthesis inhibitory factor, CSIF)。隨後科學家發現CSIF對其他免疫細胞的功能，也有顯著的抑制作用，尤其對巨噬細胞分泌細胞激素的能力，幾乎是全面封殺。1990年科學家在鼻咽癌病毒(EBV)基因體中，也發現與CSIF基因核苷酸序列相似性極高的基因－BCRF1，隨後CSIF被重新命名為介白質-10 (interleukin-10, IL-10)。

IL-10基因位在人類第1對染色體上，由5個外顯子組成。IL-10含約178個胺基酸，分子量約17~18KDa，有糖化現象；一般具有生物效應的IL-10分子呈同質雙倍體。其三度空間結構類似干擾素，再加上IL-10的受體也類似干擾素受體，故某些免疫學者結構上將IL-10歸類在**干擾素家族**(interferon family)。

能製造IL-10的細胞包括活化的T_H2細胞、某些胞殺細胞、**調節型T淋巴球**(regulatory T lymphocyte, T_{reg})、B淋巴球和角質細胞，以及被LPS等內毒素活化的單核球、巨噬細胞和樹突細胞等。IL-10最主要的免疫調節功能是抑制抗原呈現細胞（包括單核球、巨噬細胞及樹突細胞）製造並分泌細胞激素及趨化素，甚至反饋抑制這些細胞製造IL-10。IL-10也抑制第二類MHC的表現，造成抗原呈現細胞的功能降低。此外，IL-10也能抑制TH細胞製造細胞激素，如IL-2、IL-5、TNF-α等。

然而，IL-10對B細胞及NK細胞卻具有正面的調節功能。IL-10對於已經被抗IgM抗體、SAC（金黃葡萄球菌Crown II品系）、抗CD40抗體等活化的B細胞，有增進細胞分裂及同質型轉換的效應；此現象在IL-2或IL-4協同作用之下，有加成的效果。IL-10能刺激NK細胞的活化，增進其胞殺能力，甚至促進NK細胞分泌IFN-γ；這項活性使IL-10能在動物實驗模式中，抑制包括乳

癌、前列腺癌等多種癌細胞的生長及轉移；不過某些研究結果顯示，多種人類腫瘤細胞自己也分泌IL-10，故IL-10是否對人體腫瘤細胞有抑制效果，仍待進一步研究。

近年來陸續發現數個在核苷酸及胺基酸序列上與IL-10有顯著相似性的分子，彙整為IL-10家族，分別命名為**介白素-19** (interleukin-19, IL-19)、**介白素-20** (interleukin-20, IL-20)、**介白素-22** (interleukin-22, IL-22)（原名為 IL-10-related T cell-derived inducible factor (IL-TIF)）、**介白素-24** (interleukin-24, IL-24)（原名為melanoma differentiation associated gene-7 (MDA-7)）及**介白素-26** (interleukin-26, IL-26)（原名Andrea knappe-155 (AK-155)）等。這些從2000年之後才陸續發表的介白素，基本上皆歸屬於干擾素家族。IL-19、IL-20及IL-24之基因位在人類第1對染色體上，鄰近IL-10的基因；而IL-22及IL-26的基因則位在第12對染色體上，鄰近IFN-γ基因，這些分子在結構上同屬**IL-10家族**的成員，但其生物活性並不完全相同（表9-8）。

表9-8　IL-10家族的成員

名稱	細胞來源	生物活性
IL-10	活化之T$_H$2細胞、單核球、巨噬細胞、B細胞、角質細胞及T$_R$細胞	抑制T$_H$細胞分泌細胞激素；抑制巨噬細胞活化；促進B細胞分化、NK細胞活化
IL-19	LPS活化之單核球	誘使單核球製造IL-6及TNF-α，細胞凋亡；抑制某些細胞株生長
IL-20	LPS活化之周邊血液單核細胞 (PBMC)	過度表現造成小鼠發育不良或死亡；與角質細胞功能及皮膚發育有關
IL-22	由ConA或IL-9誘導T細胞及肥大細胞產生、T$_H$17細胞	刺激肝細胞株製造急性蛋白；參與發炎反應
IL-24	黑色素瘤細胞、纖維母細胞、LPS或PHA活化之周邊血液單核細胞	誘使腫瘤細胞凋亡，抑制腫瘤細胞生長；促進PBMC製造T$_H$1型細胞激素
IL-26	疱疹病毒(herpes saimiri)感染之T淋巴球、NK細胞、T$_H$17細胞	刺激腸壁細胞表現趨化素，參與發炎反應
IL-28 IL-29	包括血液、腦、肺部、胰臟、生殖腺等多種組織細胞	抗病毒感染，干擾病毒複製與增殖；抑制腫瘤細胞生長；誘導包括腫瘤細胞表現MHC class I；促進NK細胞、CTL、單核球及樹突細胞分化與活化

較新的IL-10家族成員是IL-28及IL-29,基於其蛋白序列與功能與干擾素具有相似性,還被命名為IFN-λ1 (IL-29)、IFN-λ2 (IL28A)及IFN-λ3 (IL-28B),統稱為第三型干擾素。不過由於基因是在第19對染色體上(19q13+13區),接近IL-10基因,且基因結構也類似IL-10家族,受體的異質雙倍體中,有一條來自IL-10R2,故部分免疫學者還是將IL-28及IL-29歸類為IL-10家族。許多種人類組織細胞皆能製造、分泌IL-28與IL-29,包括血液、腦、肺部、胰臟,甚至卵巢、胎盤等,可見其具有重要防禦功能(表9-8)。

▶ 轉型生長素-β家族(Transforming Growth Factor-β Family, TGF-β)

轉型生長素-β (transforming growth factor-β, TGF-β)早在1978年即被Delarco及Todaro等人發現,能促使正常細胞轉型為腫瘤細胞,原先稱為肉瘤生長素(sarcoma growth factor),是由NIH 3T3纖維母細胞所分泌的;此物質與1981年Robert等人發現正常細胞轉型為腫瘤細胞,除了需活化前腫瘤基因(如c-src基因)之外,還涉及類似上皮細胞生長素(epidermal growth factor, EGF)及轉型生長素(transforming growth factor, TGF)等細胞分泌物。當時有兩種TGF功能的細胞分泌物,Torado認為能接合EGFR(上皮細胞生長素受體),主要由腫瘤細胞所製造,且能主導細胞轉型的分子應該稱之為TGF-α,而另一種不以EGFR為受體的**轉型生長素稱之為TGF-β**。Robert等人發現TGF-β也能使正常大白鼠腎臟細胞轉型為非附著性且快速分裂的細胞。

經過多年的研究,發現哺乳動物有三種TGF-β亞型,分別為TGF-β1、TGF-β2及TGF-β3。以老鼠而言,這三種TGF-β來自不同基因,TGF-β1基因位在第7對染色體上,而TGF-β2及TGF-β3基因則分別位在第1及第12對染色體上;而人類的TGF-β基因皆在第19對染色體上。此外,TGF-β4分子源於鳥類(雞),TGF-β5則分離自蛙類(Xenopus)。

TGF-β的胺基酸序列在演化過程中保留性很高,從牛、豬及人體內分離出的TGF-β,其胺基酸序列完全一樣,而人與鼠的TGF-β只差一個胺基酸。TGF-β基因產生的先驅分子(pre-pro-TGF-β)有390個胺基酸,經過兩次切割後,所獲得之具有生物功能的TGF-β共112個胺基酸,分子量25KDa,其中

含兩條長度相近且以雙硫鍵連結的多肽鏈；細胞分泌出來的TGF-β往往是同質雙倍體（如TGF-β1/β1），少數為異質雙倍體（如TGF-β1/β2）。

TGF-β在實驗動物及人體的主要功能不是誘使細胞轉型為腫瘤，TGF-β基因在胚胎發育過程中，即在多種組織中表現；事實上，剔除TGF-β2及TGF-β3基因經常造成胎死腹中。剔除TGF-β1基因的小鼠在出生約4週左右，即會因為多重部位嚴重發炎而死亡，可見TGF-β對免疫系統與個體的生存息息相關。

TGF-β對免疫系統的影響是多方面的，歸納如下：

1. T淋巴球分泌之TGF-β，抑制TH1細胞的分裂增殖與分化，也抑制IL-2、IFN-γ等細胞激素的製造。製造TGF-β的細胞是一種CD4$^+$T細胞的次族群，稱為T_H3細胞，與製造IL-10的T_R細胞不同，不過免疫學家隨後將T_H3及T_R細胞統一稱之為調節型T淋巴球(regulatory T lymphocyte, T_{reg})。

2. TGF-β可由胸腺細胞製造與分泌，以自泌型及旁泌型的模式作用在胸腺細胞，抑制胸腺細胞分裂，並抑制雙陰性(CD4$^-$8$^-$)細胞發育為雙陽性(CD4$^+$8$^+$)先驅T細胞，抑制IL-2、IL-4、IL-7對胸腺細胞的刺激作用。

3. TGF-β協助TNF-α、GM-CSF等細胞激素刺激樹突細胞發育；剔除TGF-β1基因的小鼠，在表皮層找不到蘭格漢細胞（表皮層的樹突細胞）。但TGF-β對濾泡樹突細胞(FDC)的抗原呈現功能卻有抑制作用。

4. TGF-β1可由B淋巴球製造，不過TGF-β基本上會抑制B細胞的分裂增殖，誘使細胞凋亡，抑制包括IgM、IgD、第二類MHC等之製造與表現，甚至抑制κ與λ等輕鏈基因的表現；至於TGF-β是否為IgA轉換的因子，仍有爭議。不過低濃度的TGF-β可能對B細胞的功能有促進作用。

近來利用分子生物及生物資訊技術，發現超過33種基因及其蛋白，在核苷酸序列及胺基酸序列上與TGF-β有顯著的相似性，其中包括調節生殖細胞功能的活化激素(activine)及抑制激素(inhibin)、誘導硬骨及軟骨的發育與生成的骨骼生成素(bone morphogenetic protein, BMP)家族蛋白，以及生長發育因子(growth and differentiation factors, GDFs)家族蛋白。TGF-beta家族的成員並不侷限於與免疫反應有關的細胞激素，不過所接合的受體皆為結構相似的異質雙倍體，將在下一節詳述。

9-3　細胞激素受體

一般特性

　　受體(receptor)是單一肽鏈或一條以上的肽鏈（次單元）所組成的膜蛋白複合體。每一種受體都有一種或一種以上的接合子(ligand)，如果當未確定其特定的接合子時，即稱為孤兒受體(orphan receptor)。

▶ 專一性受體的要件

　　接合子與受體之間的專一性接合作用，必須符合下列之要件：

1. 可飽和性(saturable)：受體必須是可被飽和的，即當接合子濃度逐漸增加至一定濃度後，即使濃度再增高，亦不再增加與受體的接合量，而所得之曲線便稱為**飽和曲線**(saturation curve)。

2. 可逆性(reversible)：必須是可逆的，即：

$$接合子濃度[L] + 受體濃度[R] \rightleftharpoons [L \cdot R]$$

　　換言之，接合子接上受體後，也隨時會解離，故自由態的接合子與接合態的接合子間，呈一平衡關係，接合常數K_a (association constant)愈大，兩者之親和力愈大；反之，解離常數K_d (dissociation constant)愈大，兩者之親和力愈小。

3. 可抑制性(inhibitable)：必須是可抑制的。例如以碘-125 (^{125}I)標示的接合子（熱接合子）與無放射性的相同接合子（冷接合子）同時與細胞反應時，如果增加冷接合子的濃度，則可與熱接合子競爭受體，而抑制（或取代）熱接合子接在受體的量；當冷接合子濃度高到一定程度後，即完全抑制熱接合子的接合，所得之曲線便稱為**抑制曲線**(inhibition curve)。

4. 動態性(kinetic)：必須是動態的，即接合子接在受體上的量，隨時間增長而增加。

▶ 受體的分布

　　細胞激素的目標細胞必定具有該細胞激素的受體，如B淋巴球是IL-4的目標細胞之一，故B淋巴球表面必定具有IL-4的受體。一個多功能的細胞激素，可在多種組織細胞表面發現其受體，如IL-1的受體就存在於T細胞、B細胞、血管內壁細胞、肌肉細胞、破骨細胞、肝細胞等許多種細胞表面。又如IL-8對嗜中性球有趨化作用，對嗜酸性球沒有趨化作用，故在嗜中性球表面有IL-8的受體CXCR1及CXCR2，而嗜酸性球表面則沒有IL-8的受體。

▶ 受體的親和力

　　細胞激素與其受體之間通常具有很高的專一性與親和力；但科學家也發現，有些細胞激素具有專一性相同但親和力不同的受體，如IL-2就具有高、中、低三種親和力的受體。IL-2受體含三種次單元，分別命名為α、β及γ鏈。α鏈最先被發現，原先稱為TAC (T-cell activating antigen)，抗-TAC之抗體可使T細胞活化及增殖，隨後被系列命名為CD25，但是α鏈本身對IL-2之親和力很低。八〇年代中期發現，IL-2有兩種不同親和力的受體，隨後發現了β鏈；九〇年初期，隨著γ鏈的發現，三種不同親和力的IL-2受體被揭示出來，依其親和力分為：高親和力受體（α/β/γ三者組合之受體）、中親和力受體（α/γ或β/γ組合之受體）及低親和力受體（α鏈本身）（圖9-9及表9-9）。

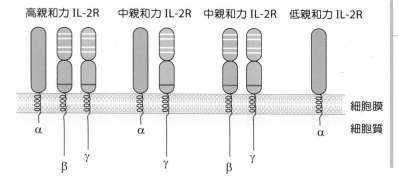

圖9-9　三種不同親和力的IL-2受體。

IL-2受體含α、β及γ三種次單元；α/β/γ三者組合之受體為高親和力受體，α, γ或β/γ組合之受體為中親和力受體，α鏈本身為低親和力受體。

表9-9 三種不同親和力的IL-2受體			
	高親和力	中親和力	低親和力
組成之次單元	α/β/γ	α, γ或β/γ	α
解離常數(Kd)	7.7×10^{-11}M	4.6×10^{-9}M	1.2×10^{-8}M
具有受體之細胞	活化之CD4⁺及CD8⁺T細胞	NK細胞、休止態T細胞	活化之CD4⁺及 CD8⁺T細胞

註：三種次單元之分子量分別為：α＝55KDa；β＝75KDa；γ＝64KDa。

▶ 受體次單元的共用現象

在免疫系統中，常有兩種或兩種以上的細胞激素對相同的目標細胞，產生相同或相似的生物效應；例如IL-2及IL-4皆能促使T細胞增殖；又如IL-3及GM-CSF皆能促使造血幹細胞生長和分化；而IL-6及IL-11皆能誘發肝細胞合成急性蛋白，如C-reactive protein (CRP)及補體分子等。形成這種重覆、多餘和累贅性的原因，是因為細胞激素受體之間共用相同的次單元，或其細胞質部分具有相似的功能區所致，而這些共用的次單元皆具有相似的胞內傳遞功能，例如IL-2、IL-4、IL-7、IL-9、IL-15、IL-21的受體共用γ鏈(common cytokine receptor, γc)（圖9-10a），IL-3、IL-5及GM-CSF的受體則共用βc鏈（圖9-10b），而IL-6與IL-11之受體共用gp130鏈（圖9-10c）。

(a) IL-2 受體家族（含共用之γ次單元）

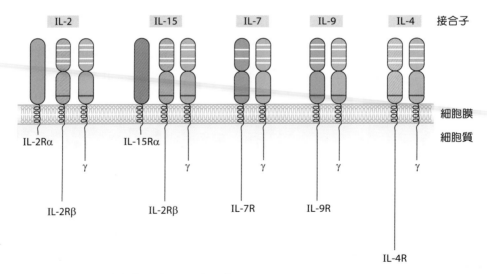

圖9-10　細胞激素受體共用次單元的現象。

(a) IL-2、IL-4、IL-7、IL-9、IL-15的受體共同γ鏈；(b)IL-3、IL-5及GM-CSF的受體則共用βc鏈；(c)IL-6、IL-11、CNTF、LIF及OSM的受體共用gp130鏈。分子上的白色橫線代表半胱胺酸保留區，紅色橫線代表WSXWS模組。

(b) IL-3 受體家族（含共用之 βc 次單元）

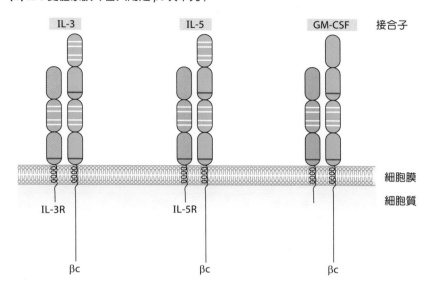

(c) IL-6 受體家族（含共用之 gp130 次單元）

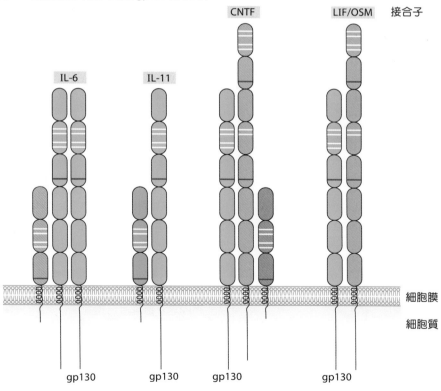

圖9-10　細胞激素受體共用次單元的現象。（續）

(a) IL-2、IL-4、IL-7、IL-9、IL-15的受體共同γ鏈；(b)IL-3、IL-5及GM-CSF的受體則共用βc鏈；(c)IL-6、IL-11、CNTF、LIF及OSM的受體共用gp130鏈。分子上的白色橫線代表半胱胺酸保留區，紅色橫線代表WSXWS模組。

受體的分類和其特性

　　一般科學家將細胞激素的受體分為五大類，不過近年來由生物資訊資料庫所獲得的結果，認為細胞激素受體應該可分為七大類：免疫球蛋白超家族、第一類細胞激素受體超家族、第二類細胞激素受體超家族、趨化素受體超家族、腫瘤壞死素受體超家族、轉型生長素-β受體超家族（表9-10）。

表9-10　細胞激素受體分類

受體家族	細胞激素及接合子	結構特徵	傳訊途徑
1. **免疫球蛋白超家族**		胞外部分有類Ig區	
PDGF受體家族	M-CSF、SCF、IL-34	胞內部分有酪胺酸激酶活性	PI3-kinase途徑
Toll-like受體家族	IL-1、IL-18、LPS	胞內部分有TIR區	MyD88→IRAK→NFκB途徑
2. **第一類細胞激素受體超家族**	造血素家族	胞外部分有半胱胺酸保留區及"WSXWS"模組	
IL-2受體家族	IL-2、IL-4、IL-7、IL-9、IL-13、IL-15、IL-21	共用γc鏈；IL-2R、IL-15R還共用IL-2Rβ鏈	Jak1/Jak3→Stat5或Stat6 (IL-4)
IL-3受體家族	IL-3、IL-5及GM-CSF等	共用βc鏈	Jak2→Stat5
IL-6受體家族	IL-6、IL-11、CNTF、LIF、OSM、IL-31等	共用gp130鏈	Jak1、Jak2或Tyk2→Stat3
IL-12受體家族	IL-12、IL-23、IL-27、IL-30、IL-35、IL-39	IL-12與IL-23共用IL-12Rβ1；IL-27、IL-30、IL-35、IL-39受體β鏈皆為gp130（參閱表9-6）	Jak2/Tyk2→Stat1、Stat3、Stat4
3. 第二類細胞激素受體超家族	干擾素家族	胞外部分含一段約100個胺基酸組成之「纖維接合素第三型同質區」	
干擾素家族第一型受體	IFN-α、IFN-β、IFN-ω	由α鏈及β鏈組成；IFN-α、IFN-β、IFN-ω共用由IFNAR1/R2組成之受體	Jak1/Tyk2→Stat2

表9-10　細胞激素受體分類（續）

受體家族	細胞激素及接合子	結構特徵	傳訊途徑
干擾素家族第二型受體	IFN-γ	由IFN-γR1及IFN-γR2所組成	Jak1/Jak2→Stat1
IL-10受體家族	IL-10、IL-19、IL-20、IL-22、IL-24、IL-26、IL-28A、IL-28B、IL-29	IL-10R、IL-22R、IL-26R、IL-28R、IL-29R 共用 IL-10R2；IL-19R、IL-20R、IL-24R 共用 IL-20R1 及 IL-20R2 組成之受體	Jak1/Tyk2→Stat1、Stat3及Stat5
4. 趨化素受體超家族			
CXCR群	IL-8、GRO、IP-10等	含7個穿膜區	G蛋白活化途徑
CCR群	MIP-1α、MIP-1β、MCP-1、MCP-2、MCP-3、MCP-4等	含7個穿膜區	G蛋白活化途徑
CX3CR群	Fractalkine等	含7個穿膜區	G蛋白活化途徑
XCR群	SCM-1α、SCM-1β	含7個穿膜區	G蛋白活化途徑
5. 腫瘤壞死素受體超家族	腫瘤壞死素基因超家族	胞外部分含數個「富半胱胺酸區」；胞內含「致死區」	
腫瘤壞死素受體家族	TNF-α、TNF-β、Fas/CD95L、NGF	含「富半胱胺酸區」與接合子結合；含「致死區」與TRADD/FADD結合	(1) FADD/TRADD → Caspase途徑 (2) RIP/TRAF2 → NFκB途徑
TRAIL受體家族	TRAIL/Apo-2L	(1) TRAIL-R1(DR4)及TRAILR2(DR5)含「富半胱胺酸區」及「致死區」 (2) TRAIL-R3(DCR1)及TRAIL-R4 (DCR2)沒有「致死區」	(1) DR4傳訊途徑未知 (2) DR5經過FADD→Caspase途徑 (3) DCR1/2→NFκB途徑
6. 轉型生長素-β受體超家族		由第一型與第二型受體次單元組成，第一型(TβR1)胞內區具有絲胺酸／蘇胺酸激酶活性	

表9-10 細胞激素受體分類（續）

受體家族	細胞激素及接合子	結構特徵	傳訊途徑
TGF-β受體家族	TGF-β1、TGF-β2、TGF-β3、activins、DGFs	由TβRI (AKL5)／TβRII或ActRIB (AKL4)／ActRII組成，胞內區皆有絲胺酸／蘇胺酸激酶活性	Smad 2、Smad 3→Smad 4途徑
BMP受體家族	BMP 2-7, BMP8A, BMP8B	由BMPRIA (AKL3)／BMPRII或BMPRIB (AKL6)／BMPRII組成；胞內區具有絲胺酸／蘇胺酸激酶活性	Smad 1、Smad 5、Smad 8→Smad 4途徑
7. **IL-17家族**	IL-17A到IL-17F，IL-17E又稱為IL-25，以同質或異質雙倍體與受體接合	IL-17等5種次單元；最常見的是由兩個IL-17RA及一個IL-17RC組成三倍體	(1) ACTI → NFκB (2) ACTI→NFκB → C/EBPβ/δ (3) ACTI → MAPK

註： (1) Jak (Janus kinase)及Tyk (tyrosine kinase)皆為附著在受體細胞質尾端(cytoplasmic tail)的酪胺酸激酶。

(2) LIF＝Leukemia inhibitory factor；OSM＝Oncostatin-M；CNTF＝Ciliary neutrophic factor；TRAIL/Apo2L＝TNF-related apoptosis-inducing ligand or Apo 2 ligand。

(3) BMP＝骨骼生成素(bone morphogenetic protein)；GDF＝生長分化素(growth and differentiation factor)。

(4) ACT-1＝NF-κB activator 1; MAPK=mitogen-activating protein kinase; ALK＝activin receptor-like kinase。

▶ 免疫球蛋白超家族受體

　　免疫球蛋白分子的特殊功能區結構，在許多與免疫功能有關的膜蛋白分子上皆可發現，稱為類Ig區(immunoglobulin-like domain, Ig-like domain)。而細胞激素受體也不例外，包括M-CSF、SCF (stem cell factor)等造血因子，以及IL-1與IL-18受體的胞外部分，皆有一個以上的類Ig區，例如IL-1受體(IL-1R)第一型即有3個類Ig區（圖9-11）。不過這兩類受體的胞內部分，在構造及功能上皆有很大的不同，造血因子M-CSF及SCF的胞內部分帶有**酪胺酸激酶**(tyrosine kinase)酵素活性，能自我磷酸化，再進一步磷酸化胞內受質，這一類受體歸類在PDGF受體家族(platelet-derived growth factor receptor family, PDGFR family)；而IL-1及IL-18受體的胞內部分則與Toll家族相似，能與骨髓

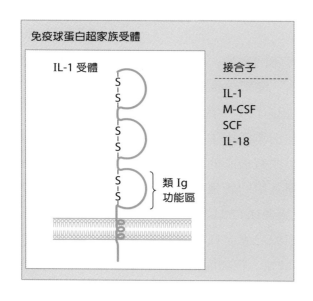

圖9-11　免疫球蛋白超家族受體。

包括M-CSF、SCF等造血因子,以及IL-1和IL-18受體的胞外部分,皆有一個以上的類Ig區,如IL-1受體第一型即有3個類Ig區。

分化蛋白(myeloid differentiation protein 88, MyD88)結合,最後活化核因子κB (nuclear factor κB, NFκB),MyD88→NFκB胞內途徑是典型的發炎細胞活化途徑,活化的NFκB能轉移到細胞核內,啟動一系列與發炎反應相關的基因。

　　Toll是一種與果蠅胚胎發育有關的膜蛋白;1997年在哺乳類細胞表面發現一種類似Toll的分子,稱為**類Toll受體**(toll-like receptor, TLR),此TLR被命名為TLR4,是內毒素LPS的受體。隨後又發現多種TLR,這些TLR成員的胞內部分皆含有一段由150個胺基酸組成,且序列相似性很高的功能區,稱為**TIR同源區**(toll/IL-1R homology domain);IL-1受體之胞內部分亦含TIR區,因而被歸類於Toll家族。TIR區可透過MyD88活化一種與IL-1受體接合的激酶IL-1 receptor-associated protein kinase (IRAK),再經過特殊胞內傳訊途徑活化NFκB;NFκB是一種基因轉錄活化因子,能活化多種基因。

　　IL-1R有兩型,IL-1RI與**IL-1受體輔助蛋白**(interleukin-1 receptor accessory protein, IL-1RAcP)結合,共同組成有功能的受體;而第二型即IL-1RII,主要只出現在B淋巴球表面,是無功能的偽裝受體(decoy receptor)。1996年發現的一種**IL-1受體相關蛋白**(IL-1 receptor-related protein, IL-1Rrp),屬於Toll家族成員,但無法接合IL-1,隨後發現此類分子是IL-18的受體。有功能的IL-18受體是由IL-1Rrp與一種類似IL-1RAcP的膜蛋白組成。IL-1超家族受體可參考附錄三,有關TLR的功能,將在隨後章節中討論。

▶ 第一類細胞激素受體超家族

　　這是細胞激素受體中最大且最複雜的家族，其共同特徵為胞外部分有半胱胺酸(cysteine)保留區及 "WSXWS" 模組(WSXWS motif; Trp-Ser-X-Trp-Ser; Trp=tryptophan, Ser＝serine)（圖9-12）。此類受體的次單元中，只有一個次單元與接合子具有專一性，另一次單元則主要負責胞內傳訊工作；不過只有兩者完整組合在一起，對接合子才有最高的親和力。這一類受體共用胞內傳遞次單元的現象非常普遍，依照共用的鏈種類不同，可分為四種受體家族，包含γc家族、βc家族、gp130家族與IL12R家族；而同一家族內的成員，其生物效應及免疫調節功能，皆有相似之處，IL-6受體家族就是最好的例子（表9-11）。IL-6、IL-11、LIF及OSM等，在功能上皆有些相似之處，可能與它們的受體共用gp130有關；而IL-6受體除了有一個IL-6專一性次單元之外，甚至有兩個gp130次單元（圖9-10c）。IL-12家族的受體也與gp130非常類似，IL-27與IL35的EBI3肽鏈，受體也是gp130。能阻斷IL-6與其受體反應的抗體蛋白製劑（如Tocilizumab）已經在臨床上廣泛用來治療關節炎及多種自體免疫疾病。

　　第一類細胞激素及第二類細胞激素受體的胞內傳訊途徑，一直是免疫學研究的重點之一，因為能充分瞭解其胞內傳訊途徑，就可利用藥物調控細胞激素的活性，而不需藉由單株抗體或受體拮抗劑(antagonist)影響細胞激素的功能，這方面的藥物對自體免疫疾病的治療，特別具有意義。細胞激素的傳訊途徑主要為MAP激酶梯度途徑(mitogen-activated protein kinase cascade

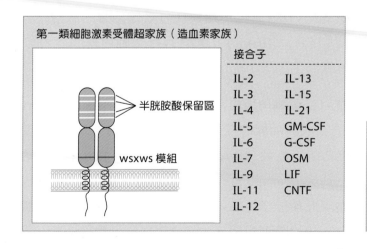

第一類細胞激素受體超家族（造血素家族）

接合子

IL-2	IL-13
IL-3	IL-15
IL-4	IL-21
IL-5	GM-CSF
IL-6	G-CSF
IL-7	OSM
IL-9	LIF
IL-11	CNTF
IL-12	

半胱胺酸保留區

WSXWS 模組

圖9-12　第一類細胞激素受體。

共同特徵為胞外部分有半胱胺酸保留區，含4個半胱胺酸，及鄰近細胞膜的 "WSXWS" 模組。

表9-11　人類IL-6家族主要成員之比較

項目	IL-6	IL-11	LIF	OSM
主要細胞來源	巨噬細胞、活化之T_H2細胞、纖維母細胞	骨髓基質細胞	T淋巴球、巨噬細胞、纖維母細胞	巨噬細胞、T淋巴球
刺激肝細胞製造急性蛋白	+	+	+	+
促進造血作用	+	+	+	+
促使B細胞分化為漿細胞	+	+	−	−
促使巨噬細胞分化	+	−	+	+
增進骨髓瘤及漿細胞瘤細胞生長	+	+	+	+

LIF：leukemia inhibitory factor；OSM：oncostatin-M

　　pathway)及Jak-Stat途徑(Jak-Stat pathway)，MAP激酶梯度途徑參與了許多種受體的胞內活化，例如生長激素（如EGF受體、IGF受體）、趨化素、部分荷爾蒙（如serotonin）的受體，皆能活化MAP激酶途徑（圖9-13），而Jak-Stat途徑主要由細胞激素受體活化，以下主要說明Jak-Stat途徑的機轉。Janus kinase (Jak)為一群酪胺酸激酶；signal transducer and activator of transciption (Stat)，是一群轉錄訊號傳遞與活化因子。當細胞激素接合受體後，使受體雙倍化(dimerization)，並使得附於其上的Jak家族分子相互磷酸化；Jak活化之後，隨即磷酸化受體的胞內細胞質區段；被磷酸化的酪胺酸有機會與Stat接合，使Stat靠近Jak，於是Jak磷酸化Stat；兩個被磷酸化的Stat分子離開受體，在細胞質中形成雙倍體，再進入細胞核中活化基因（圖9-14）。目前臨床上已經被核准使用的Jak-Stat相關製劑為Ruxolitinib，Ruxolitinib是Jak1及Jak2的抑制劑，雖然目前用在治療骨髓纖維化病變(myelofibrosis)，不過用Ruxolitinib治療過敏（如過敏性皮膚炎）、腫瘤（如肺腺癌、慢性白血病）的人體臨床試驗也在進行中。

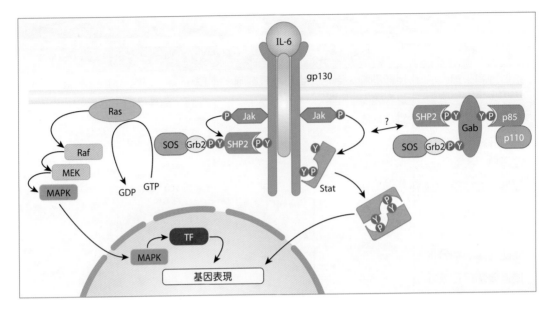

圖9-13　細胞激素受體的胞內傳訊途徑。

第一類及第二類細胞激素受體超家族的胞內傳訊途徑，可使用Jak-Stat的途徑（右邊），磷酸化Stat之後，促使Stat形成雙倍體，再轉移至核內活化相關基因；也可以用Jak-Greb-SOS組合，活化模內Ras蛋白，啟動MAP激酶梯度活化途徑，磷酸化的MAP激酶轉移至核內活化相關基因。本圖以IL-6為例。MEK＝MAP kinase or ERK kinase；ERK＝the extracellular signal-regulated kinase (a type of MAPK)；TF＝Transcription factor。

▶ 第二類細胞激素受體超家族

　　干擾素受體家族主要包括第一型干擾素受體(type I IFN-R)及第二型干擾素受體(type II IFN-R)，皆由α鏈及β鏈組成（圖9-15），胞外部分皆含有由約100個胺基酸組成的**纖維接合素第三型同質區**(fibronectin type III homology domain, FN III domain)，如干擾素受體α鏈(IFNαR1)的胞外部分，含有重覆的100個胺基酸同質區。第一型干擾素受體由IFNαR1（或稱IFNAR1）及IFNαR2c（或稱IFNAR2c）所組成（IFNAR2a是水溶性的，不是膜蛋白，IFNAR2b只具有很短的胞內部分，可能無法負擔傳訊工作）。這型受體接合IFN-α群及IFN-β分子後即活化Jak1及Tyk2（圖9-15），經過Stat1和Stat2活化一系列與抗病毒有關的基因。第二型干擾素受體由IFNγR1（α鏈）及IFNγR2（β鏈）所組成，IFNγR1又稱為CDw119。α鏈接Jak1，β鏈接Jak2，由於β鏈之胞內區較短，故由α鏈負責接合Stat1；Stat1磷酸化後形成雙倍體，轉移至細胞核內，活化一系列免疫調節基因（圖9-14、圖9-15）。

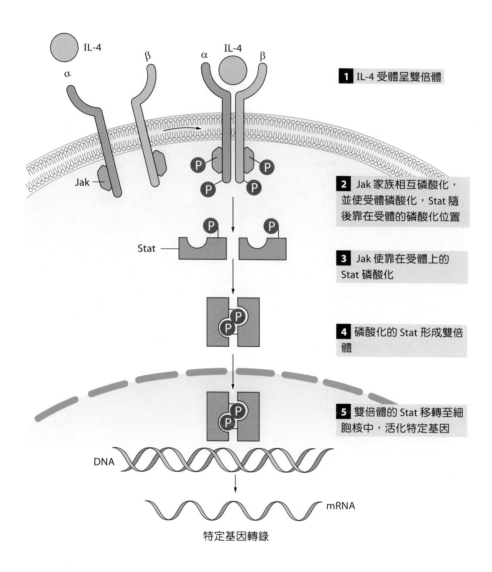

圖9-14　Jak-Stat胞內傳訊機制。

當細胞激素（如IL-4）與受體接合後，使受體雙倍化，並使得附於其上的Jak相互磷酸化；Jak活化之後，隨即磷酸化受體的胞內細胞質區段；被磷酸化的酪胺酸有機會與Stat接合，使Stat靠近Jak，於是Jak磷酸化Stat；兩個被磷酸化的Stat分子離開受體，在細胞質中形成雙倍體，再進入細胞核中活化特定的基因。

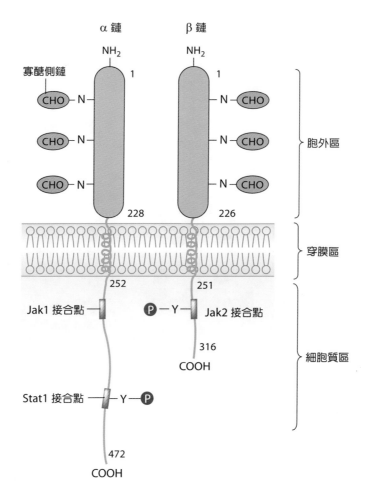

圖9-15 干擾素受體家族的典型構造。

第一型及第二型干擾素受體皆由α鏈及β鏈組成；以第二型受體為例，α鏈之細胞質區接合Jak1，β鏈之細胞質區接合Jak2，Jak1及Jak2透過Stat傳遞胞內訊息。圖中之 "Y" 為酪胺酸的代號，是磷酸化的位置。

▶ IL-10受體家族

　　由於分子生物學技術的日新月異，以及基因體學的蓬勃發展，科學家在近年又發現數種細胞激素，也促使IL-10家族的逐漸擴大，這群細胞激素的胺基酸序列，有16~25%不等的相似性，分別命名為IL-19、IL-20、IL-22、IL-24、IL-26、IL-28及IL-29，在第9-2節中已經概略介紹，IL-10家族細胞激素蛋白結構皆很類似，不超過200個胺基酸，次級結構含6~7個α螺旋，受體結構與干擾素受體類似，由α及β膜蛋白鏈構成異質雙倍體，被歸類為第二類

細胞激素受體超家族。IL-10家族細胞激素有共用受體的特點，例如IL-28及IL-29共用IL-10R2/IL28R1組成的受體；IL-19、IL-20、IL-24共用IL-20R1/IL-20R2組成的受體（表9-12）。IL-20及IL-24則可以使用IL-20R1/IL-20R2與IL-20R2/IL-22R1等兩種受體。

在多種免疫細胞表面可發現IL-10受體，可見IL-10主要作用在免疫系統；不過IL-19、IL-20、IL-24雖然主要由活化的單核球所製造，可是包括單核球T淋巴球、B淋巴球、NK細胞等免疫細胞表面卻未發現這三種細胞激素的受體，IL-19可能涉及發炎反應，不過IL-20、IL-24皆涉及抑制血管新生(angiogenesis)、促使腫瘤細胞凋亡，顯然血管組織細胞及腫瘤細胞表面具有這些細胞激素的受體。

IL-22及IL-26由T淋巴球及NK、NKT細胞所製造，不過在免疫細胞表面未發現這兩種細胞激素的受體，主要表現在多種組織與器官的上皮細胞與基質細胞表面。IL-22的功能與IL-10類似，具有抑制發炎反應的功能，IL-22在發炎性腸病 (IBD)組織中抑制發炎反應，在發炎的肝臟組織中，也扮演保護的角色，在肺部與腸道也參與細菌感染的防禦。IL-26的功能還不完全清楚，目前研究顯示，IL-26可能參與上皮細胞對細菌與病毒感染的防禦機制，IL26能刺激單核球分泌前發炎細胞激素（如IL-1β、IL-6等）。

人體內許多組織細胞皆能製造IL-28與IL-29，這兩種細胞激素的受體也普遍存在於免疫細胞與非免疫細胞表面，可見IL-28及IL-29廣泛的在多種組織中，對抗病毒感染、對抗腫瘤細胞，並調節多種免疫細胞的分化與功能。

表9-12　IL-10受體家族

共用鏈	專一鏈	接合子（IL-10家族）
IL-10R2	IL-10R1	IL-10
	IL-20R1	IL-26
	IL-22R1	IL-22
IL-20R2	IL-28R1	IL-28; IL-29
	IL-20R1	IL-19; IL-20; IL-24
	IL-22R1	IL-20; IL-24

▶ 趨化素受體超家族

　　含7個穿膜區是趨化素受體的典型結構（圖9-16），這種受體最主要的特色是與G蛋白結合。當接合子接在受體上時，即能活化G蛋白（鳥苷酸結合蛋白；guanine nucleotide-binding protein, G-protein），隨後由活化的G蛋白進一步活化胞內酵素，影響胞內環磷酸腺苷(cAMP)及鈣離子濃度，活化一系列基因，造成細胞遷移。G蛋白也能經由活化Ras膜內蛋白而活化MAP激酶途徑。依照接合子的種類，趨化素受體也分為CXCR、CCR、CX3CR及XCR等四群（CXCR參考表9-13）。而趨化素的新命名法則以CXCL（即CXCR之ligands）、CCL、CX3CL及XCL命名，如IL-8的新名稱為CXCL8，MCP-1則為CCL2，RANTES為CCL5，BCA-1為CXCL13等（參考表9-2）。

表9-13　CXCR趨化素受體之接合子

受體	接合子	細胞分布
CXCR1	IL-8、GCP-2	嗜中性球、休止態T細胞、內壁細胞
CXCR2	IL-8、GPO、ENA-78、GCP-2、NAP-2	嗜中性球、休止態T細胞、內壁細胞
CXCR3	IP-10、MIG、I-TAC	活化之T細胞、單核球、B細胞、NK細胞、嗜中性球、內壁細胞

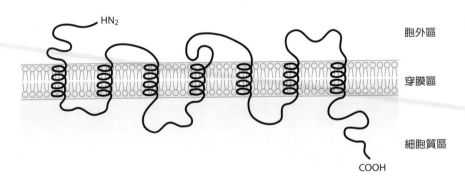

圖9-16　趨化素受體的典型構造含7個穿膜區。

這種受體最主要的特色是與G蛋白結合；當接合子在受體上時，即活化G蛋白，隨後再進一步活化胞內酵素，提升胞內cAMP及鈣離子濃度，影響細胞生理反應。

▶ 腫瘤壞死素受體超家族

TNF-α及TNF-β、FasL、TRAIL、CD40L等皆為第二型膜蛋白，即COOH端在胞外，NH₂端在胞內；不過部分TNF-α被蛋白分解酶從接近膜的部位切斷，成為分子量約17KDa的水溶性TNF-α分子。TNF-α、TNF-β、FasL、TRAIL及CD40L皆可歸類為腫瘤壞死素家族，此家族成員的受體，在分子結構上也很相似，自成一個腫瘤壞死素受體家族，此受體家族有兩大共同點：

1. 胞外部分有多個「富半胱胺酸區(cysteine-rich domain)」，含約40個胺基酸，其中有6個半胱胺酸形成3個雙硫鍵。以第一型TNF受體(TNF-R1)而言，其胞外部分即含有4個「富半胱胺酸區」，Fas（又稱CD95）含3個，CD40含4個，而第二型TNF受體(TNF-R2)也含有4個「富半胱胺酸區」（圖9-17）。一般認為「富半胱胺酸區」與接合子之接合作用有關。

2. 作為接合子的TNF-α分子一般以同質三倍體存在，而所接合的TNF受體也會聚集成三倍體，胞內部分有些具有**致死區**(death domain, DD)。此區約含80個胺基酸，當受體與接合子接合並產生聚集現象後，DD也隨之聚集，並開始傳遞致死訊息，造成細胞凋亡。TNF-R1、Fas與TRAIL受體之胞內部分皆具有DD，TNF-R1之DD先與**TRADD** (TNF receptor-associated death domain)接合，TRADD再與**FADD** (Fas-associated death domain)結合，FADD隨後活化一系列**caspase** (cysteine-aspartase)胞內訊息，使細胞進入細胞凋亡的程序。Fas與TRAIL受體胞內部分的DD直接與FADD結合，啟動細胞凋亡反應。TRAIL受體稱為**致死受體(death receptor, DR)**，又稱為Apo2L，其中DR4及DR5皆含有DD。相關之caspase途徑將在第11章詳述。

近年來的研究又發現，TNF-R1也可能經由一系列胞內訊息活化NFκB，NFκB再轉移至細胞核內，活化多種與免疫功能有關的基因。第二型TNF受體(TNF-R2)胞外部分與TNF-R1相似，不過胞內部分沒有DD，然而TNF-R2能以胞內功能區活化TRAF，啟動一系列免疫反應，包括胸腺細胞和T細胞的增殖及製造細胞激素的能力等，此TNF受體相關因子(TNF-R associated factor, TRAF)並不會啟動細胞凋亡途徑（圖9-17）。

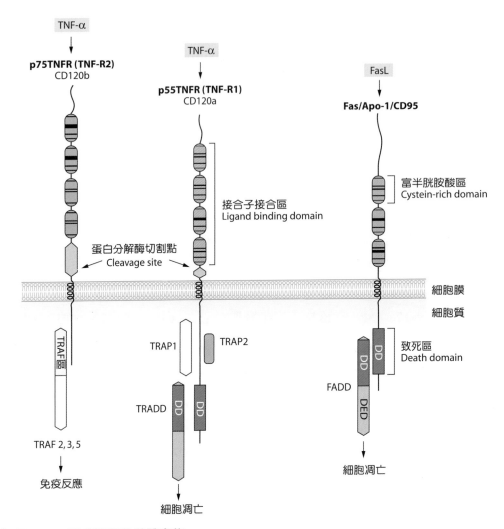

圖9-17　腫瘤壞死素受體家族。

此類受體的胞外部分有多個「富半胱胺酸區」，胞內部分有些具有致死區(DD)，能誘發細胞凋亡反應。第一型TNF受體(TNF-R1)及第二型TNF受體(TNF-R2)含有4個「富半胱胺酸區」，Fas（又稱Apo-1或CD95）則含3個富半胱胺酸區(TRAF＝TNF-R associated factor; TRAP＝TNF-R associated protein; FADD＝Fas associated death domain)。

▶ 轉型生長素-β受體超家族

　　這一類膜蛋白之共同點為胞內部分具有激酶(kinase)酵素活性，能將絲胺酸(serine)及蘇胺酸(threonine)磷酸化，當然這種酵素活化與胞內傳訊機制有關，能進一步磷酸化Smad蛋白家族，再經過Smad4等胞內傳訊分子，在細胞核內活化一系列與TGF-β活性有關之基因（圖9-18）。

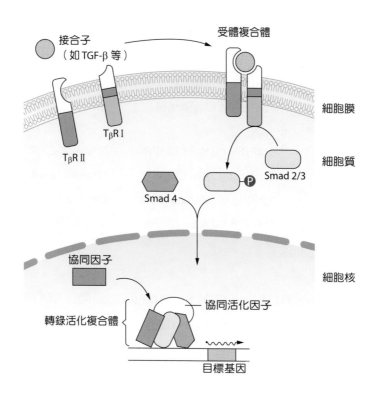

圖9-18　轉型生長素-β受體超家族。

此類膜蛋白之共同點為胞內部分具有激酶活性，能將絲胺酸及蘇胺酸磷酸化。由TβR I 及TβR II組成的TGF-β受體與其接合子結合後，受體會磷酸化Smad 2及Smad 3，磷酸化的Smad 2及Smad 隨後與Smad 4結合，共同進入細胞核中，活化一系列與TGF-β相關基因。

　　依照活化的Smad種類，可大致分為TGF-β受體家族、Activin受體家族、DGF受體家族以及BMP受體家族（表9-14）（骨骼生成素，bone morphogenetic protein, BMP；生長分化素，growth and differentiation factor, GDF）。TGF-β受體家族之接合子包括TGF-β1、TGF-β2、TGF-β3等，這些細胞激素接在TβRI及TβRII組成的受體上。activin受體家族由ActRIB及ActRII所組成。為了避免在命名上過於混亂，新的受體統一採用activin receptor-like kinases (ALK)序號命名，如BMP9與10的受體ActRL1為ALK-1，TGF-β的受體TβRI為ALK-5等（表9-14）。

表9-14 TGF-β家族與受體		
細胞激素	受體	胞內傳訊因子
TGF-β1, TGF-β2, TGF-β3,	TβRI (ALK-5)/TβRII	Smad-2 and -3 → Smad-4
ActivinA, ActivinB, BMP3b, GDF1, 3, 10, 11	ActRIB (ALK-4)/ ActRII	Smad-2 and -3 → Smad-4
BMP2, 4-7, 8A, 8B	BMPRIB (ALK-6)/ BMPRII	Smad-1, -5, -8 → Smad-4
BMP9, 10	ActRL1 (ALK-1)/ BMPRII	Smad-1, -5, -8 → Smad-4
GDF8, 9a	ActRIB (ALK-4)/ActRIIB	Smad-2 and -3 → Smad-4
GDF5, 6, 7, 9b	BMPRIB (ALK-6)/ BMPRII	Smad-1, -5, -8 → Smad-4

註：ALK: Activin receptor-like kinases.

　　TGF-β與Activin、BMP3b、GDF8、GDF9a之受體，皆會磷酸化Smad-2及Smad-3，而磷酸化的Smad-2及Smad-3隨後與Smad-4結合，共同進入細胞核中活化基因（圖9-18；表9-14）。其他TGF-β家族接上受體之後，經由磷酸化的Smad-1、Smad-5、Smad-8，隨後再與Smad-4結合，共同進入細胞核中活化相關基因（表9-14）。

▶ IL-17受體家族

　　IL-17受體家族為第一型膜蛋白，NH_3^+端在胞外，COO^-端在胞內，老鼠的IL-17RA由864個胺基酸組成，人類的IL-17RA的胺基酸序列與老鼠IL-17RA有69%相似度（或稱同源性），胞外區含兩個纖維接合素第三型同質區(FN1 & FN2 domain)，胞內依序為SEF/IL-17R-related signalling domain (SEFIR)- TIR-like loop (TILL)- C/EBPβ activation domain (CBAD)，這些特殊的功能區與IL-17R的胞內傳訊途徑息息相關。IL-17受體家族共有IL-17RA、IL-17RB、IL-17RC、IL-17RD及IL-17RE等五個成員，基因集中在第三對染色體上，分別由499~866的胺基酸所組成。幾乎大部分組織細胞都表現IL-17R，以造血組織的細胞表現量最高，纖維母細胞、血管內壁細胞、表皮細胞、角質細胞等IL-17的目標細胞表面也很容易發現IL-17RA的表現，如$CD8^+$T淋巴球可經由IL-15與IL-21的刺激增加IL-17RA的表現量。IL-17R最常見的結構是$(IL-17RA)_2$ RC異質三倍體，接合子為IL-17A，且IL-17A需要以多倍體形式才能增加親和力。與IL-17F的親合力不高，主要負責接合

IL-17F的次單元是IL-17RC，不過IL-17RC在免疫細胞的表現量低，主要表現在前列腺、肝臟、腎臟、甲狀腺等非造血器官的組織中，可見IL-17F的生物功能可能異於IL-17A（圖9-19）。

IL-17受體之所以自成一個家族，主要的原因是與接合子接合後，胞內產生與Jak-Stat系統迴異的胞內傳訊途徑。IL-17受體活化的胞內傳訊途徑比較接近TLR/IL-1R的MyD88 → NFκB途徑，IL-17RA以NF-κB activator 1 (Act-1)為轉接器活化NFκB，及MAPK (p38/JNK/ERK)，隨後活化一系列基因，包括趨化素、細胞激素以及某些調節發炎反應的基因。

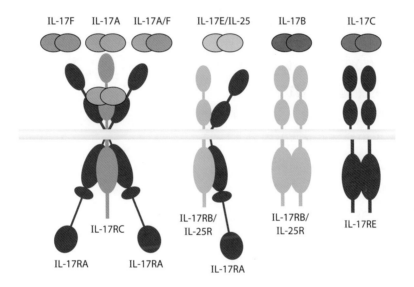

圖9-19　IL-17受體家族。

IL-17受體家族為第一型膜蛋白，NH_3^+端在胞外，COO^-端在胞內，共有IL-17RA、IL-17RB、IL-17RC、IL-17RD及IL-17RE等五種，幾乎大部分組織細胞都表現IL-17R，其中以$(IL-17RA)_2RC$異質三倍體最常見，接合子為IL-17A，與IL-17F的親合力不高。

學習評量 Review Activities

1. 下列有關細胞激素一般特性的敘述，何者正確？
   (A) 細胞激素皆為自泌素，即免疫細胞皆能被自己分泌的細胞激素所活化
   (B) 協同性，即一種以上細胞激素作用在同種細胞時，比單一種細胞激素產生的效應強
   (C) 拮抗性，即兩種細胞激素同時作用在同一細胞時，才能對此細胞功能產生抑制效應
   (D) 重覆性，即兩種細胞激素同時作用在同一細胞時，其中一種細胞激素會抑制另一種細胞激素的生物效應

2. 下列哪一種細胞激素在以LPS刺激產生發炎反應時，最先出現在血清中？
   (A) IL-1　(B) TNF-α　(C) IL-6　(D) IL-8

3. 有關IL-8的敘述，何者正確？
   (A) 屬於趨化素的一種，透過G蛋白活化細胞
   (B) 主要作用在活化的T淋巴球
   (C) 可以誘使B淋巴球活化
   (D) 可促使肝細胞分泌急性蛋白

4. 有關GM-CSF的敘述，何者正確？
   (A) 屬於CXC群趨化素
   (B) 可以活化肥大細胞或巨噬細胞
   (C) 可以刺激造血幹細胞分化為顆粒球及巨噬細胞
   (D) 與造血幹細胞分化為T淋巴球有關

5. 有關IFN-γ的敘述，何者正確？
   (A) 與IFN-α/β共用相同的受體
   (B) 可以抑制IL-4對B淋巴球的調節功能
   (C) 可以促進第一類MHC表現，但是抑制第二類MHC表現
   (D) NK細胞可被IFN-γ活化，但是不會製造IFN-γ

6. 促進B淋巴球製造並分泌IgE的是哪一細胞激素？
   (A) IFN-γ　(B) IL-12　(C) IL-6　(D) IL-4

7. 下列有關IL-10的敘述，何者正確？
   (A) 可促進T$_H$2細胞分泌T$_H$2型的細胞激素
   (B) 可抑制B淋巴球的活化及製造抗體

(C) 可以抑制巨噬細胞的細胞激素分泌

(D) 三度空間結構類似IL-2，故屬於造血族系之細胞激素

8. 下列有關趨化素受體超家族的敘述，何者正確？

(A) 結構與IL-2受體家族相似

(B) 受體含有7個穿膜區，可藉由活化G蛋白影響細胞

(C) 受體與趨化素結合後，啟動Jak-Stat傳訊系統

(D) 受體活化可以引起NFκB轉錄因子活化

9. 細胞激素受體之間有共用相同次單元的現象，下列有關此現象的敘述何者正確？

(A) 這些共用的次單元皆具有胞內傳訊功能

(B) IL-2、IL-4及IL-7的受體共同βc鏈

(C) IL-3、IL-5及GM-CSF的受體雖然共用次單元，但是生物效應完全不同

(D) IL-6與IL-11的受體共用gp130鏈，故具有IL-6受體的細胞皆同時具有 IL-11受體

10.下列有關腫瘤壞死素受體超家族的敘述，何者正確？

(A) 包括TNF-α受體、CD40L及FasL等

(B) 多數含致死功能區，能引起細胞凋亡

(C) 經由致死功能區活化G蛋白，增加鈣離子濃度

(D) TNF-α接在TNF-R1或TNF-R2上，皆會造成細胞死亡

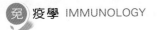

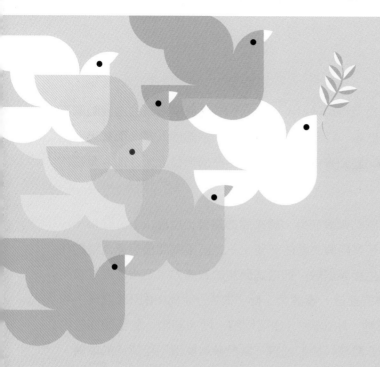

10 CHAPTER

發炎反應
Inflammatory Response

本章摘要
掃描QR code或至https://
reurl.cc/2oADYa下載

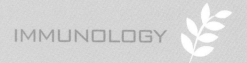

演化的角度來看,先天性免疫反應(innate immunity)是很早出現的自我防禦系統,甚至連植物都有先天非專一性免疫反應以對抗病原體的入侵,而後天適應性免疫反應(adaptive immunity)直到脊椎動物出現在生命的舞台上,才加入免疫的行列,後天免疫具有專一性。

先天非專性免疫中,除了皮膜防禦機制外,最重要的是發炎反應(inflammatory response)。參與發炎反應的分子有兩個主要的任務,一是直接或間接殺死入侵的病原體,也可能透過抑制病原體的生長與擴散,抑低病原體的致病力;另一任務是徵召一系列白血球,到達病原體入侵的部位。事實上,除了T淋巴球及B淋巴球之外,包括三種顆粒球、單核球/巨噬細胞、NK細胞、樹突細胞、肥大細胞,甚至如血管內壁細胞、血小板、纖維母細胞等非免疫系統的細胞,皆是發炎反應不可或缺的成員,而參與發炎反應的巨噬細胞與樹突細胞,皆是抗原呈現細胞,故使發炎反應也成為非專性免疫與專一性免疫間的橋樑。

在發炎反應的過程中,發炎介質及聚集在發炎部位的吞噬細胞（主要是嗜中性球），已經清除或撲殺了大部分入侵的外來物（包括致病性或非致病性物質）。不過先天性免疫系統並不能辨識所有對個體有害的物質,且某些致病原發展出特殊構造或分泌物,能逃過免疫系統的第一線攻擊;先天性免疫系統也無法分辨自我與外來之間的差別,故劇烈的發炎反應雖然能清除異物,但是往往也造成個體的組織損傷,且所引起的生理反應（如發燒、頭痛、低血壓、呼吸道病變等），有時反而對健康造成另一種威脅,甚至能危及個體生存。

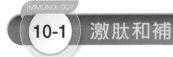 **10-1 激肽和補體**

 病原體相關分子模式 (PAMP)

與先天性免疫反應有關的基因,在發炎作用細胞中並不進行重組,這是先天免疫與後天免疫最主要的相異之處,故先天性免疫系統的細胞並不針對特定的抗原產生反應,而是針對一般病原體普遍具有的致病因子產生反應。

以宏觀的角度而言，這些病原體的致病分子可歸類為某些類型或模式，稱為**病原體相關分子模式**(pathogen-associated molecular pattern, PAMP)。例如革蘭氏陰性菌表面分子結構相似的**脂多醣**(lipopolysaccharide, LPS)，原核細胞所特有的**未甲基化C_pG DNA模組** (C_pG DNA motif)（真核細胞的C_pG大多甲基化），以及細菌和病毒表面醣側鏈所具有的單醣分子（如甘露糖、葡萄糖、果糖）等，皆為PAMP。

參與先天性免疫反應的細胞，往往具有辨識PAMP的受體，稱之為**模式辨識受體**(pattern recognition receptor, PRR)，如上一章提到的類Toll受體(Toll-like receptor, TLR)就是PRR的一種。TLR4是LPS的主要受體，故具有TLR4的白血球（如單核球、巨噬細胞、嗜中性球、B淋巴球等），廣泛的針對革蘭氏陰性菌及其釋放的細胞表面物質起反應；而TLR2是細菌表面脂蛋白的受體，故細胞表面具有TLR2的白血球，更廣泛的與革蘭氏陽性及陰性菌起反應；TLR5則與細胞的鞭毛接合，TLR9則是C_pG DNA模組的受體。此外，如巨噬細胞表面也有甘露糖受體，可與細菌及病毒表面之醣側鏈接合，可見先天性與後天性免疫細胞辨識病原體的方式大不相同, 如TLR4並不會去分辨此LPS是來自哪一種細菌。

人體除了利用白血球表面之PRR與PAMP作用之外，還利用兩種血清蛋白活化系統來感應PAMP物質，以啟動一系列殺菌機制與發炎反應，這兩個系統就是**補體系統**(complement system)及**激肽系統**(kinin system)。細菌表面的LPS及甘露糖等，皆可活化補體，而細菌表面的LPS，甚至構成細胞壁的**肽聚醣**(peptidoglycan)，皆能活化激肽系統。補體的活化一方面破壞細胞膜，造成細菌的死亡，一方面產生活化血管及趨化白血球的物質，以促進發炎反應；而激肽系統的活化則產生血管活化素、平滑肌收縮素、白血球趨化素、白血球活化因子以及活性很強的蛋白質分解酶，這些生理活性物質可啟動一系列發炎反應。

 ## 激肽系統

不論是激肽分子或補體分子皆為血清蛋白，在健康的個體中呈非活化態，而且在血清中之濃度也不高，以防止激發不正常發炎反應。當個體受到

病原體入侵，或是組織受到傷害時，其血清濃度會增加，並透過蛋白酶的切割，從原來的非活化態轉變成具有生理活性的活化態，這種活化的機制往往呈**梯度式活化模式**(cascade activation pattern)，即甲蛋白酶活化後，活化乙蛋白酶；乙蛋白酶活化後，又活化丙蛋白酶，以此類推，最後達到活化激肽分子，激起發炎反應，徵召白血球，清除病原體及修補組織的目的。

▶ 哈格曼因子活化的激肽系統

1. 哈格曼因子 (Hageman Factor, HF)

　　病原體表面的大分子、細菌分泌的蛋白分解酶、因組織損傷而暴露的**基底膜**，以及結締組織中具負電荷的大分子等，皆能活化激肽系統的啟動因子－哈格曼因子（圖10-1）；由於哈格曼因子也能活化**內生性凝血途徑**(intrinsic clotting pathway)，故又稱為**第12號凝血因子**(factor XII)。HF的基因位在第5對染色體上，轉譯出來的蛋白質含596個胺基酸，分子量約為80~90KDa左右。當HF附著於帶負電荷之分子表面時，HF會自我活化而切割成含353個胺基酸的重鏈(50KDa)與含243個胺基酸的輕鏈(30KDa)，兩者以雙硫鍵接在一起；重鏈具有附著能力，輕鏈具有**絲胺酸蛋白分解酶**(serine protease)活性。含重鏈－輕鏈的80KDa分子稱為αHFa，仍能附著在負電荷之分子表面，並利用輕鏈的酵素活性活化更多的HF，也活化**第11號凝血因子**(factor XI) 轉變為有活性的Factor XIa及**微血管增滲酶原**(prekallikrein, PK)，使PK轉變為具蛋白分解酶活性的**微血管增滲酶**(kallikrein)；而kallikrein可進一步將αHFa切割成βHFa（約28KDa），使其失去活性（圖10-2），這是激肽系統自我調控的機制。

2. 微血管增滲酶 (Kallikrein)

　　微血管增滲酶原(PK)之基因位在第4對染色體上，產生之蛋白質在血清中呈分子量85KDa及88KDa兩種型式。當PK被αHFa切割之後，即形成重鏈(52KDa)及輕鏈，輕鏈配合原分子量的變異，有36KDa及33KDa兩種型式；輕鏈具有酵素活性，而重鏈具有附著在負價表面的能力。Kallikrein主要的功能是切割高分子量**激肽原**(HMW kininogen)，使其釋出**緩激肽**(bradykinin)（圖10-2）。

3. 緩激肽 (Bradykinin)

　　激肽原也呈現兩種型式，即分子量120KDa的高分子量激肽原(high moleculor weight kininogen, HMW kininogen)及66KDa的低分子量激肽原(low molecular weight kininogen, LMW kininogen)；兩者皆來自第3對染色體上的單一激肽原基因，且皆可分為三個部分，即重鏈區、緩激肽及輕鏈區；輕鏈區是兩者不盡相同之處。兩者皆是kallikrein的受質，經過kallikrein切割後釋出0.9KDa（含9個胺基酸）的緩激肽。緩激肽在組織中並不穩定，很容易被**羧基肽酶-N** (carboxypeptidase N)分解為des-Arg bradykinin，再被**血管收縮素轉換酶**(angiotensin-converting enzyme, ACE)進一步分解成沒有活性的片段，主要由於緩激肽的生物活性太強了，必須作適當控制（圖10-2）。

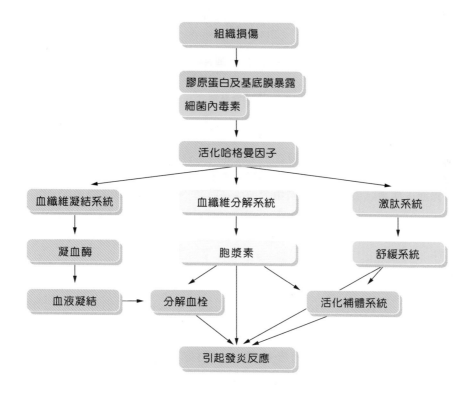

圖10-1　哈格曼因子活化的反應途徑。

哈格曼因子又稱為第12號凝血因子，能活化激肽系統、內生性凝血反應，以及由胞漿素主導的血纖維分解反應。

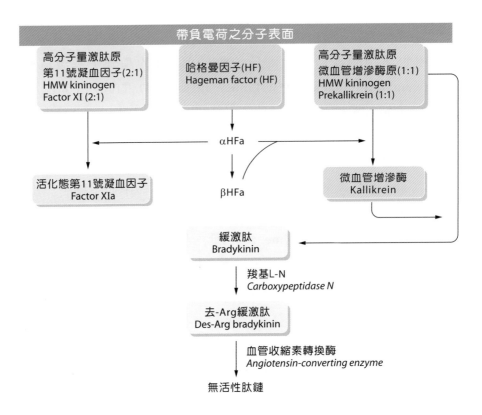

圖10-2　哈格曼因子活化緩激肽的途徑。

當哈格曼因子(HF)附著於帶負電荷之分子表面時，會自我切割成αHFa；αHFa可活化微血管增滲酶原，使其轉變為微血管增滲酶；微血管增滲酶則切割高分子量激肽原，使其釋出緩激肽。緩激肽最後會在組織中會被羧基肽酶-N及血管收縮素轉換酶分解而失去活性。

▶ 胞漿素

　　Kallikrein、αHFa及活化的第11號凝血因子(factor XIa)等蛋白分解酶，皆能直接切割**胞漿素原**(plasminogen)，使其轉變成為很強之蛋白分解酶，稱為**胞漿素**(plasmin)。胞漿素具有多重角色，例如當哈格曼因子啟動內生性凝血反應鏈之後，血液最後在凝血纖維(fibrin)的聚合下形成血栓，不過血栓的量受到特殊機制的調節，其中胞漿素即扮演重要的角色。胞漿素能分解血栓，使血栓分解成一些短小的**血纖維肽鏈**(fibrinopeptides)，這些小的纖維肽鏈對白血球（尤其是嗜中性球）有很強的趨化作用，故進一步造成局部發炎反應、嗜中性球浸潤及白血球活化，此一反應途徑稱為**血纖維分解系統**(fibrinolytic system)。此外，胞漿素的受質還包括哈格曼因子及補體分子等，可見胞漿素

能進一步增強激肽系統的活化程度，且同時活化另一重要的先天性免疫系統，即補體系統。大量緩激肽的釋出，也能誘使血管內壁細胞釋出**組織型胞漿素原活化素**(tissue-type plasminogen activator)，活化更多的胞漿素。

綜觀激肽系統，哈格曼因子的活化啟動了三個系統，即內生性凝血系統、激肽系統及血纖維分解系統（圖10-1），其最終的產物—緩激肽、胞漿素及血纖維肽鏈，皆是很強的發炎反應介質，皆能誘發發炎反應（可參考表10-5）。

▶ **緩激肽的生物活性**

激肽系統最重要的產物就是緩激肽。緩激肽的9個胺基酸依序為Arg-Pro-Pro-Gly-Phe-Ser-Pro-Phe-Arg，當緩激肽被釋放出來後，很容易被血清及組織液中的酵素**羧基肽酶-N**所分解，除去第9個Arg，留下來的分子稱為des-Arg^9 bradykinin；這種激肽失去對皮膚及腸道的生理活性，不過保持某些對血管的影響。緩激肽有兩種受體，即B1及B2受體，其中B1為des-Arg^9 bradykinin的受體，故較不重要；而B2受體廣泛存在於多種細胞表面，包括血管內壁細胞、平滑肌細胞、神經細胞，甚至關節滑液囊細胞等。緩激肽透過其對血管、平滑肌、神經細胞的影響，調節許多生理反應，包括血管舒張、血管滲透性增加、血壓降低、疼痛、腸胃道收縮、支氣管收縮等。

緩激肽對細胞的生理及功能有明顯的影響。例如緩激肽可刺激**一氧化氮**(NO)的生成，而NO則是很強的局部性神經傳導物(neurotransmitter)以及血管舒張劑；此外，緩激肽也能刺激超氧化物及過氧化物的產生。然而，緩激肽最重要的功能是活化**磷脂酶A$_2$** (phospholipase A$_2$)，從而啟動**花生四烯酸**(arachidonic acid)代謝反應。花生四烯酸透過**環氧化酶**(cyclooxygenase, COX)可產生一系列的**前列腺素**(prostaglandin, PG)化合物，如PGE$_2$等；相對的，如果透過**脂氧化酶**(lipooxygenase)則產生一系列的**白三烯素**(leukotriene)，如LTB$_4$等（圖10-3）。前列腺素及白三烯素皆為具有多種生理功能的脂溶性分子，在目標細胞表面皆有其特殊的受體，例如白三烯素是很強的平滑肌收縮素，又稱之為**緩慢鬆弛素**(slow releasing substance, SRS)，此外白三烯素也是嗜中性球的趨化因子。環氧化酶(COX)有兩種亞型，即COX-1與COX-2，分別來自兩

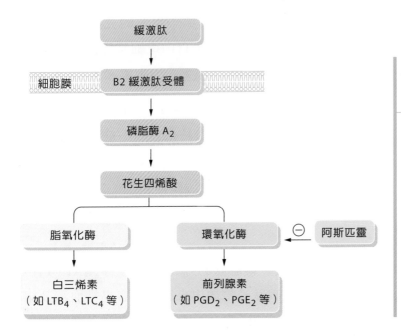

圖10-3　緩激肽激發炎細胞產生發炎介質的機制。

緩激肽與B₂受體的接合會活化磷脂酶A₂，而啟動花生四烯酸代謝反應。花生四烯酸透過環氧化酶可產生前列腺素化合物，如果透過脂氧化酶則產生白三烯素，兩者皆為具有多種生理功能的發炎介質。阿斯匹靈藉由抑制環氧化酶，達到消炎的效果。

個不同的基因，COX-1是持續表達型(constitutively expression)，主要與消化道的黏液分泌及血小板活化有關，而COX-2則是誘導型(inducible expression)，當發炎細胞受到刺激後，COX-2的製造量會快速增加，故COX-2才是參與發炎反應的主要酵素。阿斯匹靈是有效的COX抑制劑，故阿斯匹靈不但能消炎止痛，低劑量阿斯匹靈還能用來治療心血管疾病，John R. Vane由於證明COX與阿斯匹靈的作用機制，於1982年獲得諾貝爾生理醫學獎。近年來的研究證明，COX-2催化合成的前列腺素E₂ (prostaglandin E₂)與腫瘤的生成與惡化，有密切的關係，成為癌症治療的可能目標，故阿斯匹靈成為化療用藥的選擇之一，尤其是大腸癌與胃癌。

 ## 補體系統

▶ 歷史沿革

　　早在1890年左右，法國巴斯德研究院的Jules Bordet就發現血清中有某種物質，會協助抗體分解細菌細胞。他發現羊的抗霍亂弧菌血清與細菌混合時，霍亂弧菌會被分解，但是加熱過的抗血清則失去此活性；如果加入與抗霍亂弧菌無關的抗血清，分解細菌的活性又會恢復過來。Bordet將這種輔助

抗體分解細菌的物質稱為"alexin"。不久之後，德國的Paul Ehrlich從另一抗血清研究中也發現相似的物質，因這種物質可補抗體溶菌能力的不足，而衍生出「**補體**(complement)」的名稱，意指「一種輔助完成抗體作用的血清活性物質」。

　　補體的生理功能在經過上百年的研究後，科學家對其詳細的活化機制、組成分子、調節方式以及生物效應等，已經有深入的瞭解。補體系統的組成分子包括30種以上的血清蛋白及膜蛋白，其參與的層面涵蓋了先天性免疫系統及後天性免疫系統，啟動補體系統活化的途徑，不只限於**傳統途徑**(classical pathway)（即抗體－抗原反應活化的補體途徑），許多細菌、病毒、寄生蟲不需透過專一性的抗體，也能直接活化補體系統，稱為**替代途徑**(alternative pathway)。此外，1987年Ikeda等人又發現，可與多種細菌及病毒接合的**甘露聚醣接合素**(mannan-binding lectin, MBL)亦能活化傳統途徑，稱為**糖接合素途徑**(lectin pathway)，此外激肽與凝血系統產物如凝血因子FXa、FXIa與胞漿素也能切割C5及C3，助長C5a與C3a的生成、活化補體，此途徑稱為外源性切割途徑(extrinsic cleavage pathway)。多種活化途徑的存在，證明補體系統在人體第一線防禦的重要性（圖10-4）。

▶ 一般特性

　　補體有多種功能，除了具有破壞雙層磷脂膜（即細胞膜）並分解細胞、細菌、病毒的功能外，還可促進吞噬細胞的吞噬能力（稱為調理作用）及促進發炎反應；近年來的研究發現，補體還有促進某些細胞增生及分化的功能。

　　補體分子平時大多為非活化狀態，被活化時則以梯度式活化模式依序活化下去。補體分子中，某些是蛋白分解酶，當酶原(zymogen)被適當切割後，即產生酵素活性；而某些無酵素活性的補體分子片段，則具有特殊的生理功能。補體對細胞功能的影響，皆透過特殊的受體，如巨噬細胞表面就有許多補體分子的受體。補體的活化有一套複雜的調節機制，當此調節機制失常，補體過度活化時，往往會造成個體局部組織水腫、損傷，以及增高紅血球分解死亡的比率而造成貧血；而當補體分子有缺失，導致補體功能不足時，則往往造成個體持續性的細菌感染，進而嚴重影響健康，甚至可能危及生命。

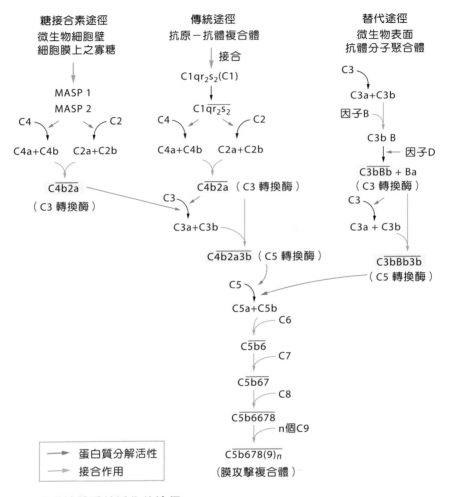

圖10-4　啟動補體系統活化的途徑。

傳統途徑為抗體－抗原反應活化的補體途徑，由C_1開始活化，產生C_3轉換酶及C_5轉換酶。替代途徑不需透過專一性的抗體，而由細菌、病毒及寄生蟲表面分子所活化，即C_3在因子B的協同作用之下，直接產生C_3轉換酶及C_5轉換酶。此外，可與多種細菌、病毒表面糖分子接合的甘露聚醣蜜接合素，也能活化傳統途徑，稱為糖接合素途徑。

　　補體的命名有一定的系統。傳統途徑中的補體分子皆以「C」為字首（源自complement），並依照被發現的順序以阿拉伯數字命名，如C1、C2、C3等；如果是複合體，則其次單元再以英文字母命名，如C1q、C1r、C1s等。補體活化過程中，分子會被切割成兩個或兩個以上的片段，大部分分子的大片段命名為「b」，小片段則命名為「a」，如C4被切割後，大片段稱為C4b，小片段稱為C4a；又如C5被切割後，C5b是大片段，C5a是小片段。C3分子在血清中會受到多次切割，故C3被分解成大片段的C3b及小片段的C3a之

後，還會陸續被分解成iC3b、C3c、C3dg等小片段。只有C2例外，傳統上免疫學家描述C2a為大片段，C2b為小片段，為了不造成新舊名稱的混淆，免疫學家仍保持C2傳統的命名。此外，為了分辨非活化及活化態的分子，在活化狀態的補體分子上方加劃一條橫槓表示，如$\overline{C4b2a}$、$\overline{C3bBb}$等。替代途徑的補體分子以大寫字母命名，如因子B (factor B)、因子D (factor D)等；此外，補體分子也有以其功能命名者，如C4結合蛋白(C4-binding protein, C4BP)。

▶ 傳統途徑

傳統途徑由9種血清蛋白所組成，前4種（即C1、C2、C3及C4）在1926年左右即陸續被發現，不過直到1958年左右，Mayer等人才完成另外5種分子的確認工作；1959年，Green及Goldberg等人則首先發現補體活化之後，會在細胞膜上形成穿孔。六○年代，科學家仍認為傳統途徑由11種血清蛋白所組成，直到1969年左右，科學家陸續建構了整個傳統補體途徑，將C1q、C1r、C1s、C2、C3及C4歸類為活化期的補體分子，而C5、C6、C7、C8及C9則為細胞膜攻擊期的補體分子。到了八○年代初期，C1q與C1r、C1s的組合與活化方式才被解讀出來。1972年，Mayer提出**膜攻擊複合體**(membrane attack complex, MAC)假說，認為由C5、C6、C7、C8陸續結合之後，再加上多個C9分子會組成MAC，形成狀似甜甜圈(doughnut)的構造，破壞細胞膜，這項假設在1980年左右獲得證實。

1. C1的固定

活化傳統途徑的第一步，是將體液及血液中游走的C1分子固定在細胞或細菌膜上的抗原－抗體複合體（又稱免疫複合體），故補體的活化反應又稱為補體固定反應(complement fixation)。負責接合C1分子的關鍵物質是抗體分子，包括IgM、IgG1、IgG2及IgG3等皆有這種功能。

C1分子是由C1q及2個C1r、2個C1s所組成，此複合體可寫成C1qr$_2$s$_2$；三者以非共價鍵結合，由鈣離子(Ca^{2+})協助複合體的穩定。C1q由18條多肽鏈所組成，其中由A、B及C三種多肽鏈構成6條類似膠原蛋白的大蛋白分子，即每條類膠原蛋白由A、B、C三條多肽鏈纏繞而成（圖10-5）。每條類膠原蛋白單元可分為α-螺旋區及球蛋白區，而C1q分子則以球蛋白區與免疫球蛋白分

子的Fc部分結合，此結合作用引起C1q空間構造的改變，而促使C1r及C1s的活化。從空間構造來看，兩個C1r分子形成頭部與頭部相連的雙倍體，而其向外的尾部則各連上一個C1s分子（圖10-6），構成C1s-C1r-C1r-C1s鏈狀構造，並纏繞在C1q球蛋白端。

2. C1r及C1s的活化

C1r是一種絲胺酸蛋白分解酶原，因C1q空間構造改變而活化的C1r，會自我切割、自我活化，並進一步切割鄰近的C1s。C1s本身也是絲胺酸蛋白分解酶原，故被C1r切割後即呈現其酵素活性，這是一連串梯度式活化序列的起點。

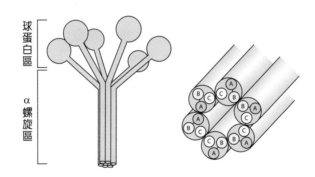

圖10-5　C1q的分子結構。

C1q由18條多肽鏈組成，含A、B、C三種多肽鏈各6條，而構成6條類似膠原蛋白的大蛋白分子。每條類膠原蛋白含A、B、C鏈各一條，且可分為α-螺旋區及球蛋白區，球蛋白區負責與抗體分子接合。

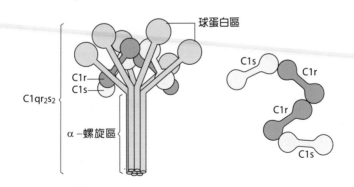

圖10-6　C1複合體的構造。

C1複合體由C1q及2個C1r、2個C1s所組成。兩個C1r分子形成頭部與頭部相連的雙倍體，其向外的尾部各連上一個C1s分子，構成C1s-C1r-C1r-C1s鏈狀構造，並纏繞在C1q近球蛋白端的「頸部」。

3. C4及C2的活化

活化的C1s以C4及C2為受質，開始活化C4及C2（圖10-7）。C4是由α、β及γ三條肽鏈構成的大分子，C1s從α鏈切除一小段分子（C4a，約8KDa）後，使C4產生空間結構的改變，並暴露其分子內的**內在硫酯鍵**(internal thioester bond)，此硫酯鍵便協助C4的大片段(C4b)附著在C1附近的膜上。而C2則被C1s切割成70KDa左右的大片段(C2a)及30 KDa左右的小片段(C2b)，其中C2a隨即附著在C4b上，於是形成一固定在膜上的複合體C4b2a；C2a具有蛋白分解酶活性，其受質為C3分子，故C4b2a稱為**C3轉換酶**(C3 convertase)。

C4a雖然未參與補體活化途徑，不過C4a有刺激肥大細胞及嗜鹼性球分泌組織胺的功能，以致造成血管舒張、平滑肌收縮的生理反應，故又稱為**過敏毒素**(anaphylatoxin)。

4. C3及C5的活化

成熟的C3分子由α鏈及β鏈組成，受到C3轉換酶的作用後，α鏈之N端被切掉一個9KDa左右的小片段(C3a)，大片段(C3b)隨即暴露其分子內的內在硫酯鍵，並協助C3b附著在C4b2a附近的膜上（圖10-8）；其中有的C3b緊鄰C4b2a而形成C4b2a3b複合體，由於此複合體能固定及切割C5分子，故又稱為**C5轉換酶**(C5 convertase)；捕捉C5的是C3b，而切割C5的是C2a。

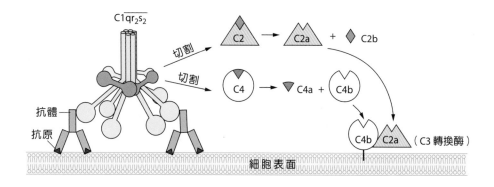

圖10-7　C4及C2的活化。

C1s將C4切掉一小段分子(C4a)後，即暴露C4分子內的內在硫酯鍵，使C4b附著在C1附近的細胞膜上。C2被C1s切割成C2a及C2b，C2a隨即附著在C4b上，形成C4b2a複合體，即C3轉換酶。

　　C5分子由α鏈及β鏈組成，α鏈被C5轉換酶切掉一小片段（C5a，11.2KDa）之後，小片段隨即離開膜上的C4b2a3b複合體，而C5b仍以非共價鍵方式附在C5轉換酶上，成為C6（單一肽鏈，128KDa）及C7（單一肽鏈，120KDa）的附著點（圖10-9）。

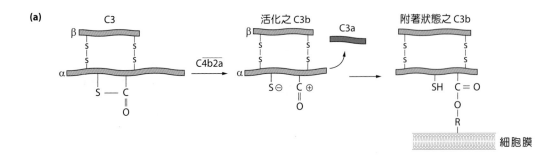

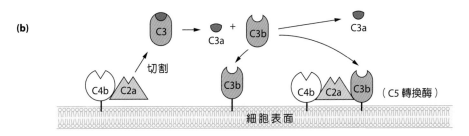

圖10-8 活化C3的機制。

(a)成熟的C3分子由α鏈及β鏈組成，受到C3轉換酶(C4b2a)的作用後，α鏈之N端被切掉一個小片段(C3a)，大片段(C3b)隨即暴露其分子內的硫酯鍵，協助C3b附著在細胞膜上。(b)有的C3b緊鄰C4b2a而形成C4b2a3b複合體，此複合體能固定並切割C5分子，又稱為C5轉換酶。

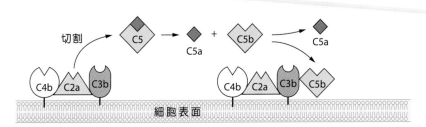

圖10-9　C5轉換酶的功能。

C5轉換酶(C4b2a3b)中，C3b捕捉C5，C2a負責切割C5。C5分子被切割成C5a及C5b後，C5a離開細胞膜上的C4b2a3b複合體；C5b到回細胞膜上，成為C6及C7的附著點。

C5a為很強的嗜中性球趨化因子(chemotactic attractant)，也是發炎介質。C3a則是過敏毒素的一種，能增強發炎反應，促進血小板凝集和活化；而C3b利用吞噬細胞表面的補體受體-1 (complement receptor-1, CR1, CD35)，協助被攻擊的目標細胞或細菌附著在吞噬細胞膜上，以增強吞噬細胞的吞噬的能力，這種作用傳統上稱為調理作用(opsonization)。

5. 膜攻擊複合體的形成

當C5b固定了C6及C7之後，C7暴露其脂溶性部位，使C5b67複合體嵌入細胞膜，並提供了C8的固著點。C8為α、β及γ三條鏈組成的複合體，總分子量150KDa；α及β鏈以共價鏈結合，γ以非共價鍵附著在α/β複合體上。當C8被固定在C5b67複合體上時，α鏈暴露其脂溶性部位而嵌入細胞膜，完成C5b678複合體，此時尚未造成細胞膜的穿孔。此複合體隨後使多個C9分子（單一肽鏈，79KDa）聚集在鄰近的膜上，C9一方面利用其脂溶性部位插入膜內，一方面聚集呈環狀，形成所謂膜攻擊複合體(MAC)。MAC形成一個膜上的穿孔，孔洞大小在70~100Å左右，足夠使細胞內的離子及水分子滲出來，使細胞再也無法維持滲透壓的平衡，於是細胞便分解死亡（圖10-10）。

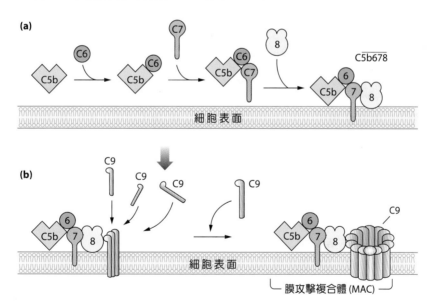

圖10-10　膜攻擊複合體(MAC)的形成。

當C5b固定了C6及C7之後，C5b67複合體嵌入細胞膜，並提供了C8的固著點。當C8被固定在C5b67複合體上時，C8嵌入細胞膜，完成C5b678複合體。此複合體隨後促使多個C9分子呈環狀聚集在鄰近的細胞膜上，形成膜攻擊複合體(MAC)。

綜觀整個補體活化的傳統途徑，其最終目標是捕殺入侵的病原體，但是其副產品如C4a、C3a、C5a等，也是很強的發炎介質，可誘使白血球的聚集，以對抗入侵的異物；當然，不當的活化則可能引起溶血、組織損傷或過敏反應。

▶ 替代途徑

1954年，Louis Pillemer以酵母菌細胞壁多醣體(zymosan)與血清混合，發現酵母菌細胞壁可在沒有抗體－抗原作用下，活化從C3到C9的補體分子，Pillemer稱之為**備解素**(properdin)系統，並稱此補體活化途徑為**替代途徑**(alternative pathway)。替代途徑不活化C1、C2及C4，但產生大量的C3b，顯然替代途徑有自己的C3轉換酶。不過Pillemer的假說並未被當時的免疫學界所接受，直到1967年才由Muller-Eberhard及Lepow等人證實了替代途徑的存在。

能活化替代途徑的物質如表10-1所示，顯示替代途徑在先天且非專一性免疫系統中，佔有重要的地位。啟動替代途徑的步驟詳述如下（圖10-11），表中顯示聚合態IgA (polymeric form IgA)與聚合態IgE (aggregated IgE) 能活化替代途徑，如IgA型免疫球蛋白腎病變(IgA-nephropathy)就是與聚合IgA及IgA免疫複合體所引起，隨後活化補體造成組織損傷。

表10-1　啟動補體替代途徑的物質

物質種類	物質名稱
病原體	許多革蘭氏陽性及革蘭氏陰性菌種
	革蘭氏陰性菌表面之脂多醣(LPS)
	革蘭氏陽性菌表面之磷壁酸(teichoic acid)
	真菌、酵母菌及其表面多醣體(zymosan)
	某些病毒，如鼻咽癌病毒(EBV)等
	某些受病毒感染之腫瘤細胞
	寄生蟲，如：錐形蟲(*trypanosomes*)
非病原體	人類IgA和IgE聚合體
	兔子及天竺鼠的IgG聚合體
	眼鏡蛇毒因子(cobra venom factor, CVF)
	異種紅血球（兔子、老鼠、雞之紅血球）
	負電荷聚合體，如：dextran sulfate
	多醣體，如：瓊膠糖(agarose)、菊糖(inulin)等

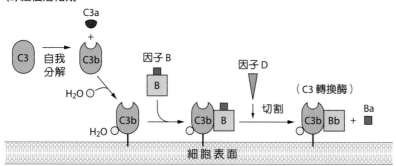

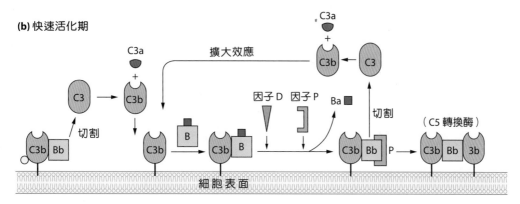

圖10-11　替代途徑的步驟。

(a)當足以讓C3b固定的物質（如微生物細胞表面）存在時，C3b即利用分子內硫酯鍵附著至細胞膜上。固定的C3b很快的與游離的因子B結合，因子B隨即被因子D切割，產生C3bBb的複合體（替代途徑的C3轉換酶），(b) C3bBb以Bb切割其他C3，新產生的C3b再附著於活化物表面，繼續捕捉游離的因子B，產生更多的C3b，此稱為擴大迴路。此時，C3轉換酶常接合備解素（因子P），使C3b與Bb的複合體更穩定。C3轉換酶(C3bBb)所切割產生的C3b，接在緊鄰C3bBb的位置，形成C3bBb（替代途徑的C5轉換酶），隨後結合C5並切割C5。

1. C3緩慢活化期 (Tickover Stage)

　　在體液及血液中的C3分子有潛在的不穩定性，使C3易轉變成C3b，暴露其分子內硫酯鍵（高反應性功能基），並與水分子形成$C3b(H_2O)$複合體（圖10-11a）。雖然只有微量的$C3b(H_2O)$，但是也能與**補體因子B** (factor B)結合，形成$C3b(H_2O)B$，此時體液或血液中的**補體因子D** (factor D)即可接近因子B，並將因子B切割為Ba（小片段）及Bb（大片段），形成$C3b(H_2O)Bb$，此游離於體液及血液中的微量複合體稱為**液相C3轉換酶**(fluid phase C3 convertase)，其利用Bb的蛋白分解酶活性，活化更多的C3分子。因子B為單一肽鏈，分子

量約90KDa左右,有酵素活性的Bb分子量約63KDa;因子D為單一肽鏈的蛋白分解酶,分子量25KDa。

2. C3快速活化期 (Amplification Stage)

當足以讓C3b固定的物質存在時,C3b利用分子內硫酯鍵附著其上;此C3b可來自緩慢活化期產生的C3b,也可能來自經由傳統途徑活化產生的C3b。固定的C3b很快的與游離的因子B結合,以利因子D接近其受質;當因子B被因子D切割後,即產生$\overline{C3bBb}$的複合體,此帶有蛋白分解酶活性的固著性複合體,能更有效率的結合體液或血液中的C3,並將C3切割為C3a及C3b,故$\overline{C3bBb}$被稱為替代途徑的C3轉換酶;$\overline{C3bBb}$並不穩定,在血液中有一種血清蛋白稱為**備解素**,能穩定$\overline{C3bBb}$複合體,備解素又稱為**補體因子P** (factor P)。新產生的C3b再附著於活化物表面,繼續捕捉游離的因子B,產生更多的C3b,形成一個擴大效應的迴路(amplification loop)(圖10-11b);據估計,在5分鐘之內,活化物表面可附上2×10^6個C3b分子。

3. C5轉換酶的形成

C3轉換酶$\overline{C3bBb}$所切割產生的C3b,部分又回到活化物質表面,接在緊鄰$\overline{C3bBb}$的位置,形成$\overline{C3bBb3b}$,這個複合體具有結合及切割C5的功能,故是替代途徑的C5轉換酶。C5被$\overline{C3bBb3b}$捕捉、切割後,C5a游離到血液及體液中,C5b則附在膜上,啟動膜攻擊複合體(MAC)的組合反應,最後造成細胞或細菌的分解。

替代途徑從C5的活化至MAC的形成,與傳統途徑完全相同,而替代途徑產生的副產品C3a及C5a,也同樣具有促進發炎反應及趨化、聚集白血球的功能。C3b則廣泛地附著於補體活化部位的細菌、細胞及寄生蟲表面,增進吞噬細胞(如嗜中性球、嗜酸性球及巨噬細胞)之吞噬及胞殺作用。

▶ 甘露聚醣接合素途徑

有一類對單醣有專一性的蛋白,稱為**糖接合素**(lectin),這類蛋白最先純化自某些植物的種子,例如從菜豆(red kidney beans)純化出來的**植物凝血素**(phytohemagglutinin, PHA),以及從蓖麻子(castor bean)純化出來的**concanavalin A** (Con A)等,皆屬於lectin。這些蛋白可與紅血球及白血球表

面上寡醣側鏈之單醣結合，使某些膜蛋白串聯起來，造成白血球（尤其是T細胞）的分裂增殖與活化，故又稱為**有絲分裂素**(mitogen)。活化補體的糖接合素並不是來自植物，而是肝細胞經發炎介質的刺激而製造分泌的**急性蛋白**(acute phase protein)，這類蛋白在分子結構上類似膠原蛋白，故歸類為**類膠原蛋白糖接合素家族**(collagenous lectin family, collectin family)，包括C1q及**甘露聚醣接合素**(mannan-binding lectin, MBL)皆為collectin的成員。

表10-2　三種補體活化途徑之比較

	活化途徑	傳統途徑	替代途徑	糖接合素途徑
活化因子	活化啟動因子	C1qr2s2	C3＋因子B	MBL
	活化蛋白酶	C1s	因子D	MASP-2
	C3轉換酶	C4b2a	C3bBb	C4b2a
	C5轉換酶	C4b2a3b	C3bBb3b	C4b2a3b
活化物質	免疫球蛋白	IgM、IgG1、IgG2、IgG3	IgA、IgE、IgG	無
	病原體	病毒；黴漿菌	病毒；革蘭氏陽性菌；革蘭氏陰性菌；真菌；寄生蟲	革蘭氏陽性菌；革蘭氏陰性菌
	其他物質	DNA、lipid A、dextran sulfate、肝素(heparin)、硫酸軟骨素(chondroitin sulfate)	dextron sulfate、異類紅血球、多醣體（如瓊膠糖(agarose)）	末端具甘露糖之醣側鏈

表10-3　參與補體系統活化的因子

	補體分子	血清濃度(μg/m)	切割產物	分子量(KDa)	主要功能
傳統途徑	C1q	70	—	410	固定，附著於抗體Fc部位
	C1r	34	—	85	蛋白分解酶，切割C1r及C1s
	C1s	31	—	85	蛋白分解酶，切割C2及C4
	C2	25		102	
			C2a	70	蛋白分解酶，切割C3及C5
			C2b	30	（未知）
	C4	600		206	
			C4a	8	過敏素，發炎介質
			C4b	200	結合、固定C2a

表10-3　參與補體系統活化的因子（續）

補體分子	血清濃度(μg/m)	切割產物	分子量(KDa)	主要功能
傳統途徑（續） C3	1,200		190	
		C3a	9	過敏素，發炎介質
		C3b	185	多功能，包括活化C5、促進
		iC3b	176	吞噬、活化白血球等
		C3dg	41	（未知）
		C3c	145	活性去除
C5	85		190	
		C5a	11	發炎介質、趨化因子
		C5b	180	結合C6，啟動MAC組合
C6	60	—	128	結合C7，參與MAC組合
C7	55	—	120	結合C8，參與MAC組合
C8	55	—	150	結合C9，參與MAC組合
C9	60	—	71	完成MAC組合，攻擊細菌
替代途徑 因子B	225		90	
		Ba	30	（未知）
		Bb	63	蛋白分解酶，切割C3及C5
因子D	1	—	25	蛋白分解酶，切割因子B
因子P	25	—	220	穩定C3轉換酶
糖接合素途徑 MBL	0.002~10	—	200~400	附著於醣側鏈
MASP-1	1.5~13	—	82	蛋白分解酶，切割C2及C3
MASP-2	（未知）	—	74	蛋白分解酶，切割C2及C4

　　當MBL辨識病原體表面有**甘露糖**(mannose)分子時，即附著在病原體表面，並活化兩種**MBL相關絲胺酸蛋白分解酶**(MBL-associated serine protease, MASP)，即MASP-1及MASP-2。這兩種蛋白分解酶在分子結構及功能上與C1r及C1s相似，其中MASP-2是主要的活化因子，可像C1s一樣切割C4及C2，使其活化並組成C4b2a（C3轉換酶）（圖10-4），而MASP-1對C2及C3之酵素活性則較弱；此一補體活化途徑稱為**甘露聚醣接合素途徑**(mannan-binding lectin pathway)。可見除了以抗原－抗體複合體等專一性免疫系統的產物活化

C1q之外，也能利用MBL直接接合病原體，以非專一性的方式活化補體途徑。近年來陸續發現某些糖接合素包括collectin、ficolin也可結合MASP，進而活化補體傳統途徑，可見糖接合素途徑在先天性免疫系統中，扮演重要的角色，如MBL、collectin、ficolin等lectin能辨識並接合多種感染呼吸道的細菌與病毒（如Haemophilus influenzae、Mycobacterium tuberculosis、influenza A virus、SARS-CoV-2），活化MASP，進而經由糖接合素途徑活化補體系統，產生的C3a、C5a促使嗜中性球的聚集與活化，導致肺部與呼吸道的發炎反應，引起急性呼吸窘迫症候群(acute respiratory distress syndrome, ARDS)，當然補體也同時活化單核球／巨噬細胞，啟動防禦與後續的修補機制。

▶ 補體系統的調節機制

補體的活化一方面可直接分解入侵的病原體，一方面可增強發炎反應及徵召更多白血球，以進行圍堵和撲殺病原體的工作。然而，如果補體因為組織損傷、血液中過多的免疫複合體或不當的抗原－抗體反應（如自體免疫反應）而活化，則往往造成個體組織的傷害，失控的發炎反應也會造成局部**水腫**(edema)及白血球異常浸潤(leukocyte infiltration)等現象，反而嚴重影響個體健康。因此在生物演化過程中，產生了一系列調控補體活性的機制。

1. C1抑制素

C1抑制素(C1 inhibitor, C1 Inh)為分子量約105KDa的單股肽鏈，可接合C1r$_2$s$_2$，造成C1複合體的分解；當C1r及C1s脫離C1q複合體之後，C1即失去活化C2及C4的活性。C1 Inh本身為絲胺酸蛋白酶抑制素，除了對C1r及C1s有抑制性之外，對kallikrein、plasmin等血清蛋白酶，以及MASP-1及MASP-2等絲胺酸蛋白酶，也具有抑制能力。

2. C4b接合蛋白

C4b接合蛋白(C4b-binding protein, C4bBP)為含有7條α鏈及1條β鏈的蛋白質分子，分子量約560KDa。C4bBP可接在C4b上，使C4b分子易於被**因子I**(factor I)所切割，因而失去結合C2a的活性，導致無法形成$\overline{C4b2a}$（C3轉換酶），因此抑制了傳統途徑的活化。

3. 因子I

因子I (factor I)分子量88KDa，含α及β鏈，是調節補體活化的機制中，最關鍵的絲胺酸蛋白分解酶，主要受質為C4b及C3b，由於C3b在補體活化系統的樞紐地位，使因子I對補體系統生物效應的活化，具有關鍵的影響。

因子I的輔助因子包括游離態的C4bBP、**因子H** (factor H)，以及膜蛋白**CR1**、**MCP** (membrane cofactor protein, CD46)等。因子H為分子量150KDa的單股肽鏈，可接合C3b，一方面防止Bb與C3b形成C3轉換酶，一方面使C3b易於被因子I分解。CR1及MCP可與C4b及C3b結合，防止C4b2a以及C3bBb的組合，抑制C3轉換酶的形成，並擔任輔助因子的角色，使C4b及C3b易於被因子I所分解。當C3b被因子I攻擊後，從α鏈釋出C3f (9KDa)，留下具部分活性的iC3b (176KDa)，iC3b會繼續被因子I切成C3c (145KDa)及含分子內硫酯鍵的C3dg，使C3c從膜上游離出來，失去活性。C4b被因子I分解成C4c及含硫酯鍵的C4d，游離的C4c失去原有的活性（圖10-12）。

4. 補體受體

補體受體(complement receptor, CR)是一群對補體分子有專一性的膜蛋白（表10-4），除了與補體活化的調節機制有關之外，還參與許多免疫反應，如CR1、CR3 (CD11b/CD18)及CR4 (CD11c/CD18)能促進吞噬作用（調理作用），CR2 (CD21)則是B淋巴球活化的協同受體，而C3aR、C4aR及C5aR (CD88)則與過敏及發炎反應有關。

5. 分解加速因子

分解加速因子(decay-accelerating factor, DAF; CD55)為一種不含穿膜區的膜蛋白，以**醣磷脂錨**(glycophospholipid anchor)插在膜上，分子量約70KDa。DAF與C3轉換酶接合時，能加速C4b與C2a分離，也能加速C3b與Bb分離，因而阻止C3轉換酶的組成，使其失去活性。DAF廣泛存在於紅血球及各種白血球表面，使血球不會因補體不正常活化而分解（圖10-13）。由糖分子與脂肪酸組成的醣磷脂錨，利用兩條脂肪酸長鏈插在膜上，故DAF在膜上有很好的移動性，增進DAF的功能。

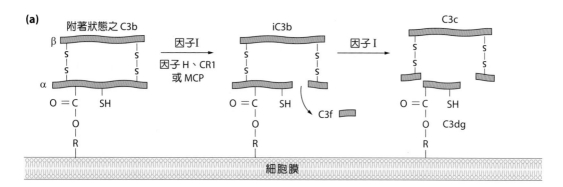

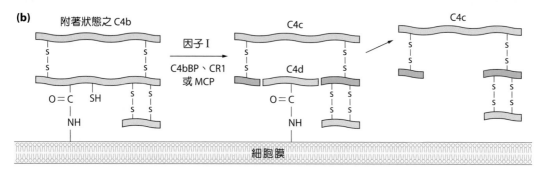

圖10-12　因子 I 調節補體活化的機制。

因子I主要受質為C3b及C4b，輔助因子包括游離態的C4bBP、因子H以及膜蛋白CR1和MCP等。(a) C3b被因子I攻擊後，從α鏈釋出C3f，留下具部分活性的iC3b；iC3b繼續被因子I切成C3c及含分子內硫酯鍵的C3dg；C3c從膜上游離出來，失去活性。(b) C4b被因子I分解成C4c及含硫酯鍵的C4d，游離的C4c失去原有的活性。

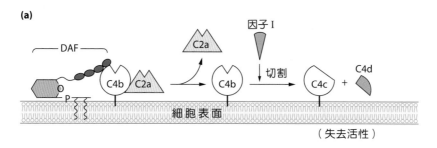

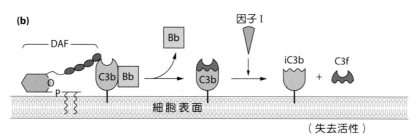

圖10-13　分解加速因子(DAF)的作用機制。

DAF與C3轉換酶接合時，能加速C4b與C2a分離(a)，也能加速C3b與Bb分離(b)，因而阻止C3轉換酶的完整性，使其失去活性。

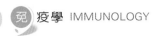

表10-4　補體受體及其功能

受體種類	分子量(KDa)	接合子	細胞分佈	生物功能
CR1 (CD35)		C3b	紅血球、嗜中性	· 阻礙C3轉換酶的形成
A型	190	C4b	球、單核球、巨噬	· 因子I之輔助因子
B型	220	iC3b	細胞、嗜酸性球、	· 促進吞噬作用
C型	160		B淋巴球、部分T細	· 加速免疫複合體的清
D型	250		胞、濾泡樹突細胞	除
CR2 (CD21)	140	iC3b	B淋巴球、部分T淋	· 作為B淋巴球活化的協
		C3d	巴球	同受體
		C3dg*		· EB病毒受體
CR3 (CD11b/		iC3b	單核球、巨噬細	· 促進吞噬作用，清除
CD18)	165		胞、嗜中性球、NK	免疫複合體
α鏈	95		細胞、部分T細胞	· 作為細胞接合蛋白受
β鏈				體，促進白血球附著
				於血管內壁細胞上
CR4 (CD11c/		iC3b	單核球、巨噬細	· 促進吞噬作用，清除
CD18)	150		胞、嗜中性球、NK	免疫複合體
α鏈	95		細胞、部分T細胞	· 作為細胞接合蛋白受
β鏈				體，促進白血球附著
				於血管內壁細胞上
C3aR/C4aR	48	C3a	肥大細胞、嗜鹼性	· 引起肥大細胞及嗜鹼
		C4a	球	性球去顆粒化，並釋
				出發炎介質
				· 趨化作用
C5aR (CD88)	43	C5a	肥大細胞、嗜鹼性	· 趨化作用
		C5a des-	球、單核球、巨噬	· 引起肥大細胞及嗜鹼
		Arg	細胞、血小板、內	性球去顆粒化
			壁細胞	· 增加血管滲透性
				· 促進白血球附著於內
				壁細胞

註：＊C3dg可進一步分解成33KDa的C3d及8KDa的C3g。

6. S蛋白

S蛋白(S protein) (84KDa)及**團聚素**(clusterin) (70KDa)是兩種抑制C5b67複合體的血清蛋白，使C5b67無法固著在膜上，抑制MAC的形成，細胞因此免於被分解的命運。

7. 同質性限制因子

同質性限制因子(homologous restriction factor, HRF)及**分解作用膜抑制素**(membrane inhibitor of reactive lysis, MIRL; CD59)是兩種抑制MAC形成的膜蛋白，其功能是與C$\overline{5b678}$結合，干擾C9接在C5b678複合體上，防止其聚合成膜上的穿孔，細胞因而免於被分解（圖10-14）。

▶ 補體缺失引起之生理失常

科學家以系統性去除補體分子，以進一步闡釋補體活性。多年以來，科學家利用**眼鏡蛇毒因子**(cobra venom factor, CVF)注入實驗動物體內，造成暫時性的C3缺失，以研究補體在生理學及病理學上的意義。CVF是一種醣蛋白，含α、β及γ三條肽鏈，其胺基酸序列與哺乳類及人類的C3約有70%的相似性。其實CVF在結構與功能上皆極似C3b，可與因子B結合，使因子B在有或沒有因子D的活化下，皆能呈現其蛋白分解酶活性，將C3分子切割成C3a及C3b，且不受因子H、MCP、因子I等調節因子的影響，故體內的補體大量活化，隨後用盡血清中的C3分子。補體暫時性的高度活化能造成實驗動物血壓降低、血酸升高、局部水腫、肺部組織損傷等生理變化，不過隨後的C3耗盡現象(C3-depletion)造成暫時性的喪失補體系統功能，這段時期動物能降低補體引起的發炎反應、過敏反應、器官排斥反應等，但是也抑制了B細胞的部分抗體製造能力。

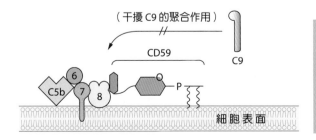

圖10-14　分解作用膜抑制素(MIRL)之作用機制。

HRF及MIRL (CD59)可與C$\overline{5b678}$結合，阻礙C9接在C5b678複合體上，導致MAC無法組成，細胞因而免於被分解的命運。

　　帶有補體基因先天遺傳性缺失的個體，或以遺傳工程技術剔除補體基因的實驗動物，也是研究補體功能的良好實驗對象。人類C4基因有兩個，即C4A及C4B基因，位於第三類MHC基因區，遺傳性C4B基因缺失且C4A基因突變的病人，會長期且持續性的受到病菌感染，並衍生出腦膜炎、慢性瘻管、膿腫等症狀。C1抑制素(C1 Inh)基因缺失的病人在某些人種族群中，可能高達千分之一，最明顯的症狀是**血管水腫**(angioedema)，嚴重時造成腹痛或呼吸困難；DAF及CD59的缺失，使補體過度活化或不正常活化，造成紅血球易於因補體反應而破裂。而先天C3基因缺失的病人，則是完全缺少補體的保護，像C4基因缺失的病人一樣長期受細菌感染，且這一類病人也有**免疫球蛋白缺少**(agammaglobulinema)的現象，可見C3缺失的病人，體液性免疫反應也無法正常。

　　以基因剔除之動物而言，剔除C1q基因的小鼠，其IgG2a及IgG3的抗體製造能力顯著降低，T細胞製造干擾素-γ的能力也顯著降低；剔除C3基因及C4基因的小鼠，對細菌感染的抵抗力明顯降低，如B群鏈球菌的50%致死量對C3基因缺失的小鼠而言，比正常鼠降低50倍，即以正常鼠的1/50劑量，即可殺死50%的$C3^{-/-}$小鼠。C3基因剔除的小鼠對某些病毒的感染可能性也大為提高，如這種小鼠對單純疱疹病毒(herpes simplex virus, HSV)的感染，抵抗力明顯降低。

10-2　發炎反應的生理和細胞機制

　　發炎反應可大致分為「血管活化期」及「白血球活化期」，整個發炎過程會產生紅、腫、痛、癢等生理變化，且系統性的發炎介質與細胞激素會刺激肝細胞製造急性蛋白，如**C-reactive protein** (CRP)及部分補體分子等；也同時刺激下視丘，造成發燒現象，其他如激素分泌、血壓、血糖等生理作用及心血管生理指標也會受到影響。發炎反應的最終目標是殺死病原體及清除異物，但是由過敏反應及自體免疫反應所引發的發炎作用，則反而會影響個體的健康，甚至危及生命。完成清除感染的任務之後，即由巨噬細胞及纖維母細胞主導，進行傷口的修復與癒合的工作，同時啟動調控機制以下調反應強度(down-regulation)。

血管活化期

　　由病原體或損傷的組織所激發而活化的激肽及補體，一方面進行殺菌作用，一方面產生血栓以抑制出血，而激肽與補體也同時活化局部血管，造成血管舒張、血流量增加、血管滲透性增加以及局部平滑肌收縮。此一時期的血管因發炎介質的刺激而舒張，使血管內物質更容易滲透至血管外，進入發炎組織中（表10-5）；但是白血球（主要是嗜中性球）之直徑在5~12 μm之間，無法直接穿過管壁，故白血球需要血管內壁細胞的協助，才能遷移至血管外進入發炎組織中，這種現象稱為血球滲出(diapedesis)。許多發炎介質，包括組織胺、LPS、補體及激肽的部分產物、IL-1及TNF-α等細胞激素，皆能活化血管內壁細胞，活化的內壁細胞一方面製造及分泌某些細胞激素（如IL-1、IL-6等）、趨化素（如IL-8、RANTES、MCP-1等），另一方面其細胞表面會增加許多附著性蛋白（表10-6），準備捕捉血液中的白血球。

　　白血球在血管內壁由附著到遷移，大致可分成滾動期(rolling phase)、活化期(activating phase)、密合期(firm attachment phase)及遷移期(emigration phase)等四個階段（圖10-15）。

表10-5　發炎介質的功能

發炎介質	血管活化效應	趨化作用
緩激肽(bradykinin)	＋	＋
微血管增滲酶(kallikrein)	－	＋
血纖維肽鏈(fibrinopeptides)	＋	＋
C5a	＋	＋
C3a	＋	－
組織胺	＋	－
PGD_2	＋	＋
LTB_4/LTD_4	＋	＋
血小板活化素(PAF)	＋	＋

表10-6 活化之血管內壁細胞表現之附著性蛋白

內壁細胞表現 之附著性蛋白	接合子	表現接合子的細胞	附著性蛋白之誘導因子
P-選擇素	類黏液蛋白	嗜中性球	組織胺、補體活化產物等
E-選擇素	類黏液蛋白	嗜中性球	IL-1、TNF-α、LPS
ICAM-1、-2、-3	LFA-1 (CD11a/CD18)	白血球、嗜中性球、T	IL-1、TNF-α、IFN-γ、
VCAM-1	VLA-4；LPAM-1	淋巴球	LPS
CD34	L-選擇素	白血球	持續表現

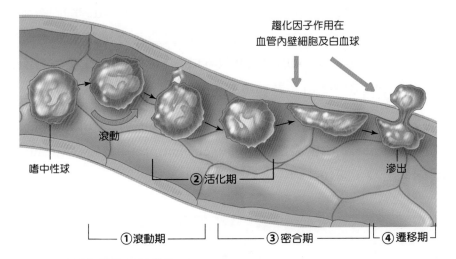

圖10-15 血管活化期的四個階段。

①滾動期：血管內壁細胞利用選擇素附著嗜中性球表面的類黏液蛋白，嗜中性球開始沿著內壁細胞滾動；②活化期：嗜中性球外形漸趨扁平，且表面表現整合素；③密合期：白血球表面的整合素與內壁細胞表面的ICAM及VCAM接合，產生緊密的附著；④遷移期：白血球以類似阿米巴氏運動迂迴進入內壁細胞與內壁細胞之間的間隙，稱為白血球滲出。

▶ 選擇素主導之滾動期

在滾動期，血管內壁細胞利用**P-選擇素**(P-selectin)及**E-選擇素**(E-selectin)附著嗜中性球表面的**類黏液蛋白**(mucin-like protein)。類黏液蛋白為一群具有高度糖化的醣蛋白，而選擇素家族的膜蛋白末端則具有一個**類糖接合素功能區**(lectin-like domain)，可與醣側鏈作用，並在1/10秒之內黏住具有類黏液蛋白的嗜中性球；最常見的類黏液蛋白是**P-選擇素醣蛋白接合子-1**

(P-selectin glycoprotein ligand-1, PSGL-1)。被繫住的嗜中性球在血流衝力與內壁細胞黏著力的雙重作用之下，開始沿著血管內壁滾動，此現象稱為白血球邊緣化(margination)。

▶ 趨化因子主導之活化期

活化期的嗜中性球開始受到內壁細胞及發炎部位產生的趨化因子刺激，這些趨化因子包括補體分子C5a、細菌產物fMLP (formyl-Met-Leu-Phe)（含甲基化甲硫胺酸的寡肽鏈）、白三烯素B_4（LTB_4）及數十種趨化素（IL-8、MIP-α、MCP-1、RANTES等）。嗜中性球一方面在外形上漸趨扁平，一方面在表面蛋白種類上產生更換。例如在滾動期的白血球，其表面由PSGL-1轉換成**L-選擇素**(L-selectin)分子，L-選擇素可與內壁細胞表面的CD34（另一種類黏液蛋白）作用；不過在活化過程中，L-選擇素陸續由白血球表面脫落，而以一系列的整合素(integrin)取代之。整合素家族的分子皆由α鏈及β鏈所構成，相同的β鏈可接合不同的α鏈（圖10-16），如LFA-1由$\alpha_L\beta_2$

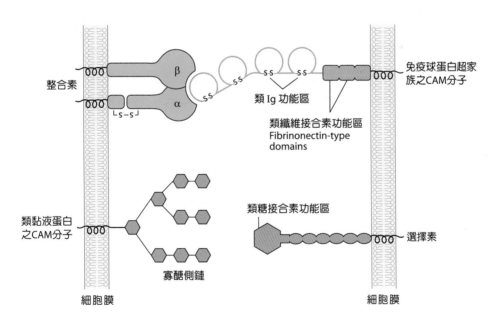

圖10-16　選擇素與整合素家族分子的構造。

血管內壁細胞利用選擇素附著嗜中性球的類黏液蛋白；選擇素家族之蛋白分子末端的類糖接合素功能區，可與類黏液蛋白之醣側鏈作用。整合素家族的分子皆由α鏈及β鏈所構成，附著對象是免疫球蛋白超家族。這些與細胞間接合有關的分子統稱為「細胞附著分子(cell adhesion molecules, CAM)」。

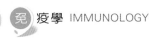

（即CD11a/CD18）所構成，而單核球表面的Mac-1則由$\alpha_M\beta_2$（即CD11b/CD18）所構成。此時期的白血球有沿著趨化因子濃度梯度移動的能力。

▶ 整合素主導的密合期

白血球（如嗜中性球）活化後，表面會顯著增加整合素分子，於是整合素隨即與內壁細胞表面的ICAM及VCAM接合，產生緊密的附著。**ICAM** (intercellular adhesion molecule)與**VCAM** (vascular cell adhesion molecule)皆為免疫球蛋白超家族的成員，如ICAM的胞外部分即含有4個類Ig功能區。此時細胞不再滾動，而會平伏在內壁細胞表面數分鐘，即開始迂迴進入兩相鄰內壁細胞之間的間隙，進入遷移階段。

▶ 遷移期 (Emigration Phase)

白血球離開血管的現象又稱**白血球滲出**。細胞在趨化因子的誘導下，以**類阿米巴氏運動**(amoeboid motion)穿過血管管壁，進入發炎的組織中。以嗜中性球而言，一個健康的個體中隨時有5×10^{10}（500億）個嗜中性球在體內，嗜中性球在骨髓中分化、成熟後約逗留5天，即離開出生地進入血液循環中，其血中濃度約$3\sim4\times10^3$細胞／μL，即每毫升三至四百萬個。如果有局部急性發炎反應，則在啟動發炎反應後的30分鐘左右，嗜中性球即出現在發炎組織中，嗜中性球大量離開血液，使血中細胞數暫時的降低，但隨即由骨髓中釋出大量的嗜中性球以補充血中的不足；此時血中的嗜中性球數量邊增，較不成熟的**帶狀核細胞**(band cell)數量顯著增加，例如感染肺炎的病人，血中嗜中性球可增加至$6\sim9\times10^3$細胞／μL，有些嚴重發炎的病人，其血液中嗜中性球濃度可達正常值的10倍。發炎部位之嗜中性球數量在8~12小時後達到高峰，但部分細胞會死亡，而成為膿(pus)的主要成分。

白血球活化期

到達發炎組織的嗜中性球，立即開始清除入侵物質及釋放發炎介質。白血球活化期大致可分為下列兩個步驟。

▶ 吞噬作用 (Phagocytosis)

　　某些外來物表面分子（如寡醣分子）能直接與吞噬細胞表面的受體接合（如甘露糖受體(mannose receptor)），再經過**受體媒介性胞吞作用**(receptor-mediated endocytosis, RME)進入細胞；如果顆粒很小或是水溶性物質（如蛋白質），則可利用**胞飲作用**(pinocytosis)攝入細胞中。不過這些機制效果不彰，因為嗜中性球幾乎無辨識蛋白性毒素的能力，故**吞噬作用**(phagocytosis)成為攝取病原體最有效的方式。

　　吞噬作用的對象，表面必須要有多個接合子同時與吞噬細胞表面的受體接合，再啟動吞噬作用；如細菌表面具有醣分子，嗜中性球便可利用單醣受體捕捉，並利用吞噬作用將之攝入細胞內。此外，有些物質可擔任仲介的角色，一方面接合細菌或病毒，另一方面則接在吞噬細胞表面的特殊受體上，以增進吞噬作用的效率；這種物質稱為**調理素**(opsonin)，這種作用稱為**調理作用**(opsonization)。C3b及IgG等分子皆為功能很強的調理素，如IgG分子可一方面以Fab部分接在細菌表面或病毒表面的抗原上，一方面以Fc部分接在嗜中性球或巨噬細胞表面的Fc受體上（圖10-17）；研究結果發現，有IgG分子存在時，吞噬作用的速率可增加約4,000倍。

▶ 殺菌作用及胞殺作用

　　攝入細胞的外來物質如果不是病原體，則**吞噬體**(phagosome)（或稱內吞體，endosome）與**溶酶體**(lysosome)在胞內融合後，即由溶酶體中的酵素加以分解和清除；如果外來物是有生命、有繁殖力、有傳染力的病原體（如細

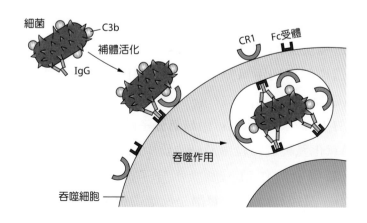

圖10-17　吞噬細胞的吞噬作用機制。

抗體及補體分子能利用特殊受體，促進吞噬作用，這些受體包括C3b補體受體及Fc受體等。

菌、寄生蟲等），則吞噬細胞必須利用特殊的機制殺死細菌或寄生蟲細胞。此類機制可依據是否消耗氧氣，大致分為兩類。

1. 非氧依賴性殺菌機制

非氧依賴性殺菌機制(oxygen-independent killing)主要指由酵素及殺菌蛋白參與的殺菌作用。嗜中性球中含有三種顆粒，即**嗜天青顆粒**(azurophilic granule)、**特殊顆粒**(specific granule)及**膠質蛋白酶顆粒**(gelatinase granule)，其中嗜天青顆粒中含有**溶菌酶**(lysozyme)、**防禦素**(defensin)及多種蛋白分解酶，而特殊顆粒中含溶菌酶、**維生素B_{12}接合蛋白**(vitamin B_{12}-binding protein)、**乳鐵蛋白**(lactoferrin)及多種蛋白分解酶。這些蛋白性物質皆具有殺菌或抑制細菌生長的功能，如溶菌酶可直接分解細菌細胞壁的肽聚醣分子，防禦素可直接破壞細胞膜，乳鐵蛋白則干擾細菌細胞對鐵離子的攝取，而抑制細菌生長。防禦素是一群分子量3~4 KDa，含29~35個胺基酸的小蛋白質分子，近年來發現除了α型的防禦素（主要在嗜中性球顆粒中）之外，表皮及腸壁細胞也會製造一種β型防禦素，含36~47個胺基酸左右，具有破壞微生物細胞壁及殺死病原體的防禦功能，此外某些細菌（如大腸桿菌）依賴維生素B_{12}才能正常生長，維生素B_{12}接合蛋白能去除微環境中的維生素B_{12}，達到抑制細菌生長的目的。進入細胞質的吞噬體與這些顆粒接觸時，顆粒隨即與吞噬體融合，於是顆粒中的物質即「釋放」到吞噬體內，進行殺菌作用，這種現象稱為**胞內去顆粒作用**(intracellular degranulation)。

2. 氧依賴性殺菌機制

經過活化因子的刺激，吞噬細胞能活化下列兩種耗氧的殺菌機制，由於是消耗氧氣的反應，故免疫學家稱為**呼吸性突發反應**(respiratory burst)；這種反應在吞噬作用啟動時即同時發生，可持續數小時。

(1) 超氧分子與過氧化氫：這種反應的關鍵酵素是**NADPH氧化酶**(NADPH oxidase)（圖10-18），這種酵素利用氧分子為受質，由NADPH提供電子，而將氧分子轉變為**超氧分子**(superoxide)；超氧分子再自然歧化(dismutation)成過氧化氫(H_2O_2)，此步驟也可由**超氧分子歧化酶**(superoxide dismutase, SOD)完成。過氧化氫經過顆粒中及細胞質中的**骨髓過氧化氫酶**(myeloperoxidase)及氯離子的作用，形成水分子(H_2O)及**次氯酸**(hypochlorous acid, HOCl)（圖10-19）；次氯酸是反應力很強的化合物，

它會很快地與細胞中的有機胺作用，形成穩定的有機氯胺化合物(R-NCl)。此外，過氧化氫也可能經由自然反應而轉變成**氫氧化自由基**(hydroxyl radical, OH˙)。不論是O_2^-、H_2O_2、OH˙、HOCl或R-NCl等，對吞噬體中的細菌或細胞皆具有毒性，其中以H_2O_2、OH˙及HOCl的殺菌及胞殺能力最強。

(2) 一氧化氮：當嗜中性球活化時，即促使一氧化氮合成酶(nitric oxide synthase, NOS)活化；NOS會消耗氧分子，將精胺酸(arginine)轉變成瓜胺酸(citrulline)，並釋出一分子的一氧化氮(nitric oxide, NO)。NO是反應力很強的化合物，能快速與超氧分子形成過氧化亞硝酸(peroxynitrite, OONO⁻)，這是一種毒性很強的殺菌劑，能有效的清除吞噬體內的病原體（圖10-19）。NO本身及隨後產生的自由基(OH˙ free radical)等，皆有殺菌能力。

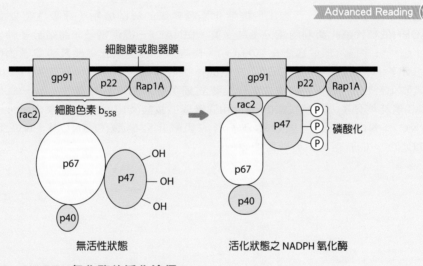

Advanced Reading

圖10-18　**NADPH氧化酶的活化途徑。**

NADPH氧化酶是一種由7種次單元組成的大蛋白複合體。在未活化之細胞中，NADPH氧化酶也在非活化狀態，其組成分子可分為兩群，一群在細胞質中，包括p67^{PHOX}、p47^{PHOX}、p40^{PHOX}、rac2等蛋白分子，另一群在細胞膜上，包括gp91^{PHOX}及p22^{PHOX}，兩者組合成細胞色素b_{558}，當吞噬作用開始時，p47^{PHOX}被高度磷酸化，此時促使p67^{PHOX}、p40^{PHOX}、rac2與p47^{PHOX}組合，並轉移至細胞膜（或吞噬體膜），與gp91^{PHOX}及p22^{PHOX}組成的細胞色素b_{558}結合，形成一個有活性的NADPH氧化酶。晚近發現在膜上的細胞色素b_{558}還與GTP接合蛋白Rap1A結合，故Rap1A也參與NADPH氧化酶的組合。

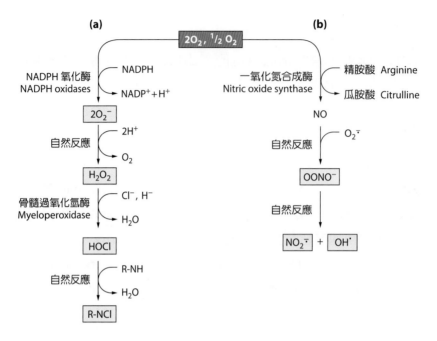

圖10-19　氧依賴性殺菌機制。

經過活化因子的刺激，吞噬細胞能活化兩種耗氧的殺菌機制（呼吸性突發反應）：(a) NADPH依賴性氧化酶利用氧分子為受質，由NADPH提供電子，將氧分子轉變為超氧分子；超氧分子自然形成過氧化氫(H_2O_2)，再經過骨髓過氧化氫酶及氯離子的作用，轉變成水分子(H_2O)及次氯酸(HOCl)；次氯酸很快地與細胞中的有機胺作用，形成穩定的有機氯胺化合物(R-NCl)。這些含氧代謝物對細菌或細胞皆具有毒性。(b)一氧化氮合成酶(NOS)消耗氧分子，將精胺酸(arginine)轉變成瓜胺酸(citrulline)，並釋出一分子的一氧化氮（NO）；NO能快速地與超氧分子形成過氧化亞硝酸（OONO⁻）。NO及隨後產生的OONO⁻、OH˙等皆具有殺菌能力。

學習評量   Review Activities

1. 下列何者為抗體－抗原複合體所引發的補體途徑？

   (A) 甘露蜜接合素途徑　　(B) 傳統途徑　　(C) 替代途徑　　(D) 凝血纖維途徑

2. 下列何種分子可以抑制C3b的活化？

   (A) CR2　　(B) 因子D　　(C) S蛋白　　(D) 因子I

3. 下列有關補體系統活化的敘述，何者正確？

   (A) 崩解細胞、細菌及病毒有賴補體分子（如C3b）接在其受體(CR1)上

   (B) 活化過程中產生的小分子（如C3a、C5a）能促進發炎反應

   (C) C5轉換酶負責促進吞噬細胞之吞噬作用

   (D) 甘露蜜接合素途徑能直接以酵素切割C5，活化補體

4. 下列有關C1活化的敘述，何者正確？

   (A) $C1qr_2s_2$複合體中，C1q負責與抗體分子接合

   (B) $C1qr_2s_2$複合體活化後也同時活化因子B

   (C) C3是$C1qr_2s_2$複合體的直接受質

   (D) C1r與C1s皆能直接活化C2與C4

5. 下列有關血管活化因子的敘述，何者正確？

   (A) 一系列血漿中之蛋白酶的活化，始於胞漿素

   (B) 胞漿素分解血纖維產生血纖維肽鏈，使發炎反應趨緩

   (C) 哈格曼因子負責活化外源性凝血系統，抑制激肽系統

   (D) 緩激肽為效應很強的血管活化因子及白血球趨化因子

6. 下列有關先天性及實驗性補體缺失的敘述，何者正確？

   (A) 注射眼鏡蛇毒因子的實驗動物，會促進體內產生大量的C3分子

   (B) C4抑制素缺失的個體往往造成血管水腫

   (C) C3基因剔除的老鼠對細菌及病毒感染的敏感性降低

   (D) CD59的缺失易造成溶血，主要由於缺少CD59保護紅血球，使其免於受補體攻擊

7. 局部血管內壁細胞活化後，下列何者是選擇素主導的階段？

   (A) 遷移期　　(B) 滾動期　　(C) 白血球活化期　　(D) 密合期

8. Ig超家族的成員（如ICAM）在白血球遷移至發炎部位的過程中，扮演何種角色？
   (A) 誘導白血球滲出
   (B) 與選擇素配合促進白血球滾動期
   (C) 刺激白血球的趨化作用
   (D) 與整合素接合，主導密合期

9. 下列何者是發炎部位之白血球釋放的發炎介質？
   (A) 前列腺素及白三烯素
   (B) 抗體－抗原複合體
   (C) 緩激肽
   (D) C1補體分子

10. 白血球利用下列何種酵素產生胞內過氧化氫？
   (A) NO合成酶　　　　　　　(B) NADPH依賴性氧化酶
   (C) 骨髓過氧化氫酶　　　　　(D) 歧化酶

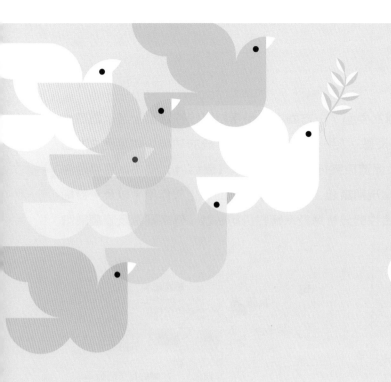

11 CHAPTER

免疫系統的活化與調節
Activation and Regulation of Immune Responses

本章摘要
掃描QR code或至https://
reurl.cc/2oADYa下載

IMMUNOLOGY

專一性免疫系統以T淋巴球為中心，一方面透過膜蛋白與細胞激素，活化細胞性免疫反應及體液性免疫反應，另一方面調節造血系統的功能，也活化B淋巴球、巨噬細胞、NK細胞，以及促進樹突細胞的發育成熟（圖11-1）。本章將整理先前章節所提到的概念，從抗原呈現期談起，討論免疫細胞的活化與作用，以及免疫細胞間的相互調節關係，隨後綜合性的分析免疫系統對抗病原體、外來細胞及腫瘤細胞的防禦機制。

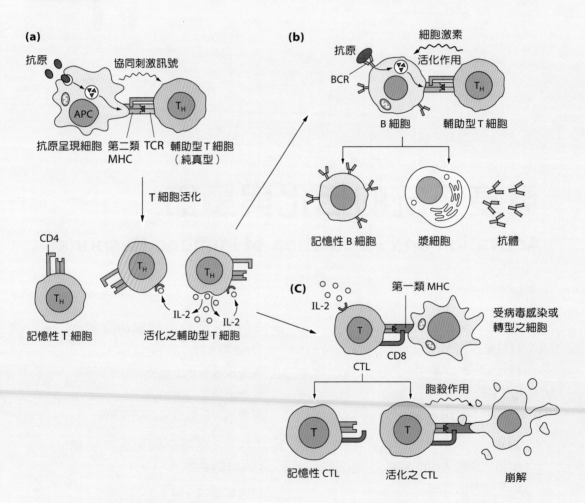

圖11-1 專一性免疫系統總覽。

抗原經由抗原呈現細胞活化T淋巴球，從而啟動一系列免疫反應。專一性免疫系統以T淋巴球為中心，透過膜蛋白與細胞激素活化細胞性免疫反應及體液性免疫反應，少部分細胞則分化為記憶細胞。(a)T淋巴球活化途徑；(b)B淋巴球活化途徑，體液性免疫反應；(c)胞殺細胞活化途徑，細胞性免疫反應。

11-1　免疫細胞的活化

抗原呈現期

　　專一性免疫系統的啟動，有賴成功的抗原呈現作用。樹突細胞、B淋巴球等是職業性的抗原呈現細胞，這些細胞表面持續表現著第二類MHC分子，這些細胞表面也具有受體，隨時能接受未經處理的抗原；所不同的是，樹突細胞的抗原受體不具有抗原專一性，而B淋巴球受體具有抗原專一性。此外，如巨噬細胞、血管內壁細胞等，受到細胞激素（如IFN-γ）的刺激後，也能表現第二類MHC分子，擔任抗原呈現細胞的工作。

▶ 樹突細胞的成熟

　　未接觸外來抗原之前，樹突細胞皆在未成熟狀態(immature DCs)，大部分未成熟狀態的樹突細胞進入周邊血液循環、表皮、黏膜層，及大部分組織的間質中，準備負責接觸外來的病原體（微生物、異種細胞、異類蛋白等）承擔對外防禦的第一防線。所有樹突細胞皆需要分化至終極成熟狀態才能獲得完全的免疫功能，其成熟過程需要許多周圍環境提供的刺激，微生物等病原體的刺激是樹突細胞成熟的第一個訊號，樹突細胞依賴表面的類toll受體(TLR)接受來自病原體及其衍生物的刺激，類骨髓樹突細胞(myeloid DC, mDCs)表面具有TLR-1、-2、-3、-4、-5、-7及-8，而類漿細胞樹突細胞(plasmacytoid DCs, pDCs)則只具有TLR-7及TLR-9，可見mDCs較能接受各種外源物質的刺激。樹突細胞利用其表面的類toll受體及其他機制（如C-type lectin receptors）捕捉病原體並進行吞噬作用，處理病原體抗原的同時，樹突細胞開始進入一系列的成熟過程，分化為完全成熟的樹突細胞(mature DCs)（詳見圖2-9，回顧樹突細胞的分化途徑及樹突細胞的種類，本章著重在DC於免疫反應中的功能）。

　　成熟過程基本上遵循共通的模式，稱為**蘭格漢細胞規範(Langerhan's cells paradigm)**。樹突細胞一方面分解抗原，將抗原片段與第二類MHC結合，一方面停止吞噬作用並增強趨化素受體CCR7的表現，這些變化促使樹突

細胞離開組織，經過淋巴微管末端的高內壁細胞，進入淋巴系統及鄰近的次級淋巴器官與組織中（如淋巴節、黏膜層淋巴組織等），扮演抗原呈現細胞(APC)。樹突細胞的成熟一方面與TLR的活化有關，一方面也來自T淋巴球表現的CD40L對樹突細胞表面CD40的刺激。

各種免疫細胞的活化都直接或間接與成熟的樹突細胞有關，成熟的樹突細胞一方面成為高效率的抗原呈現細胞，活化抗原專一性的T淋巴球，啟動一系列由T淋巴球主導的細胞性免疫反應及體液性免疫反應，樹突細胞同時分泌大量的IL-12p70，刺激胞殺型T淋巴球的分化，使免疫反應傾向T_H1型細胞性免疫反應，也促進NK細胞的活化，增進體內對病毒與腫瘤的免疫反應，這也是為何樹突細胞近年來受到許多腫瘤免疫學研究室重視的原因，科學家認為樹突細胞應該是腫瘤疫苗理想的攜帶者。不過樹突細胞到底促使免疫反應傾向T_H1型、T_H2型（體液性免疫反應）或T_{reg}型（調節性免疫反應），受到抗原（刺激物）種類、所在之組織與器官（周邊微環境）及個體遺傳因素的影響，如位於呼吸系統的mDCs（主要是源於單核球的樹突細胞(monocyte-derived dendritic cell, moDC)），捕捉來自呼吸道的抗原或過敏原，促使免疫反應傾向T_H2型體液性免疫反應。

少部分樹突細胞進入次級淋巴器官，呈半成熟狀態(semimature status)，處理自體抗原或在體內共存的無害抗原，這些未完全進入成熟狀態的樹突細胞，反而誘導了免疫容忍性(immune tolerance)。特別是在腸道中，一小群樹突細胞傾向於促進調節型T細胞(regulatory T cell, T_{reg})的發育，這群調節型T細胞有效的抑制自體抗原、腸道共生菌(commensal microorganism)活化專一性的T細胞及B細胞，也可能參予對食物中抗原（如大分子蛋白）的飲食容忍性(oral tolerance)。此外，某些樹突細胞進入腫瘤組織中，稱為**腫瘤浸潤樹突細胞 (tumor-infiltrating dendritic cells, TIDC)**，TIDC大多數為未成熟樹突細胞，這種樹突細胞不但不能清除腫瘤細胞，反而誘導免疫容忍性，使腫瘤細胞逃避免疫系統的攻擊，這是腫瘤免疫逃避(immune evasion)主要機制之一。

▶ 樹突細胞的活化

1. 病原體受體

　　當**病原體相關分子模式**(PAMP)存在時，這些致病性分子隨即接在免疫細胞表面的**模式辨識受體**(PRR)上（參考第10章），活化存在於入侵部位的免疫細胞及組織細胞。PAMP包括病原體表面分子（如LPS、**脂蛋白**(lipoprotein)等）、鞭毛、線毛、DNA、RNA片段及分泌物等，PRR則包括CD14（LPS受體之一）、CD11/CD18、**C型糖接合素**(C-type lectin)、**巨噬細胞清除者受體**(macrophage scavenger receptor)及補體受體等。

　　1997年科學家分離出第一種**類toll受體**(toll-like receptor, TLR)，發現TLR也是很重要的PRR，隨後陸續發現至少13種TLR，不過在人體內有功能的TLR為TLR1-9等九種，TLR-1、2、4、5、6位於細胞表面，直接接合PAMP，TLR-3、7、8存在於細胞內的內吞體，TLR-9先出現在細胞表面，接受PAMP之後即啟動內吞作用，進入胞內的內吞體。TLR對其接合的PAMP有選擇性，如TLR-4在CD14協助之下，接合LPS分子（圖11-2）；TLR-5接合細菌的鞭毛蛋白(flagellin)；TLR-9接合未甲基化的C_pG DNA片段；TLR-2在TLR-1及TLR-6的協助之下，接合許多細菌表面分子，包括**肽聚醣**(peptidoglycan)、脂蛋白等，這些TLRs主要針對細菌衍生的PAMP，而TLR3

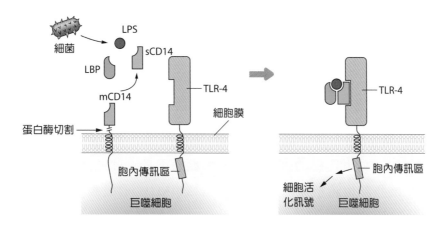

圖11-2　類toll受體(TLR)與細菌內毒素接合的過程。

脂多醣(LPS)在血清中與LPS結合蛋白(LPS-binding protein, LBP)形成複合體，LPS-LBP複合體隨後與游離的CD14分子(sCD14)接合，再經由sCD14的媒介而附著在TLR-4膜蛋白分子上，TLR-4因而被活化並啟動細胞內一系列訊息，進而活化免疫作用細胞（例如巨噬細胞）。游離態CD14是由膜上CD14(mCD14)經蛋白分解酶切割而成。

的接合子為病毒分解後釋出的雙股DNA (double strand RNA, dsRNA)，如果釋出的是單股RNA (single strand RNA, ssRNA)，則在內吞體中接合TLR-7及TLR-8，如果釋出的是未甲基化的C_pG DNA片段，則由TLR9負責處理。TLR策略性的表現在巨噬細胞、嗜中性球、腸表皮細胞、血管內壁細胞及樹突細胞表面，這些細胞都是在第一線遭遇病原體的細胞，在單核球與巨噬細胞表面的TLR4受到LPS刺激後，能促使細胞分泌TNF-α及IL-1β，如果是血管內壁細胞的TLR4受LPS刺激，則分泌IL-6、IL-8、CSF，以及在細胞表面增加ICAM、Selectin E/CD62L，以利嗜中性球的附著，加強防禦機制。

2. 活化

當未成熟的樹突細胞表面接上PAMP分子之後，即啟動活化的機制，一方面增加吞噬外物的能力，一方面增加第二類MHC的表現，逐漸發育為高度抗原呈現能力的細胞。除了藉由TLR之外，樹突細胞還能藉由TNF受體家族分子（如CD40-CD40L訊號）、Fc受體及某些細胞激素受體（如IL-4, GM-CSF），得到活化的訊號；活化後的樹突細胞像一般吞噬細胞一樣，利用受體媒介性胞吞作用(RME)及吞噬作用(phagocytosis)攝入外來物質。

活化的樹突細胞隨後進入淋巴循環系統，遷移中的樹突細胞持續增加第二類MHC的表現，也增加協同刺激分子的表現。協同刺激分子包括一系列B7家族的膜蛋白，其功能及接合子如表11-1。這些膜蛋白中，有些要經由活化因子的誘導才會表現（誘導型），有些持續表現於細胞表面，與活化與否無關（持續型）。

▶ 樹突細胞的抗原呈現作用與調節機制

當樹突細胞隨淋巴系統進入次級淋巴組織及器官後，隨即移動至**富T細胞區**(T-rich area)，如淋巴結的副皮質區、脾臟的小動脈周邊淋巴鞘(PALS)等。樹突細胞在這些部位將抗原處理後，與第二類MHC形成複合體，呈現給T淋巴球。在此階段，CD28與樹突細胞上的B7家族的分子作用，誘導型協同刺激分子(inducible costimulator, ICOS)與ICOSL等分子作用，獲得次級訊號，使T淋巴球進入活化狀態。活化的T細胞開始製造IL-2等細胞激素，亦開始分裂增殖，並抑制引起細胞凋亡的基因表現。如果T細胞只獲得來自TCR的抗原專一性的初級訊號，而未隨即獲得來自CD28的次級訊號，則T細胞會進入**無能化**

B7家族	表現的細胞	接合子	表現的細胞	生物效應
B7-1 (CD80)	DC、B、Mono（誘導型）	CD28 CTLA-4	T（持續型）	促進T細胞活化
B7-2 (CD86)	DC、B、Mono（持續型）	CD28、 CTLA-4	T（誘導型）	抑制T細胞活化
B7-H2 (ICOS-L)	DC、B、Mono（持續型）	ICOS	T（誘導型）	促進T細胞活化
B7-H1 (PD-L1)	DC、B、Mono、T（誘導型）	PD-1	T、B（誘導型）	抑制T細胞活化
B7-DC (PD-L2)	DC、B、Mono（誘導型）	PD-1	T、B（誘導型）	抑制T細胞活化

表11-1　B7家族及其接合子

註：DC＝樹突細胞(dendritic cell)；B＝B淋巴球；Mono＝單核球(monocyte)；T＝T淋巴球；ICOS＝誘導型協同刺激分子(inducible costimulator)。

(anergy)狀態，失去應有的活性；研究顯示，如果將CD28基因剔除，或以抗體干擾CD28/B7間之作用，則T細胞活化能力會明顯降低。

　　T淋巴球活化之後，還會啟動CTLA-4及**PD-1基因**的活化，使細胞表面開始表現這兩種膜蛋白；此時，B7家族的分子便透過與CTLA-4及PD-1的作用，對T細胞的活化產生「剎車」的作用。B7/CTLA-4及B7/PD-1的作用可抑制IL-2基因的表現，顯著降低IL-2的分泌量，使細胞不再進入細胞循環，T細胞因而停止分裂及活化。研究顯示，如果剔除CTLA-4或PD-1基因，則小鼠很容易罹患自體免疫疾病；CTLA-4基因剔除後，體內T細胞分裂失去控制，多重器官產生嚴重的淋巴球浸潤，小鼠在3~4週內即死亡；而PD-1基因剔除後，也會產生相似的狀況，小鼠亦在5週之後相繼死亡。顯然在啟動免疫反應及清除外來致病原之後，整個系統必須自我調控，再回到休止狀態。由基因剔除鼠的研究結果發現，CTLA-4也參與抑制**自我反應T細胞** (autoreactive T cell)活化的工作。CD4$^+$T細胞中包括一類**調節型T細胞**(T_{reg})，這類細胞高度表現CTLA-4分子；當CTLA-4與B7家族分子作用之後，細胞便分泌IL-10、TGF-β等足以抑制T細胞活化的細胞激素。近年來之研究結果顯示，被PAMP分子活化的樹突細胞能分泌IL-6、IL-12等細胞激素，解除T_{reg}細胞對T淋巴球活化的抑制作用。Tasuku Honjo與James Allison就因為分別研究PD-1及CLTA4，於2018年獲頒諾貝爾生理醫學獎，如抗PD-1單株抗體製劑ipilimumab及nivolumab，已經完成治療非小細胞肺癌(NSCLC)及黑色素瘤

(melanoma)的三期臨床試驗，兩種製劑皆取得美國FDA的核准上市。抗CCTLA-4單株抗體製劑tremelimumab已完成對NSCLC及頭頸癌的三期臨床試驗，不過尚未獲得FDA核准使用。

T淋巴球活化期

先驅T淋巴球在胸腺中發育成單陽性的成熟細胞之後，這些尚未接觸過抗原的純真型T細胞隨著循環系統來到次級淋巴組織，在此先附著在高內壁小靜脈(HEV)之內壁細胞上，隨後在趨化因子的誘導下進入富T細胞區。HEV的內壁細胞呈立方形，與一般之扁平形不同，且表面有特殊之附著性蛋白分子，負責捕捉T淋巴球。純真型T淋巴球表現有CCR7趨化素受體，可以接受由樹突細胞及單核球／巨噬細胞所分泌之趨化素（SLC及ELC等；參考表9-2）的刺激，遷移至次級淋巴組織中。

▶ 次級淋巴組織中的T淋巴球

進入富T細胞區（如淋巴結的副皮質區、脾臟的PALS等）之後，T細胞開始與樹突細胞接觸，由樹突細胞呈現抗原並活化T細胞。個體產生發炎現象時，會有更多的成熟樹突細胞進入次級淋巴組織。實驗結果顯示，個體施打抗原3~7天之後，抗原專一性之CD4$^+$T細胞在次級淋巴組織中的數量即明顯增加10~20倍，如果同時施打佐劑引起局部發炎，則細胞數可能增加20~100倍。活化的巨噬細胞及B淋巴球也能呈現抗原，但這兩種細胞不在富T細胞區；巨噬細胞在外囊膜下及髓質的血竇(sinus)中，而B細胞則主要在濾泡中。

某些活化的CD4$^+$T細胞開始減少CCR7之表現，但是增加CXCR5的表現。CXCR5是BLC的受體（BLC主要為B細胞的趨化因子，由濾泡樹突細胞(FDC)所分泌；參考表9-2），故細胞開始從富T細胞區移動到富B細胞區。這類細胞屬T$_H$2細胞，可輔助B細胞增殖與分化，其表面幾乎沒有CCR7；亦即T$_H$2細胞會離開富T細胞區，進入富B細胞區，開始刺激B淋巴球的活化以及促進體液性免疫反應，製造抗體。而T$_H$1細胞表面明顯具有CCR7，則留在富T細胞區，促進細胞性免疫反應。

▶ T淋巴球的分化

T_H1及T_H2細胞源於同一種T淋巴球（T_H0細胞）。研究結果指出，T_H0細胞受到IL-12及IL-18的刺激後會分化成T_H1細胞，分泌IFN-γ、IL-2等細胞激素；受到IL-4刺激則分化成T_H2細胞，分泌IL-4、IL-5、IL-10、IL-13等細胞激素。

1. T_H1及T_H2的分化方向

T_H1及T_H2的分化方向基本上由抗原所主導，且受到個體遺傳背景與抗原劑量的影響（表11-2）。例如感染萊什曼原蟲(*Leishmania major*)的C57BL/6老鼠，主要誘發T_H1型反應，若以萊什曼原蟲感染BALB/c老鼠，則誘發T_H2型反應；但是以低劑量感染BALB/c老鼠，卻激發T_H1型的**遲迢型過敏反應** (delayed-type hypersensitivity, DTH)。

此外，胞內寄生菌如李斯德菌(*Listeria* spp.)、分枝桿菌(*Mycobacteria* spp.)等被巨噬細胞吞噬後，巨噬細胞會增加IL-12的製造與分泌，促使T_H0細胞分化為T_H1細胞。而抗原呈現細胞如果高度表現B7家族分子，刺激CD28，則T細胞會在CD28引發的訊號下分化為T_H2型細胞；研究顯示，剔除CD28基因的小鼠以LCMV病毒刺激後，幾乎沒有T_H2型免疫反應；如果以CTLA-4片段干擾B7/CD28間的作用，也獲得相似的結果。

T_H1細胞的作用機制將在下一節中詳述。T_H2細胞以CD40L接合B淋巴球的CD40之後，進一步分泌特殊的細胞激素，主導B淋巴球分化。部分T_H2細胞經過IL-6、IL-21的誘導，也會轉型為T_{FH}細胞，在萌發中心內刺激B細胞活

表11-2　抗原劑量對T_H1／T_H2分化的影響

抗原種類	高／中劑量	低劑量
細胞鞭毛蛋白 (flagellin)	T_H2	T_H1
萊什曼原蟲 (*Leishmania major*)	T_H2	T_H1
鼠類白血病病毒 (murine leukemia virus)	T_H2	T_H1
卵白蛋白 (ovalbumin)	T_H1	T_H2
雞蛋溶菌酶 (hen egg lysozyme)	T_H1	T_H2
RNase蛋白	T_H1	T_H2
蛾細胞色素C (moth cytochrome C)	T_H1	T_H2

化與分化。以老鼠的模式而言，IFN-γ促使已經被活化的B淋巴球分化為IgG2a或IgG3的製造細胞；TGF-β促使活化的B淋巴球分化為IgA的製造細胞；IL-4促使活化的B淋巴球分化為IgG1、IgG2b或IgE的製造細胞；而IL-2則能夠增強原先的IgM製造細胞，分泌更多的IgM；此外，如IL-5、IL-6、IL-10能增進各種抗體製造細胞的成熟分化，但不誘導B細胞作特定方向的轉型（圖11-3）。

2. 記憶性T淋巴球的分化

不論是CD4$^+$或CD8$^+$T細胞，在活化並滯留在次級淋巴組織中數週後，可分為兩大群，即CCR7$^+$群及CCR7$^-$群。CCR7$^+$群會繼續留在淋巴組織中，或先離開淋巴組織後，再經由血液循環，從HEV進入其他淋巴組織中；而

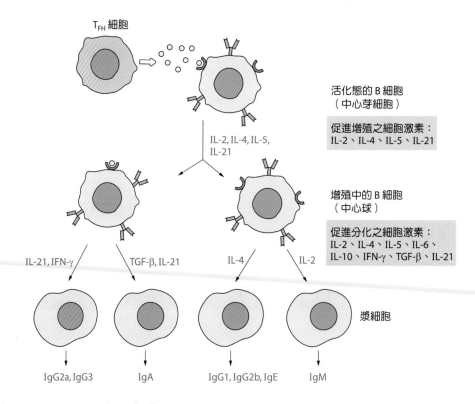

圖11-3　T$_H$2及T$_{FH}$細胞主導B細胞分化。

T$_H$2細胞分泌IL-2、IL-4及IL-5，以及T$_{FH}$細胞分泌的IL-21刺激B細胞分裂增殖，並進一步分泌特定的細胞激素，主導B細胞分化。以老鼠的模式而言，IFN-γ促使活化的B淋巴球分化為IgG2a或IgG3的製造細胞；TGF-β促使分化為IgA的製造細胞；IL-4促使分化為IgG1、IgG2b或IgE的製造細胞；而IL-2則增強原先的IgM製造細胞分泌更多的IgM，IL-5、IL-6、IL-10則增進各種抗體製造細胞的分化成熟。

CCR7‾群則離開淋巴組織後，游走於非淋巴組織之間，參與活化巨噬細胞等較前線的防禦工作。不論是CCR7⁺或是CCR7‾T細胞，皆為記憶性T淋巴球。記憶性細胞雖源於純真型細胞，但在表面標記及功能上已有許多改變，如純真型T細胞是CD45RB⁺、CD45RO‾，但記憶性T細胞則是CD45RB‾、CD45RO⁺；純真型T細胞需要較高劑量的抗原才能活化，要完全發揮作用需要4~5天，而記憶性T細胞表面TCR與抗原之親和力高，只需少量抗原的刺激即可活化，達到最高活化狀態只要1~2天，這就是疫苗需要追加注射的機制之一，刺激產生記憶性淋巴球至關重要。

B淋巴球活化期

▶ 刺激B淋巴球活化的抗原

　　刺激B淋巴球活化的抗原有兩種，一種稱為**T細胞依賴性抗原**(T-cell dependent antigen, TD Ag)，必須經過抗原呈現細胞先活化T淋巴球，再由T淋巴球的表面蛋白及分泌物（主要為細胞激素）刺激B淋巴球而使其活化（圖11-4）；另一種稱為**非T細胞依賴性抗原**(T-cell independent antigen, TI Ag)，TI抗原又可分為兩類：

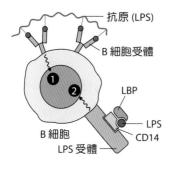 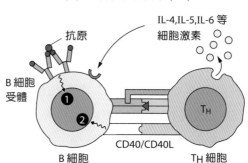

(a) 非T細胞依賴性抗原 (TI)

抗原 (LPS)
B細胞受體
①
②
LBP
LPS
B細胞
CD14
LPS受體

(b) T細胞依賴性抗原 (TD)

IL-4,IL-5,IL-6 等細胞激素
抗原
B細胞受體
①
②
T_H
CD40/CD40L
B細胞
T_H細胞

圖11-4　刺激B淋巴球活化的抗原。

(a)非T細胞依賴性抗原(TI)能直接活化B細胞，又稱為多株型B細胞活化素；(b) T細胞依賴性抗原(TD)必須經過抗原呈現細胞先活化T淋巴球，再由T淋巴球刺激B淋巴球，促使其活化。B細胞靠BCR捕捉TD抗原後，獲得初級活化訊號（①），並將TD抗原處理後與第二類MHC接合，呈現於表面，刺激T_H2細胞的TCR，向T細胞傳遞活化訊號。而活化的T_H2細胞除了分裂增殖及擴充殖株之外，還會增加表面CD40接合子(CD40L)，與B細胞表面的CD40作用，活化B淋巴球，是活化B細胞的二次訊號（②）。

1. TI-1即細菌細胞壁所含的**脂多醣**(LPS)，又稱為內毒素，不但能直接活化B細胞，也能直接活化巨噬細胞，故LPS不僅能增強專一性免疫反應，也能促進先天性的非專一性免疫反應（如發炎反應）（圖11-4）。不過LPS活化巨噬細胞靠LPS接合LPS受體(CD14/TLR-4)，而B細胞除了有LPS受體外，也有賴LPS串聯細胞表面的B細胞受體，傳達活化訊號。此外，因為TI-1抗原能非專一性的刺激B細胞分裂，所以又稱為**多株型B細胞活化素**(polyclonal B-cell activation factor)。TI-1抗原誘導產生的抗體，對抗原的親和力低，主要為IgM，且無法促使B淋巴球進行抗體同質型轉換，也無法促使B淋巴球發育成記憶細胞。

2. TI-2抗原包括細菌莢膜的多醣體及構成鞭毛的蛋白質，這些結構單純、重覆的分子，也能直接活化B細胞，但TI-2抗原只能活化成熟的B淋巴球，且無法活化巨噬細胞。

▶ B淋巴球的抗原呈現功能

由表11-1中可發現，B7家族也可出現在活化的B淋巴球及單核球表面。事實上，B細胞持續性的表現第二類MHC，故B細胞也是功能很強的職業性抗原呈現細胞；不過B細胞不是巨噬細胞，不具有吞噬能力。B細胞捕捉抗原的方式是利用其表面的抗原受體(BCR)，專一性的結合抗原；BCR實際上是B細胞膜上的免疫球蛋白分子，利用這種方式呈現抗原，不但具有專一性，而且所需的抗原濃度僅為巨噬細胞與樹突細胞的百分之一到萬分之一；換言之，B細胞的抗原呈現能力可能是樹突細胞的一萬倍。

B細胞並不是在病原體入侵部位捕捉抗原，而是在其**居留**(homing)的次級淋巴組織中遭遇抗原，這種B淋巴球又稱為**中心球**(centrocyte)。在正常狀況下，抗原或免疫複合體（即抗原－抗體複合體）隨著淋巴液及血液來到次級淋巴組織，這些抗原可能被淋巴組織中的巨噬細胞或指突狀樹突細胞(interdigitating dendritic cells, IDC)所捕捉，也可能附著在B細胞的BCR上。此外，次級淋巴組織中的**濾泡樹突細胞**(FDC)透過其表面之Fc受體及補體受體，附著了許多病原體及免疫複合體，而遷移至濾泡樹突細胞附近的B淋巴球，也可從這種特化細胞表面獲得抗原（圖11-5）；濾泡樹突細胞也會釋放出一種直徑約0.3~0.4μm大小的顆粒，形成串珠樣小體(**iccosome**)，其表面附有免疫複合體，故B細胞也可由iccosome獲得抗原。

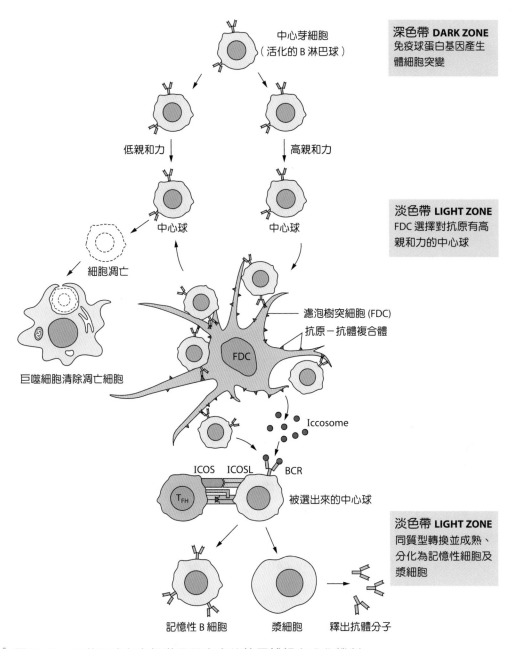

中心芽細胞
（活化的 B 淋巴球）

低親和力   高親和力

淡色帶 LIGHT ZONE
FDC 選擇對抗原有高
親和力的中心球

中心球   中心球

細胞凋亡

濾泡樹突細胞 (FDC)
抗原－抗體複合體

FDC

巨噬細胞清除凋亡細胞

Iccosome

ICOS   ICOSL   BCR

T_{FH} 被選出來的中心球

淡色帶 LIGHT ZONE
同質型轉換並成熟、
分化為記憶性細胞及
漿細胞

記憶性 B 細胞   漿細胞   釋出抗體分子

圖11-5　B淋巴球在次級淋巴器官中的抗原捕捉與分化機制。

B淋巴球在次級淋巴組織中遭遇抗原，這種B淋巴球又稱為中心球。B細胞以BCR捕捉隨著淋巴液及血液來到次級淋巴組織的抗原；此外，次級淋巴組織中的濾泡樹突細胞(FDC)沾附了許多病原體及免疫複合體，B淋巴球主要從FDC表面獲得抗原；FDC也會釋放出表面附有免疫複合體的iccosome，故B細胞也可以從iccosome獲得抗原。活化的B細胞隨後遷移至富T細胞區附近，發育成萌發中心，在此呈現抗原給抗原專一性T_{FH}淋巴球；而未能被活化的B細胞將會凋亡，最後被巨噬細胞所清除。活化的B淋巴球分化為漿細胞（抗體製造細胞）或記憶細胞。「淡色帶」及「深色帶」代表淋巴結濾泡經過組織染色後的特徵。

活化的B細胞在富B細胞區（即濾泡及萌發中心）與遷移至附近的T細胞相遇，在此呈現抗原給TCR（初級訊號），同時利用B7家族與CD28反應（次級訊號），活化抗原專一性T淋巴球，啟動專一性免疫反應；而未能被活化的B細胞將步入細胞凋亡的命運，最後被巨噬細胞所清除（圖11-5）。

▶ 濾泡輔助型T細胞

傳統的免疫學理論認為，T_H2細胞負責輔助B細胞及其抗體主導的體液性免疫反應，T_H2細胞一方面經由CD28與CD40L傳遞活化B細胞的次級訊息，一方面分泌IL-4、IL-5等細胞激素，誘導B淋巴球的分化，不過近年來的研究結果顯示，在次級淋巴器官與組織中的發生中心(germinal center, GC)，還有一種異於T_H2的$CD4^+$輔助型T細胞，專門負責GC中B淋巴球的分化，甚至與GC的形成有關，這種細胞在2008年被確認，並命名為濾泡輔助型T細胞(T follicular helper cell, T_{FH} cell)。T_{FH}細胞的最主要特徵是高度表達趨化素受體CXCR5，CXCR5的接合子為趨化素CXCL13，由於濾泡中的細胞大量製造CXCL13，使得T_{FH}細胞遷移到次級淋巴器官與組織後，就留滯在濾泡中。由基因微矩陣分析顯示，T_{FH}細胞的基因表現圖像與T_H1及T_H2迥異，T_{FH}細胞除了高度表現CXCR5基因之外，還高度表現IL-21、誘導型協同刺激因子(ICOS)及轉錄因子B細胞瘤蛋白-6 (B-cell CLL lymphoma-6, BCL6)基因，這四種基因的高度表現成為T_{FH}細胞的標記。ICOS接受ICOS接合子(ICOSL)刺激後，輔助CD28刺激T_H細胞的活化。或許某些周邊血及淋巴組織中的T_H細胞經過活化之後，也能表現$CXCR5^+ICOS^+$的表型，不過確認T_{FH}細胞與其他T_H次族群(Th1, Th2, Th17, Th9 cells)不同的關鍵，是T_{FH}細胞的胞內高度表現BCL6，且不像其他次族群的T_H細胞會離開淋巴組織，遊走於血液與淋巴循環中。

T_{FH}細胞與其他輔助型T細胞一樣，最初來自純真型T淋巴球，當純真型T淋巴球接受樹突細胞抗原多肽片段(peptide)與MHC class II複合體 (pMHCII)的初級訊號與經由B7-1/B7-2 (CD80/86)傳遞的次級訊號後，活化的輔助型T細胞接受的分化訊息如果是IL-6及IL-21，此輔助型T細胞將分化為T_{FH}細胞，並高度表現CXCR5，遷移到濾泡中，開始一系列輔助B淋巴球分化及促使發

生中心產生的反應。部分T_H2細胞經過IL-6及Il-21的誘導，也會轉型為T_{FH}細胞，這類T_{FH}細胞也表現CXCR5、ICOS、PD-1、IL-21及BCL6等T_{FH}細胞應該有的標記，不過能分泌大量IL-4，主導B淋巴球同質型轉換為IgE及IgG製造細胞。

　　T_{FH}細胞與B淋巴球皆利用表面的CXCR5留滯在濾泡中（圖11-6），此時的T_{FH}細胞表面也表現ICOS蛋白分子，ICOS屬於CD28家族的成員，當T_{FH}細胞表面的ICOS與B淋巴球表面的ICOSL接合之後，ICOS可能活化了細胞內的c-Maf等轉錄因子，促使IL-21基因的活化，使T_{FH}細胞大量製造IL-21，IL-21誘導B淋巴球的分化，促使免疫球蛋白基因重組、體細胞突變與同質型轉換；此外，IL-21本身也是自泌型細胞激素，進一步增強T_{FH}細胞在發生中心的功能。在濾泡中的T_{FH}細胞與B淋巴球增殖與分化之後，加上FDC的加入，形成發生中心。基因剔除IL-21基因的老鼠沒有T_{FH}細胞，次級淋巴組織中也沒有正常的萌發中心，B淋巴球的抗體製造能力也大受影響，可見IL-21是T_{FH}細胞成熟與發揮功能的關鍵細胞激素。

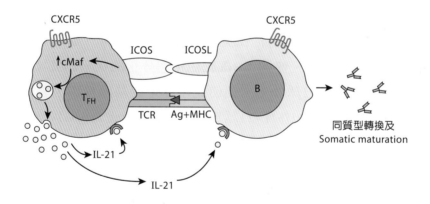

圖11-6　發生中心T_{FH}細胞與B淋巴球的交互作用。

發生中心T_{FH}細胞與B淋巴球皆利用表面的CXCR5留滯在濾泡中，當T_{FH}細胞表面的ICOS與B淋巴球表面的ICOS接合子(ICOSL)接合之後，ICOS可能活化了細胞內的c-Maf等轉錄因子，促使IL-21基因的活化，使T_{FH}細胞大量製造IL-21，IL-21誘導B淋巴球的分化，促使免疫球蛋白基因重組與同質型轉換；此外，IL-21本身也是自泌型細胞激素，進一步增強T_{FH}細胞在發生中心的功能，包括促進BCL6等轉錄因子的表達等。

總結T_{FH}細胞主導的B淋巴球分化過程，大致可分為四個階段（圖11-7）：

1. 階段I：在抗原入侵人體組織後，負責偵查的樹突細胞隨即啟動防禦機制，捕捉並吞噬外來病原體或抗原，樹突細胞也一方面逐漸成熟，一方面近入淋巴系統，遷移到鄰近的次級淋巴組織中。抗原以pMHCII複合體形式呈現給抗原專一性T淋巴球，使淋巴組織中的T淋巴球開始增生與分化，並在IL-6及IL-21的誘導之下，分化為表現CXCR5的T_{FH}細胞。隨著淋巴系統進入次級淋巴組織的異類細胞表面抗原、大分子抗原，也能直接與B淋巴球的BCR接合，使B細胞獲得活化的初級訊號。

2. 階段II：抗原經過樹突細胞與B細胞內吞、分解後，以pMHCII呈現給濾泡中符合此抗原專一性的T_{FH}細胞，除了以TCR、CD28、CD40L等多種表面蛋白與B細胞的pMHCII、B7-1/B7-2、CD40作用之外，T_{FH}細胞表面的ICOS同時與B淋巴球表面的ICOS接合子(ICOS ligand, ICOSL)接合，促使包括IL-21基因等與T_{FH}細胞功能相關的基因活化，使T_{FH}細胞大量製造IL-21，此時的T_{FH}細胞進入作用期(efective phase)，發生中心也進入成熟階段。

3. 階段III：包括T_{FH}細胞及濾泡樹突細胞表面的CD40L，皆能在萌發中心內刺激B細胞表面CD40，傳遞了B細胞活化與分化的次級訊號（圖11-8），IL-21隨即誘導B淋巴球分化，促使免疫球蛋白基因重組、體細胞突變與同質型轉換。目前已知在IL-21誘導下，B細胞分化為IgG1、IgG2a及IgA的製造細胞，至於IgE的製造細胞有賴IL-4的誘導。

4. 階段IV：B淋巴球一方面分化為大量製造抗體的漿細胞，部分細胞則分化為記憶性B淋巴球，在T_{FH}細胞成熟過程中，也有部份分化為記憶性T_{FH}細胞，當再度接觸相同的抗原時（如疫苗接種的追加注射），記憶性B淋巴球與記憶性T_{FH}細胞將會快速活化，激發另一波的抗體製造，增強體液性免疫反應。

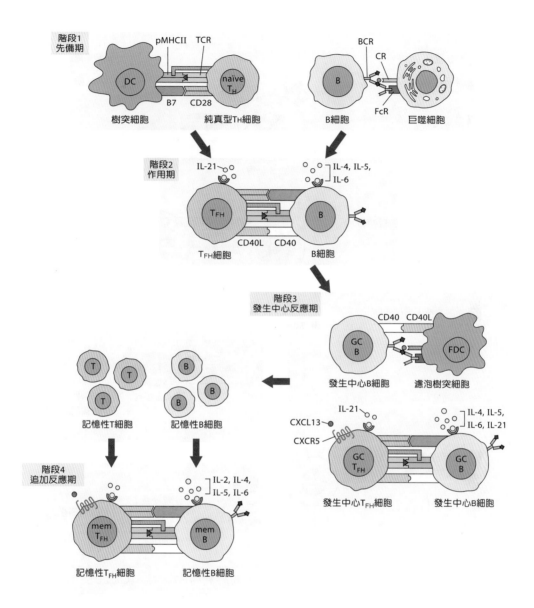

圖11-7　T_FH細胞輔助B淋巴球分化的過程摘要。

B淋巴球分化的過程大致可分為四個階段：(1)階段I：在抗原入侵人體組織後，樹突細胞（如革蘭氏細胞）捕捉並吞噬外來病原體或抗原，抗原以pMHCII複合體形式呈現給抗原專一性T淋巴球，並在IL-6及IL-21的誘導之下，被刺激的T淋巴球分化為表現CXCR5的T_FH細胞。異類細胞表面抗原、大分子抗原則能與B淋巴球的BCR接合，使B細胞獲得活化的初級訊號。(2)階段II：在濾泡中，抗原經過B細胞內吞、分解後，以pMHCII呈現給符合此抗原專一性的T_FH細胞，T_FH細胞以TCR、CD28、CD40L及ICOS等與B細胞的pMHCII、CD80/86、CD40及ICOSL作用，促使T_FH細胞大量製造IL-21，此時的T_FH細胞進入作用期(efective phase)。(3)階段III：包括T_FH細胞及濾泡樹突細胞表面的CD40L刺激B細胞的CD40，IL-21隨即誘導B淋巴球分化，促使免疫球蛋白基因重組、體細胞突變與同質型轉換。(4)階段IV：B淋巴球一方面分化為大量製造抗體的漿細胞(plasma cell)，部分細胞則分化為記憶性B淋巴球，當再度接觸相同的抗原時（如疫苗接種的追加注射），記憶性B淋巴球與記憶性T_FH細胞將會快速活化，激發另一波的抗體製造(McHeyzer-Williams et al., Page 10 Curr Opin)。

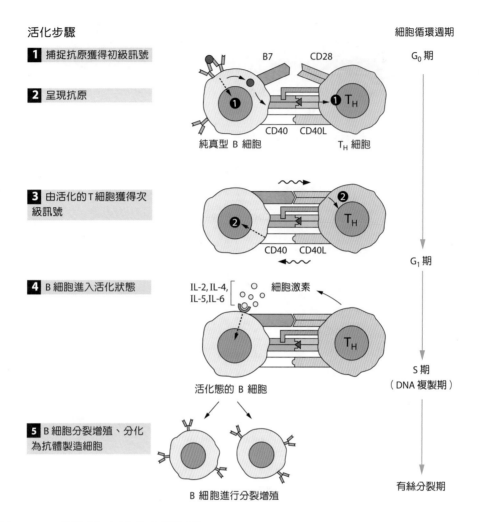

活化步驟

1 捕捉抗原獲得初級訊號

2 呈現抗原

純真型 B 細胞　　　　　T_H 細胞

3 由活化的T細胞獲得次級訊號

4 B 細胞進入活化狀態

IL-2, IL-4, IL-5, IL-6　　細胞激素

活化態的 B 細胞

5 B 細胞分裂增殖、分化為抗體製造細胞

B 細胞進行分裂增殖

細胞循環週期

G_0 期

G_1 期

S 期（DNA 複製期）

有絲分裂期

圖11-8　B細胞與T細胞的交互作用。

活化的B細胞呈現抗原給TCR（初級訊號），同時利用B7家族與CD28反應（次級訊號），活化抗原專一性T淋巴球，正式啟動專一性免疫反應。活化的T_H2細胞或T_{FH}則一方面表現CD40L，刺激B細胞表面的CD40，進一步給予B細胞分化的訊息；另一方面分泌細胞激素促使B細胞增殖、分化。

IMMUNOLOGY

11-2　細胞性免疫反應的作用機制

　　免疫細胞除了利用分泌物對抗入侵的病原體之外，某些活化的免疫細胞能直接對有異樣的細胞，加以攻擊與捕殺，這種由細胞主導的防禦機制稱為**細胞性免疫反應**(cellular immune response)。細胞性免疫反應旨在對抗入侵的

寄生蟲、胞內寄生菌及病毒感染的細胞，細胞性免疫系統也針對細胞表面呈現異類抗原的細胞起反應，如帶有腫瘤特異性抗原的細胞，或因組織及器官移植手術而移入體內的同種異型(allogeneic)及異種(xenogeneic)細胞。

參與細胞性免疫反應的細胞有兩類，一類是抗原專一性的胞殺細胞，即**CD8⁺胞殺型T淋巴球(CTL)**；另一類是非專一性的胞殺細胞，包括**自然殺手細胞(NK cell)**、高度活化的巨噬細胞及**淋巴激素活化型殺手細胞(LAK cell)**等。近年來NK細胞被歸類於先天性淋巴細胞(innate lymphoid cell, ILC)，這類淋巴球沒有抗原專一性T細胞受體(TCR)，NK細胞為ILC1群的次族群。

CD8⁺T細胞的作用機制

CD8⁺T淋巴球是典型的抗原專一性作用細胞，直接利用表面的TCR辨識目標細胞並將之撲殺，由於CD8分子只與第一類MHC結合，故CD8⁺T淋巴球只接受由第一類MHC呈現的抗原。不要忘了！除了腺體、神經組織、胎盤之外，大多數組織細胞都能表現第一類MHC，這對人體對抗病毒感染及腫瘤細胞而言非常重要，因為病毒感染及腫瘤生成並不侷限於某些組織細胞。

▶ CTL的活化與分化

最主要的CD8⁺T細胞是CTL。CTL的成熟需要適當的抗原呈現細胞及T_H1細胞的協助，未活化的CTL可直接接受被病毒感染之抗原呈現細胞（如樹突細胞）或同種異型(allogeneic)之抗原呈現細胞（又稱為**過客細胞(passenger cell)**）的刺激，此時抗原呈現細胞除了以第一類MHC加上內生性抗原與CTL的TCR作用之外（初級訊號），同時也用B7家族附著性蛋白分子與CTL表面的CD28作用（次級訊號），以活化CTL。

活化的CTL會表現IL-2受體，同時分泌少量的IL-2，不過CTL活化所需的IL-2主要還是來自T_H1細胞（圖11-9）。T_H1細胞經由抗原呈現細胞的刺激而活化後，可分泌IL-2及IFN-γ。IL-2是CTL成熟及活化階段最重要的細胞激素；剔除IL-2基因的老鼠，幾乎沒有CTL主導的胞殺作用，而IL-2量不足的狀況下，不論是T_H1細胞或CTL，皆很容易進入細胞凋亡程序而死亡。IFN-γ也

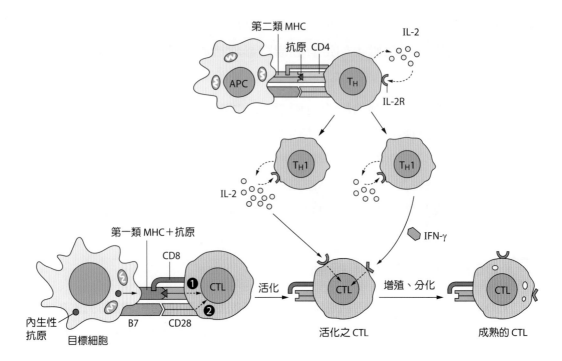

圖11-9　CTL的活化與分化。

CTL的成熟需要適當的抗原呈現細胞及T$_H$1細胞的協助。病毒感染細胞先以第一類MHC加內生性抗原刺激CTL（初級訊號），也同時用B7家族蛋白與CTL表面的CD28作用（次級訊號）以活化CTL。活化的CTL呈現IL-2及其他細胞激素受體，並由T$_H$1細胞分泌的IL-2、IFN-γ等主導其成熟與分化。

是T$_H$1細胞分泌的主要細胞激素之一；某些研究指出，以抗IFN-γ抗體處理後的老鼠，產出病毒專一性CTL的能力明顯降低。然而不論是IFN-γ基因剔除的老鼠，或是IFN-γ受體基因剔除的老鼠，皆能產生正常功能的CTL，可能IFN-γ並不直接參與CTL的分化與成熟，或由其他細胞激素（如IL-12）遞補IFN-γ的角色。此外，巨噬細胞活化後分泌的IL-12及IL-18皆有促進CTL活化及增強其胞殺能力的功能。

▶ CTL主導之胞殺作用機制

　　CTL透過兩種主要的途徑進行胞殺作用，即細胞膜分解途徑（圖11-10）及Fas/FasL主導之細胞凋亡途徑。

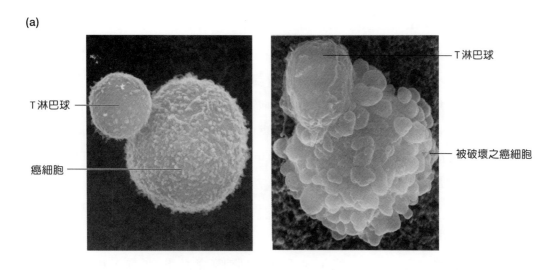

圖11-10　細胞膜分解途徑。

(a)CTL辨識腫瘤細胞之後，與腫瘤專一性的結合，隨後釋出致命物質攻擊腫瘤細胞，終使腫瘤細胞死亡；(b)CTL與目標細胞的接合作用產生胞內訊息，促使CTL細胞質中的顆粒移向兩細胞接合處，並開始釋出穿孔素，穿孔素在目標細胞膜上形成孔洞，CTL也同時釋出顆粒酶，引起目標細胞的凋亡。

1. 細胞膜分解途徑

早在五〇年代，科學家已經發現，淋巴球可以不透過抗體與補體反應，促使目標細胞分解死亡。胞殺細胞先辨識其目標細胞，與目標細胞緊密接合，此接合作用產生的訊息促使CTL細胞質中的顆粒移向兩細胞接合處，並開始釋出致命物質，攻擊目標細胞，終使目標細胞因為細胞膜崩解而死亡。與目標細胞的接合涉及TCR與MHC+抗原的結合，也有LFA-1（在CTL上）與ICAM（在目標細胞上）的參與。

1975年Zagury等人最先提出一項假說，認為CTL能釋放一些物質，直接毒殺目標；隨後從電子顯微鏡的圖像中，發現CTL細胞質含有許多顆粒。1985年科學家純化出一種能造成目標細胞膜穿孔的物質，稱為**穿孔素**(perforin)，這種穿孔素由活化的CTL分泌出來，1986年證明NK細胞也能釋出穿孔素。1986年也由Tschopp等人陸續發現多種由CTL釋出的絲胺酸酯酶(serine esterase)，命名為**顆粒酶**(granzyme)，這是一群蛋白分解酶，功能上較清楚的為顆粒酶A(granzyme A)及顆粒酶B(granzyme B)；其他如老鼠的顆粒酶C、D、E、F、G、K，人類的顆粒酶H、K、M，以及大白鼠(rat)的顆粒酶C、I、J、K、M等，在活體內之功能尚不清楚。

(1) 穿孔素

穿孔素是分子量65KDa的蛋白質。當穿孔素從CTL的顆粒釋放出來之後，其單倍體附著在目標細胞的細胞膜上，在鈣離子(Ca^{2+})的輔助下開始聚合形成孔洞（圖11-10）。孔洞的大小約16nm (1.6×10^{-8}m)，足夠使水及離子通過，以及分子量8KDa以下的蛋白分子進出。不過晚近的研究發現，孔洞的形成不是目標細胞的主要死因，因為大部分目標細胞皆死於細胞凋亡現象；然而剔除穿孔素基因之後，細胞亦無法進入細胞凋亡程序，可見穿孔素對目標細胞的攻擊仍然是必要的。

(2) 顆粒酶

在CTL的分泌物中，造成細胞凋亡的物質是顆粒酶，這些分子量30~64KDa的蛋白分解酶，可能利用特殊受體進入目標細胞中，切割並活化某些胞內蛋白，造成粒線體膜通透性的改變，使粒線體內的細胞色素C(cytochrome C)流失到細胞質中；細胞色素C活化凋亡因子Apaf-1，隨後造成caspase-9的活化；caspase-9則可進一步活化caspase-3，啟動細胞凋亡反應，

使DNA片段化(DNA fragmentation)，細胞分解成凋亡體(apoptotic body)。在此過程中，穿孔素如何協助顆粒酶尚無定論，可能是促使含有顆粒酶的內吞體釋出顆粒酶。

剔除穿孔素基因的小鼠，其顆粒酶無法誘發細胞凋亡；當然，剔除顆粒酶基因，其CTL也失去攻擊目標細胞及促使細胞凋亡的能力；而失去這兩種基因的小鼠，則幾乎沒有能力抵抗病毒的感染，對某些胞內寄生菌的抵抗力也顯著降低，同時也失去清除某些腫瘤的能力。

2. Fas/FasL途徑

此途徑利用TNF家族膜蛋白（主要是FasL），刺激目標細胞表面的受體（主要是Fas），活化**Fas相關致死區**(FADD)蛋白，促使胞內產生一系列的細胞凋亡訊息（如caspase蛋白分解酶）（圖11-11），而使目標細胞死亡。關鍵胞內傳訊因子為被FADD活化的caspase 8，caspase 8可以直接活化caspase 3、6、7，誘導細胞凋亡，或經由切割活化BID前凋亡蛋白(BID proapoptotic protein)，活化的BID經過特殊途徑導致粒線體釋出細胞色素C (cytochrome C)，細胞色素C隨後活化caspase 9，更進一步促使caspase 3、6、7的活化，增強細胞凋亡反應。CTL細胞內並沒有像穿孔素一樣，預先貯存大量的FasL分子，故在攻擊目標細胞的速度上，Fas/FasL途徑(Fas/FasL pathway)比穿孔素／顆粒酶的速度慢；一般CTL的TCR受到刺激1~2小時之後，其表現FasL的量才達到高峰，FasL的半生期約2~3小時。

CTL表面之FasL並沒有抗原專一性，故只要表現有Fas的鄰近細胞，皆能受其攻擊，不一定要具有TCR能辨識的抗原。人體內許多細胞能表現Fas分子，包括胸腺上皮細胞、心臟細胞、肝臟細胞、卵巢、肺臟細胞，甚至中樞神經系統中之星狀細胞、**神經膠細胞**(glial cell)等，皆具有Fas。這些非免疫組織細胞普遍具有Fas，對個體而言，是一種防禦病毒感染的重要機制，因為各種組織細胞都可能受病毒感染。

CTL對目標細胞的攻擊是主動的，即CTL活化之後分泌的IFN-γ、TNF-α等細胞激素，能提升目標細胞Fas的表現，從而利用FasL促使目標細胞死亡。然而，某些腫瘤細胞亦能產生FasL，藉以對抗具有Fas的淋巴球；此外，某些腫瘤細胞則產生突變的Fas，使FasL雖能接在Fas上，但無法誘發細胞凋亡，這些都是腫瘤細胞的免疫逃避機制。

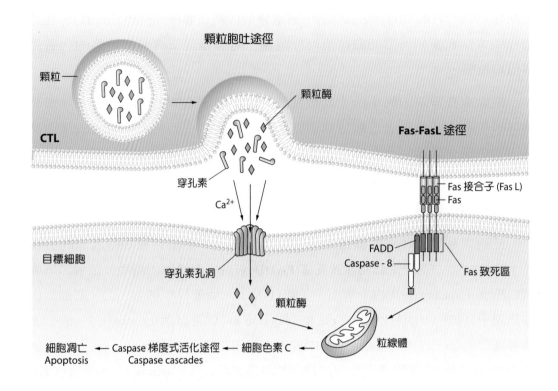

圖11-11　CTL進行胞殺作用的細胞凋亡途徑。

CTL利用膜上的FasL分子刺激目標細胞膜上的Fas，Fas隨即活化Fas相關致死區(FADD)蛋白，促使胞內產生一系列的細胞凋亡訊息（如caspase蛋白分解酶梯度式活化系統），最後使目標細胞進入凋亡程序而死亡；而藉由穿孔素產生的孔道進入細胞的顆粒酶，也會引起細胞凋亡。

先天性淋巴細胞(Innate Lymphoid Cells)

　　當人體某些部位因感染病原體而造成組織損傷時，先天性淋巴細胞(innate lymphoid cell, ILC)會分泌細胞激素進行防禦性反應，促進發炎反應，且為隨後的後天專一性免疫反應鋪路。這類淋巴球沒有抗原專一性T細胞受體(TCR)，而是依賴細胞表面的各種受體，接受損傷組織釋放的細胞激素，以及病原體釋出的致病介質，甚至具有神經傳導物受體，以感受微環境產生的變化。ILC基本上是一種組織細胞，存在於淋巴與非淋巴組織中，尤其是腸道與呼吸道表面黏膜層中，以及肝臟、肺臟、脾臟與皮膚等多種器官，但幾乎不存在於周邊血液中。除了參與病原體入侵的防禦機制之外，ILC的不當激

活也會涉及局部組織的過敏反應與自體免疫疾病。2013年，免疫學家依據其
製造的細胞激素屬性、表型（結構與功能）以及發育生成途徑，將ILC大致分
為ILC1、ILC2及ILC3等三群：

▶ ILC1群

　　ILC1群包含兩個次族群(subset)，即ILC1細胞及NK細胞。已經被深入研
究的NK細胞，基於其表型、發育途徑與功能特性，歸類於ILC1群非專一性白
血球，如ILC1與NK細胞表面皆具有CD56、IL12Rβ2及CD127（IL-7受體α次
單元，IL-7Rα），某些器官與組織中的ILC1還能表現NKp44 (NCR2)或NKp46
(NCR1)，NCR（自然胞殺觸發受體，natural cytotoxicity triggering receptor）
為NK細胞特有的受體。ILC1細胞及NK細胞發育生成過程，皆須使用轉錄因
子T-bet調控相關基因，不過NK細胞發育過程使用的轉錄因子還包括EOMES，
而ILC1使用RORγt (Retinoic acid-related orphan receptor gamma t)，兩者都源
於共同淋巴先驅細胞(common lymphoid progenitors, CLP)，不過在不同分化
基因主導下，部分CLP分化為共同先天淋巴先驅細胞(common innate
lymphoid progenitors, CILP)，CILP再分別分化為NK前體細胞(NK
precursors, NKP)，以及先天淋巴前體細胞(innate lymphoid cell precursors)。
ILC1細胞及NK細胞受到組織細胞或免疫細胞分泌的IL-12、IL-15、IL-18刺
激，能分泌IFN-γ，但是不會分泌T_H2或T_H17細胞分泌的細胞激素，而ILC1群
細胞有類似T_H1的特性。兩者也有相異之處，NK細胞會離開組織微環境，進
入血液循環，而ILC1表面具有CD103（$\alpha_E\beta_7$整合素受體之α-次單元）及
CD49a（又稱為VLA-1，是$\alpha_1\beta_1$整合素受體之α-次單元）等與組織細胞黏合
的膜蛋白，使其滯留於組織中。兩種細胞的胞殺機制也不同，NK細胞以釋出
穿孔素(perforin)及顆粒酶(granzyme)狙殺目標細胞，而ILC1利用其表面
的TRAIL (APO2L)誘導目標細胞的凋亡。NK細胞的特性與功能將在下一節詳
述。

▶ ILC2群

　　ILC2群沒有次族群，在功能上類似T_H2細胞，在IL-25 (IL-17E)、IL-33
（IL-1家族）及胸腺基質淋巴生成素(thymic stromal lymphopoietin, TSLP)的
刺激下，分泌IL-4、IL-5、IL-9、IL-13等細胞激素，參與寄生蟲（如蠕蟲，

helminth），病毒等病原體感染的防禦反應，保護並修補損傷的組織。ILC2的發育生成過程，使用轉錄因子RORγt及GATA3調控相關基因，需要IL-7的刺激。ILC2細胞表面具有IL-17受體(IL17RB)及類IL-1受體(IL1RL1; ST2)，以接受IL-25與IL-33的刺激與活化，還有多種標記如KLRG1、CD69（兩者皆屬於糖接合素家族的膜蛋白），以及趨化素受體CCR4、CCR8等，不過人類與小鼠體內的ILC2有所不同，如小鼠ILC2表面表現CD44而不表現CD161，人類ILC2則表現CD161而非CD44。

▶ ILC3群

ILC3群含有三種次族群，分別是NCR⁺ILC3、NCR⁻ILC3細胞及淋巴組織誘導細胞(lymphoid tissue inducer cells, LTi cells)，ILC3群細胞經由IL-23及IL-1β刺激下，能分泌IL-22、IL-17及GM-CSF，也能分泌TNF-α與IFN-γ，尤其是IFN-γ的分泌與ILC1的功能類似。IL-22歸屬於IL-10家族，以IL10R2/IL-22R1為受體，IL-22在某些組織中能抑制發炎反應，且有修補組織損傷的功能，在發炎的肝臟組織中，也能扮演保護的角色，在肺部與腸道參與細菌感染的防禦，IL22促進上皮細胞分泌抗微生物多肽(antimicrobial peptides)，刺激腸道杯狀細胞(goblet cells)分泌黏液，以阻隔微生物對上皮組織的入侵，在此同時IL-17能誘導嗜中性的聚集，更加強對腸道微生物的防禦機制。不過有些研究卻顯示，IL-22能在肺部促進IL-1、IL-6、IL-8、GMCSF等發炎激素的分泌，使呼吸道的發炎加劇，參與細胞風暴(cytokine storm)反應。某些自體免疫疾病及過敏性疾病患者，血中IL-22濃度也明顯升高。

IL-22的雙重角色也反應在ILC3的功能上。ILC3細胞表面呈現的CD127、CD161、IL-1R等標記，這些是與ILC1共有的標記，不過只有ILC3細胞表面表現IL-23R與CD117 (c-Kit)，c-kit只有在ILC2及ILC3表現。ILC3依據NCR的有無區分為NCR⁺ILC3、NCR⁻ILC3細胞，只有NCR⁺ILC3細胞表現NKp46 (NCR1)（小鼠與人類ILC3皆有）及NKp44 (NCR2)（只有人類ILC3有），NCR⁺ILC3細胞在IL-23及IL-1β刺激下分泌IL-22，發育分化過程中使用轉錄因子RORγt調控相關基因，而NCR⁻ILC3細胞在IL-23及IL-1β刺激下分泌IL-22、IL-17與IFN-γ，發育分化需要IL-7的誘導，過程中使用轉錄因子RORγ、T-bet與aryl hydrocarbon receptor (AHR)調控相關基因。

　　ILC3群中的次族群LTi細胞原先在胚胎中，主要參與次級淋巴器官的發育，包括淋巴結、腸道培氏斑等組織的發育，出生成長過程中可能與富含B-細胞的淋巴結濾泡生成有關。LTi細胞發育分化過程需要IL-7的誘導，過程中使用轉錄因子RORγ與AHR調控相關基因。LTi細胞表面不表現一般T_H細胞的CD4，故皆為CD4⁻細胞，但具有CD127、CD117 (c-Kit)、CD25、CCR6等標記，也表現IL-1R與IL-23R，成人則可用OX40L及CD30L來分辨LTi細胞與其他ILC細胞，小鼠的LTi細胞還可細分為CCR6⁺NKp46⁻、CCR6 NKp46⁻、CCR6⁻NKp46⁺等三種。LTi細胞經由IL-23及IL-1β刺激下，能分泌IL-22、IL-17，顯然也能參與免疫與發炎反應。

NK細胞的活化與作用機制

　　自然殺手細胞(NK cell)表面沒有專一性的抗原受體，不屬於專一性免疫系統，故NK細胞被歸類為先天性（非專一性）免疫反應的胞殺作用細胞。不過來自老鼠及人類免疫系統的研究指出，NK細胞與T淋巴球可能有相同的先驅細胞（CD7⁺CD34⁺細胞），這種骨髓中的造血先驅細胞在基質細胞及適當的細胞激素（如IL-15）刺激下，分化為NK細胞。

　　成熟的NK細胞大致可分為兩大次族群，一群NK細胞具較高量的CD56及低量的CD16，另一群則表現高量CD16及低量的CD56。表現高量CD56的次族群，主要功能為分泌細胞激素；而表現高量CD16的次族群細胞，胞內含較多顆粒，有較強之胞殺能力。事實上，NK細胞的發現，最先是因為科學家注意到有一類白血球在未受任何刺激下，能殺死某些腫瘤細胞；由此可知，NK細胞主要的作用之一是非專一性的清除腫瘤細胞。除此之外，NK細胞的目標細胞也包括某些病毒感染的細胞，包括疱疹病毒及腺病毒等感染的細胞。NK細胞也能分泌某些細胞激素（如IFN-γ等）及趨化素（如MIP-1家族），藉以調節單核球、顆粒球等細胞的功能，調節MHC的表現，故也能影響專一性免疫反應。

▶ NK細胞的受體

NK細胞雖然沒有TCR等抗原專一性受體，但是NK細胞表面有多種膜蛋白，負責接受來自目標細胞的刺激，進而調節其活性。這些膜蛋白大致分為**活化性受體**(activating receptor)及**抑制性受體**(inhibitory receptor)。長久以來，科學家嘗試解答一個問題：為何NK細胞能分辨正常細胞與異常細胞？而正確答案就在抑制性受體。以T淋巴球而言，正常細胞透過TCR的刺激，給細胞一個正向的、活化的指令，不過NK細胞的策略正好相反，即利用一群特殊的膜蛋白，接受來自正常細胞的刺激，以「抑制」NK細胞的活化，而用來抑制NK細胞的分子，是廣泛存在於大部分組織細胞表面的第一類MHC（圖11-12）；而不正常的細胞無法刺激抑制性受體，傳達抑制訊息，故將遭到胞殺的命運。故NK細胞的胞殺能力取決於活化性受體與抑制性受體間的平衡程度，正常的細胞利用自我的第一類MHC分子刺激抑制性受體，使NK細胞雖也同時獲得活化性受體的訊息，仍然不會活化；但是在細胞轉型為腫瘤之後，或是受病毒感染之後，第一類MHC的表現量常會明顯減少，當NK細胞接觸這些異常細胞時，得不到來自抑制性受體的訊息，NK細胞因而活化，殺死其目標細胞（圖11-13）。

NK細胞表面的活化性受體統稱為**自然胞殺性受體(natural cytotoxicity receptor, NCR)**。利用一系列對NK細胞有專一性的單株抗體，科學家發現有三種主要的NCR：NKp46、NKp30及NKp44。另一類與NK細胞活化有關的膜蛋白是NKG2家族的NKG2D。NK細胞殺死目標細胞的過程中，主要由NCR主導活化，而NKG2D則扮演協助及互補的角色（圖11-13），NKG2D的接合子為目標細胞表面一群類似第一類MHC的膜蛋白，稱為第一類MHC鏈相關蛋白A (MHC class I chain-related protein A, MICA)、MICB、UL-16接合蛋白(UL16-binding proteins, ULBP)等。

NK細胞的抑制性受體，最典型的是CD94/NKG2A異質雙倍體，CD94/NKG2家族辨識MHC分子合成過程中產生的先導片段(leader peptide)，這段由先導訊息序列(leader sequence)轉譯產生的寡肽鏈幾乎沒有多型性。先導序列被切除之後，此胜肽片段在內質網中與HLA-E結合成複合體，再隨著膜蛋白傳輸途徑呈現到細胞表面（圖11-12）。因為HLA-E幾乎沒有多型性，故HLA-E加上先導序列片段的組合，可被任何NK細胞表面的CD94/NKG2受體

所辨識。另一類受體稱為**殺手細胞抑制性受體(killer cell linhibitory receptor, KIR)**，已被發現的KIR基因有上百種，能適當對應目標細胞上MHC分子的多型性，故KIR家族是NK細胞主要的抑制性受體，而不具多型性的CD94/NKG2受體則司互補與輔助功能（圖11-13）。

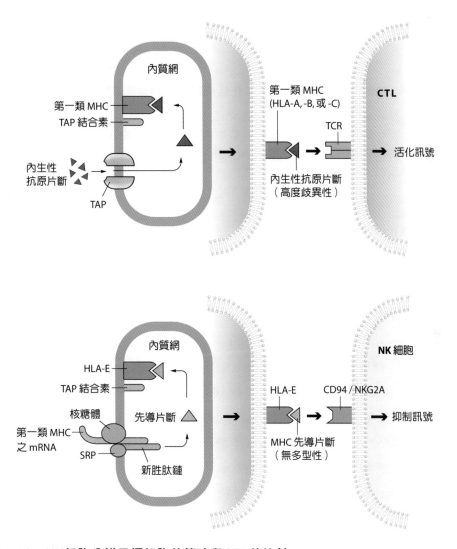

圖11-12　NK細胞分辨目標細胞的策略與CTL的比較。

以CTL而言，正常細胞透過第一類MHC（HLA-A、HLA-B或HLA-C）刺激TCR，給細胞一個正向的、活化的指令；而NK細胞的策略正好相反，其利用一群特殊的膜蛋白（KIR或CD94/NKG2A）接受來自正常細胞表面的第一類MHC(HLA-E)的刺激，而「抑制」NK細胞的活化。圖中SRP為訊號辨識顆粒(signal recognition particle)。

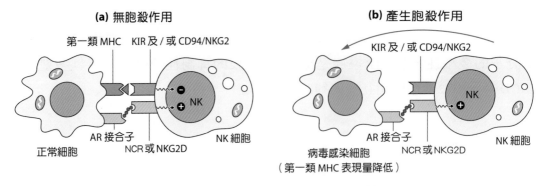

圖11-13　NK細胞的胞殺能力取決於活化性受體與抑制性受體間的平衡。

(a)正常細胞利用第一類MHC刺激抑制性受體，使NK細胞雖然同時獲得活化性受體(AR)的訊息，仍然不會活化；(b)但是在細胞轉型為腫瘤或被病毒感染之後，第一類MHC的表現量經常會明顯減少，當NK細胞接觸這些異常細胞時，得不到來自抑制性受體的訊息，NK細胞因而活化，殺死其目標細胞。

▶ NK細胞的作用機制與調節

　　七〇年代發現NK細胞時，即證明了NK細胞的胞殺能力，且病毒感染細胞所釋出的IFN-α及IFN-β可顯著促進NK細胞的胞殺活性。隨後的一系列研究證明，NK細胞胞殺作用的機制與CTL相似，皆有賴**去顆粒作用**(degranulation)；即經由顆粒中釋出的穿孔素破壞目標細胞的細胞膜，並協助顆粒酶促使目標細胞進入凋亡程序。由剔除穿孔素或顆粒酶基因之小鼠，其NK細胞之胞殺能力嚴重缺失，可見這是NK細胞胞殺作用的最主要機制。IL-12及IL-18也可促進NK細胞的胞殺能力，不過這兩種細胞激素主要的功能是促進NK細胞分泌IFN-γ，而IFN-γ本身不論在離體或活體狀態下，皆有控制腫瘤細胞生長或轉移的能力。研究顯示，剔除IFN-γ基因的小鼠如產生肉瘤(sarcoma)，其肉瘤細胞比正常鼠長得快，故NK細胞也可透過分泌IFN-γ，抑制腫瘤的生長。然而，與CTL不同的是，NK細胞並不利用Fas/FasL途徑誘使目標細胞凋亡。

　　NK細胞對其他免疫細胞功能調節的能力，是透過多種細胞激素的作用。如果以IL-12及IL-18一起刺激NK細胞，則NK細胞會製造IFN-γ；如以IL-15及IL-18一起刺激NK細胞，則NK細胞會製造GM-CSF；而IL-12協同IL-15可刺激NK細胞製造IL-10。IFN-γ能提升許多細胞表現第一類及第二類MHC的能力，促進巨噬細胞的活化與殺菌能力，並調節白血球與血管內壁細胞間的作

用。GM-CSF為造血刺激素的成員，對T淋巴球及巨噬細胞具有活化作用，許多研究證明，GM-CSF對單核球／巨噬細胞的成熟與活化，具有關鍵性的角色。而GM-CSF基因剔除的小鼠，雖在造血系統方面維持正常，但是肺部有肺泡蛋白沉積(alveolar proteinosis)的現象，可能是肺泡巨噬細胞無法正常發育及活化所致。IL-10更是多功能的細胞激素，可抑制T淋巴球及巨噬細胞的活化與細胞激素的製造能力，顯然NK細胞對發炎反應具有調節功能。NK細胞在適當的刺激之下，也會製造MIP-1α等趨化素，而多種趨化素包括MIP-1α、MIP-1β、MCP-1、MCP-2、MCP-3、RANTES等，對NK細胞皆有趨化能力。

▶ 與NK細胞有關的殺手細胞

1. LAK細胞

1980年左右，科學家從動物實驗及離體實驗中，發現以IL-2刺激**周邊血液單核細胞(PBMC)**，能產生一群分解腫瘤細胞的白血球，稱之為**淋巴激素活化型殺手細胞(LAK cell)**。隨後之研究發現，LAK細胞應該是由CD3⁻NK細胞及CD3⁺胞殺型T細胞組合而成；由於有NK細胞存在，故能攻擊無第一類MHC表現的腫瘤細胞（如Daudi、K562等），也能攻擊同種異型之腫瘤細胞(allogeneic tumor cells)，這是與CTL最大的不同之處。LAK細胞之胞殺機制包括釋放穿孔素／顆粒酶之途徑，也利用Fas/FasL途徑造成目標細胞的凋亡。剔除穿孔素基因及FasL基因之小鼠，體內之LAK細胞對腫瘤細胞的胞殺能力明顯降低；此外，LAK對於缺乏Fas表現的腫瘤細胞的胞殺能力，也顯著降低。

在臨床的應用上，研究人員先抽取腫瘤患者的血液並分離出PBMC，再將PBMC培養在高劑量IL-2的培養基中，適當時間之後，將此富含LAK細胞的PBMC，重新輸入病人體內，病人隨後追加注射IL-2，並追蹤腫瘤的退化程度，人體臨床試驗顯示，某些患者之腎臟腫瘤細胞及黑色素瘤細胞能被LAK細胞控制。從八○年代中期到現在，數千位腎細胞癌(renal cell carcinoma)及黑色素瘤(melanoma)患者接受IL-2之治療，完全反應之比例均約16%左右；但是高劑量的IL-2對個體具有毒性，如肺水腫、低血壓、腎臟及消化腸道功能異常等，目前部分的毒性反應已經能作適當的控制。

2. NKT細胞

　　1994年左右，科學家發現一種帶有NK細胞表面標記NK1.1的CD3$^+$T淋巴球，稱為**NKT細胞**(natural killer T cell, NKT cell)，NKT細胞在血液循環中約佔T淋巴球的1%，不過在肝臟中卻有30%的T淋巴球是NKT細胞，這種細胞有下列數種特性：

(1) 表面具有TCR，依據TCR的組成，NKT細胞可分為兩類，第一類NKT(type I NKT)的TCR分子來自某些特定的α鏈及β鏈變異區基因，最主要來自V_α14-J_α18組成的基因，而V_β則來自V_β8.2，少數來自V_β7及V_β2基因片段，type I NKT約佔NKT細胞的80%，也稱為非變異NKT(invariant NKT, iNKT)；相對的，第二類NKT (Type II NKT)的TCR則不選擇性的來自某幾個變異區基因。

(2) NKT細胞的TCR所對應的接合子不是傳統的MHC分子，而是**CD1**分子。CD1在分子構造上極類似第一類MHC，由α鏈（來自CD1基因）及MHC class I的β_2微球蛋白(β_2m)組成。人類的CD1基因有5個，分別命名為CD1a至CD1e，主要存在於抗原呈現細胞(APC)表面，如樹突細胞、巨噬細胞、B淋巴球等，活化後的APC皆大量表現CD1分子。NKT細胞主要辨識由CD1d所呈現的脂質抗原分子，如來自肺結核桿菌(*M. tuberculosis*)的脂肪成分（黴菌酸(mycolic acid)）或痲瘋桿菌(*M. leprae*)的醣脂分子(glycolipid)，且NKT細胞對於瘧疾原蟲(*Plasmodium*)、毒漿蟲(*Toxoplasma*)等寄生蟲之感染有防禦功能，可見CD1d也能呈現寄生蟲表面的脂質抗原。

(3) 透過TCR活化的NKT細胞能釋出大量的細胞激素，包括IL-4、IFN-γ、IL-10、IL-17及IL21等，IL-4可調節T_H2型反應，而IFN-γ則是NKT抑制腫瘤生長的主要工具。

(4) NKT細胞表面不只具有NK1.1標記，還具有多種NK細胞特有的受體，如CD16、CD94/NKG2、Ly49等活化性及抑制性受體。NKT細胞與NK細胞一樣，能參與對抗腫瘤細胞的免疫反應，許多腫瘤細胞表面具有CD1d分子，呈現腫瘤細胞代謝產生的脂質分子，如醣脂分子(glycolipid)代謝產生的α-galactosylceramide（α-GalCer，就能與CD1d結合，經由TCR有效的活化NKT細胞，活化的NKT細胞能直接以胞殺作用清除腫瘤細胞，或間接的以其分泌的細胞激素（如IFN-γ），增強對腫瘤細胞的T_H1型免疫反應。

　　NKT細胞與NK細胞在功能上有重疊之處，如對腫瘤細胞的生長抑制及胞殺作用，以及分泌IFN-γ的能力等。此外，NKT細胞可能與自體免疫疾病有關，不論是人類或老鼠具有自體免疫疾病者，如NOD老鼠（先天性糖尿病鼠）或多發性硬化症(multiple sclerosis, MS)病人，其體內NKT細胞數量皆有明顯下降的情形。

11-3　免疫系統對病原體的防禦機制

　　雖然海綿動物門的動物體內就已經有類似免疫細胞的存在，並且有器官排斥的現象，但是真正具有完整免疫系統的動物，應該是從脊椎動物開始。對於能引起動物體產生疾病的病原體，小至病毒，大至多細胞的寄生蟲，個體皆有一套複雜的防禦機制對抗它，這個免疫系統包含了無專一性的先天免疫機制（如先天淋巴細胞、NK細胞、發炎相關細胞等），以及對病原體具專一性的後天專一性免疫系統，包括由抗體主導的體液性免疫反應，以及由數種白血球構成的細胞性免疫反應。B淋巴球產生的抗體除了可直接中和毒素及干擾病原體的入侵與附著之外，還可促進吞噬作用及胞殺作用；而由活化的CTL所主導的細胞性免疫反應，則可清除病毒感染的細胞以及腫瘤與外來細胞。故以免疫系統的作用期(effector phase)而言，體液性免疫反應與細胞性免疫反應皆佔極重要的地位。晚近研發的疫苗，不只要測試其是否能激發抗體，而且要確定其是否具備激發細胞性免疫反應的能力。

病毒感染的防禦能力

　　全世界每年因為病毒感染而死亡的人數有數百萬人。病毒是一種絕對寄生型的生物，完全依賴宿主的生化合成系統，產生新個體所需的蛋白質及核酸等物質。病毒感染細胞之後，往往取得主導權，使受感染細胞依照病毒的遺傳物質（DNA或RNA）所攜帶的遺傳訊息，進行蛋白質與核酸的製造工作。病毒可能有兩種生活史，即溶菌期及潛溶期。某些種類及品系的病毒主要以溶菌方式繁殖，使細胞病變而死亡，如：**麻疹病毒**(measles virus)；而某些病毒則常以潛溶方式存在於宿主細胞中，如：**單純疱疹病毒**(HSV)及**人類免**

疫缺失病毒(HIV)。病毒感染可分為**急性感染**(acute infection)及**慢性感染**(chronic infection)，如**A型肝炎病毒**(hepatitis A virus, HAV)主要產生急性感染，而**B型肝炎病毒**(hepatitis B virus, HBV)與C型肝炎病毒(hepatitis C virus, HCV)雖然也會產生急性感染，但大多轉變成慢性感染。某些會造成急性呼吸道症狀的病毒如SARS病毒、流感病毒、COVID-19病毒(SARS-CoV-2)皆會引起急性病毒感染，而像AIDS病毒(HIV)則會造成急性與長期慢性症狀。

▶ 先天性免疫反應

IFN-α及IFN-β誘導型基因

　　當病毒感染細胞之後，最先啟動的是先天性免疫反應。病毒繁殖產生的某些物質如雙股RNA，能活化受感染之細胞的第一型干擾素IFN-α及IFN-β基因，使其釋出大量的IFN-α及IFN-β；這些IFN隨後活化一系列抗病毒基因，稱為IFN誘導型基因(IFN-inducible gene)，如**2',5'寡腺苷酸合成酶**(2',5'-oligo adenylate synthetase, 2'5'OAS)基因等。以2'5'OAS為例，2'5'OAS可使ATP轉變成2',5'-adenylate(2'5'A)，2'5'A分子隨後活化**RNA分解酶L** (RNaseL)，而活化的RNaseL便能切斷病毒的單股RNA，阻斷病毒RNA的複製及轉錄。又如**PKR激酶**(PKR serine/threonine kinase)基因也會因IFN-α及IFN-β的誘導而活化，PKR為雙股RNA活化的激酶(double-stranded RNA-activated protein kinase, PKR)，能影響多種胞內蛋白的功能，最重要的是使合成蛋白質（轉譯）所需的eIF2α因子磷酸化，磷酸化eIF2α因子無法再協助蛋白質的合成，因而阻斷了病毒的複製。TLR7與TLR9在此也扮演重要的角色，類胞漿樹突細胞(pDCs)在內吞體內的TLR7與TLR9分別接合單股RNA (ssRNA)，在轉換蛋白MyD88的協助之下，誘導pDC第一型干擾素（如IFN-α）基因活化，以及前發炎細胞激素（如TNF-α），以非專性的先天免疫機制對抗病毒感染。此外TLR7也能促進B細胞製造抗病毒抗體，以及刺激次級淋巴器官中萌發中心(germinal center)的產生。

▶ 體液性免疫反應

　　體液性免疫反應產生的抗體，在感染初期往往能有效的防止病毒附著在宿主細胞上。如黏膜層的IgA能與病毒之表面抗原接合，干擾其附著在上皮細

胞的受體上，故對於感染上呼吸道或腸道的病毒而言，IgA可有效抵抗病毒感染；又如對抗**流行性感冒病毒**(influenza virus)表面抗原的IgA，在動物實驗中即能有效抑制病毒產生的上呼吸道感染。而IgA選擇性缺失(selective IgA deficiency)的個體，則經常發生呼吸道、腸道及泌尿生殖道的**復發性感染**(recurrent infection)。血清中之IgG對某些病毒而言，也是主要的防禦機制，如對於A型肝炎病毒(HAV)感染的病人而言，血清中的IgG是有效的抗病毒物質，即使在受到感染一週內施打抗HAV IgG，也能有效的控制病情。此外，抗體的存在可減少個體被重複感染的機會，如麻疹病毒或其疫苗激發的抗F及H醣蛋白IgG抗體，幾乎可保護個體一生免於被麻疹病毒感染。抗體除了干擾病毒去感染細胞之外，也能激發補體反應，分解病毒或受病毒感染的細胞；此外，抗體可利用吞噬細胞表面的Fc受體，增進吞噬細胞對病毒的吞噬能力（圖11-14）。

▶ 細胞性免疫反應

然而，要完全清除體內的病毒，抗體反應並不是主要的機制，換言之，如果病毒已經有效的感染個體的組織細胞，則細胞性免疫反應成為主要的防禦機制（圖11-14）。

1. NK細胞的參與

病毒感染的細胞釋出的IFN-α/β能活化NK細胞，促使NK細胞增強對目標細胞的胞殺能力，更促進NK細胞分泌IFN-γ；此外，由活化的巨噬細胞及樹突細胞所分泌的IL-12，也是活化NK細胞的主要因子。許多病毒感染有賴NK細胞的控制，如流行性感冒病毒的控制即需要NK細胞，如果去除體內的NK細胞，則流行性感冒病毒的罹患率與死亡率皆會高於正常個體。包括巨細胞病毒(cytomegalovirus, CMV)、流行性感冒病毒等，能激發NK細胞產生IFN-γ，IFN-γ一方面抑制病毒繁殖，一方面活化巨噬細胞，加入防禦的行列。

2. CTL的角色

當病毒感染個體3~4天之後，對此病毒有專一性的CTL活性即可檢測出來，並於7~10天左右到達高峰；如果是第二次以上遭遇相同病毒感染，則反

應之速率及強度皆會明顯提升。CTL以抗原專一性的方式，辨識由第一類MHC呈現的內生性抗原，再藉由穿孔素／顆粒素途徑及Fas/FasL途徑殺死受病毒感染的細胞；此外，其活化後分泌之IFN-γ，也是CTL主導之病毒防禦機制中不可或缺的，例如IFN-γ受體缺失的小鼠，即較正常小鼠易於受LCMV感染，且無法清除體內之LCMV。

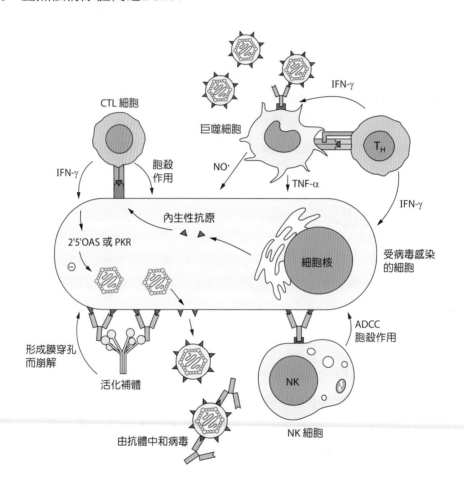

圖11-14　對抗病毒感染的防禦機制。

體液性免疫反應產生的抗體，能透過中和作用及補體活化作用清除病毒；參與細胞性免疫反應的細胞包括NK細胞、CTL及因IFN-γ刺激而活化的巨噬細胞，這些細胞皆能以各種胞殺物質清除被病毒感染的細胞，IFN-γ可直接誘導細胞表現抗病毒基因（如2'5'OAS及PKR基因），抑制病毒繁衍。

　　裸鼠(nude mice)是一種胸腺發育不全的老鼠，體內沒有CTL，這種老鼠對流行性感冒病毒幾乎沒有抵抗能力；如果注射專一性抗體，並不能有效控制病毒的繁衍，但是如果將對流行性感冒病毒具專一性的CTL移入裸鼠體內，則病毒可完全從體內清除。以人類而言，細胞性免疫有缺失的病人，其上呼吸道則經常反覆地受到如呼吸道融合細胞病毒(respiratory syncytial virus, RSV)的感染，而產生嚴重的肺炎及支氣管炎。

　　感染HBV而引起B型肝炎的病人體內，在感染之後十年間，仍會保有B型肝炎病毒(HBV)專一性的CTL，這些CTL一方面能直接殺死受病毒感染的肝細胞，一方面可分泌IFN-γ及TNF-α等，造成細胞凋亡及抑制病毒繁衍；而此時，抗HBV表面抗原的抗體雖然存在，但無法扮演主要的防禦角色。

▶ 病毒的反制

　　病毒也具有一些拮抗免疫系統的機制，尤其是細胞性免疫反應。例如**人類巨細胞病毒**(human cytomegalovirus, HCMV)具有US2及US11蛋白，會使宿主細胞的HLA-A及HLA-B分子易於被分解，使CTL無法辨識目標；而HCMV產生的UL40蛋白，還能使HLA-E在細胞表面之穩定性提高，HLA-E隨後便可透過CD94/NKG2A抑制性受體抑制NK細胞的活化。此外，如單純疱疹病毒產生的US12蛋白，能與內生性抗原片段競爭TAP（抗原進入內質網的通道），使抗原呈現途徑受到干擾，抑低CTL辨識目標細胞的機會。某些冠狀病毒（如SARS、SARS-CoV-2等）能產生類木瓜酵素蛋白酶(papain-like protease, PLpro)，PLpro能干擾TLR誘導細胞製造第一型干擾素，且其基因體內的Nsp1基因產物一方面分解干擾素的mRNA，一方面阻斷干擾素的胞內傳訊因子IRF3與STAT1進入細胞核，抑制其基因表現。

 ### 細菌感染的防禦能力

　　具有**致病力**(pathogenicity)的**致病菌**(pathogenic bacteria)，往往具有一種以上的**致病因子**(pathogenic factor)或**毒性因子**(virulent factor)，包括協助細菌「落腳」的附著性蛋白分子與構造、破壞表皮組織的酵素、分解結締組織的酵素、逃避或拮抗免疫系統的物質與構造，以及足以影響宿主細胞正常功能與生理平衡的物質等，皆可視為致病因子及毒性因子，故任何物質或細胞有能力消除或反制致病因子，即能對細菌感染的防禦作用有所貢獻（圖11-15）。

細胞激素釋放症候群(Cytokine Release Syndrome)　Advanced Reading

　　細胞激素釋放症候群(cytokine release syndrome, CRS)又稱為細胞激素風暴(cytokine storm, CS)，是一種失去控制的發炎反應，可由多種不同的因素激發產生，最常見的誘發因素是嚴重的感染（主要是細菌或病毒引起的肺部感染），或某些自體免疫疾病（如RA、SLE）及過敏反應，不過最早描述CRS的醫學報導，是接受腎臟移植的病患，使用抗CD3單株抗體muromonab抑制排斥後的不良反應。臨床研究陸續發現，某些患者接受免疫療法如抗CD20抗體rituximab，抗CD28抗體theralizumab治療，或T細胞療法(CAR T-cell therapy)等，也會產生細胞激素風暴。近年來因病毒感染呼吸道及肺部（如SARS、influenza A virus、SARS-CoV-2、MERS-CoV等）而導致重症的病患，經常在肺部產生CRS，CRS引起嚴重肺炎(pneumonitis)、肺水腫(pulmonary edema)、急性呼吸窘迫症候群(acute respiratory distress syndrome, ARDS)，最終導致呼吸困難(dyspnea)、多重器官衰竭(multiple organ failure)而死亡。

　　CRS的病理機制與治療逐漸受到重視。以肺部為例，CRS的誘導因子首先活化了$CD4^+$T細胞、$CD8^+$T細胞、巨噬細胞、樹突細胞等，活化的巨噬細胞、樹突細胞分泌的趨化素同時誘導嗜中性球的聚集，隨後巨噬細胞、活化的單核球、嗜中性球開始浸潤(infiltration)入肺部組織，活化的T_H1細胞分泌IL-6、GM-CSF，巨噬細胞及樹突細胞分泌大量的IL-1β、IL-6、TNF-α等促進發炎反應的細胞激素，巨噬細胞及樹突細胞也能分泌IL-18，促進T_H1細胞分泌更多的干擾素-γ (IFN-γ)，IL-6刺激T_H17分泌IL-17，進一步增強發炎反應，過量的細胞激素一方面造成肺水腫等肺部發炎症狀，一方面升高循環系統的細胞激素濃度，最終導致急性系統性發炎、多重器官衰竭而危及患者生命。

　　治療CRS的手段除了支持性照護(supportive care)之外，首要抑制失去平衡的發炎反應，最直接的藥物即是類固醇藥物(corticosteroids，如methylprednisolone、dexamethasone)，不過一方面擔心二次細菌感染(secondary bacterial infection)，一方面大樣本臨床試驗的結果，類固醇治療的療效仍然有爭議。針對特定關鍵細胞激素的免疫療法，臨床試驗獲得較一致的正面療效，如類固醇配合tocilizumab（拮抗IL-6受體之單株抗體），類固醇配合anakinra（IL-1受體的拮抗劑）等療法，已進入二期或三期的臨床試驗，多項單獨使用tocilizumab的療法也完成三期試驗，其他如抗IL-6及IL-6R單株抗體製劑(siltuximab、sarilumab)也有多項臨床試驗進行中，目標是減少重症病患、降低死亡率（即增加存活率；survival rate, disease-free survival rate），已重症及死亡率相對高的COVID-19患者尤其重要。

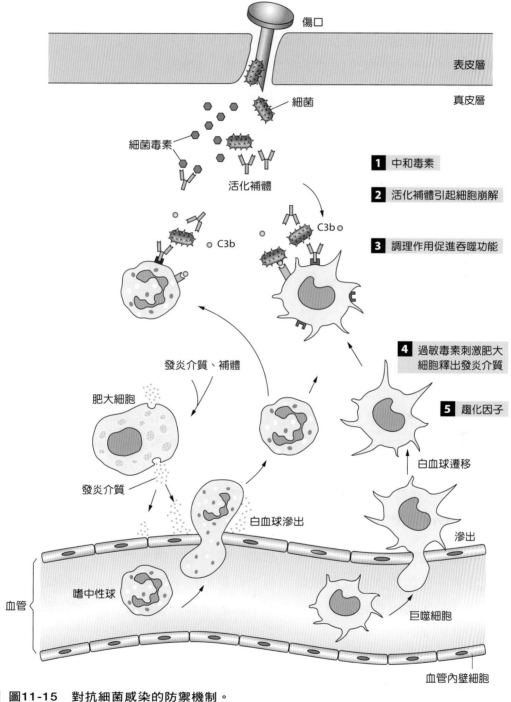

圖11-15　對抗細菌感染的防禦機制。

體液性免疫反應產生的抗體是對抗細菌感染的主力，能透過中和作用及補體活化作用清除細菌，並利用調理作用促進吞噬細胞的吞噬功能；隨後誘發之發炎反應促使更多吞噬細胞的聚集，對抗細菌的入侵。[Adapted from R. A. Goldsby et al., 2002, Immunology, 5th ed., W. H. Freeman and Company.]

▶ **先天性免疫反應**

　　最先接觸到細菌的部位，是人體最外層的表皮與黏膜組織，表皮與黏膜組織提供了有效的物理性防禦、化學性防禦、生物性防禦。

1. 物理性防禦機制包括呼吸道的纖毛擺動、消化道的蠕動、尿道的排尿等，包括適當的洗手、淋浴等也能清除表皮上多數的細菌。

2. 化學性防禦包括表皮因油囊分泌造成的弱酸性環境、唾液與淚水中所含的**溶菌酶(lysozyme)**，以及胃酸與消化道的分解酶等，化學性防禦還包括一群含30~50個胺基酸的小分子肽鏈，這群具有抗微生物功能的小蛋白分子稱為防禦素(defensin)，人類防禦素包含α-**防禦素(α-defensin)**及β-防禦素(β-defensin)，人類α-防禦素有6種，主要由嗜中性球製造及分泌，人類β-防禦素有4種，主要在表皮與黏膜層，也可在生殖器官及其他組織中發現。

3. 生物性防禦指表皮與黏膜組織上共生的**正常菌叢(normal flora)**，如皮膚上的葡萄球菌(*Staphylococcus* spp.)、呼吸道的鏈球菌(*Streptococcus* spp.)、腸道中的乳酸菌(*Lactobacillus* spp.)及梭狀芽胞桿菌(*Clostridium* spp.)等，正常菌叢營造出不利於外來微生物生長的環境，雖然不是人體自己產生的防禦機制，不過不當使用抗生素或殺菌劑，破壞正常菌叢會使病原菌很容易在表皮與黏膜層生長，增加個體被感染的機會。個體免疫能力降低時，正常菌叢也可能轉變為致病菌，如醫院內常發生的**機會性感染 (opportunistic infection)**或因免疫缺失病毒(HIV)破壞人體免疫細胞而感染。

　　如果細菌突破了皮膜與黏膜防禦線，或經由創傷入侵組織，則一系列的先天非專一性防禦機制立即啟動，包括發炎反應，且嗜中性球、單核球／巨噬細胞、先天淋巴細胞等白血球相繼活化，這部分已經在先前的章節詳細介紹。

▶ **體液性免疫反應**

　　體液性免疫反應對細菌感染的防禦工作，具有主導性的地位，這是與對抗病毒感染最大的不同。在細菌感染的每個階段，抗體可分別以特殊的機制對抗細菌的感染。

1. 菌落期

　　細菌（如腦膜炎雙球菌、大腸桿菌等）利用特殊的菌毛(pili)構造，使自己黏附於上皮細胞，並利用周遭的養分，開始分裂增殖，形成菌落(colonization)；有的細菌（如百日咳桿菌）則分泌黏著性蛋白，使自己附著在上皮細胞及纖毛(cilia)上。此一時期最主要的防禦武器是IgA，黏膜層的IgA接在細菌表面的抗原上，直接干擾或阻絕細菌的附著。而廣泛使用的百日咳疫苗成分含有百日咳桿菌黏附素(pertactin)及協助菌體附著的線毛(fimbriae)，故疫苗激發的抗體能干擾細菌黏附於呼吸道上皮層。

2. 入侵期

　　當細菌破壞上皮組織或經由傷口入侵(invasion)至個體的組織或血液後，一方面繼續生長繁殖，一方面會轉移或擴大感染部位。此時期IgG抗體扮演重要角色。IgG與細菌形成免疫複合體，一方面具有聚集細菌以防止擴散的效果，一方面可活化體液及血液中的補體系統；再由補體活化所產生的C3b，或IgG分子本身，透過吞噬細胞表面的補體受體(CR)及FcR，增進吞噬細胞吞噬細菌的效率，活化的吞噬細胞還具有多種殺菌物質，能有效殺死細菌。此一由抗體、補體及吞噬細胞構成的防禦網，在細菌感染期間之防禦工作，佔有舉足輕重的地位，所以如果個體的C3、C4等基因發生缺失，將無可避免的遭受復發性的細菌感染，且由於無法有效清除免疫複合體，故往往產生自體免疫疾病及影響腎臟功能。動物模式的研究結果，也與人類遺傳性缺失的研究一致，剔除C3及C4基因的老鼠，皆降低對細菌感染的抵抗力；不過FcγRI及FcγRII不全的老鼠並未降低對鏈球菌(*Streptococcus*)等細菌感染的抵抗力，可能從補體等其他系統獲得互補效果。

3. 毒素分泌期

　　細菌生長至一定程度後，即開始製造並分泌外毒素。這些外毒素有的會抑制細胞中蛋白質的合成（如白喉毒素），有的抑制G蛋白的正常運作，導致胞內水分及電解質的流失（如霍亂毒素及百日咳毒素）；有的則干擾神經突觸的神經傳導（如破傷風毒素）。這些毒素往往在體內尚未產生抗體之前，即造成對人體的傷害，故被動免疫（直接施打抗血清）或預先防範性的主動免疫（施打疫苗），是有效的防禦方式。一百年前的醫師已經用抗血清來治療白喉患者，雖然抗血清會產生**血清疾病**(serum sickness)等副作用，但不失為

急救手段之一；隨後科學家研發出**類毒素**(toxoid)，即以失去活性的毒素為疫苗，使個體預先產生抗體，以防範爾後的感染。近年來研發的類毒素疫苗，多採用重組DNA技術製造，如霍亂類毒素、百日咳類毒素等。

▶ 細胞性免疫反應

　　大部分的致病菌可由體液性免疫反應產生的抗體加以清除，但是某些細菌能存活於細胞內，逃過抗體及補體的追捕，例如分枝桿菌(*Mycobacteria*)（如肺結核菌）、沙門氏菌(*Salmonella* spp.)（如傷寒桿菌）、披衣菌(*Chlamydia*)（如砂眼菌）等，皆能在細胞的小泡(vesicle)中存活；此外，如李斯德菌(*Listeria* spp.)、志賀氏菌(*Shigella* spp.)等，更能逃出小泡，存活於細胞質中。而這些致病菌便需仰賴細胞性免疫反應來加以清除。

　　在李斯德菌(*Listeria monocytogenes*)的研究中發現，李斯德菌在細胞質中會分泌數種蛋白質，這些蛋白質透過第一類MHC的途徑呈現給CTL，而對李斯德菌抗原具有專一性的CTL便利用穿孔素／顆粒酶途徑或Fas/FasL途徑，有效的殺死受李斯德菌感染的細胞；剔除穿孔素及Fas基因之後，小鼠極易受李斯德菌感染。CTL活化後所分泌的IFN-γ對防禦李斯德菌感染也有貢獻；剔除IFN-γ受體基因的小鼠亦極易受李斯德菌感染。IFN-γ可能透過對巨噬細胞的活化，對胞內的李斯德菌產生殺菌作用；然而，從缺乏IFN-γ的小鼠體內分離出來的CTL，對於李斯德菌感染的細胞仍然有胞殺作用，可見CTL並不完全靠IFN-γ間接控制李斯德菌的感染。

　　CTL對肺結核菌等分枝桿菌的感染，沒有顯著的防禦能力，反而是由NK細胞扮演重要的角色。分枝桿菌之DNA能活化NK細胞使其製造IFN-γ（事實上，在分枝桿菌感染的部位，主要的IFN-γ製造者即為NK細胞），IFN-γ再活化巨噬細胞（如肺泡巨噬細胞），進而殺死胞內寄生的分枝桿菌或抑制其生長。當然在肺結核轉為慢性疾病之後，一種CD4$^+$**遲迫型過敏反應T細胞**(delayed type hypersensitivity T cells, T_{DTH})會被巨噬細胞所活化，T_{DTH}細胞也會釋出IFN-γ、LT-α (TNF-β)等，活化巨噬細胞。剔除IFN-γ之小鼠，對分枝桿菌幾乎沒有抵抗力，即使感染毒性極弱的**BCG** (bacillus Calmette-Guérin)品系，也會因此而死亡，可見IFN-γ對防禦胞內寄生菌的重要性。

真菌與寄生蟲感染的防禦機制

▶ **真菌感染**

　　真菌屬於真核細胞，不過是腐生性生物，靠分解被寄生者的有機物維生。真菌很少造成全身性感染或中胚層及內胚層組織感染，一般只感染皮膚、黏膜層及皮下組織(subcutaneous tissue)等上胚層部位，只有造成呼吸性黴菌病的致病菌，才會造成肺部感染。由於真菌很少深入血液及臟器，故抗體反應並不是真菌感染的防禦機制；真菌往往激發類似DTH的反應，顯然由CD4[+]T淋巴球誘導的細胞性免疫反應，才是對抗真菌感染的主要機制。而對抗感染肺部的真菌而言，嗜中性球等吞噬細胞可能參與防禦工作。

▶ **寄生蟲感染**

　　真核細胞的另一種致病原即寄生蟲。寄生蟲又可分為單細胞的原生性物(protozoa)（如錐形蟲(*Trypanosoma*)）及多細胞動物（如蠕蟲(helminth)）。原生動物性寄生蟲的生活史中，經常有一段時期在血流循環中，另一段時間則寄生在宿主細胞內，故體液性免疫反應產生的抗體以及細胞性免疫反應活化的免疫細胞，皆可能參與防禦工作。

1. 單細胞原生動物寄生蟲

(1) 瘧疾原蟲

　　瘧疾原蟲(*Plasmodium*)引起的急性瘧疾，每年在全世界有超過2億個病例，其中約有四十萬人因而死亡，目前治療瘧疾的藥物仍然以奎寧(chloroquine)、青蒿素(artemisinin)及其衍生物為主。在瘧疾原蟲的生活史（圖11-16）中，當生殖芽胞(sporozoites)進入人體血液後，會先轉移寄生在肝臟細胞中（約在進入血液30分鐘後），在隨後的5~8天中，生殖芽胞會產生千萬個裂殖蟲(merozoite)並釋放到血液中；裂殖蟲的寄生對象是紅血球，部分裂殖蟲分化為配子囊蟲(gametocysts)再釋放至血液中，由瘧蚊吸食後，在瘧蚊體內發育成配子；交配後的合子(zygote)再發育成生殖芽胞，完成生活史。

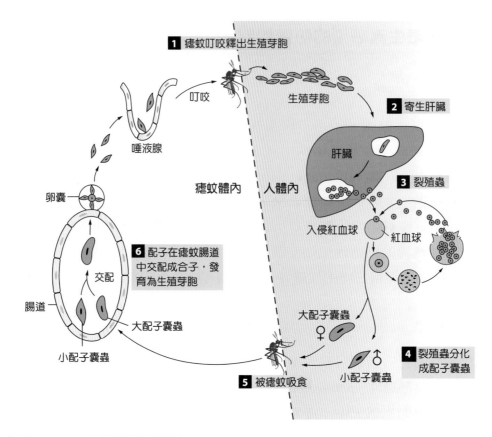

圖11-16　瘧疾原蟲的生活史。

瘧疾原蟲的生殖芽胞經由瘧蚊叮咬而進入人體血液後，轉移寄生在肝臟細胞中；在隨後的5~8天，生殖芽胞可產生千萬個裂殖蟲並釋放到血液中，裂殖蟲轉而寄生在紅血球；部分裂殖蟲分化為大、小配子囊蟲，釋放至血液中，由瘧蚊吸食後，在瘧蚊體內發育成配子；配子交配後的合子再經過腸壁及唾液腺發育成生殖芽胞，完成生活史。

　　裂殖蟲期是激發免疫反應的主要時期。抗體的存在一方面是診斷病人是否受瘧疾感染的指標，另一方面確實對瘧疾原蟲有干擾作用，例如抗體可抑制裂殖蟲進入紅血球，使裂殖蟲無法發育成配子，其中最具有保護作用的抗體是IgG1及IgG3。由於瘧疾原蟲表面抗原變異性很大，故個體由一個疫區到另一個疫區時，原先的抗體可能發揮不了保護的作用；而某些研究發現，活化的T淋巴球所分泌的IFN-γ 可保護幼童免於再度受感染，且預先初始化或先備CD4$^+$T細胞(primed T-cells)分泌的細胞激素（如IFN-γ、TNF-α）也能促進B淋巴球分裂、分化及製造抗體。不過細胞性免疫反應對瘧疾原蟲的感染，並無顯著的保護作用，目前也還沒有瘧疾疫苗能有效的預防感染。

(2) 胞內寄生蟲

毒漿蟲(*Toxoplasma*)及**萊什曼蟲**(*Leishmania*)是寄生在人類巨噬細胞內的典型胞內寄生蟲。如果毒漿蟲以胞吞作用或其他方式進入細胞，巨噬細胞並未被活化，則個體無法清除感染；且蟲體可分泌一種蛋白質塗在表面上，防止被巨噬細胞吞噬，也抑制其活化。如果個體產生足夠的抗體（大約在感染後1~2週才產生），則IgG分子可發揮其調理作用，協助吞噬細胞捕捉並吞噬毒漿蟲，此時巨噬細胞因刺激而活化，產生呼吸性突發反應(respiratory burst)現象，製造出NO及過氧化物以毒殺蟲體。

萊什曼蟲的防禦也有賴巨噬細胞的活化。臨床上發現，病人如果有足夠的細胞性免疫反應，則病情可以好轉並痊癒；如果病人無法產生足夠的細胞性免疫反應，則感染部位會擴大，病情無法改善。萊什曼蟲以吞噬作用進入巨噬細胞後，巨噬細胞開始活化，並產生細胞激素及趨化素，使感染部位聚集製造抗體的漿細胞，以及由活化的淋巴球及吞噬細胞融合而成的**巨細胞**(giant cell)，共同抵抗萊什曼蟲的感染。不過防禦萊什曼蟲感染的關鍵似乎是兩種由活化之巨噬細胞所分泌的細胞激素，即IFN-γ及TNF-α，且T_H1型反應比T_H2型反應重要；IFN-γ基因或其受體基因缺失的小鼠，很容易受萊什曼蟲感染，且對蟲體無法產生有效的抵抗力。

(3) 錐形蟲

錐形蟲(*Trypanosoma*)是有鞭毛的單細胞原生動物，能引起某些嚴重的疾病，如由**采采蠅**(Tsetse fly)所傳播的非洲睡眠病就是一例。人體之體液性免疫反應能有效的產生抗體，以對抗血液中的蟲體。不過錐形蟲表面具有**變異表面醣蛋白**(variant surface glycoprotein, VSG)，使蟲體的表面抗原有很高的歧異性，當某一種變異型的蟲體被清除後，另一種變異型的蟲體又繁衍起來，其遞換的速率極快，如感染第5天測得的主要VSG型，到第6天則只剩下15%。造成蟲體VSG高度變異的原因是，錐形蟲基因體中有上百個VSG基因，可是只有以重組機制轉移到鄰近端粒(telomere)表現位置(expression site)的VSG基因，才能經轉錄、轉譯產生表面醣蛋白，而蟲體是隨機性的選擇VSG基因，故不同蟲體在表現位置的VSG基因皆有所不同，當表現第一種VSG的蟲體被抗體消滅後，表現第二種VSG的蟲體又孳生起來。

2. 多細胞動物寄生蟲

多細胞動物寄生蟲的防禦是T_H1型及T_H2型雙管齊下的反應。先期的防禦與T_H1型反應有關，如T_H1細胞分泌的IFN-γ及活化的巨噬細胞等，皆能有效的控制寄生蟲的繁殖及轉移，而清除或排斥寄生蟲感染則有賴T_H2型反應活化的肥大細胞及嗜酸性球；其實**嗜酸性球增多現象**(eosinophilia)即寄生蟲感染的典型徵兆。以**血吸蟲**(*Schistosoma*)為例，血吸蟲進入人體後3~8天左右先轉移至肺部，最後落腳在肝臟；約感染5週後，蟲體進行交配並離開組織，進入臟器的小靜脈(venule)中產卵，這些卵有的到達腸道及膽囊，隨糞便排出體外，有的因為其直徑較大，被卡在肝臟小靜脈管中，逐漸在蟲卵的部位產生**肉芽腫**(granuloma)，對宿主有保護作用。肉芽腫的產生可能與T淋巴球有關，因為**無胸腺**(athymic)的裸鼠被血吸蟲感染後，很容易引發急性肝臟毒性反應而死亡，而在死亡的老鼠肝臟中並未發現肉芽腫。形成肉芽腫的反應類似遲迫型過敏反應(DTH)，包括$CD4^+T$淋巴球及巨噬細胞皆參與其中。

血吸蟲(*Schistosoma mansoni*)激發的體液性免疫反應屬於IgE主導的免疫反應。IgE主要活化組織中的肥大細胞，肥大細胞隨後直接或間接刺激嗜酸性球、嗜中性球等細胞的活化，而這些細胞可分泌毒殺蟲體的物質，如嗜酸性球分泌的某些鹼性蛋白(basic protein)及**Charcot-Leyden結晶蛋白**(Charcot-Leyden crystal protein)等，對蟲體皆有很強的毒性（圖11-17）。

11-4 免疫系統對外來細胞的排斥作用

在正常狀況下，免疫系統所面對的是異類大分子（主要是異類蛋白質）、微生物（包括病毒、細菌、真菌等）及寄生蟲（包括單細胞及多細胞蟲體）等入侵的物質，應該不會遭遇來自他人身上的細胞，甚至其他的物種的細胞，故所謂「排斥作用」在正常之免疫系統而言，一輩子都不會發生。不過在組織受到內在（遺傳疾病、自體免疫反應、腫瘤、感染導致組織損傷、器官功能衰竭等）或外在（創傷、燒傷等）因素而失去正常機能時，幹細胞、組織及器官移植可能成為唯一的選擇。

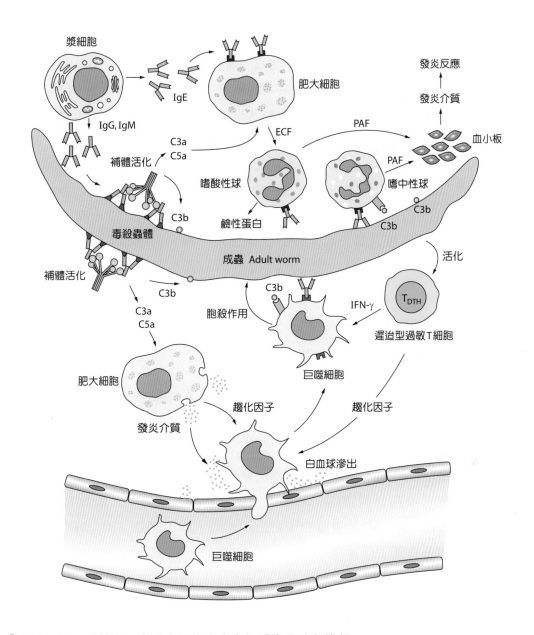

圖11-17　對抗血吸蟲（多細胞寄生蟲）感染的防禦機制。

血吸蟲的入侵激發類似遲迫型過敏反應(DTH)；T_{DTH}細胞分泌的IFN-γ活化巨噬細胞，使巨噬細胞對寄生蟲產生胞殺作用。血吸蟲激發的體液性免疫反應屬於IgE主導的免疫反應，IgE主要活化組織中的肥大細胞，肥大細胞隨後直接或間接刺激嗜酸性球、嗜中性球等細胞的活化，使這些細胞分泌毒殺蟲體的物質（如鹼性蛋白）；肥大細胞的活化也引起局部發炎反應。圖中ECF＝嗜酸性球趨化素(eosinophil chemotactic factor)，PAF＝血小板活化素(platelet activating factor)。

　　二十世紀初期即成為典型醫療技術的輸血(blood transfusion)，可說是組織移植的先驅，Karl Landsteiner在這方面有重大的貢獻。1908年Alexis Carrel曾經以9隻狗作實驗，進行一系列的換腎手術，不過9隻經過腎臟移植的狗皆無法存活，腎臟功能最長只維持25天，直到1954年在美國波士頓，才首次成功的在同卵雙胞胎的個體之間進行腎臟移植。得利於免疫抑制素（如**環孢子素**(cyclosporine)）的開發，以及晚期抗T細胞單株抗體（如抗CD3、抗CD25抗體）之應用，腎臟、胰臟、肝臟、肺臟、眼角膜、皮膚、造血幹細胞等多種幹細胞、組織及器官移植，已經有很令人滿意的成功率，而從1950年到現在，全世界已超過四十萬人接受腎臟移植手術，全球每年有超過八萬人接受器官移植。

器官移植的分類

　　器官移植依照植入器官的來源，可分為四類：

1. **自體移植**(autograft)：將自身未受損的組織或幹細胞移植到受損或病變部位，如由完整皮膚移植到燒傷部位的手術；這種移植並不會產生排斥作用。

2. **同型移植**(isograft)：在同品系動物之個體之間進行器官移植手術；以人類而言，同卵雙胞胎個體之間的移植也屬於此類。理論上，**捐贈者**(donor)與**接受者**(recipient)之遺傳背景完全相同時，即可稱為「同型移植」，這種移植也不會產生排斥作用。

3. **同種異型移植**(allograft)：在同一物種的不同個體之間（如人與人之間）作幹細胞、組織或器官的移植手術，但是捐贈者與接受者之間遺傳基因背景並不相同，這是目前臨床上最常用的方式，因為目前全世界每年有數十萬人等待器官移植，而同卵雙胞胎者卻是少之又少，故同種異型移植的方式往往是唯一的選擇，不過進行移植前，必須仔細的進行組織相容性複合體HLA（人類MHC）的判定(HLA typing)，分析捐贈者與接受者HLA的相似度，以判斷捐贈者是否適宜捐贈幹細胞、組織或器官，有關HLA typing的原理與技術，請參閱第六章。

4. **異種移植**(xenograft)：接受者與捐贈者為不同的物種，如利用豬的器官移植到人體的手術。藉助於遺傳工程技術，此種移植方式的可能性已經大

為提高。利用尼羅非洲鯽魚(*Nile tilapia*)魚皮移植，治療燒傷患者皮膚，已經進入二期臨床試驗。此外某些研究群以遺傳工程技術，培育剔除異種抗原(xenoantigens)基因（如glycoprotein galactosyltransferase α1 gene）的豬，再進行豬與靈長類的腎臟或心臟移植，不過仍未獲得滿意的實驗結果，如系統性異種移植發炎反應(systemic inflammatory xenograft response)仍然會發生，故基因剔除豬的移植技術，仍然停留在動物實驗階段。

器官排斥的機制

　　早期之皮膚移植實驗發現，器官及組織的移植排斥作用(graft rejection)具有專一性及記憶性，即首次皮膚移植產生完全排斥的時間約10~14天，而以來自相同捐贈者的皮膚作第二次移植時，產生排斥的時間縮短到5~6天，顯然這是一種典型的專一性免疫反應（圖11-18）。引起器官排斥作用的主因，是不同個體或物種之間MHC基因的多型性，即組織相容性複合體(MHC)分子構造的歧異性，尤其是第一類MHC的多型性，是決定器官是否排斥的重要因素。

　　主導器官排斥作用的免疫細胞是T_{DTH}細胞及CTL，換言之，這是典型的細胞性免疫反應，而激發免疫反應的抗原呈現細胞主要是樹突細胞。器官排斥作用可粗分為**致敏期**(sensitization phase)及**作用期**(effector phase)。

▶ 致敏期

　　以皮膚移植為例，移植初期，接受者之血管開始向移植器官延伸，逐漸建立微血管網；宿主的白血球隨後進入皮膚組織中，此時存於捐贈者皮膚中的蘭格漢細胞隨即呈現異型抗原而激活**異型反應T淋巴球**(alloreactive T-lymphocyte)，同時分泌細胞激素激活樹突細胞，這些輔助型T細胞及有抗體呈現能力的樹突細胞隨著血液循環回到接受者體內，在鄰近之淋巴結中活化T_{DTH}細胞及CTL；而T_{DTH}細胞及CTL再隨著循環系統回到新移植器官中，引起一系列之排斥作用。如果是體內臟器的移植（如腎臟移植），則捐贈者的少數免疫細胞會隨著臟器進入接受者體內，這些白血球稱為**過客細胞**，其中捐贈者的樹突細胞攜帶著異型抗原隨手術銜接的血管進入接受者體內，在

鄰近的淋巴結中活化T$_{DTH}$細胞及CTL等作用細胞，T$_{DTH}$細胞及CTL再隨著循環系統回到新移植器官中，引起一系列之排斥作用（圖11-19）。

異型反應T細胞約佔T淋巴球的1~10%，這類細胞基本上不適合用在對抗病原體激發的免疫反應，因為刺激T淋巴球活化的抗原呈現細胞，是以自我的MHC加上異型抗原片段與TCR作用，故T細胞一般不接受外來（異型或異種）MHC分子的刺激；且理論上異型反應T細胞應該過不了胸腺中的正向篩選程序。依據抗原呈現細胞活化T細胞的模式，可將排斥反應分為兩型：

第一型排斥反應可稱為**直接性排斥**，起因於宿主異類反應T細胞(alloreactive T cells)直接對捐贈者抗原呈現細胞(APC)起反應，捐贈者APC以異類HLA呈現抗原，這種反應能引發急性排斥(acute rejection)。

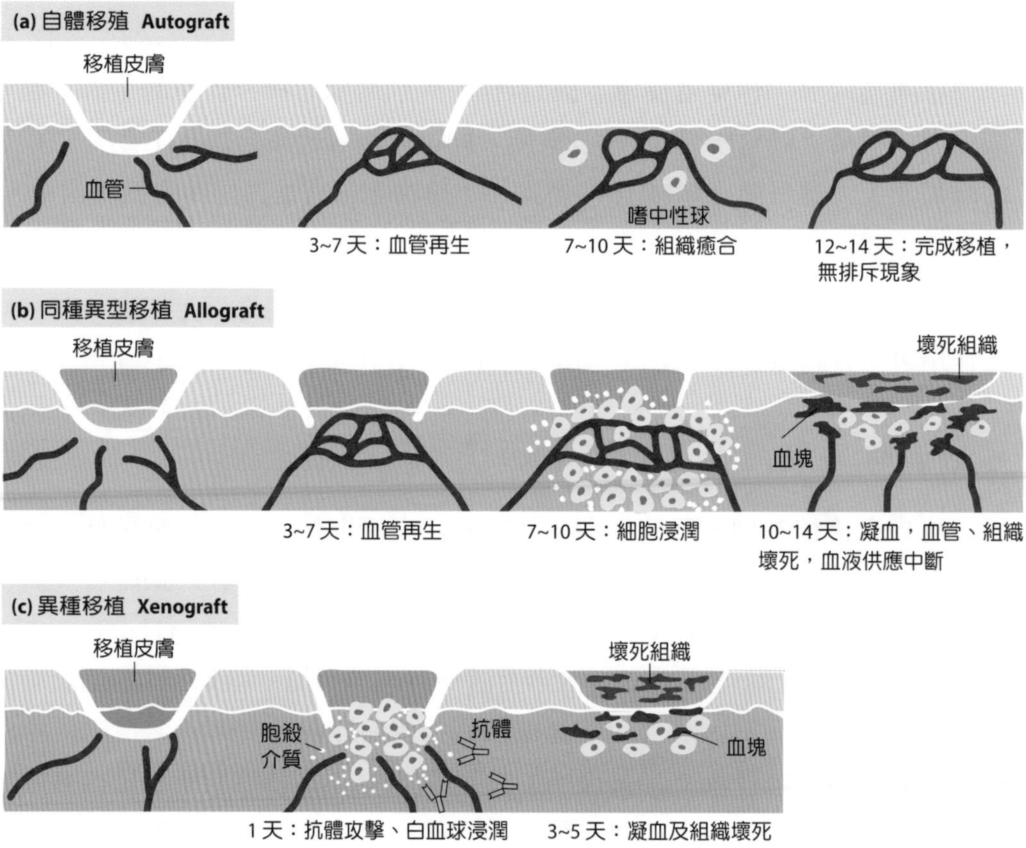

圖11-18　皮膚移植的移植排斥作用。

自體移植的皮膚在移植3~7天後即有血管再生現象，隨後很快的癒合；但同種異型移植時，在首次移植的7~10天後，移植部位產生免疫細胞浸潤現象，約10~14天產生完全排斥；而異種移植時，排斥的時間縮短到1~3天。

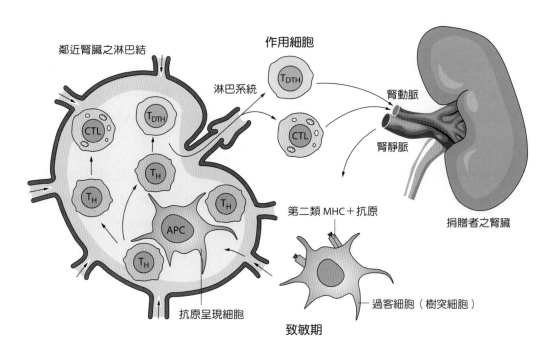

圖11-19　腎臟移植之排斥作用機制。

捐贈者的少數免疫細胞隨著臟器進入接受者體內，這些白血球稱為過客細胞；其中捐贈者的樹突細胞攜帶著異型抗原隨手術銜接的血管進入接受者體內，並在鄰近的淋巴結中活化T_{DTH}細胞及CTL等作用細胞，T_{DTH}細胞及CTL再隨著淋巴系統及血液循環系統回到新移植器官中，引起一系列之排斥作用。

　　第二型排斥反應可稱為**間接性排斥**，起因於宿主T淋巴球與自身APC起反應，當然自身APC是以自身HLA呈現抗原的，不過此APC呈現的抗原是捐贈者的HLA分子片段，也可能是其他來自捐贈幹細胞、組織或器官攜帶的異類蛋白，這種反應往往引發慢性排斥(chronic rejection)，某些B淋巴球表面抗原受體(BCR)，也可能對捐贈者的HLA分子或異類蛋白有專一性，故能被這些異類抗原活化，製造抗異類HLA與蛋白的抗體。純真型T細胞（CD4[+]T細胞及CD8[+]T細胞）接觸異類抗原，被先備化(primed)之後，這些異類專一性T細胞（主要是CD8[+]CTL）與抗異類抗體(alloreactive antibodies)隨血液循環回到移植的器官，或遭遇異類幹細胞，隨即引起免疫反應。某些異類專一性T細胞也會分化成記憶細胞(memory T cells)。多種細胞激素參與了排斥反應，如IL-1β與T_H1細胞激素（IFN-γ、IL-2、IL-12/IL-18等）。

▶ **作用期**

　　排斥反應主要包括T$_{DTH}$細胞誘發的遲迨型過敏反應及CTL引起的胞殺作用，當血液中有足夠抗體時，由抗體引起的補體系統活化作用，以及由抗體媒介NK細胞或巨噬細胞產生的抗體依賴型細胞性胞殺作用(ADCC)，也可能主導排斥作用（圖11-20）。

1. **超急性排斥反應**(hyperacute rejection)：由已經事先存在於接受者體內的抗體主導，其排斥反應可在移植後24小時內發生。抗體可在移植細胞（尤其是血管內壁細胞）表面活化補體系統，一方面破壞外源細胞，一

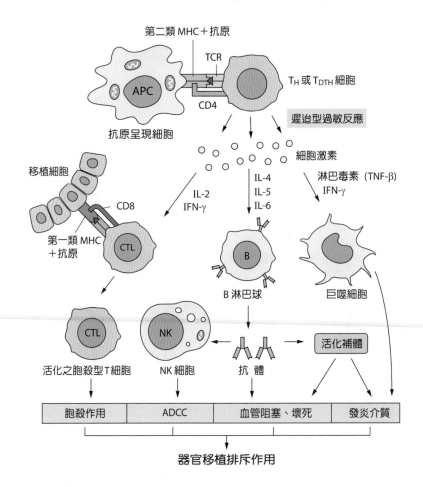

圖11-20　引起排斥作用的免疫反應。

排斥作用主要來自細胞性免疫反應，包括T$_{DTH}$細胞誘發的遲迨型過敏反應(DTH)及T$_H$細胞活化CTL引起的胞殺作用；不過當血液中有足夠抗體時，由抗體引起的補體系統活化作用，以及由抗體媒介NK細胞或巨噬細胞而產生的ADCC，也可能主導排斥作用。

方面造成局部發炎反應，促使發炎細胞（如嗜中性球）分泌蛋白分解酶，破壞外來的組織細胞。此外，抗體能媒介NK細胞或巨噬細胞以ADCC的機制造成胞殺效應，破壞外源細胞。

2. **急性排斥反應**(acute rejection)：約在器官移植後7~10天左右開始產生，由接受者的T_{DTH}細胞及CTL主導，稱為T細胞主導之排斥(T-cell mediated rejection)。T_{DTH}細胞誘發的排斥反應，主要是由其分泌的IFN-γ所引起；IFN-γ活化巨噬細胞，且促進移植細胞表現第一類MHC，增加MHC的表現有利於CTL辨認目標細胞，並進行胞殺作用，誘使上皮細胞或血管內壁細胞凋亡。此外，接受者的巨噬細胞與樹突細胞也參與其中，研究發現這些細胞表面具有類Toll受體(TLR)，能接合組織損傷、細胞崩解後釋出的物質，這些物質稱為損傷相關分子模式(damage associated molecular patterns, DAMPs)，包括DNA、單股(ssRNA)與雙股RNA (dsRNA)片段、粒線體成分、ATP、聚醣分子(heparan sulfate)、醣蛋白等，活化的巨噬細胞與樹突細胞一方面增加抗原呈現能力，一方面誘使上皮細胞凋亡，助長發炎與組織損傷。巨噬細胞也能釋出蛋白分解酶，破壞細胞及組織，分泌TNF-α、TNF-β (LT-α)等細胞激素，誘使外源細胞進入細胞凋亡程序。

3. **慢性排斥反應**(chronic rejection)：可能在器官移植之後數月或數年發生，發生慢性排斥反應比例因器官而異，如肝臟移植轉為慢性排斥的比例為3~17%，肺臟移植轉為慢性排斥的比例為28~45%，而胰臟移植可能高達70%，這種排斥反應有體液性及細胞性免疫反應的參與，不過還是$CD4^+T_H$細胞主導的免疫反應，只是樹突細胞或巨噬細胞等APC在涉入異類MHC (allogenic MHC)蛋白之後，經過處理再呈現給$CD4^+T_H1$細胞或$CD8^+$T細胞(CTL)，CTL會對具有異類MHC的組織細胞進行胞殺作用。B細胞也可能以表面的Ig (BCR)捕捉到異類MHC，以APC的機制呈現給T細胞，讓T_H2細胞輔助它活化並製造抗異類抗體。慢性排斥反應主要造成移植器官之血管管壁增厚、阻塞，移植組織纖維化，器官未獲得適當之血液供應而失去功能。即使在抗排斥藥物的抑制下，肺臟移植五年內存活率少於55%，而已經臨床應用五十年的腎臟移植五年內存活率也少於70%。

4. **移植對抗宿主疾病**(graft-versus-host disease, GVHD)：這種反應與前三種反應正好相反，是由捐贈者細胞主動攻擊宿主（接受者）之細胞與組織。GVHD很容易發生在接受骨髓幹細胞移植的病人身上，捐贈者骨髓中的T_H細胞遭遇到接受者抗原呈現細胞之MHC分子時，對捐贈者之TCR而言，這種MHC分子是異型性抗原，故損贈者T_H細胞開始活化、增殖及分泌細胞激素；T_H細胞分泌的細胞激素活化了包括NK細胞、CTL、巨噬細胞等作用細胞，這些作用細胞破壞接受者細胞與組織，造成患者全身性的組織損傷，包括皮膚、消化腸道、肝臟等多種器官皆產生嚴重的發炎反應，導致皮膚呈現紅斑和潰瘍、腸胃出血、肝臟衰竭等症候，嚴重危及個體的生命。

器官排斥的治療與預防

由於免疫抑制劑的研發，使得器官移植產生的排斥作用受到一定程度的控制，手術成功率及病人存活率也顯著提高。目前最常用的免疫抑制劑大致可分為三類，即DNA合成抑制劑、類固醇藥物及T細胞活化抑制劑。

▶ DNA合成抑制劑

T淋巴球活化後最明顯的變化是分裂增殖，不過細胞要順利進入細胞循環，完成分裂程序，其先決條件是複製遺傳物質，即必須合成新的DNA。有數種藥劑能有效抑制DNA的合成，如**azathioprine**能抑制次黃嘌呤核苷酸(inosinic acid)的合成，而次黃嘌呤核苷酸是合成嘌呤的先驅物，故azathioprine能使細胞缺少合成DNA的原料，導致DNA無法複製，細胞分裂因此受到抑制。另一常用的藥物是**cyclophosphamide**，這種藥物能與核苷酸分子形成化學鍵，使自己嵌入DNA雙股螺旋結構中，使DNA失去複製能力，T淋巴球因此無法分裂。此外，**methotrexate**為葉酸(folic acid)的相似化合物，能抑制二氫葉酸還原酶(dihydrofolate reductase)的活性，從而抑制了嘌呤的生化合成，使DNA複製受阻，細胞無法分裂，這種藥物除了用來抑制移植排斥作用之外，還廣泛用來治療癌症（如白血病(leukemia)）及自體免疫疾病（如**類風濕性關節炎**(RA)）。另一種抑制嘌呤生化合成相關酵素的藥物是麥考酚酸製劑(mycophenolate mofetile, MMF)，MMF可單獨或與其他免疫抑制劑合併使

用，目前臨床上被廣泛用在腎臟、肝臟、骨髓移植手術，以抑制排斥作用，同樣也可用來治療如紅斑性狼瘡等自體免疫疾病。

▶ 類固醇藥物

　　類固醇是藥效很強的抗發炎製劑，廣泛的用來治療過敏及自體免疫疾病，當然也用來抑制移植排斥反應。類固醇是一群類似糖皮質固醇及性激素的分子，能直接進入細胞質中，與細胞質中的受體結合，再轉移到細胞核中調節一系列基因的表現，如類固醇可增加脂調素(lipomodulin)的合成，從而抑制**花生四烯酸**(arachidonic acid)的合成，並進而抑制**前列腺素**(prostaglandin)及**白三烯素**(leukotriene)等發炎介質的產生。此外，類固醇可抑制膠原蛋白酶(collagenase)、彈性蛋白酶(elastase)等酵素的合成，也抑制包括TNF-α、IL-1、IL-6、IL-8等多種與發炎反應相關的細胞激素合成，較強的類固醇（如dexamethasone）也是細胞凋亡的誘導因子；有關類固醇對生理功能的影響，將在其他章節中討論。

▶ T淋巴球活化抑制劑

　　某些藥物可以抑制T淋巴球TCR被刺激後產生的胞內活化訊息，如抑制**鈣調磷酸酶(calcinurin)**的藥物，這類藥物也稱為鈣調磷酸酶抑制劑(calcinurin inhibitor, CNI)，鈣調磷酸酶是活化介白素-2 (IL-2)基因很關鍵的胞內因子，CNI使T淋巴球無法製造IL-2，當然顯著影響T淋巴球的活化。最常用的藥物有兩類，即**環孢子素**(cyclosporine)及**tacrolimus**(FK506)。

1. 環孢子素：環孢子素為真菌*Tolypocladium inflatum* Gams的產物，由11個胺基酸環狀排列所組成，這種寡肽鏈屬脂溶性分子，能直接進入細胞中，在細胞質抑制胞內傳訊因子的活化，使一系列與T細胞活化有關的基因無法表現，T細胞就無法活化。環孢子素廣泛的用來抑制器官移植產生的排斥作用，有時也用來治療GVHD、牛皮癬(psoriasis)、類風濕性關節炎等多種與免疫系統有關的疾病。環孢子素主要的副作用是影響腎臟及肝臟功能，增加心血管疾病的機會。

2. Tacrolimus (FK506)：是一種大環內酯類(macrolide)的抗生素，其抑制T淋巴球活化的機制與cyclosporine極類似，當藥物進入細胞後，即抑制胞內

傳訊因子的活化途徑，阻止T細胞活化。tacrolimus在臨床上可作為cyclosporine的替代品，副作用也與cyclosporine類似。

鈣調磷酸酶抑制劑(CNI)的不良藥物反應(adverse drug reaction, ADR)，往往迫使病人停止用藥，使移植的器官存活率降低。兩種哺乳類rapamycin目標蛋白(mammalian target of rapamycin, mTOR)抑制劑陸續被研發出來，分別是Sirolimus與Everolimus，兩者有效的減少了CNI帶來的副作用，抑制mTOR活性顯著影響了細胞循環（細胞分裂）、蛋白合成，當然對免疫細胞生長與功能造成影響，因而達到抑制排斥的目的。不過mTOR抑制劑還是有蛋白尿、高血脂等不良反應。近年來研發的T淋巴球活化抑制劑還包括belatacept，一種對B7-1/B7-2 (CD80/86)有專一性的抗體製劑，期望抗體製劑能降低化學藥劑造成的不良反應。多種已經被核准臨床使用的單株抗體製劑，也已經被用來抑制造血幹細胞，組織與器官移殖引起的排斥反應，包括抗T細胞CD3抗體(muromonab)，抗T細胞CD52抗體(alemtuzumab)，抗B細胞CD20抗體(rituximab)，抗TNF-alpha抗體(infliximab)等，目前單株抗體製劑已是接受者術後的主要療法之一。

學習評量　Review Activities

1. 下列有關樹突細胞的敘述，何者正確？
   - (A) 樹突細胞以表面的TLR接受病原體的刺激
   - (B) 樹突細胞是一種抗原呈現細胞，因為其持續表現第一類MHC
   - (C) 樹突細胞表面的CTLA-4會與T淋巴球之B7-1及B7-2作用
   - (D) 樹突細胞轉移至次級淋巴器官後，抗原呈現的工作即交給B細胞

2. T細胞除了藉由細胞激素協助B細胞活化與分化之外，也以下列何種方式輔助B細胞？
   - (A) TCR與BCR之間的作用
   - (B) LFA-1與ICAM之間的作用
   - (C) CD40L與CD40之間的作用
   - (D) Fas與FasL之間的作用

3. 由純真型T細胞轉變為記憶性T細胞後，下列何種細胞表面標記會改變？
   - (A) CD4轉變為CD8
   - (B) CD16$^+$轉變為CD16$^-$
   - (C) CD28轉變為CTLA-4
   - (D) CD45RO$^-$轉變為CD45RO$^+$

4. 下列有關細胞性免疫系統的敘述，何者正確？
   - (A) 細胞性免疫系統的作用細胞中，自然殺手細胞負責專一性胞殺作用
   - (B) CTL及NK細胞釋放的主要胞殺物質皆為穿孔素和顆粒酶
   - (C) 穿孔素啟動類似細胞凋亡之機制，而顆粒酶則分解細胞膜，形成孔洞
   - (D) 細胞性免疫系統引起的胞殺作用與Fas/FasL途徑無關

5. NK細胞以何種方式辨識正常細胞與目標細胞？
   - (A) 目標細胞具有腫瘤特異性抗原
   - (B) 抗原呈現細胞分解並呈現目標細胞產物供NK細胞辨識
   - (C) 正常細胞表面MHC分子與抑制性受體作用，從而抑制活化性受體產生的胞殺反應
   - (D) NK細胞辨識目標細胞表面特有的C型糖接合素家族膜蛋白

6. 第一型干擾素（即IFN-α及IFN-β）主要參與下列何種反應？
   - (A) 非專一性免疫反應，對抗病毒感染
   - (B) 排斥反應，對抗外來組織
   - (C) 胞殺反應，對抗腫瘤細胞
   - (D) 中和毒素反應，對抗細菌感染

7. 下列何者為對抗胞內寄生菌感染的機制？

    (A) 中和寄生菌產生的毒素

    (B) 激發補體系統，進行殺菌

    (C) 促進吞噬作用，清除受感染的細胞

    (D) 有賴T細胞及巨噬細胞主導的細胞性免疫反應

8. 抗體在器官排斥作用中扮演何種角色？

    (A) 直接造成移植器官組織損傷與壞死

    (B) 產生免疫複合體，引起補體系統活化

    (C) 活化樹突細胞，促進抗原呈現細胞的功能

    (D) 促使外來細胞增加MHC分子的表現

9. 下列有關細胞凋亡的敘述何者正確？

    (A) FasL存在於體內許多組織與器官表面

    (B) Fas為一種膜蛋白，細胞質區含有相關致死區

    (C) 細胞激素如IFN-γ能提升目標細胞FasL的表現量

    (D) Fas-FasL反應是NK細胞殺死目標細胞的主要胞殺機制

10. 下列何者為LAK細胞的特性？

    (A) 是一種抗原呈現細胞

    (B) 是一種具有特殊TCR，辨識CD的類NK細胞

    (C) 細胞激素如IFN-γ能提升病人PBMC中LAK的量

    (D) LAK細胞可利用Fas-FasL反應或穿孔素／顆粒酶殺死目標細胞

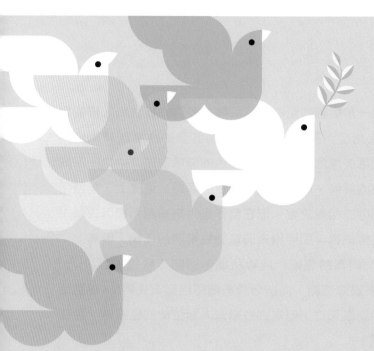

12 CHAPTER

腫瘤免疫學
Tumor Immunology

本章摘要
掃描QR code或至https://
reurl.cc/2oADYa下載

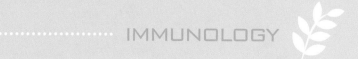

IMMUNOLOGY

在生物演化過程中，發展出一套複雜的免疫系統，其主要目的在對抗入侵的病原體，使個體免於疾病或死亡。不過，有時對人體健康的威脅並非來自外界，而是自我生理反應或組織細胞失常的結果，腫瘤細胞的形成就是其中之一，故免疫系統如何對抗體內腫瘤細胞的威脅，成為另一項重要的課題。理論上，免疫系統如果能辨識腫瘤細胞與正常細胞的相異之處，把它當作是外來細胞而加以攻擊，則原先用來對抗入侵病原體的免疫細胞，即可擔負消滅腫瘤細胞的任務；事實上，許多腫瘤細胞的形成，也導因於病毒的感染，病毒所攜帶的病毒致癌基因(viral oncogene)造成正常細胞轉型為腫瘤細胞，而部分腫瘤細胞也確實受到NK細胞或CTL的攻擊，使細胞生長受到抑制或死亡，但是許多威脅人類生命的癌細胞，往往就是逃過免疫系統攻擊的腫瘤細胞。

12-1 癌症簡介

腫瘤(tumor)可分為**良性瘤**(benign tumor)及**惡性瘤**(malignant tumor)兩大類。良性瘤之細胞在外形及特性上與正常細胞差異不大，不過細胞分裂的機制失去控制，細胞不斷經由**細胞循環**(cell cycle)進行分裂增殖而形成腫瘤。惡性瘤細胞在外形及特性上則已經產生顯著的變化，甚至難以判斷此腫瘤細胞源自於哪種組織細胞；惡性瘤最重要的特性是**轉移現象**(metastasis)，即惡性腫瘤細胞從原先的組織經由淋巴及血液系統蔓延出來，並轉移到其他組織中繼續生長。

一般惡性腫瘤引起的症候群稱為**癌症**(cancer)，依照惡性腫瘤源起的組織，可將之分為**癌瘤**(carcinoma)及**肉瘤**(sarcoma)。癌瘤(carcinoma)之癌細胞源於**外胚層**(ectoderm)及**內胚層**(endoderm)組織，如神經、腺體等；肉瘤之癌細胞則源於**中胚層**(mesoderm)組織，如肌肉、骨骼、血管等。由正常細胞轉型(transformation)為腫瘤細胞的原因，主要是由於特定基因不正常活化或基因產生突變所致，這些造成癌細胞的異常基因稱為**致癌基因**(oncogene)。

致癌基因

　　1911年Peyton Rous首先發現雞的纖維瘤萃取液可使正常組織細胞轉型為腫瘤，這種纖維瘤(fibrosarcoma)隨後被稱為Rous sarcoma；電子顯微鏡發明之後，證明Rous sarcoma萃取液中含有特殊的病毒，稱為**Rous sarcoma virus (RSV)**；進一步研究發現，RSV造成腫瘤的主因是其基因體中含有一種致癌基因，稱為*v-Src*基因。1977年Michael Bishop及Harold Varmus等人發現，事實上正常細胞中也存在有功能正常且不引起腫瘤的*Src*基因，稱之為*c-Src* (cellular *Src*)，此基因又稱為**原型致癌基因**(proto-oncogene)。正常細胞的基因體中存在有多種原型致癌基因，某些病毒的基因體中，也帶有與原型致癌基因同質性很高的致癌基因。當這些基因不正常活化、突變或細胞遭受病毒感染時，即轉變成致癌基因(oncogene)。單一致癌基因往往無法使腫瘤演變成癌症，必須有多個原型致癌基因突變成致癌基因，才能形成惡性腫瘤，此現象稱為**多重打擊模式**(multi-hit model)，如大腸直腸癌往往需要*APC*、*K-ras*、*DCC*、*p53*等多種原型致癌基因陸續突變成致癌基因才能產生。其中*p53* gene是一種腫瘤抑制基因(tumor suppressor gene)。

▶ 形成致癌基因的機制

　　形成致癌基因的機制有許多種，某些病毒基因產物本身就能使細胞轉型為腫瘤，稱為**病毒致癌蛋白**(viral oncoprotein)，這類致癌蛋白大多能使細胞分裂失去控制，因而形成腫瘤。由原型致癌基因轉變成致癌基因的機制，可分為兩大類，即**獲取功能性突變**(gain-of-function mutation)及**失去功能性突變**(loss-of-function mutation)。

1. 獲取功能性突變

　　原型致癌基因突變後，功能和活性增加，造成細胞過度活化或持續活化而使其轉變為腫瘤。許多病毒攜帶的致癌基因皆屬於此類，包括模擬上皮細胞生長素(EGF)受體功能的*v-erb B*、模擬甲狀腺素受體功能的*v-erb A*、使胞內傳訊途徑異常活化的*v-H-ras*及*v-K-ras*，以及使胞內酵素異常活化的*v-Src*等。發生突變的原因有許多種，包括點突變、異常增加基因備分(copy number)、染色體互換及基因不全（即部分被刪除）等，腫瘤細胞中常發現染色體數目異常、染色體斷裂與互換的現象。

2. 失去功能性突變

某些原型致癌基因產物在正常細胞中扮演抑制因子的角色，使細胞不隨意進入細胞循環，防止細胞不正常的分裂增殖，這類基因稱為**腫瘤抑制基因**(tumor suppressor genes)；某些腫瘤抑制基因則是**DNA修補基因**(DNA repair genes)，用來減少基因突變的機率。這些基因如果發生突變，失去原有的功能，則細胞分裂失去控制，DNA損傷無法獲得修補，故細胞很容易轉型成腫瘤細胞。這類基因包括**視網膜母細胞瘤蛋白**(retinoblastoma protein, Rb protein)基因及p53蛋白基因等。Rb蛋白基因(*Rb* gene)是第一種被發現的腫瘤抑制基因，Rb蛋白可與促使細胞進入S期（DNA複製期）的E2F因子接合，使E2F保持在非活化態，而Rb蛋白發生突變後，E2F不再受控制，並持續促使細胞進入S期並分裂增殖，轉型為腫瘤細胞。*Rb*基因突變可在多種癌症患者腫瘤細胞中發現，如急性淋巴母細胞白血病(acute lymphoblastic leukemia, ALL)患者中，有*Rb*基因突變者占約10~30%，乳癌病患腫瘤細胞中也有超過20%有*Rb*基因突變，*Rb*基因突變可能由於刪除(deletion)、重組(rearrangement)或點突變(point mutation)，有的表現量降低，有的失去功能。

*p53*基因於1979年被發現，是第二種被確認的腫瘤抑制基因，*p53*蛋白則是細胞進入細胞循環的檢查哨(checkpoint)，如果DNA受到損傷，則*p53*即可活化，*p53*一方面活化如*p21*等抑制細胞進入S期的基因，也促使細胞凋亡，終造成DNA受損的細胞死亡，減少產生癌細胞的機率。目前已知有超過50%的人類腫瘤細胞與*p53*基因的突變有關，約20~30%的乳癌患者腫瘤細胞中有*p53*基因突變。

 ## 與免疫細胞有關的癌症

免疫系統中的細胞也可能轉型而變為腫瘤細胞，轉型的原因尚未完全明瞭，不過某些免疫細胞的癌症與病毒有關，如**鼻咽癌病毒**(Epstein-Barr virus, EBV)即與B細胞腫瘤**Burkitt氏淋巴瘤**(Burkitt's lymphoma)（非霍奇金氏淋巴

瘤的一種）及霍奇金氏症有關；有的腫瘤則與染色體移位(chromosome translocation)有關，例如**費城染色體**(Philadelphia chromosome)（即第9對染色體與第22對染色體產生互換，致使第22對染色體大為縮短）（圖12-1）就**與急性淋巴母細胞白血病(ALL)及慢性骨髓性白血病**(chronic myelogenous leukemia, CML)有關，CML腫瘤細胞在9q34:22q11.2互換之後產生Abelson gene (ABL1)與breakpoint cluster region gene (BCR)片段的融合、基因轉錄、轉譯後產生的融合蛋白導致細胞轉型。。

　　免疫細胞形成的腫瘤細胞，常隨著其他正常細胞存在於循環系統中，且在某些方面如細胞表面之標記及細胞激素的製造等，還保有正常細胞的特性；然而，在標記（即CD分子）的表現上也可能有其異常之處，例如CD34應該只有造血組織中的先驅細胞才有，但是ALL腫瘤亦表現CD34；CD10又稱為**CALLA**(common acute lymphocytic leukemia antigen)，是ALL的典型表面標記，也可能出現在正常的B淋巴球先驅細胞表面及萌發中心B細胞表面，但是血液循環中的正常B淋巴球則不表現CD10。CD23也是免疫腫瘤細胞的分類指標之一，受EBV感染的B淋巴球，CD23（低親和性IgE受體）的表現量會顯著增加，某些腫瘤細胞CD5及CD33也有異常表現。

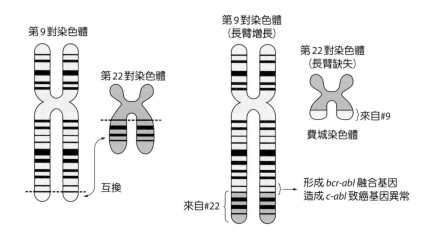

圖12-1　費城染色體。

第9對與第22對染色體發生互換，使第22對染色體長臂大為縮短，也造成第9對染色體上的原型致癌基因*c-abl*突變為致癌基因；*c-abl*的突變與急性淋巴母細胞白血病(ALL)及慢性骨髓性白血病(CML)有關。

與免疫細胞相關的腫瘤大致可分為**白血病**(leukemia)及**淋巴瘤**(lymphoma)兩大類，白血病指惡性腫瘤細胞存在於骨髓及血液中的白血球相關癌症，淋巴瘤則是由次級淋巴組織（如淋巴結）中的白血球惡性腫瘤細胞所形成。此外，從細胞檢驗（組織抹片）的方式研究免疫細胞的癌細胞，則可將之分為**霍奇金氏症**(Hodgkin's disease, HD)及**非霍奇金氏淋巴瘤**(non-Hodgkin's lymphoma, NHL)兩大類，而大部分的白血球惡性腫瘤屬於非霍奇金氏淋巴瘤。

HD是最早被發現的淋巴瘤，約佔所有淋巴瘤的1/3，最主要的特徵是含有一種巨型惡性腫瘤細胞，稱為**H/RS細胞**(Hodgkin/Reed-Sternberg cell, H/RS cell)。H/RS細胞在腫瘤所在位置的細胞中，只佔不到1%，圍繞在其四周的細胞包括顆粒球、漿細胞（完全分化的B細胞）及T細胞，其中CD4$^+$T細胞較多，CD8$^+$T細胞只佔約25%，但這些T細胞並沒有腫瘤細胞專一性，換言之，這些藉由趨化素聚集過來的T淋巴球，並沒有攻擊腫瘤細胞的能力。H/RS細胞的源頭眾說紛云，不過晚近的研究發現，H/RS細胞應該來自次級淋巴器官萌發中心的B淋巴球。

NHL包括大多數的淋巴瘤，故大多數T細胞及B細胞腫瘤皆歸類在NHL中，在分類上相對複雜，主要依賴CD標記（表12-1）、細胞外形、腫瘤細胞來源及臨床症狀來辨識。與HD較顯著的不同之處，是NHL沒有H/RS細胞，且腫瘤細胞常蔓延至其他器官造成器官腫大，如脾臟腫大、淋巴腺病(adenopathy)等。

表12-1　非霍奇金氏淋巴瘤(NHL)之主要CD標記

細胞來源	次型	主要CD標記
B細胞腫瘤	B-CLL、B-PLL	CD5$^+$CD23$^+$sIgM$^+$
	B-SLL	CD43$^+$CD10$^-$
	邊緣帶B細胞淋巴瘤	CD5$^-$CD10$^-$CD23$^-$sIgM$^+$
	套膜細胞淋巴瘤	CD5$^+$CD10$^-$CD23$^-$sIgM$^+$CD43$^+$
	濾泡中心細胞淋巴瘤	CD5$^-$CD10$^+$CD23$^+$CD43$^-$sIgM$^+$
	Burkitt氏淋巴瘤	CD5$^-$CD10$^+$CD23$^{+/-}$sIgM$^+$
T細胞腫瘤	周邊T細胞淋巴瘤	CD5$^+$CD23$^{+/-}$CD3$^+$CD7$^+$
	組織間T細胞淋巴瘤	CD3$^+$CD7$^+$CD103$^+$
	成人T細胞淋巴瘤	CD4$^+$CD7$^-$CD25$^+$

註：CLL＝慢性淋巴腫瘤；PLL＝前淋巴球淋巴瘤；SLL＝小淋巴球淋巴瘤。

12-2　腫瘤抗原

　　腫瘤細胞上，免疫細胞能辨識的抗原稱為**腫瘤抗原**(tumor antigen)。而在談腫瘤抗原之前，先要確認體內的免疫系統是否能對腫瘤細胞產生反應。

腫瘤抗原的先導實驗

　　在五〇年代由Foley及Prehn、Main等人作了一系列的實驗，證明「免疫過」腫瘤細胞的老鼠，可防止相同的腫瘤細胞在體內生長（圖12-2），其實驗步驟如下：

步驟一：以化學致癌物(chemical carcinogen)（如methylcholanthrene (MCA)）注射老鼠，4~8週後老鼠產生腫瘤。將腫瘤切除，並製成細胞懸浮液。

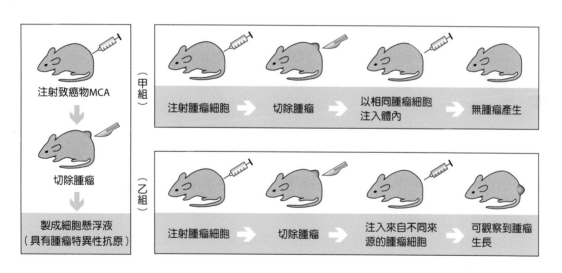

圖12-2　證明腫瘤細胞特異性抗原的存在。

步驟一：以化學致癌物MCA注射老鼠，使老鼠產生腫瘤；將腫瘤切除並製成細胞懸浮液。步驟二：以此腫瘤細胞注射兩組同品系的老鼠，腫瘤長出來後即將之切除，隨後甲組老鼠重新注射相同的腫瘤細胞，乙組老鼠則注射不同來源的腫瘤細胞。結果顯示，甲組老鼠不再長出腫瘤，而乙組老鼠會長出腫瘤，證明腫瘤細胞具有特異性抗原，引起對抗腫瘤的專一性免疫反應。

步驟二：以步驟一之腫瘤細胞懸浮液分別處理兩組老鼠：甲組老鼠注射腫瘤
　　　　細胞，等到腫瘤長出來後，即將之切除，並重新注射相同的腫瘤細
　　　　胞；乙組老鼠亦注射腫瘤細胞，等到腫瘤長出來並將之切除，隨後
　　　　注射不同的腫瘤細胞。

　　結果顯示，甲組老鼠不再長出腫瘤，而乙組老鼠會再長出腫瘤。由此結
果推論，腫瘤細胞必定帶有某種抗原，可激發老鼠產生腫瘤專一性的免疫反
應，抑制腫瘤的生長。隨後的實驗發現，雖然皆以MCA誘導產生腫瘤，但是
如果前後兩次注射的腫瘤細胞來自不同的老鼠，例如分別來自A老鼠及B老
鼠，則A老鼠腫瘤細胞所激發的免疫反應，並不能對抗B老鼠腫瘤細胞（表
12-2）。此實驗產生兩個結論：(a)當免疫之腫瘤與移入之腫瘤來自同一隻老
鼠，才具有腫瘤免疫(tumor immunity)的功效；(b)同樣的化學致癌物在不同
個體中（B老鼠）所誘導產生的腫瘤，其腫瘤抗原並不相同，故A老鼠無法對
腫瘤產生腫瘤免疫。

　　1961年Sjögren等人以**polyoma病毒**(polyoma virus, PV)（一種感染老鼠
的DNA病毒）免疫老鼠之後，再將同品系之polyoma腫瘤移植到此老鼠身
上，發現已接受免疫的老鼠能排斥腫瘤，顯然老鼠的免疫系統也能辨認由病
毒誘發的腫瘤。而且，如果以polyoma病毒感染不同老鼠（B老鼠），再以來
自B老鼠身上的腫瘤細胞作為免疫原，則一樣能產生免疫反應，抑制或排斥來
自A老鼠身上的腫瘤細胞（表12-3）。由此實驗結果顯示，以相同病毒感染不
同個體所產生的腫瘤細胞，應該帶有相同的腫瘤抗原，而不同的病毒所誘導
產生的腫瘤細胞則帶有不同的腫瘤抗原，故A老鼠無法對腫瘤產生腫瘤免
疫；顯然，腫瘤抗原與病毒的基因及病毒蛋白有關。

　　從這些古典但重要的實驗可以推論得知，以不同方式誘導產生的腫瘤，
會產生不同的腫瘤抗原；而經過多年的研究發現，人類產生的腫瘤也帶有多
種腫瘤抗原，並為細胞性免疫及體液性免疫系統的辨識目標。這些抗原大致
分為兩大類，即**腫瘤特異性移植抗原**(tumor-specific transplantation antigen,
TSTA)及**腫瘤相關性移植抗原**(tumor-associated transplantation antigen,
TATA)（圖12-3），不過歷經60年多的研究，腫瘤抗原已經不只是決定「移
植腫瘤」是否相容，故「移植」兩個字已不適用於現代醫學研究，目前醫學
界將兩種抗原簡稱為tumor-associated antigen (TAA) 與tumor-specific antigen
(TSA)。

表12-2　化學致癌物誘導腫瘤之免疫力

免疫之腫瘤細胞	移植之腫瘤細胞	腫瘤生長情形
來自A老鼠腫瘤	來自A老鼠腫瘤	無腫瘤產生
來自A老鼠腫瘤	來自B老鼠腫瘤	長出腫瘤
來自B老鼠腫瘤	來自B老鼠腫瘤	無腫瘤產生

表12-3　病毒誘導腫瘤之免疫力

免疫之腫瘤細胞	移植之腫瘤細胞	腫瘤生長情形
來自PV感染之A老鼠腫瘤	來自A老鼠	排斥（無腫瘤產生）
來自PV感染之A老鼠腫瘤	來自B老鼠（PV所誘導）	排斥（無腫瘤產生）
來自PV感染之A老鼠腫瘤	來自SV40病毒感染之C老鼠腫瘤	腫瘤生長

註：PV代表polyoma virus；SV40也是感染老鼠的DNA病毒。

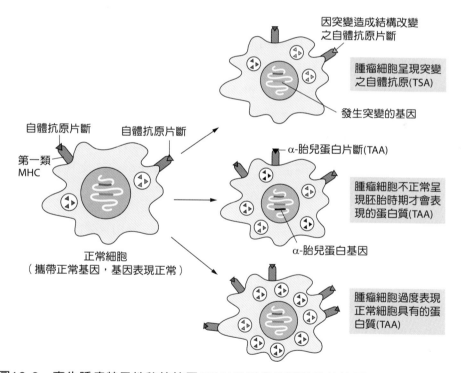

圖12-3　產生腫瘤特異性移植抗原(TSA)及腫瘤相關性移植抗原(TAA)的機制。

TSA來自化學致癌物、突變因子及腫瘤誘導病毒，是腫瘤細胞才具有的抗原，由第一類MHC負責呈現，主要由CTL辨識並加以清除或抑制其生長。TAA則並不局限在腫瘤細胞中表現；換言之，TAA可能存在於正常細胞中，擔任正常的生理功能。TAA可分為兩種：(1)只在個體胚胎期才表現的蛋白，如α-胎兒蛋白(AFP)，在正常成人之肝細胞只製造微量的AFP，而肝癌病人血清中有遠高於正常濃度的AFP；(2)在某些正常組織中也有表現的基因，如Her-2蛋白屬於正常細胞EGF受體家族的成員，但是在乳癌細胞中呈現過度表現的現象。

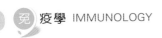

腫瘤特異性移植抗原 (TSA)

這一類腫瘤抗原一般來自**化學致癌物**、**突變原**(mutagen)及**腫瘤誘導病毒** (tumor-induced virus)，故是來自因正常基因遭遇DNA突變而產生的異常基因，所表現的蛋白產物與正常蛋白不同，抗原性也相對的產生變化，故這種抗原是腫瘤細胞特有的抗原，對免疫系統而言屬外來抗原。這些只有腫瘤細胞才具有的抗原，主要由CTL辨識並負責清除或抑制其生長。如大腸直腸癌 (colorectal cancer)細胞內有一種突變的*TTN*基因(*TTN* gene)，此基因產生的異常TTN蛋白能激發CD8$^+$胞殺性T淋巴球，引起對腫瘤細胞的胞殺反應。另一存在於胃癌及胰臟癌的突變基因*MUC16* (*MUC16* gene)，此基因產生的異常*MUC16*蛋白也能激發腫瘤細胞專一性的CD8$^+$胞殺性T淋巴球。TTN蛋白與*MUC16*蛋白都屬於TSA。

與病毒有關之腫瘤，其TSA可以是病毒基因的蛋白產物，例如SV40 (simian virus 40)及polyoma病毒皆產生**大T抗原**(large T antigen)，故受到這類病毒感染的細胞就具有這種TSA。此外，與SV40、polyoma病毒同屬於 papovavirus科的病毒－乳突瘤病毒(papilloma virus)，則具有E6、E7等致癌蛋白基因，故由乳突瘤病毒誘導產生之腫瘤細胞中就含有E6、E7等TSA；這種病毒存在於90%以上子宮頸癌者的腫瘤細胞中，故E6、E7及其他乳突瘤產生的E族蛋白，皆是此類癌細胞的TSA。

另一類TSA是病毒所含有的致癌基因產物，這些蛋白產物在正常細胞中有其正常功能，但是當基因轉變成病毒致癌基因後常產生突變，故所產生的蛋白不但功能異常，且呈現不同的抗原性，例如發生點突變的*v-K-ras*及發生部分基因刪除的*v-erbB*等（表12-4），皆成為腫瘤細胞的TSA，而因為費城染色體之染色體易位產生的bcr-abl融合蛋白，也成為ALL及CML等白血病腫瘤細胞的TSA（表12-4）。

由化學致癌物（如MCA）及突變原誘導產生之TSA較無法確認，因為致癌物質在不同的細胞中，可能造成不同基因的突變。

表12-4　腫瘤特異性移植抗原(TSA)及腫瘤相關性移植抗原(TAA)

種類	腫瘤抗原	腫瘤	正常組織分布
TSA	突變之p53	大腸直腸癌、膀胱癌、肺癌	大部分細胞
	突變之p21^{ras}	胰臟癌、大腸癌、肺癌	大部分細胞
	染色體易位產生的bcr-abl融合蛋白	ALL及CML	*c-bcr*基因在染色體#22 *c-abl*基因在染色體#9
TAA	癌胚胎抗原(CEA)	大腸癌及其他腫瘤	胚胎期腸道細胞
	α-胎兒蛋白(AFP)	肝癌	胚胎期肝細胞
	MAGE-1、MAGE-3、GAGE家族、BAGE	黑色素瘤及大腸直腸癌、胃癌、肺癌	雄性生殖細胞
	PAGE-1	前列腺癌、睪丸癌、子宮癌	雄性及雌性生殖器官
	前列腺特異性抗原(PSA)；前列腺酸性磷酸酶(prostatic acid phosphatase, PAP)	前列腺癌	前列腺
	Her-2/neu	乳癌、卵巢癌、肺癌	上皮細胞之EGF受體

腫瘤相關性移植抗原 (TAA)

　　此類腫瘤抗原並不局限在腫瘤細胞中表現；換言之，TAA可能存在於正常細胞中，甚至在正常的生理系統中有其特定功能，之所以成為TAA可能有兩種原因：

1. 某些原本只表現在個體發育期（即胚胎期）或某種細胞分化過程中的蛋白質，卻存在於一些癌症患者血液中，而成為TAA（表12-4）。其中最典型的是α-**胎兒蛋白**(α-fetoprotein, AFP)，這種TAA一般只在胎兒肝細胞才會製造，成人之肝細胞只製造微量的AFP，不過肝癌病人血清中有遠高於正常濃度的AFP。另一典型的TAA是**癌胚胎抗原**(carcinoembryonic antigen, CEA)，CEA一般只有胎兒腸道細胞才會製造，但大腸癌及其他上皮細胞腫瘤亦分泌高於正常量的CEA。

2. 抗原基因在腫瘤細胞過度表現，而這種基因在某些正常組織中也有表現（表12-4）。例如致癌基因*Her-2/neu*之備分數(copy number)及表現量，

在乳癌細胞中皆很高，在卵巢癌細胞中也有此異常現象，而Her-2蛋白屬於正常細胞之表皮生長素受體(epidermal growth factor receptor, EGFR)家族的成員。與皮膚**黑色素瘤**有關之**黑色素瘤抗原-1** (melanoma antigen-1, MAGE-1)，在正常狀況下只在生殖系統之組織（如睪丸）中表現，但在黑色素瘤細胞中有過量的表現；類似的TAA還包括GAGE、BAGE等基因產物。GAGE基因位在正常細胞第11對染色體上，一般組織細胞並不表現此基因，只有在睪丸細胞中才會產生此抗原，但是許多腫瘤細胞（包括黑色瘤）表現高於正常量的GAGE抗原，MAGE系列的TAA皆可由第一類MHC呈現給CTL。

3. 淋巴系統的腫瘤而言，與B-淋巴球相關的的惡性腫瘤(B-cell ALL、B-cell CLL)細胞皆高度表現CD19與C20，這兩種膜蛋白是正常B細胞的標記，急性骨髓性白血病(acute myeloid leukemia, AML)患者腫瘤細胞也高度表現CD45，而CD45是T細胞活化所必須的酪胺酸磷酸分解酶。IL-3是免疫系統中多功能的細胞激素，是造血幹細胞分化與淋巴球發育不可少的因子，不過許多白血球轉型的惡性腫瘤表面卻過度表現IL-3的受體(IL-3R; CD123)，如AML、急性B細胞淋巴性白血病(B-cell acute lymphoblastic leukemia, B-cell ALL)等。

　　除了以CTL為探針發掘新的TSA及TAA之外，目前最普遍使用的選殖策略是人類腫瘤抗原血清分析(serological analysis of human tumor antigens)技術(SEREX)，即以癌症患者之血清(serum)為探針，篩選含有腫瘤抗原基因之cDNA。目前以SEREX技術篩選到的基因已經超過900個，如霍奇金氏症的半乳醣凝集素抗原(galectin-9 Ag)及腎臟癌的碳酸酐酶抗原(carbonic anhydrase Ag)即屬此類。

12-3 免疫監視系統與免疫治療法

　　從許多實驗動物及臨床研究顯示，人體及動物體內確實有一套監視腫瘤細胞的免疫系統，例如：(a)大部分被分析過的腫瘤細胞，都具有TSA或TAA；(b)切除胸腺的動物對腫瘤細胞的排斥力顯著降低；(c)罹患免疫缺失

症的病人，同時罹患癌症的機率高於正常人；(d)癌症患者體內產生抑制性白血球，拮抗既有的免疫系統，使體內對腫瘤及病毒具有專一性的CTL也顯著的比感染病毒但沒有腫瘤的個體少；(e)以細菌佐劑（如BCG）、細胞激素（如GM-CSF、IL-2）等增強體內之免疫細胞功能，確實能抑制某些腫瘤細胞的生長；綜觀免疫細胞對腫瘤細胞的防禦機制，歸納如下。

免疫細胞對腫瘤細胞的防禦機制

▶ 自然殺手細胞

某些細胞轉型為腫瘤細胞之後，會降低第一類MHC的表現量，而細胞感染了病毒之後，也往往會抑低第一類MHC的表現量，故NK細胞需依賴多種抑制性受體來分辨腫瘤細胞與正常細胞。在缺少來自第一類MHC分子與抑制性受體作用產生的負面訊息之後，NK細胞即能利用活化性受體將這些不正常細胞清除。事實上，NK細胞不論對初級腫瘤或已經轉移的腫瘤皆能產生立即性的第一線防禦，而NK細胞活化後釋出的細胞激素（如IFN-γ）還能活化或增進CTL及巨噬細胞等免疫細胞的胞殺能力；基因剔除老鼠的實驗顯示，缺乏IFN-γ、IFN-γ受體或穿孔素基因的動物，罹患腫瘤的機率顯著提高。此外，本章稍早討論過的LAK細胞及NKT細胞，也能直接參與對抗腫瘤的機制，LAK細胞對抑制黑色素瘤及腎細胞癌有臨床上的效果，而NKT細胞對肝癌及肺癌細胞則具有抑制其生長與轉移的功效。

▶ T淋巴球

參與對抗腫瘤的T淋巴球包括CD4$^+$輔助型T細胞(T_H cell)及CD8$^+$胞殺型T細胞(CTL)。由多項動物實驗及臨床研究證明，CD4$^+$ T_H細胞的活化是必要的；樹突細胞或巨噬細胞在次級淋巴器官，以第二類MHC途徑呈現腫瘤抗原而活化CD4$^+$ T_H細胞，被TAA或TSA活化的腫瘤專一性CD4$^+$ T_H隨後離開淋巴器官，隨著循環系統來到腫瘤組織，T_H細胞在腫瘤組織分泌細胞激素（主要是IL-2、IFN-γ），促使CTL、NK細胞及B淋巴球活化。不過主要負責殺死腫瘤細胞的是CTL，實驗與臨床證據如下：

1. 以polyoma病毒免疫老鼠之後，去除CTL，發現此老鼠無法排斥隨後植入的polyoma腫瘤細胞；缺乏polyoma病毒專一性CD8$^+$T細胞的老鼠也有相似的現象，對polyoma病毒誘導的腫瘤細胞特別易感。

2. 剔除β_2微球蛋白(β_2m)基因的老鼠，無法正常產生第一類MHC，故無法活化CTL，這種老鼠對polyoma病毒腫瘤之抵抗能力甚低。

3. 同樣感染人類乳突瘤病毒(HPV)的婦女，有子宮頸上皮細胞損害的病人，其E6及E7致癌蛋白專一性CTL的數量顯著少於子宮頸上皮沒有病變的人；換言之，缺乏致癌蛋白專一性CTL的患者，在感染乳突瘤病毒後，較容易有子宮頸上皮細胞損害的現象。以子宮頸癌的研究而言，最近科學家從**腫瘤浸潤淋巴球**(tumor-infiltrating lymphocytes, TIL)中，分離培養出能辨識腫瘤細胞的CD4$^+$T淋巴球，證明CD4$^+$T細胞確實參與對腫瘤細胞的免疫反應，這種CD4$^+$T細胞對APC呈現的E7抗原片段具有專一性，在CD4$^+$T細胞的輔助下，CTL才能活化並維持胞殺功能。某些研究甚至發現，腫瘤細胞在適當刺激下，也能表現第二類MHC並呈現TAA/TSA，活化T$_H$1細胞。腫瘤浸潤淋巴球(TIL)在腫瘤免疫上很重要，臨床研究顯示，腫瘤中富含TIL的乳癌患者，存活率顯著比沒有TIL的患者佳。

▶ B淋巴球

　　由SEREX實驗證明，癌症病人的血清中確實含有對抗TSTA或TAA的抗體，這些由B淋巴球活化產生的腫瘤專一性抗體，能透過活化補體的途徑殺死腫瘤細胞，促進發炎反應，也可以透過抗體依賴型細胞性胞殺作用(ADCC)的機制，藉由NK細胞、巨噬細胞、顆粒球等作用細胞消滅腫瘤；由多項研究顯示，ADCC比補體活化更重要，也更能有效率的殺死腫瘤。活化的B細胞與T細胞分泌的IFN-γ，在抗腫瘤的免疫反應上極為重要，IFN-γ能促進第一類與第二類MHC表現，促進T$_H$細表現活化所需的協同因子，經由促進趨化素的分泌徵召更多的巨噬細胞與T細胞，此外CD19$^+$B淋巴球也能經由IFN-γ的刺激而表現TRAIL/Apo-2L，使B細胞能利用TRAIL/Apo-2L，直接誘使腫瘤細胞細胞凋亡而被清除。

　　利用抗體對腫瘤的胞殺效應，早在七〇年代，許多研究室已著手研發對抗腫瘤細胞的單株抗體，不過效果不彰，主要由於老鼠體內產生的單株抗體並不適用於人體作為抗癌製劑，因為人體免疫系統會將老鼠單株抗體視為外來物而加以清除或抑制其活化，且老鼠Ig分子的Fc部分無法與人類免疫細胞之Fc受體接合，因此無法發揮ADCC的機制。經過分子生物技術與免疫學技術的整合，近年來研發成功的「擬人化抗體(humanized antibody)」已經突破這些障礙，這種所謂嵌合抗體(chimeric antibody)具有人類Ig分子的骨架，只有與抗原結合的CDR區來自老鼠的單株抗體基因，而目前已經上市的製劑包括治療B細胞淋巴瘤(B-cell lymphoma)的抗CD20抗體(Rituximab)以及治療乳癌的抗Her-2/neu抗體(Herceptin)。科學家更進一步研發更小的抗體製劑，例如只含變異區(variable domain)的Fv分子，以增加其組織滲透性；抗體製劑的設計及應用如圖12-4。近年來已經有多種新的抗腫瘤抗體製劑，陸續被核准用於臨床治療，如抗EGFR抗體(Cetuximab)，用來治療大腸直腸癌；抗VEGF抗體(Bevacizumab)，用來治療大腸直腸癌、乳癌及肺炎；而結合抗CD19及抗CD22抗體的蓖麻毒素(ricin A)(Combotox)已經進入人體試驗階段，用來治療ALL。

▶ 樹突細胞

　　樹突細胞不論對先天非專一性免疫反應或後天專一性免疫反應，皆具有重要的活化與調節功能。如第11章的描述，樹突細胞進入腫瘤組織後稱為腫瘤浸潤樹突細胞(tumor-inflitrated dendritic cells, TIDC)，TIDC大多數為未成熟樹突細胞，主要是誘導免疫容忍性。不過腫瘤細胞也會因老化、營養不足、藥物等因素死亡、分解，釋放的物質（DNA、RNA、蛋白質等）與一般壞死組織產生的損傷相關分子模式(DAMPs)類似，能接合樹突細胞表面的TLR7、TLR9等類Toll受體及CD91等模式辨識受體(PRR)，激活樹突細胞並提升表面B7-1/7-2 (CD80/86)與第二類MHC表現量，增強其吞噬死亡細胞與呈現腫瘤抗原的能力，活化的樹突細胞隨後遷移到鄰近的淋巴結，活化更多對腫瘤有專一性的CD4$^+$輔助性T$_H$細胞及胞殺性CTL細胞，加入抗腫瘤行列。

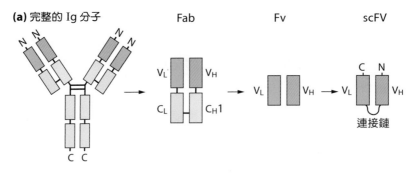

(a) 完整的 Ig 分子　　Fab　　Fv　　scFV

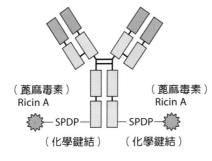

(b) 免疫毒性抗體

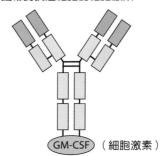

(c) 攜帶對抗癌細胞的細胞激素

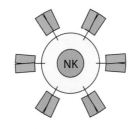

(d) 胞殺細胞表面附上腫瘤專一性的 Fv

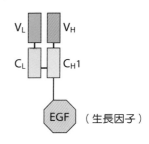

(e) Fab 接合生長因子

圖12-4　抗體製劑的設計與應用。

(a)為了增加滲入腫瘤的效率，部分抗體製劑以分子量較小的Fab片段及Fv（只含有重鏈與輕鏈變異區）片段取代整個抗體分子；圖中之scFv（單鏈Fv）是以基因工程技術產製的一段包含V_H及V_L的融合蛋白質鏈。抗體製劑有多種設計方式，如(b)將毒殺腫瘤細胞的毒素接在抗體分子上，增加毒殺作用的專一性，這種毒素稱為 **免疫毒素 (immunotoxin)**；(c)將細胞激素（如GM-CSF）接在抗體分子上，藉以促進腫瘤鄰近對抗腫瘤的免疫反應；(d)使胞殺細胞附上對腫瘤有專一性的Fv片段，提升胞殺細胞的專一性與胞殺效率；(e)將生長因子（如EGF）接在抗Fc受體的Fab片段上，藉以促進具有Fc受體的胞殺細胞（如NK細胞）對腫瘤細胞的專一性與胞殺效率（腫瘤細胞經常過度表現生長因子受體）。

▶ 巨噬細胞

巨噬細胞高度活化之後，確實對腫瘤細胞具有胞殺能力，不過其殺死腫瘤細胞的機制與NK細胞及CTL不同。巨噬細胞能釋出蛋白分解酶、超氧化物等物質以攻擊目標細胞，**一氧化氮合成酶**(NOS)是合成NO的關鍵酵素，由剔除NOS基因的小鼠證明，缺少NO的製造會顯著影響巨噬細胞的胞殺能力。此外，巨噬細胞釋出的TNF-α及NO等，皆能使腫瘤細胞凋亡。而未活化的巨噬細胞並不具有腫瘤胞殺能力，早期科學家認為活化的CD4$^+$T$_H$細胞能分泌**巨噬細胞活化素**(MAF)以活化巨噬細胞，隨後發現MAF的主要成分是IFN-γ，其中也含有TNF-β、IL-4、GM-CSF等細胞激素。近年來的研究發現，在腫瘤組織中有兩類型的腫瘤相關巨噬細胞(tumor-associated macrophage, TAM)，即M1型與M2型，功能正好相反，M1型TAM具有一般熟習的抗腫瘤細胞功能，而M2型TAM卻能分泌VEGF，增進腫瘤組織的血管新生，分泌基質金屬蛋白酶(MMPs)等因子，修補與重建損傷的組織，且分泌IL-10抑制免疫細胞功能，甚至能促進腫瘤的生成與發育，故M2型TAM成為一種腫瘤對免疫反應的逃避機制。

細胞激素

晚近對癌症的**免疫治療法**(immunotherapy)研究中，細胞激素一直是重要的主題，包括IL-1、IL-2、IL-12、TNF-α，以及第一型的IFN-α、IFN-β與第二型的IFN-γ等多種細胞激素，皆獲得某些臨床上的成果。早在80年代初期，IL-2已經用來針對黑色素瘤患者進行臨床試驗，1992年被美國FDA核准用於治療腎細胞癌(renal cell carcinoma, RCC)與黑色素瘤，不過隨後的研究發現，全身系統性使用IL-2效果不盡理想，如果直接在腫瘤部位施用高劑量IL-2，能達到抑制腫瘤的目的。TNF-α治療癌細胞轉移至大腸直腸與肝臟的病患，以及配合IFN-γ治療黑色素瘤等研究，已經進入臨床試驗階段，不過基於TNF-α為活性很強的前發炎細胞激素，TNF悶療法常引起不良反應。

GM-CSF在癌症治療的角色是活化抗原呈現細胞（主要是樹突細胞），離體研究顯示GM-CSF與IL-4是促使樹突細胞分化及活化的主要細胞激素。科學家嘗試以基因轉殖技術使腫瘤細胞帶有高度表現之GM-CSF基因，再將此

腫瘤細胞輸回癌症病人體內，而這些可分泌大量GM-CSF的腫瘤細胞一方面徵召許多樹突細胞，一方面也增強樹突細胞的活化程度；樹突細胞增強其抗原呈現作用之後，鄰近的TH細胞及CTL隨即活化起來。此免疫治療技術用在黑色素瘤及腎細胞癌患者身上獲得很好的療效，科學家正進一步研究以含有GM-CSF基因的DNA質體為製劑，直接注射腫瘤部位，以增進療效。Sargramostim是1991年即被美國FDA核准的GM-CSF製劑，1995年被核准用來治療AML，2015年被核准治療黑色素瘤，對其他癌症的治療如神經母細胞瘤(neuroblastoma)、乳癌、大腸直腸癌等，皆已完成三期臨床試驗。

介白素-15 (IL-15)是另一種可能臨床使用的細胞激素，IL-15受體與IL-2的受體共用γc次單元，免疫功能上與IL-2很相似，能刺激T_H1細胞增殖、活化，進而促進CTL的成熟，增強其對腫瘤細胞的胞殺作用。目前已經有數個研究群在做臨床試驗，如IL-15與抗PD-L1抗體avelumab合併使用，治療急性T細胞淋巴瘤(T-cell ALL)以及腎細胞癌(RCC)。抗PD-1抗體(nivolumab、cemiplimab)與抗PD-L1抗體(avelumab)製劑的免疫療法，將會是新一代的抗癌利器。

癌症疫苗

從陸續發現一些腫瘤特異性抗原之後，免疫學家即著手進行癌症疫苗的研發工作。癌症疫苗的基本目標當然是利用失去致病力的抗原激發個體的免疫系統（主動免疫），從而專一性的殺死腫瘤細胞，欲達到這個目標可有多種策略，主要策略如下。

▶ 抗原呈現細胞活化劑

將卡介苗(BCG)等直接注射至腫瘤中，誘使大量的抗原呈現細胞聚集、活化，增加呈現腫瘤特異性抗原的機率。此方式目前嘗試用在治療膀胱癌，或配合同種異型腫瘤細胞(allogeneic tumor cells)，進行全細胞疫苗注射，以治療黑色素瘤。

▶ 全細胞疫苗

　　以放射線處理**自體腫瘤細胞**(autologous tumor cells)及同種異型腫瘤細胞，或將腫瘤細胞解體製成解體液(lysate)，再以此為疫苗注射至患者體內，激發腫瘤專一性免疫反應，此方法的目的在使疫苗保有最大量的腫瘤特異性抗原。全細胞疫苗已經在RCC和黑色素瘤患者體內進行第二期(phase II)及第三期(phase III)臨床測試。

▶ 抗原基因疫苗

　　將腫瘤特異性抗原的基因分離出來，嵌入適當的表現載體，植入患者體內，使基因在體內表現，釋出基因產物（抗原），長期性的刺激免疫系統，產生腫瘤專一性免疫反應。最常運用的是病毒表現載體，例如以帶有CEA基因的**牛痘病毒**(vaccinia virus)治療腸胃道癌症、以帶有前列腺特異性抗原(prostate-specific antigen, PSA)基因的**家禽疱疹病毒**(fowlpox virus)治療前列腺癌等。抗前列腺癌疫苗是一種重組病毒載體疫苗，腺病毒載體(adenovirus vector)的基因體攜帶5T4腫瘤抗原的部分cDNA，目前也已經進入臨床試驗階段。某些人體測試則直接以帶有腫瘤特異性抗原基因的質體(plasmid)，以裸露DNA的形式直接注入人體（經常以肌肉注射方式施打），例如以帶有gp100黑色素細胞抗原的質體治療黑色素瘤。有的裸露DNA疫苗則攜帶細胞激素基因，如治療腎細胞癌及前列腺癌的IL-2質體。近兩年來大力發展的mRNA疫苗技術，也已經用在抗腫瘤疫苗上，研究團隊以外顯子組定序法(exome sequencing)從患者TAA基因*TP53*、*KRAS*、*PIK3CA*中找出突變點，並配上15種能與第一類HLA接合的抗原片段，製成20種編碼TSA的mRNA，預期接受疫苗注射能讓人體細胞合成20種腸胃道癌症的TSA，激發抗腫瘤免疫反應，不過尚未進入臨床試驗階段。

▶ 腫瘤特異性抗原肽鏈或蛋白質

　　以生物技術大量製造腫瘤特異性抗原肽鏈或蛋白質，再直接以抗原分子製造的疫苗施打人體。例如以黑色素細胞特異性抗原MART-1 (melanoma antigen recognized by T-cells-1)治療黑色素瘤、以Ras致癌基因產物輔以GM-CSF治療腸胃道癌症等。針對乳癌的預防，某些HER2/neu衍生的肽鏈疫

苗，已經進入臨床試驗，其中如nelipepimut-S（含HER2之aa369-377等9個胺基酸片段）已經進行三期臨床試驗，當然這必須是一段能呈現給T_H細胞的T-cell epitope。某些研究團隊則純化TSA與**熱休克蛋白**(heat-shock protein)的複合體，以此複合體作為疫苗，如治療黑色素瘤、RCC的疫苗等。熱休克蛋白是一種能穩定蛋白結構，引導蛋白轉運方向的胞內蛋白，此類蛋白基因在溫度上升時，會增加基因的表現。2020年被美國FDA核准臨床使用的Gardasil-9疫苗(Gardasil-9 anti-HPV vaccine)，是一種預防HPV相關疾病的新一代疫苗，其中包括HPV感染後誘導的子宮頸癌(cervical cancer)，這是一種九價疫苗，涵蓋9種高危險HPV基因型，疫苗是由純化的病毒結構蛋白組合的「類病毒顆粒」(virus-like particles, VLPs)。

▶ 先備性樹突細胞 (Primed Dendritic Cells)

將患者周邊血液單核球以GM-CSF、IL-4等細胞激素刺激，使其分化為樹突細胞，再將樹突細胞與腫瘤特異性抗原或自體腫瘤細胞裂解液(autologius tumor lysate)混合培養，使樹突細胞在離體環境下攝取、處理並呈現抗原，隨後將這些先性備樹突細胞輸回患者體內，激發腫瘤專一性免疫反應。以治療黑色素瘤及前列腺癌而言，此策略已經進入第二期及第三期人體臨床測試。以先備性樹突細胞製成的抗膠質母細胞瘤(glioblastoma)疫苗，已經進入三期臨床試驗，其他已經進行臨床試驗的還有抗非小細胞肺癌(NSCLC)、濾泡淋巴瘤(follicular lymphoma)等。

腫瘤細胞的免疫逃避機制

癌症不是今天才有的疾病，經過長期的演化，腫瘤細胞也有許多逃避免疫反應的機制，醫學上稱為免疫逃避(immune evasion)，免疫逃避主要經由以下機制：

1. 腫瘤抗原的變異：例如黑色素瘤所具有的腫瘤抗原在胺基酸序列等微結構上有許多異質性(heterogeneity)，故產生T細胞反應抑制甲類抗原的腫瘤細胞，可能無法抑制乙類抗原之腫瘤細胞生長。

2. 對抗原呈現途徑的干擾：有些腫瘤細胞在抗原呈現途徑上有缺陷，故無

法循正常的第一類MHC抗原呈現途徑呈現腫瘤抗原，也因此無法被CTL所辨識；而某些病毒產生的致癌蛋白（如乳突瘤病毒產生的E7蛋白）則會抑制受感染的上皮角質細胞(keratinocyte)呈現抗原給CTL。

3. 影響T淋巴球活化：某些腫瘤細胞可干擾T細胞TCR複合體的正常組合及活性，例如使CD3複合體缺少ζ鏈(zeta chain)，而ζ鏈是TCR傳遞胞內訊息不可或缺的成分；某些腫瘤細胞則缺乏B7-1 (CD80)、B7-2 (CD86)等B7家族膜蛋白，因此無法有效傳遞活化T細胞的訊息，使T細胞不但不活化，反而產生無能化(anergy)的現象。

4. 免疫抑制性細胞：腫瘤浸潤樹突細胞(TIDC)誘導免疫容忍性，使腫瘤細胞逃避免疫系統的攻擊，這是腫瘤免疫逃避主要機制之一。TIDC增加分泌免疫抑制性的細胞激素（如IL-10、TGF-β），誘導調節型T淋巴球(T_{reg})的增生，在腫瘤中營造出免疫抑制微環境。TIDC隨後增加VEGF的表達，增強腫瘤細胞轉移能力。此外，M2型TAM也是免疫逃避機制的一環，如從胃癌組織及非小細胞肺癌(NSCLC)肋膜積液(pleural effusion)中分離出的巨噬細胞，主要是M2型TAM，M2細胞被T_H2型細胞激素（如IL4、IL13）刺激後，能促進腫瘤組織的血管新生，修補與重建因腫瘤免疫反應造成的組織損傷，M2還能分泌IL-10、TGF-β抑制免疫細胞功能，IL-10還有促進腫瘤幹細胞分化與腫瘤細胞生長的功能。

學習評量　　　　　　　　　　　　　　Review Activities

1. 下列有關腫瘤抗原的敘述何者正確？

    (A) 腫瘤特異性移植抗原(TSA)在正常細胞表面也有微量存在

    (B) 某些腫瘤相關性移植抗原(TAA)來自突變原的刺激

    (C) α-胎兒蛋白(AFP)是腫瘤抗原，因為它只在胚胎時期肝細胞才表現，但是肝癌細胞大量表現

    (D) 化學致癌物在不同個體中產生的腫瘤具有相同的腫瘤抗原

2. 下列有關免疫系統對癌細胞反應的敘述何者正確？

    (A) 以細胞激素促進腫瘤的血管新生是有效對抗癌細胞的免疫反應

    (B) 巨噬細胞及NK細胞藉由ADCC清除轉型的腫瘤細胞

    (C) B細胞對腫瘤的免疫反應貢獻不大，因為腫瘤抗原無法活化B細胞

    (D) NK細胞對腫瘤具有監視功能，主要由於腫瘤細胞表現大量MHC分子

3. 某些淋巴瘤細胞表面所表現的CALLA標記是下列哪一種CD標記？

    (A) CD23　(B) CD5　(C) CD10　(D) CD3

4. 下列有關癌症的敘述何者正確？

    (A) 良性瘤一般很容易產生轉移現象

    (B) 惡性瘤細胞可以來自上胚層或中胚層組織

    (C) 良性瘤之細胞在外形及特性上，與正常細胞差異很大

    (D) 惡性腫瘤含有抑制細胞進入細胞循環的物質

5. 下列有關致癌基因的敘述何者正確？

    (A) 病毒基因體中具有的致癌基因主要來自宿主細胞

    (B) 獲取功能性突變產生的致癌基因稱為腫瘤抑制基因

    (C) 原型致癌基因在宿主細胞中大多不具有特殊功能

    (D) 只有一個核苷酸改變的點突變並不足以使原型致癌基因獲得致癌能力

6. Hodgkin/Reed-Sternberg (H/RS)惡性腫瘤細胞是下列何種淋巴瘤的特徵？

    (A) 濾泡B細胞淋巴瘤

    (B) 急性T淋巴母細胞白血病

    (C) 慢性骨髓性白血病

    (D) 霍奇金氏症

7. 以MCA誘導生腫瘤，如果腫瘤細胞來自不同的老鼠（如分別來自甲老鼠、乙老鼠及丙老鼠），則下列何種組合不會長出腫瘤？

選項	免疫之腫瘤細胞	移植之腫瘤細胞
(A)	來自甲老鼠腫瘤	來自丙老鼠腫瘤
(B)	來自甲老鼠腫瘤	來自乙老鼠腫瘤
(C)	來自丙老鼠腫瘤	來自乙老鼠腫瘤
(D)	來自乙老鼠腫瘤	來自乙老鼠腫瘤

8. 因為第9對及第22對染色體易位產生的bcr-abl融合蛋白，屬於下列何種抗原？
   (A) 腫瘤特異性移植抗原(TSA)
   (B) 腫瘤抑制性移植抗原(TITA)
   (C) 腫瘤原發性移植抗原(TPTA)
   (D) 腫瘤相關性移植抗原(TAA)

9. 下列有關抗體製劑與治療對象的配對，何者正確？
   (A) 抗CD20抗體(Rituximab)→急性T淋巴瘤
   (B) 抗Her-2/neu抗體(Herceptin)→大腸癌
   (C) 抗CD20抗體(Rituximab)→慢性骨髓性白血病
   (D) 抗Her-2/neu抗體(Herceptin)→乳癌

10. GM-CSF在癌症治療的角色為何？
    (A) 刺激B淋巴球製造抗腫瘤抗體
    (B) 使樹突細胞分化、活化
    (C) 抑制腫瘤產生血管新生
    (D) 活化$CD4^+T_H$細胞分泌巨噬細胞活化素

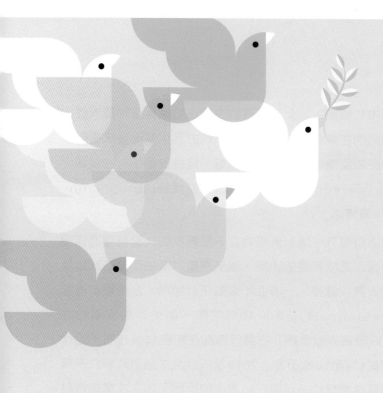

過敏反應

Hypersensitivity

本章摘要
掃描QR code或至https://
reurl.cc/2oADYa下載

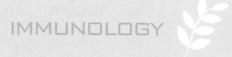

IMMUNOLOGY

前 十二章的內容圍繞著一個中心概念，即免疫反應的主旨在防禦外來物質入侵，使個體免於受疾病之苦；然而在某些情況下，免疫系統的活化反而造成個體的組織損傷或生理作用失調，這是免疫反應對個體的負面影響。免疫反應引起的疾病大致可分為兩大類，即過敏反應(hypersensitivity)及自體免疫疾病(autoimmune diseases)，將分別在本章及第14章詳述。

激發過敏反應的抗原最主要來自體外，這些外來物並不是病原體，對個體而言沒有致病力，但是所引起的免疫反應卻造成個體的困擾，甚至嚴重影響生理機能或危及生命。台灣地區罹患過敏疾病的人數相當多。一項近年來的統計顯示，台灣地區罹患過敏性鼻炎的兒童盛行率(prevalance)約在30~40%之間，而全球盛行率約為10~30%；國內罹患氣喘（一種呼吸道過敏疾病）的盛行率約在約在15%左右，全球氣喘盛行率依國家與地區的不同從1%至18%不等，2019年統計全球超過兩億六千萬人罹患氣喘，每年約四十萬人因氣喘而死亡。可見在台灣過敏反應引起之疾病盛行率高於全球平均值，故在台灣的醫療工作中，過敏疾病是重要的課題之一。

「過敏」一詞的界定是：「免疫系統針對環境中之抗原產生免疫反應，因而造成組織發炎或器官功能異常所引起的疾病」，過敏的學術名稱為hypersensitivity，日常生活中所遭遇的過敏稱為allergy，而引起過敏的物質則特別稱為過敏原(allergen)。依據過敏原的種類、外來過敏原的入侵途徑以及反應與遺傳背景的關係，allergy可大致分為異位性過敏疾病(atopic disease)、急性過敏反應(anaphylaxis)及蕁麻疹(urticaria)，這三種過敏反應皆由IgE誘導產生，又稱為第一型過敏反應(type I hypersensitivity)。

表13-1　過敏反應分類與比較

類型	功能性名稱	媒介物	誘發因子	典型症候
I	立即型過敏反應	IgE、肥大細胞	過敏原	異位性過敏(atopy)；急性過敏反應(anaphylaxis)；蕁麻疹(urticaria)
II	溶血型過敏反應	主要為IgG及補體	不相容之ABO抗原、Rh抗原	輸血性溶血；新生兒溶血症
III	免疫複合體型過敏反應	抗體－抗原複合體、補體、發炎細胞	抗血清，自體免疫反應	亞瑟反應(Arthus reaction)；血清疾病
IV	遲迢型過敏反應（細胞媒介型過敏反應）	被致敏之T淋巴球；活化之巨噬細胞	金屬、有機分子、胞內寄生菌	過敏性皮膚炎；肺結核病

　　Hypersensitivity的涵意較廣，除了IgE型過敏反應(allergy)之外，還包括另外三種過敏反應，即抗體引起之輸血與溶血反應（第二型過敏反應），免疫複合體（抗體－抗原複合體）引起的過敏反應（第三型過敏反應），以及由活化之T細胞媒介的過敏反應（第四型過敏反應）（表13-1）。

13-1　IgE誘導的過敏反應

　　異位性過敏與急性過敏反應主要之區別如表13-2，這兩種反應皆歸類於第一型過敏反應。由於兩者在致病機轉與症候上有所差異，故在診斷與治療上也有所不同。

異位性過敏

　　異位性過敏(atopy)起因於過敏原入侵體內之後，經過抗原呈現細胞的呈現而活化T_H2細胞，活化的T_H2細胞會分泌IL-4、IL-5、IL-13及GM-CSF等細胞激素，促使B淋巴球分化為IgE製造者，而IgE即為啟動過敏反應最主要的抗體。

表13-2　異位性過敏疾病與急性過敏反應的比較

特 性	異位性過敏疾病(atopic disease)	急性過敏反應(anaphylaxis)
過敏原	花粉、黴菌孢子、動物皮屑、食物等	藥物、昆蟲毒素、食物等
入侵途徑	呼吸道、腸道	注射、叮咬、腸道
遺傳因素	與某些基因有關	與遺傳背景無關
媒介之抗體	IgE	IgE
參與細胞	黏膜層肥大細胞	結締組織肥大細胞
主要發炎介質	組織胺、LTC_4	組織胺、PGD_2
目標器官	特定之組織器官（如氣管、支氣管、腸胃道等）	多重器官同時受影響
發病時期	持續性或季節性，有些與地理位置有關	急性反應，與季節、地理位置、種族、性別無關
死亡率	除氣喘病之外，大多不會立即危及生命	如不立即處理會有生命危險

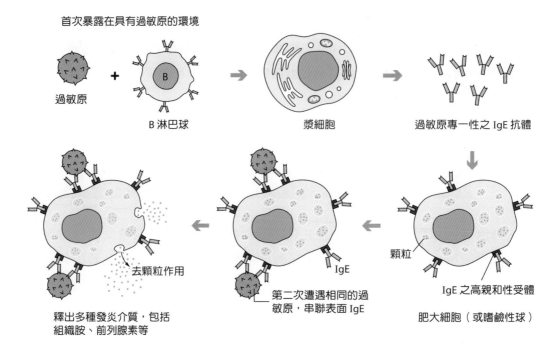

首次暴露在具有過敏原的環境

過敏原 ＋ B淋巴球 → 漿細胞 → 過敏原專一性之 IgE 抗體

去顆粒作用

釋出多種發炎介質，包括
組織胺、前列腺素等

第二次遭遇相同的過
敏原，串聯表面 IgE

IgE

顆粒

IgE 之高親和性受體

肥大細胞（或嗜鹼性球）

圖13-1　IgE誘導的過敏反應。

初次遭遇過敏原後，B淋巴球製造的IgE並不多，不過部分T淋巴球及B淋巴球會分化為
記憶性細胞，而IgE也以其Fc部分接在肥大細胞表面的高親和力FcεRI上。當再度遭遇
相同過敏原時，過敏原迅速活化記憶性T淋巴球及B淋巴球，並接在肥大細胞表面IgE分
子的Fab部分，使IgE產生串聯效應，因而活化一系列胞內訊息，促使肥大細胞去顆粒
化；釋出的大量發炎介質則引起一連串的過敏反應。

　　初次遭遇過敏原的個體並未製造大量IgE，不過部分T淋巴球及B淋巴球
會分化為記憶細胞，而IgE也利用肥大細胞表面的高親和力IgE的Fc受體
(FcεRI)，以其Fc部分接在肥大細胞上。當個體再度遭遇到相同過敏原時，過
敏原一方面迅速活化記憶性T淋巴球及B淋巴球，一方面接在肥大細胞表面
IgE分子的Fab部分，由於過敏原表面具有多重epitope，使肥大細胞表面之IgE
產生串聯效應(crosslinking)而活化一系列胞內訊息，進而促使肥大細胞去顆粒
作用(degranulation)，釋出許多發炎介質，啟動一連串的過敏反應（圖
13-1）。此外，活化的T淋巴球利用介白素及趨化素，聚集並活化更多的肥大
細胞及嗜鹼性球，而活化的抗原專一性B淋巴球則分泌更多的IgE，使過敏反
應強度很快的增大。

▶ 反應機制

1. 肥大細胞及嗜鹼性球

在第2章已經大致介紹過肥大細胞及嗜鹼性球。肥大細胞有兩種次族群，即**黏膜層肥大細胞**(mucosal mast cell, MMC)及**結締組織肥大細胞**(connective tissue mast cell, CTMC)（表13-3）；而異位性過敏反應主要與呼吸道及腸胃道表皮黏膜層的MMC有關。每個肥大細胞的表面約具有2.5×10^5個FcεRI，故如果以免疫組織學分析(imnunohistochemistry)可發現過敏部位的肥大細胞表面聚滿了IgE分子。

在過敏組織中也聚集有相當數量的嗜鹼性球，不過其數量不及肥大細胞，例如在**過敏性鼻炎**(allergic rhinitis)及**過敏性結膜炎**(allergic conjunctivitis)之過敏部位，就很容易發現嗜鹼性球。這類細胞每個細胞表面平均含有2.7×10^5個FcεRI，故也是參與IgE誘導之過敏反應的細胞。事實上，嗜鹼性球在功能上幾乎與肥大細胞沒有分別（表13-3），不過可能主要參與較後期的過敏反應。

表13-3　肥大細胞與嗜鹼性球的比較

特性	MMC	CTMC	嗜鹼性球
來源	造血幹細胞	造血幹細胞	骨髓族系前驅細胞
分布	腸胃道、呼吸道、肺泡	多種組織和器官	血液循環
T細胞依賴性	是	否	否
生存期	小於40天	數月至年	8~12天
大小	10 μm	10 μm	5 μm
終極分化	否	否	是
FcεRI	2.5×10^6／細胞	3×10^4／細胞	2.7×10^5／細胞
顆粒主要內含物	組織胺 硫酸軟骨素 (chondroitin sulfate)	組織胺 肝素(heparin)	組織胺 硫酸軟骨素 Charcot-Leyden 蛋白
主要AA代謝產物	LTC_4	PGD_2	LTC_4
製造之細胞激素	前發炎激素：TNF-α、IL-1β、IL-6、IL-8、IL-16、IL-18、MIP-1α B細胞分化激素：IL-3、IL-5、IL-9、IL-13		IL-4、IL-13

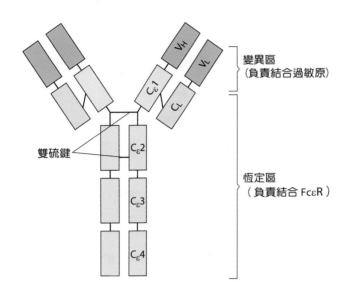

變異區
（負責結合過敏原）

恆定區
（負責結合 FcεR）

雙硫鍵

圖13-2　IgE的分子構造。

IgE由2條重鏈與2條輕鏈所組成，以雙硫鍵相結合，重鏈含4個恆定區。由V_H與V_L構成的抗原接合區負責與過敏原接合，$C_\varepsilon 2/C_\varepsilon 3$則負責與FcεRI作用。

2. IgE

　　IgE是血清中濃度最低的一種免疫球蛋白，只有30ng/mL，而在過敏病人體內可能是正常值的10倍，IgE骨髓瘤(IgE myeloma)患者則可高達正常值的100倍。1921年Prausnitz及Kustner發現過敏患者血清中有某種物質，能被動地轉移過敏反應到非過敏之個體上；1966年K. Ishizaka與T. Ishizaka成功的從IgE骨髓瘤患者血清中分離出IgE。IgE分子含重鏈及輕鏈，結構上與單倍體IgM相似，重鏈含4個恆定區，其中$C_\varepsilon 2/C_\varepsilon 3$負責與FcεRI（高親和力IgE受體）作用（圖13-2）。

　　以正常的6週大嬰兒而言，體內IgE血清濃度平均約1.44ng/mL（0.6單位／mL），6個月大之後增加到2.4ng/mL（1.0單位／mL），6歲時已經接近成人的水準，平均約33.6ng/mL（14單位／mL）。如果某孩童的IgE血清濃度高於平均值＋1個標準差（約120ng/mL，即50單位／mL），則此孩童在一年半之內罹患過敏性疾病的機率是正常人的十倍；不過以總IgE血清濃度診斷成年人罹患過敏性疾病的機率並不準確。**總IgE血清濃度**可以用第4章介紹的放射性免疫檢驗法(RIA)或酵素免疫吸附檢驗法(ELISA)測定，檢測時使用有放射性物質標示或酵素結合的抗人類IgE抗體。

3. 高親和力IgE受體

　　IgE有兩種受體，高親和力IgE受體(FcεRI)與IgE的K_d值大約為$1 \times 10^{-10}M \sim 10^{-9}M$。另外有一種低親和力IgE受體，稱為FcεRII (CD23)，其K_d值只有$10^{-6}M$左右，故其對IgE的親和力只有高親和力受體的千分之一至萬分

之一，且CD23主要表現在B淋巴球表面，T細胞、單核球及嗜酸性球必須經過IL-4的刺激才會表現CD23。

　　FcεRI主要由α、β及γ鏈三種膜蛋白所組成（圖13-3）。α鏈之多肽鏈本身含約260個胺基酸，分子量27KDa左右，不過由於有高度糖化現象，故分子量可達45KDa；其胞外部分含2個類Ig區(Ig-like domain)，以突變實驗及Garman等人所作的X光結晶繞射研究證明，第1區負責與IgE結合，而第2區則有維持空間構造及穩定IgE-FcεRI複合體的功能。α鏈的胞內部分只有約31個胺基酸，且沒有與胞內傳訊有關的結構，故α鏈若要活化細胞必須有其他分子的幫忙。

　　β鏈含235個胺基酸，分子量26KDa，具有4個穿膜區(transmembrane domain)，其NH_2端及COOH端皆在胞內（圖13-3），且在接近COOH端處有ITAM（ITAM的功能請參閱第7章介紹TCR複合體之內容），可傳遞胞內訊息，事實上包括人類的FcγRI、FcγRIIA、FcγRIIIA皆藉助於ITAM進行胞內傳迅。FcεRI的β鏈也可以和IgG的低親和性受體FcγRIII (CD16)組成複合體。

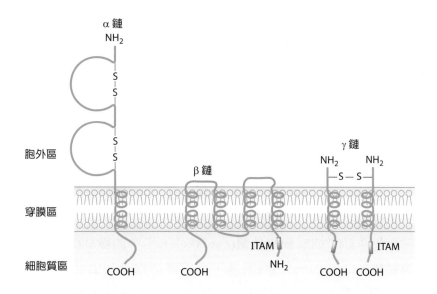

圖13-3　FcεRI的分子結構。

FcεRI由α、β及γ鏈組成。α鏈的胞外部分含2個類Ig區，第1區負責與IgE結合，第2區則有穩定IgE-FcεRI複合體的功能；胞內部分只有約31個胺基酸，其胞內傳訊需依賴β及γ鏈的幫忙。β鏈具有4個穿膜區，NH_2端及COOH端皆在胞內，接近COOH端有ITAM。γ鏈呈雙倍體存在，兩條γ鏈在胞外NH_2端的近膜處以雙硫鍵相連，胞內部分近COOH端則含有一個ITAM。

FcεRI的γ鏈與TCR複合體的γ鏈為相同的分子，不過在FcεRI中呈雙倍體存在；這兩條γ鏈在胞外NH_2端的近膜處以雙硫鍵相互結合（圖13-3），每一條γ鏈含86個胺基酸，分子量7.8KDa，胞內部分含42個胺基酸，且在近COOH端含有一個**ITAM**。以囓齒類而言，FcεRI皆為α/β/γ組成的三倍體，而人類的FcεRI則具有兩種，一種為α/β/$γ_2$四倍體，位在肥大細胞及嗜鹼性球表面，另一種是α/$γ_2$三倍體，位於樹突細胞、單核球及蘭格漢細胞表面。可見只有γ鏈仍然能傳遞適當的活化訊息，不過可能與$αβγ_2$複合體所傳遞的訊息不同。胞內傳訊機制的活化與兩種關鍵性的酪胺酸激酶有關，即Lyn（src家族激酶）及Syk（Syk/Zap-70家族激酶），當過敏原將IgE串聯之後，造成與IgE接合的FcεRI聚集，也使Lyn活化，Lyn在受體聚集後約5秒內即能磷酸化ITAM上的酪胺酸，磷酸化的酪胺酸則使Syk激酶得以附著到受體的β及γ鏈上；Syk隨後活化一系列胞內訊息，激發細胞的去顆粒化，並分泌IL-4、IL-13、IL-6、TNFα等多種細胞激素。

FcεRII (CD23)的分子結構相對簡單，只有單一條321格胺基酸，分子量約45 kDa的多肽鏈，是第二型膜蛋白，即一段很長的C-端位於細胞外，一段很短的N-端為胞內區，在細胞膜上以三倍體存在，CD23也可能被蛋白分解酶切割成水溶性CD23 (soluble CD23)，且不限於與IgE接合，其接合子(ligands)包括CD21、第二類MHC分子與多種整合素(integrins)，顯然水溶性CD23具有類似細胞激素的功能。

4. 去顆粒作用

Lyn及Syk啟動一系列細胞內活化訊息，造成胞內Ca^{2+}濃度增加。細胞質中Ca^{2+}的增加造成三種主要的效應：

(1) 去顆粒作用：Ca^{2+}造成**細胞骨架**(cytoskeleton)中的**微絲**(microfilament)收縮以及**微管**(microtubule)的組合，這兩種細胞骨架協助胞內裝有發炎介質（如組織胺等）及蛋白分解酶（如中性蛋白分解酶等）的有膜顆粒向細胞膜移動、融合，並將顆粒釋出，內含物「傾倒」到微環境中，造成平滑肌收縮、血管舒張、促進黏液分泌等許多發炎和過敏現象（圖13-4）。

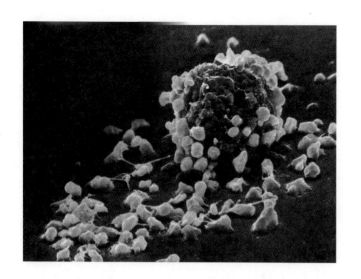

圖13-4　肥大細胞的去顆粒作用。

過敏原串聯肥大細胞表面IgE之後，胞內鈣離子濃度增加，促使胞內富含組織胺的顆粒釋出胞外，造成過敏現象。

(2) 提升胞內cAMP濃度：Ca^{2+}濃度的增加會使**腺苷酸環化酶**(adenylate cyclase)之活性過渡性的增強，因而加速**環單磷酸腺苷**(cyclic AMP, cAMP)的製造，故在$Fc\varepsilon RI$聚集後1分鐘左右即可測得cAMP濃度的增加。cAMP則透過**cAMP依賴性蛋白激酶**(cAMP-dependent protein kinase)的作用，改變顆粒膜的滲透性，使小分子（如水、鈣離子等）進入顆粒中，導致顆粒膨脹並促進去顆粒作用。

(3) 活化磷脂酶而啟動**花生四烯酸**(arachidonic acid, AA)的代謝途徑：Ca^{2+}濃度升高後，活化磷脂酶A_2 (phospholipase A_2)而產生AA；AA則透過**環氧化酶**(cyclooxygenase, COX)產生一系列前列腺素相關產物（如前列腺素D_2 (prostaglandin D_2, PGD_2)），或透過**脂氧化酶**(lipsoxygenase)產生一系列白三烯素相關產物（如白三烯素C_4 (leukotriene C_4, LTC_4)），而這兩大類發炎介質則會造成血管舒張、血管滲透性增加、平滑肌收縮、對白血球產生趨化作用、促進黏液分泌等多種與發炎和過敏有關的生理反應。

▶ **過敏原**

　　異位性過敏的過敏原大多來自空氣中的顆粒，如花粉、黴菌孢子以及動物和昆蟲的體屑或碎片，少數食物中含有過敏物質；引起過敏的分子中，有些已被確認並獲得純化，以作為診斷及研究用。

1. 花粉過敏原：大多數開花植物皆有花粉，但是只有風媒花的花粉才是主要的過敏原，其平均直徑在15~50 μm左右，最常引起過敏的植物包括豕草(ragweed)（圖13-5a）、鼠尾草(sage)、楓樹(maple)、柳樹(willow)、蕁麻(nettle)、茅草(grass)等多種，某些裸子植物及蕨類的花粉與孢子也可能成為過敏原。

2. 黴菌過敏原：真菌可能超過兩千種，不過真正產生飄浮性、過敏性孢子的並不多；其大小直徑約在1~100μm的範圍，較常見的包括麴菌(*Aspergillus*)、青黴菌(*Penicillium*)、散囊菌(*Eurotium*)、頭孢菌(*Cephalosporium*)等。

3. 昆蟲過敏原：台灣的氣喘病人中，約90%對**塵蟎**(dust mite)（圖13-5b）過敏，其次為蟑螂過敏原，約有45%的氣喘患者對其過敏，對真菌孢子過敏者則約佔37%，顯然昆蟲過敏原是台灣氣喘患者的主要過敏原。兩種塵蟎*Dermatophagoides pteronyssinus*及*D. farinae*是最普遍的過敏原，其產生之過敏原中，部分已被純化與定序，如Der p1、Der p2等。

4. 動物體屑過敏原：異位性過敏中，有些是家中寵物所引起的，如貓、狗產生的體屑（像細微的頭皮屑一樣），以及天竺鼠、小白鼠的體屑與排泄物等，皆可能是過敏原。

5. 食物類過敏原：事實上任何食物都可能引起過敏，所引起的可能是異位性過敏，也可能是非異位性過敏。最常引起過敏的食物是海鮮類食品，尤其是甲殼類及軟體類，如蟹、蝦、蜆等。在3歲以下的孩童中，約8%對食物過敏，包括牛乳、蛋、花生、魚、核果等最常發生過敏反應。

(a) 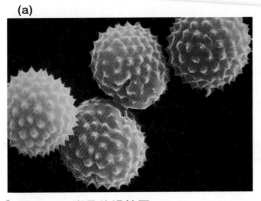 (b)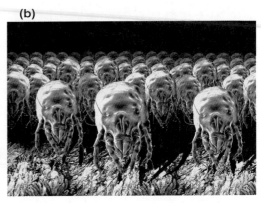

圖13-5 常見的過敏原。

(a)豕草的花粉粒，常造成乾草熱(hay fever)；(b)塵蟎，常引起過敏性鼻炎及氣喘病。

▶ 過敏原檢驗技術

　　早期科學家只以水溶解過敏物質，即作為人體測試的試劑，但是這種粗萃取物含有過敏物質及非過敏物質，故專一性不高。近年來大約有一百種過敏蛋白被純化、定性、命名並標準化，許多過敏蛋白的基因已經被選殖並定序，這些努力對過敏患者的診斷與治療皆有很大的幫助。

　　過敏蛋白皆為水溶性，分子量約在10~40 KDa之間，且大多具有正常的生化活性（如費洛蒙結合蛋白、酵素、花粉辨識蛋白等）。例如Der p1是一種**半胱胺酸蛋白酶**(cysteine protease)，對上皮組織有破壞作用，有利於其他過敏原及塵蟎糞便等進入人體組織中；不過不是所有過敏原皆具有酵素活性，如塵蟎的Der p2、貓的Fel d1及豕草的Amb a5等皆不具酵素活性。

　　不論是有症狀或無症狀的異位性過敏(atopy)病人，正確瞭解其過敏原對爾後的治療與控制是很重要的。一般檢驗的方式可分為活體檢驗及離體檢驗兩大類。

1. 活體檢驗：又稱為**皮膚測試**(skin test)，其檢驗結果屬定性反應，只對個體之過敏反應程度加以評估。主要之施打方式有兩種，一種是以27G左右的細針頭作**皮下注射**(subcutaneous test)（圖13-6）或**皮內注射**(intradermal test)，注射量約0.01毫升，約20分鐘後即可觀察結果；另一種方式為**扎刺法**(prick test)，即以含有特定過敏原的液體1滴，滴在皮膚上，再於此部位以刺針快速扎一細孔，使過敏原得以滲入皮下，20分鐘後觀察結果。如對過敏原有反應，則最常見的結果是產生**紅斑**(erythema)（圖13-7），嚴重者產生**膨疹**(wheal)，反應程度的等級如表13-4。

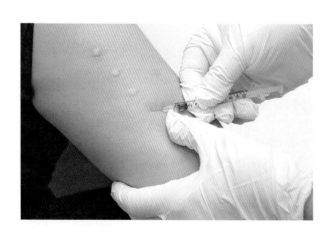

圖13-6　皮膚測試過敏原－皮下注射。

活體的檢驗過敏原，目的是辨識對個體產生過敏反應的過敏原，主要方式之一是以27G左右的細針頭作皮內注射。

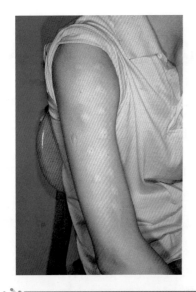

圖13-7　皮膚測試過敏原之後的陽性反應。

皮下注射過敏原後20~30分鐘，注射部位如果產生紅斑反應，表示受測者對此部位注射的過敏原過敏。

表13-4　紅斑及膨疹與反應程度的相關表

檢驗法	反應強度	外觀
皮內法 (intracutaneous test)	陰性	與控制點（生理食鹽水）同
	＋	紅斑直徑＜20mm；膨疹增大2倍
	＋＋	紅斑直徑＞20mm；膨疹增大2倍
	＋＋＋	紅斑；膨疹增大3倍
	＋＋＋＋	紅斑；膨疹擴張出偽足形狀
扎刺法 (prick test)	陰性	與控制點相同
	＋	紅斑直徑＜20mm；無膨疹
	＋＋	紅斑直徑＞20mm；無膨疹
	＋＋＋	產生紅斑及膨疹
	＋＋＋＋	紅斑；膨疹擴張出偽足形狀

2. 離體檢驗：活體測試雖然能直接而快速的判斷過敏原種類，不過如果要作更精確的定量測試，最普遍的方法是**RAST**(radioallergosorbent test)，為針對過敏原專一性IgE的一種**放射性免疫檢驗法**(RIA)（詳見第4章），操作步驟如下（圖13-8）：

步驟一：取待測者的血清，與塗有特定過敏原的測試板進行反應。

步驟二：如果樣本血清中含有抗此一過敏原的IgE或IgG抗體，則這些抗體分子將會與塗在固態表面的過敏原接合，並吸附在測試板表面。

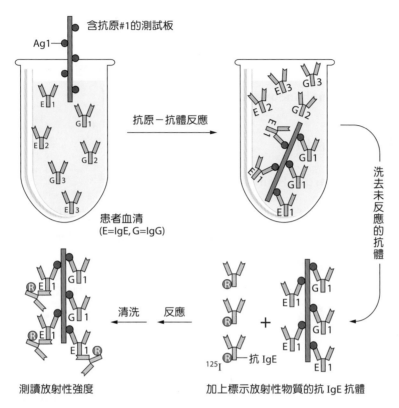

含抗原#1的測試板

Ag1

抗原－抗體反應

患者血清
(E=IgE, G=IgG)

洗去未反應的抗體

測讀放射性強度

清洗　反應

加上標示放射性物質的抗 IgE 抗體

^{125}I — 抗 IgE

圖13-8　RAST測試法。

將待測者血清與塗有過敏原的測試板作用，血清中對此過敏原專一性的IgE或IgG抗體會與過敏原接合而吸附在測試板表面；沖洗去未附著的血清蛋白後，加入帶有放射性標記的抗人類IgE抗體（二次抗體），如果測試板表面附有IgE分子，則二次抗體即與此過敏原專一性的IgE接合；經過洗清之後，以放射性偵測儀測讀，並與校正曲線作比較，即可推算此血清中之過敏原專一性IgE的含量。

步驟三：沖洗去未附著的血清蛋白，然後加入帶有放射性標記（如^{125}I、^{3}H等）的抗人類IgE抗體（二次抗體）；如果測試盤表面附有IgE分子，則二次抗體即與此過敏原專一性的IgE接合。

步驟四：測試板表面IgE愈多，二次抗體被吸附愈多，放射性愈強，故經過洗清之後，以放射性偵測儀測讀，並與利用不同濃度之標準品的放射性強度作成的校正曲線(calibration curve)作比較，即可正確推算出患者血清中含有的過敏原專一性IgE的濃度。

RAST對那些已被純化之過敏原（如Der p1、Der p2等）測試特別有用，在台灣常用來診斷氣喘病人的過敏原種類，由於每次只測試一種過敏原太不經濟，故廠商研發出一種同時能測試多種過敏原的測試組，稱為MAST (multiple antigen simultaneous test)，以降低檢驗費用。

▶ 常見的異位性過敏

1. 過敏性鼻炎 (Allergic Rhinitis)

這是人類族群中最普遍的過敏性疾病，在美國的統計顯示，約有10~12%的人患有過敏性鼻炎，如一般熟知的**乾草熱**(hay fever)即是過敏性鼻炎的主要類型之一，而其中有80%的患者為孩童；在台灣盛行率約為26%，兒童盛行率會更高。一般引起過敏性鼻炎的過敏原有地域性及季節性，因為花粉是主要的過敏原，而塵蟎在台灣地區可能是過敏性鼻炎與過敏性氣喘最重要的過敏原。

具有過敏體質（遺傳因素）的個體，其血清IgE濃度約為正常值的10倍，當吸入花粉或孢子等外來懸浮粒子後，這些粒子附著在鼻腔黏膜上，其水溶性過敏原隨即被溶出來，並與局部組織中的肥大細胞及嗜鹼性球表面之IgE接合，細胞隨即被活化，並產生去顆粒作用，釋出發炎介質，於是造成血管滲透性增加、平滑肌收縮、黏液腺體分泌增加等生理變化，伴隨產生流鼻涕、打噴嚏、鼻塞、鼻癢等症狀；另一最容易被攻擊的部位是結膜(conjunctiva)，故過敏性鼻炎也常伴隨產生眼睛癢、紅、流淚、畏光等症狀；此外，有時也會產生頭痛的現象。個體在接觸過敏原後，約有15~30分鐘的潛伏期，然後隨著局部發炎反應的增強，症狀逐漸加劇，6~12小時是高峰期。

治療方式一般使用抗組織胺藥物（至少有六大類，可抑制組織胺與第一型組織胺受體(H1)接合）及cromolyn（抑制肥大細胞去顆粒化）為第一線療法，類固醇藥物（將在第14章詳述）為第二線療法，而**減敏療法**(allergy desensitization)也是傳統的療法之一。減敏療法含皮下免疫治療(subcutaneous immunotherapy, SCIT)及舌下錠舌下免疫治療(sublingual immunotherapy, SLIT)等兩種，常用的療程是每週注射1~2次過敏原，連續10~15週，劑量由1~10 ng (10^{-9}g)逐步增加到2~100 μg (10^{-6}g)，之後可每個月追加施打一次，療程可達兩年，舌下免疫療法患者每日服用含過敏原（如花粉過敏原）的舌

下錠，可依據處方設計達兩年。這種療法早在1911年即由Noon及Freeman等人開始應用在過敏的臨床治療上，最常用於乾草熱患者；如果縮短療程（如每天注射過敏原），則可用在如蜂毒或盤尼西林等引起的急性過敏反應。減敏療法產生的免疫系統變化包括：(a)降低肥大細胞及嗜鹼性球的局部聚集；(b)減少嗜酸性球在鼻黏膜層及肺部的聚集；(c)逐漸降低血清中之IgE量，但增加血清中過敏原專一性IgG的量（尤其IgG4有增加的趨勢）；(d)部分研究顯示，免疫系統由T_H2型反應逐漸轉變為T_H1型反應；(e)某些研究發現接受SCIT患者致敏部位，過敏原專一性T_{reg}隨著增加，T_{reg}分泌IL-10、TGF-β、IL-35等免疫調節細胞激素，可能是T_H2型反應被抑制的機轉之一。不過1997年以後，美國的過敏氣喘免疫學會即不建議單獨使用減敏療法，因為某些個體對過敏原可能產生急性過敏反應（過敏性休克），且對較嚴重的氣喘病患者而言並無明顯的療效。

2. 過敏性氣喘病 (Allergic Asthma)

最容易造成致死性生理反應的異位性過敏就是氣喘病，氣喘病的定義為：「呼吸道過度反應，可逆性呼吸道阻塞及嗜酸性球聚集的生理變化」，故並非所有氣喘現象皆源於異位性過敏。氣喘依據臨床特徵大致可分為**外源性氣喘**(extrinsic asthma)及**內生性氣喘**(intrinsic asthma)。外源性氣喘患者為典型的異位性過敏病人，一般在幼年期即開始發病，也常伴隨產生**濕疹**(eczema)或過敏性鼻炎等症候。過敏性氣喘有時也稱為**支氣管性氣喘**(bronchial asthma)，為IgE媒介的肥大細胞和嗜鹼性球活化所引起的局部發炎反應，造成支氣管黏液分泌過多及平滑肌收縮與痙攣，致使呼吸道嚴重阻塞，伴隨著哮喘、咳嗽及呼吸困難，嚴重時會危及生命。由於氣喘病患者的肺活量會大受影響，故可用肺活量的測試儀，評估氣喘病的嚴重程度（圖13-9）。與氣喘有關的發炎介質很多，包括組織胺、白三烯素等，也包括多種T_H2型細胞激素，其中T_H2及肥大細胞分泌的IL-5、GM-CSF以及嗜酸性球趨化素，在過敏反應後期造成局部嗜酸性球數量增加，進入組織後的嗜酸性球大量分泌嗜酸性球陽離子蛋白、過氧化氫酶、鹼性蛋白等，引起慢性支氣管發炎，隨著時間增加，組織開始產生呼吸道重塑(airway remodelling)病變，支氣管壁由於表皮組織纖維化、基膜增厚、平滑肌肥大而變厚，加上黏液分泌過多，使呼吸道變窄。引起過敏性氣喘的因素包含環境因素與遺傳因素，氣喘病人發病是基因與環境之間交互作用的結果。約90%的氣喘是由過

敏原所引起，某些氣喘病人也會因為空氣污染、藥物（如acetaminophen、aspirin等）、運動等引起氣喘，而抽菸、肥胖及某些病毒感染（如respiratory syncytial virus）也是氣喘的危險因子，嬰兒出生前、後接觸過抗生素，也是爾後罹患氣喘的危險因子。與氣喘相關的基因可能有超過百種，主要的包括抗氧化基因（如glutathione-S-transferase）、免疫細胞活化相關基因（如HLA、TCR、CTLA-4）、T_H2 型細胞激素基因（如IL-4基因群）及β_2腎上腺素受體基因(β_2-adrenoceptor gene)，全基因體關聯性研究(genome-wide association study, GWAS)發現，染色體第5號5q31–34位置與氣喘關係密切，這個位置剛好包含了IL-4基因群及β_2腎上腺素受體基因，5q22.1位置的胸腺基質淋巴生成素(thymic stromal lymphopoietin, TSLP)基因也與氣喘有關，此外2q12.1位置的IL1RL1/IL18R基因座(locus)與6p21.32位置的HLADQA1/-DQB1基因座(locus)也與罹患氣喘病有關。內生性氣喘則與過敏反應無關，患者IgE血清濃度正常，一般在成年時才發病，故有時也稱之為**成人發病型氣喘**(adult-onset asthma)；其皮膚測試對過敏原呈陰性反應，不過血液及痰中嗜酸性球的數量有增加的現象。

以美國的統計數據而言，每年有兩千至三千人死於氣喘病，在台灣也是主要的死亡原因之一，每年因氣喘而死亡之人數超過千人，對兒童而言更是重要的疾病。在氣喘的控制及治療上，環境的控制與藥物控制同等重要，許多非特異性的因子（如表13-5）會使氣喘病人對過敏原更敏感，而加重病情。

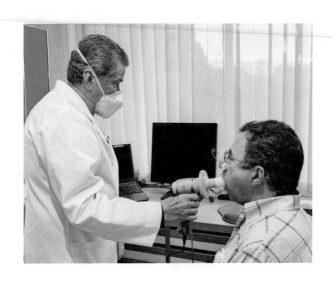

圖13-9　利用肺活量檢測來評估氣喘病的嚴重程度。

由受測者肺活量的改變，可判斷患者呼吸系統功能是否異常。

表13-5　非特異性的氣喘激發因子

類別	激發因子
感染	呼吸道病毒感染（如流行性感冒）
生理因素	過度運動、深呼吸、心理因素
大氣因素	二氧化硫、水蒸氣、冷空氣
藥物	阿斯匹靈、非類固醇消炎藥
工業廢氣	異氰酸鹽(isocyanate)

　　過敏性鼻炎與過敏性氣喘的治療方式大致相同，早期主要使用口服或吸入式類固醇藥物(如oral or inhaled budesonide)，不過1998年Global Initiative for Asthma (GINA)計畫建議的治療規範包括了四種療法：(a)β_2腎上腺素受體拮抗劑(β_2 agonists)，目前臨床上包括短效β_2 agonists（如 salbutamol）及長效β_2 agonists（如 formoterol）；(b)口服或吸入式類固醇藥物，臨床上有多種治療氣喘的類固醇藥物，如fluticasone、budesonide等；(c)茶鹼衍生物（xanthine derivatives，如theophylline），這類藥物抑制磷酸雙脂酶(phosphodiesterase)，提高細胞內cyclic AMP的水平，因而抑制發炎細胞激素及白三烯的合成；(d)白三烯受體拮抗劑（如 montelukast）。除了藥物治療之外，皮下減敏治療(SCIT)是廣泛被使用的方法，治療程序不再詳述，減敏治療一般認為與肥大細胞及嗜鹼性球表面的IgG受體FcγRIIB有關，IgG與過敏原結合成複合體，一方面抑制IgE-過敏原的結合，一方面接在FcγRIIB抑制性受體上，抑制肥大細胞及嗜鹼性球的去顆粒化，因而抑制了過敏反應。舌下減敏療法(SLIT)也是另一種減敏治療方式，近年來有逐漸取代皮下減敏治療的趨勢。

3. 異位性皮膚炎 (Atopic Dermatitis)

　　在6個月至10歲的兒童中，約有3~5%罹患異位性皮膚炎，以全球的統計顯示罹患異位性皮膚炎的比率，成人約17%，兒童約23%。異位性皮膚炎是一種以皮膚為目標器官的過敏性疾病，不過呼吸道過敏疾病患者伴隨有異位性皮膚炎的機率很高，為一種慢性過敏，過敏原並不明確，患者血清IgE濃度偏高，經常有家族史，故涉及特定基因突變，目前研究發現1q21.3位置附近稱為皮層分化基因群(epidermal differentiation gene complex)，含有超過50個

與皮層與角質細胞(karotinocytes)分化有關的基因，可能涉及異位性皮膚炎，如異位性皮膚炎患者往往在此區中編碼profilaggrin的FLG gene發生突變。異位性皮膚炎通常在嬰兒3~6個月大即發病，症狀有皮膚濕疹、發炎、幼兒搔癢等，且常造成二次感染，導致皮膚乾燥、脫皮、紅腫、紅斑，使個體無法正常坐息。控制的方式除了藥物之外，主要需保持皮膚濕潤，避免使用刺激性的清潔液或肥皂。

4.　過敏性消化腸道異常 (Allergic Gastroenteropathy)

這是一種較不常見的異位性過敏，目標器官為腸胃道黏膜表皮層，經常由於個體具有抗食物成分的IgE抗體，當食物進入腸胃道後，在前段腸道（如空腸）的黏膜層遭遇附有IgE的黏膜層肥大細胞(MMC)，過敏原串聯IgE的結果，造成肥大細胞去顆粒化，引起局部過敏反應，使血管滲透性增加、腸壁平滑肌收縮以及血球和血清蛋白從發炎腸壁流失，嚴重時會造成貧血、水腫、體重減輕，幼兒可能產生生長遲緩的現象。人體可能對一種以上的食物過敏，而引起嬰孩腸胃過敏的食物主要還是牛乳或母乳。治療及控制方式，除了以類固醇減輕症狀以及使用cromolyn抑制肥大細胞的去顆粒作用外，找出過敏原（如利用RAST檢測）並加以排除在日常飲食之外，是重要的控制方式。

 ## 急性過敏反應

急性過敏反應(anaphylaxis)經常直接稱之為「過敏性休克」(anaphylactic shock)，故是一種可能危及性命的全身系統性過敏反應，不過這種生理反應與異位性過敏反應有一些主要的相異處（表13-2），包括過敏原種類、暴露在過敏原的方式以及遺傳因素等；不過兩者皆是由IgE主導的過敏反應。

急性過敏反應是一種急性反應，除了蕁麻疹之外，皆為全身性反應，且同時涉及多種器官包括腸胃道、呼吸系統、皮膜組織及心血管系統等，隨伴產生冒冷汗、呼吸困難、心跳加速、休克及血壓快速降低等症狀。

▶ 過敏原

引起過敏性休克的物質主要包括藥物、食品及昆蟲毒素。藥物包括某些蛋白製劑、多醣體及小分子化合物等（表13-6）；理論上任何藥劑都可能是過敏原，不過蛋白製劑引起過敏的可能性較高。目前用量最大的藥物是小分子有機化合物，這些小分子本身沒有激發免疫反應的能力，但是與體內大分子（如血清蛋白）結合時，即可扮演**半抗原**(hapten)的角色（詳見第3章），如**penicillin**（青黴素，亦稱為盤尼西林）為人類最早使用的抗生素，以人類族群而言，約有1~5%對penicillin過敏。penicillin是分子量僅350Da左右的有機化合物，但是很容易與血清蛋白的離胺酸(lysine)形成共價鍵；構成penicilloyl-protein複合體，激發IgE型抗體反應；而penicillin轉變成penicillenic acid，也一樣能扮演半抗原的角色。

可引起急性過敏的食物主要包括花生、核果(nuts)、海鮮、乳品、卵白等（表13-7）；而引起急性過敏的昆蟲則主要屬膜翅目(hymenoptera)，包括蜜蜂、大黃蜂、胡蜂等，昆蟲毒素主要含有一些具生化功能的酵素，如蜜蜂毒素即含磷脂酶A、磷酸酶、玻尿酸酶(hyaluronidase)等，皆可能是引發過敏反應的過敏原。

表13-6　可能引發急性過敏（過敏性休克）的藥物

種類		藥物
蛋白質及多肽鏈	激素	胰島素、腎上腺皮促素(ACTH)、血管加壓素(vasopressin)
	酵素	胰蛋白酶(trypsin)、胰凝乳蛋白酶(chymotrypsin)、天門冬醯胺酶(asparaginase)
	疫苗	類毒素（如破傷風疫苗、白喉疫苗等）
	多肽鏈	如海洋類過敏原等
多醣體		dextran、iron-dextran、acacia（洋槐樹膠）
半抗原藥物（小分子有機化合物）	抗生素	penicillin、鏈黴素(streptomycin)、四環素(tetracyclin)
	維生素	硫胺(thiamine)（維生素B$_1$類）、葉酸
其他藥物		類固醇藥物、methotrexate、cyclosporine、cisplatin等癌症化療藥物

表13-7　引起急性過敏的食物示例

種　類	食　物
甲殼類	龍蝦、蝦、蟹
軟體動物	蚌
魚類	多種魚類之魚肉
豆科植物	花生、豌豆、蠶豆
其他	乳品、卵白等

▶ 免疫機制和生理反應

急性過敏與異位性過敏最大的不同，即在於前者會引起全身性反應，甚至危及生命。由IgE誘發結締組織肥大細胞(CTMC)活化，使肥大細胞釋出組織胺、前列腺素等多種發炎介質，造成急性呼吸道阻塞、表皮層血管舒張、水腫(edema)，同時產生腸胃道及泌尿生殖道痙攣現象。**過敏性休克**(anaphylactic shock)為急性過敏常引起的生理變化，起因於動脈血管舒張及血管滲透性增加，致使血漿滲出血管，造成血液容量（容積）減少、組織水腫及血壓急遽下降的現象，而心臟在血液輸出及回流量減少的情形下，可能因冠狀動脈血液不足導致心肌缺氧；不論是低血壓或心律不整，皆可能造成休克。且窒息或休克，皆足以威脅到個體的生命。

▶ 治療方式

不論是何種過敏原造成的急性過敏反應或休克，皆應儘速處理；有些由藥物引起的過敏可能在2~4分鐘之內發作、死亡。最直接的治療方法是以濃度千分之一的腎上腺素，立即以肌肉注射或皮下注射施打0.2~0.5毫升，刺激心臟搏動，心輸出量增加，血壓回升，再輔以其他急救手段；呼吸道阻塞者，則可以hydrocortisone或methyl prednisolone等類固醇藥物處理或H_1抗組織胺藥物(H_1-antihistamine)，後續可考慮用單株抗體治療，如一種能接合IgE分子Fc區的抗體omalizumab，omalizumab能阻斷IgE與肥大細胞／嗜鹼性球表面IgE受體的接合。

蕁麻疹

　　蕁麻疹(urticaria; hives)是很普遍的過敏性疾病，人類族群中約有20%左右一生當中曾經罹患過一次以上的蕁麻疹。引起蕁麻疹的病理機制與急性過敏反應幾乎完全相同，不過蕁麻疹是一種局部性、良性的過敏反應，主要症狀是皮膚組織中的血管舒張、滲透性增加，使局部皮膚呈現圓形或不規則形狀的紅腫（圖13-10），伴隨癢、痛等不適的感覺，一般持續1~2小時或數天不等，不過皆能逐漸自然的消失。

　　引起蕁麻疹的因素很多，最常見的是食物及注射藥物產生的過敏，其次是皮膚接觸及吸入過敏原引起的過敏，昆蟲叮咬（如塵蟎）也是引起蕁麻疹的可能因素之一。研究結果顯示，過敏原專一性IgE活化肥大細胞，釋出大量的組織胺，是引起蕁麻疹的主要物質，故以抗組織胺藥物治療患者，大多可收立即的效果。

　　除了過敏性蕁麻疹之外，某些人對特定的物理因素，也會產生非過敏性蕁麻疹症狀，如低溫、紫外線、震動、持續性壓力、潮濕等，甚至有些人在過度運動、氣溫過高、心理壓力過大等情況下，也會產生不明原因的蕁麻疹症狀。

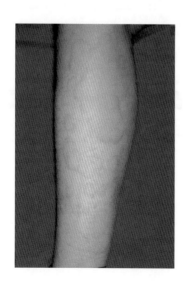

圖13-10　蕁麻疹患者之皮膚病變。

蕁麻疹是一種局部性、良性的過敏反應，患者局部皮膚呈現圓形或不規則形狀的紅腫，伴隨癢、痛等不適的感覺。

13-2　非IgE誘導的過敏反應

廣義的過敏反應包括任何由免疫反應所引起的組織損傷及器官功能異常，故IgE不是誘發過敏反應的唯一抗體；某些過敏反應導因於IgG及IgM所造成的胞殺作用(ADCC)及補體活化，這些過敏反應歸類為第二型與第三型。

溶血型過敏反應

溶血型過敏反應亦稱為**第二型過敏反應**(type II hypersensitivity)，主要由血型的不相容所引起的，發生在接受輸血(blood transfusion)的病人或新生兒身上。

▶ 輸血反應

自20世紀初期Karl Landsteiner發現ABO血型(ABO blood type)以來，科學家陸續發現約600種紅血球表面抗原，其中有207種抗原被歸類在23群血型系統中，幾種主要的血型系統請參考表13-8；不過引起輸血反應的主要還是ABO血型系統。自從發現ABO血型間的不相容性之後，因為輸血而死亡的案例已經大為減少，只有醫院或血庫機率性及人為性的錯誤（約0.02%以下），才會發生因ABO血型的不相容而死亡，其死亡率在10~40%。

表13-8　主要的人類血型系統

系統名稱	外表型	在人類族群中之百分率(%)			發現年代
ABO		白人	黑人	亞洲人	1900
	A	40	27	28	
	B	11	20	27	
	O	45	49	40	
	AB	4	4	5	
MN		全部族群			1927
	MN	50			
	MM	28			
	NN	22			

表13-8　主要的人類血型系統（續）

系統名稱	外表型	在人類族群中之百分率(%)		發現年代
Rh		高加索人種	其他人種	1939
	Rh$^+$	85	大多數	
	Rh$^-$	15	稀少（台灣約0.3%）	
Lewis		全部族群		1950
	Le(a$^-$b$^+$)	70		
	Le(a$^+$b$^-$)	25		
	Le(a$^-$b$^-$)	5		
Duffy		全部族群		1946
	Fy(a$^+$b$^+$)	46		
	Fy(a$^+$b$^-$)	20		
	Fy(a$^-$b$^+$)	34		
	Fy(a$^-$b$^-$)	0.1		
Kell		全部族群		1946
	K	9		
	k	91		

表13-9　ABO血型

基因型	外表型	紅血球表面抗原	血清中之抗體
AA或AO	A	全A或A/H	抗B
BB或BO	B	全B或B/H	抗A
AB	AB	A及B	無抗體
OO	O	H	抗A或B之抗體

　　ABO血型的抗原是紅血球表面的寡醣分子，O型紅血球表面具有稱為**H抗原**(H antigen)的寡醣鏈，含5個單醣，包括葡萄糖(glucose)、半乳糖(galactose)、N-乙醯葡萄糖胺(N-acetylglucosamine)及岩藻糖(fucose)等（圖13-11），藉由脂溶性分子神經醯胺(ceramide)附在細胞膜上。A型紅血球表面除了具有H抗原的寡醣結構外，在半乳糖上多接了1個N-乙醯半乳糖胺；而B型紅血球則在H抗原寡醣分子的半乳糖上多接1個半乳糖（圖13-11），其基因型及外表型如表13-9。

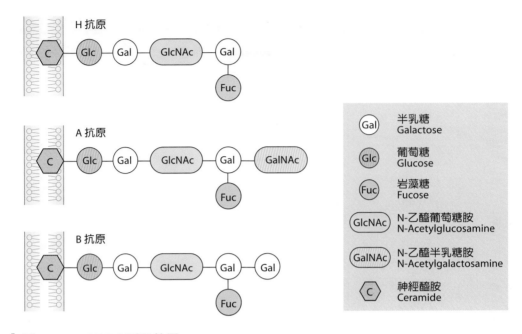

圖13-11　ABO血型的抗原。

ABO血型的抗原是紅血球表面的寡醣分子。O型紅血球具有含5個單醣的寡醣鏈,稱為H抗原,並藉由神經醯胺附著在細胞膜上。A型紅血球表面的抗原,除了具有H抗原的寡醣結構外,在半乳糖上多接1個N-乙醯半乳糖胺;B型紅血球的抗原則在H抗原寡醣分子的半乳糖上再多接1個半乳糖。

　　抗A及抗B抗原的抗體又稱為**同質凝血素**(isohemagglutinin),主要是IgM分子。當IgM附著在紅血球上時,即很快的活化補體,在1小時之內,血中即能測到血紅素,經過腎絲球的過濾而溶入尿液中,形成**血尿症**(hemoglobinuria),伴隨著發燒、寒慄、低血壓、背痛等症狀;而少數重覆輸血的病人,也會在數天至數週內產生遲迫型溶血現象,造成血比容顯著降低,以及膽紅素和**乳酸去氫酶**(lactate dehydrogenase)之血中濃度升高的現象。

　　輸血反應也可能來自抗白血球抗體。如果捐血者血中含有抗顆粒球(如嗜中性球、嗜酸性球等)之抗體,則會附著在接受者的白血球上,因而活化補體系統,造成局部組織損傷;其中最常發生的症狀是肺水腫,並於1~6小時內造成**輸血型急性肺損傷**(transfusion-related acute lung injury, TRALI)。此外,大約1~2%的患者在輸血後會產生發燒及寒慄的現象,但不是溶血型過敏反應所引起的,而是在血液貯存的過程中,白血球所釋出的某些前發炎細胞激素(如IL-Iβ、IL-6、TNF-α等)隨著血液輸入接受者體內,引起接受者的

發燒現象，此現象稱為**非溶血型輸血發燒反應**(febrile nonhemolytic transfusion reaction, FNHTR)；約2~3%的輸血接受者，也會因捐贈者血中之血漿蛋白而產生蕁麻疹(hives)、紅斑(erythema)、搔癢(itching)等過敏反應。

▶ 新生兒溶血症 (Hemolytic Disease of the Newborn)

1939年Levine及Stetson等人發現，有位O型血的婦人在接受同為O型血丈夫捐贈的血液之後，產生嚴重的溶血反應，當科學家將此婦人的血清與丈夫的血球作交叉反應時，發現其血清可凝集丈夫的紅血球，隨後以104個O型血液樣本作凝集反應，發現其血清可使其中的80個（約80%）血液樣本產生凝集現象；Levine及Stetson推論，此婦人血清中必定有一種未知的抗體，會對抗包括她丈夫在內的O型血個體的紅血球。1940年左右，Landsteiner及Wiener等人將恆河猴(*Macacus rhesus*)之紅血球注入兔子及天竺鼠體內，製成抗恆河猴血清，他們發現這種抗血清不但會凝集恆河猴之紅血球，而且會凝集約85%的人類血液樣本，於是將這種抗體辨識的抗原稱為**Rh抗原**(Rhesus antigen)。雖然後來的學者發現，恆河猴紅血球表面的Rh抗原，與人類紅血球表面的Rh抗原，並不是同一種分子，但是傳統上仍使用原來的名稱。

晚近的研究發現，Rh血型所涉及的紅血球表面抗原應該有5種，依據Fisher-Race命名系統，分別命名為D、C、c、E及e；其抗原組合與Rh陽／陰性的對應關係如表13-10。此外，Wiener也依據D抗原基因的表現與否加以命名，R對偶基因能產生D抗原，而r對偶基因則不產生D抗原（表13-10）。在

表13-10　Rh血型抗原及命名

	Fisher-Race命名系統	Wiener命名系統	種族
Rh-陽性	Dce	R_0	黑人
	DCe	R_1	各種人種
	DcE	R_2	白人；亞洲人
	DCE	R_z	—
Rh-陰性	dce	r	白人；黑人
	dCe	r'	—
	dcE	r"	—
	dCE	r^y	—

五種Rh抗原中，D抗原的抗原性最強，約為其他抗原的50倍，故D抗原是抗Rh抗血清主要的反應對象。

自從發現Rh血型之後，因為Rh不相容而造成輸血反應的案例已經很少，而現今Rh血型的不相容，主要造成新生兒溶血症。當Rh⁻的婦女懷有第一胎Rh⁺胎兒時，對胎兒沒有顯著的影響，但是在分娩過程中，嬰兒的Rh⁺血球可能會進入母體循環系統，使母體產生初次免疫反應。研究指出，1mL的Rh⁺紅血球足以使約15%的Rh⁻個體產生抗體反應；而250mL的Rh⁺紅血球則可使60~70%的Rh⁻個體產生抗體反應。當個體初次暴露在Rh⁺紅血球時，約4週之後，血清中開始出現抗Rh抗原的IgM分子，且體內的免疫系統很快地由製造IgM轉型為製造IgG抗體，並產生記憶細胞。當同一婦女懷第二胎時，母體內的IgG分子藉由胎盤上特殊的FcγR（IgG受體）穿過胎盤，進入胎兒的循環系統中；這些抗D抗原的IgG接合在胎兒的紅血球表面，啟動補體系統，因而造成嚴重的溶血反應。臨床數據顯示，Rh⁻的婦女如懷有Rh⁺胎兒，則分娩之後約有75%的Rh⁺新生兒有溶血現象（圖13-12）。

防止Rh血型不相容引起的新生兒溶血，最有效的方法是預先檢測孕婦血型；如果孕婦是Rh⁻，則在第一胎分娩後72小時之內，肌肉注射高效價的**抗Rh免疫球蛋白**(Rh immunoglobulin, Rhogam)，可中和來自新生兒的Rh抗原，抑制初次免疫反應的產生，避免母體製造抗Rh抗體。一般注射Rhogam的劑量為300μg(0.3mg)，可中和約15mL的Rh⁺紅血球（即30mL的胎兒全血）。而混入母體的胎兒Rh⁺紅血球，與抗體(Rhogam)接合之後，可被脾臟及肝臟中的巨噬細胞所清除（圖13-12）。

 ## 免疫複合體型過敏反應

免疫複合體的產生，通常可配合隨後的吞噬作用及補體系統的活化，適時而有效的清除入侵體內的各種病原體及大分子物質等異物；不過，在某些情況下產生的免疫複合體，卻可能造成嚴重的組織損傷。這一類過敏反應又稱為**第三型過敏反應**(type III hypersensitivity)。較大的免疫複合體很容易被吞噬細胞清除，較小的免疫複合體則無法活化補體系統，只有大小適中的免疫複合體能誘發第三型過敏反應。

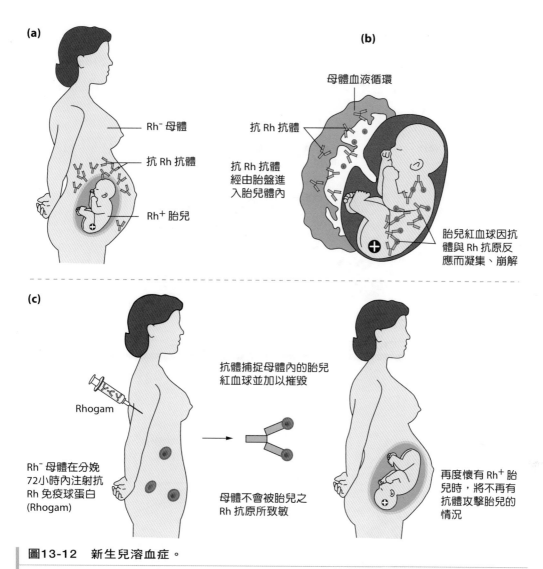

(a)

Rh⁻ 母體

抗 Rh 抗體

Rh⁺ 胎兒

(b)

母體血液循環

抗 Rh 抗體

抗 Rh 抗體
經由胎盤進
入胎兒體內

胎兒紅血球因抗
體與 Rh 抗原反
應而凝集、崩解

(c)

Rhogam

抗體捕捉母體內的胎兒
紅血球並加以摧毀

Rh⁻ 母體在分娩
72小時內注射抗
Rh 免疫球蛋白
(Rhogam)

母體不會被胎兒之
Rh 抗原所致敏

再度懷有 Rh⁺ 胎
兒時，將不再有
抗體攻擊胎兒的
情況

圖13-12　新生兒溶血症。

(a)Rh⁻的婦女血清中帶有抗Rh抗原的IgG及記憶細胞。(b)當懷有Rh⁺的胎兒時，母體內抗Rh抗原的IgG便會藉由胎盤上特殊的FcγR（IgG受體）穿過胎盤，進入胎兒的循環系統中，並接合在胎兒的紅血球表面，啟動補體系統，造成嚴重的溶血。(c)防止新生兒溶血症最有效的方法是在第一胎分娩後72小時之內，注射抗Rh抗體；混入母體的胎兒Rh⁺紅血球附上抗體之後，可被脾臟及肝臟中的巨噬細胞所清除，並抑制初次免疫反應的產生。

過多的免疫複合體會活化巨噬細胞及嗜中性球等吞噬細胞，也活化一系列的補體分子；而吞噬細胞產生的蛋白分解酶及過氧化物，在免疫複合體沉積處破壞自身的細胞，引起強烈的發炎反應，且使血小板聚集、活化而形成血栓（圖13-13）。例如SLE及RA的病人，其體內的自體抗體與自體抗原形成免疫複合體，引發第三型過敏反應，導致**關節炎**(arthritis)、**血管炎**

(vasculitis)、**腎絲球腎炎**(glomerulonephritis)等症狀。此外，組織或器官移植所引起的急性器官移植排斥反應中，有一部分也是因免疫複合體的形成所引起。最典型的第三型過敏反應包括亞瑟反應(Arthus reaction)及血清疾病(serum sickness)（表13-11）。

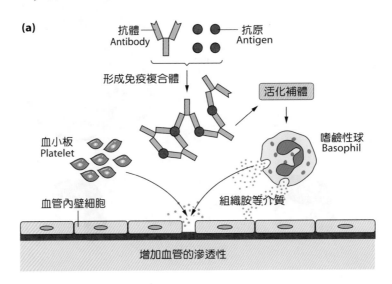

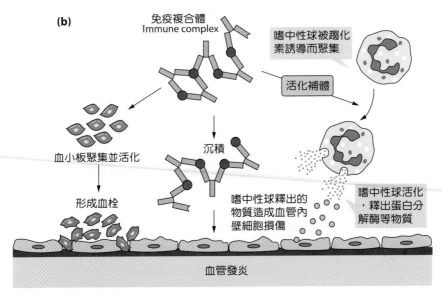

圖13-13　免疫複合體型過敏反應。

(a)免疫複合體活化巨噬細胞、嗜中性球等吞噬細胞以及補體分子，使發炎介質釋放，造成血管滲透性增加，但是免疫複合體分子過大，無法離開血管，因而沉積在管壁上；(b)沉積的免疫複合體誘使嗜中性球等吞噬細胞聚集，並產生蛋白分解酶及過氧化物，在免疫複合體沉積處破壞自身的細胞，引起強烈的血管發炎現象，且免疫複合體使血小板聚集、活化，形成血栓。

特性	亞瑟反應	血清疾病
誘發因素	免疫複合體	免疫複合體
媒介之抗體	IgG及IgM	IgG及IgM
影響程度	局部性	全身性
非蛋白質過敏原	抗生素、昆蟲叮咬	抗生素、磺胺藥、昆蟲叮咬
蛋白質過敏原	類毒素疫苗、減敏治療使用之過敏原	來自異種生物之抗血清；人類γ球蛋白、疫苗
症候	注射或感染部位紅腫，嚴重時有出血性潰爛	注射部位搔癢、蕁麻疹，隨後產生血管水腫、發燒、肌肉疼痛、淋巴腺腫大，少數引起心臟、腎臟疾病

表13-11　亞瑟反應與血清疾病的比較

▶ 亞瑟反應

　　1903年，Nicholas-Maurice Arthus以蛋白質抗原致敏兔子，使其產生相當數量的抗原專一性抗體，隨後以皮下注射方式再注入相同的蛋白質抗原時，注射部位在4~10小時左右產生出血性潰瘍和壞死的皮膚病灶。這種反應稱為**亞瑟反應**(Arthus reaction)，起因於免疫複合體的形成。

　　亞瑟反應的機制是由免疫複合體先活化$C1\overline{qr_2s_2}$，再依序活化補體傳統途徑，產生如C3a和C5a等**過敏毒素**(anaphylatoxin)，使血管舒張、滲透性增加，並活化肥大細胞、趨化嗜中性球及巨噬細胞；這些與發炎相關的細胞活化之後，釋放發炎介質、蛋白分解酶、含氧自由基、血小板活化素等，隨即造成局部組織潰爛、發炎及血管栓塞等病變（圖13-14）。

　　人體產生亞瑟反應的可能性不大，不過在某些特殊情況或特殊體質下，也有產生這類反應的可能，例如連續注射疫苗（破傷風類毒素、白喉類毒素、蛋白質過敏原等）、細菌感染（如金黃葡萄球菌蛋白質A超抗原(Staphylococcal protein A superantigen)）、蚊蟲叮咬（如蚊子、蜘蛛毒素）等，也可能引發類似亞瑟反應的過敏現象，其中蛋白質A能接合IgG分子的Fc部分，造成IgG的不正常聚集，因而引起亞瑟反應。

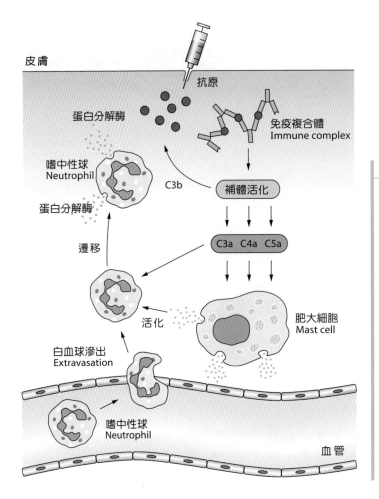

圖13-14　亞瑟反應。

免疫複合體活化補體之後，產生如C3a、C5a等過敏毒素，活化血管、活化肥大細胞、趨化嗜中性球及巨噬細胞，這些與發炎相關的細胞活化之後，釋放發炎介質、蛋白分解酶、含氧自由基、血小板活化素等，隨即造成注射部位組織潰爛、發炎及血管栓塞、病變等現象。

[Adapted from R. A. Goldsby et al., 2002, Immunology, 5th ed., W. H. Freeman and Company.]

▶ 血清疾病

　　與亞瑟反應相較，**血清疾病**(serum sickness)是蛋白抗原引起的全身性過敏反應；其名稱來自20世紀初期被用來治療白喉等疾病的馬血清，例如白喉病人接受抗白喉毒素馬血清治療之後，白喉症狀雖可獲得顯著的改善，但是5~10天之後即產生嚴重的併發症，主要是腎炎及動脈炎。

　　當**異種血清**(xenogeneic serum)注射入體內後，初期在病人血清中存在有大量自由態抗原；約5天之後，病人之免疫系統開始製造抗體，抗體隨即與抗原形成免疫複合體，且免疫複合體逐漸增大，當大小適中時，即開始活化補體，隨後產生如亞瑟反應的症候，活化嗜中性球，釋出足以造成組織損傷的物質。由於補體分子（如C3a、C5a）及隨後由白血球釋出的發炎介質使血管的滲透性增加，使得血清向血管外滲出，但是免疫複合體過大，無法離開血

管，且沉積於血管內壁，故抗血清產生的免疫複合體易促使腎絲球血管及血壓較高的血管（如小動脈）產生發炎反應。當血液循環中的抗體濃度持續增加後，免疫複合體的大小又逐漸變小（詳見第4章，圖4-3），於是組織病變逐漸消失（圖13-15）。

　　血清疾病的症候約在施打異類血清7~10天左右開始出現，大約30天左右即可痊癒。如果施打250mL的馬血清，大約會有90%的個體會有血清疾病。如果施打劑量較少，或引起類似血清疾病的是penicillin、磺胺藥(sulfonamide)等半抗原，則最常見的症候是發燒、蕁麻疹、紅斑、**淋巴腺病**(lymphadenopathy)及關節腫痛、**肌肉疼痛**(myalgias)等，臨床上心血管及腎臟病變反而較少見，一般以止痛藥或抗組織胺藥物即可治療，較嚴重者才考慮使用類固醇。

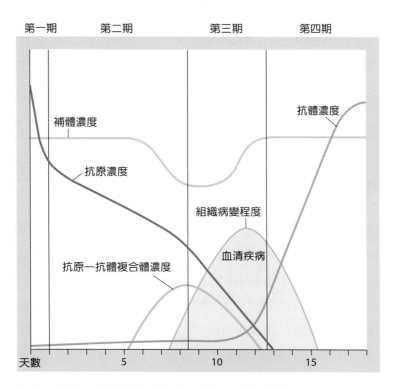

圖13-15　血清中抗原、抗體濃度變化與血清疾病間的關係。

血清疾病的病理發展可大致分為四期：第一期－抗原由注射部位滲入血管中；第二期－抗原激發免疫系統，產生抗原專一性抗體，隨後與抗原形成免疫複合體；第三期－免疫複合體濃度達到最高，引起補體活化，第三類過敏反應造成的組織病變加劇；第四期－抗體濃度持續升高，抗原濃度持續減少，免疫複合體逐漸消失，組織病變趨緩，病情好轉。

13-3 細胞媒介型過敏反應

相較於第一型過敏反應可在數分鐘至1小時內啟動，並於12~24小時左右達到高峰，**第四型過敏反應**(type IV hypersensitivity)則顯得遲緩許多，故稱為**遲迫型過敏反應**(delayed-type hypersensitivity, DTH)。以接觸型過敏而言，$CD4^+$T細胞約在個體遭遇過敏原的12小時後活化，然後離開次級淋巴組織，隨著循環系統來到過敏部位，並離開血管進入過敏反應的組織中，到達高峰的時間約在48~72小時之間；過敏部位在反應早期有嗜中性球浸潤，12小時後逐漸被單核球／巨噬細胞與T_{DTH}細胞所取代。在過敏反應的四種類型中，只有第四型過敏反應與抗體無直接相關，而是由活化之淋巴球及巨噬細胞媒介產生過敏反應，故又稱為**細胞媒介型過敏反應**(cell-mediated hypersensitivity)；且整個反應的促進與調節者，是由多種T細胞、活化之巨噬細胞、甚至角質細胞所分泌的細胞激素，這一點亦與第一型過敏反應有明顯的不同，第一型過敏反應的調節因子是肥大細胞分泌的發炎介質。

第四型過敏依誘發因子及組織病變的不同，可分為三類：接觸型過敏、結核菌素型過敏反應及肉芽腫型過敏反應，簡述如下。

接觸型過敏

接觸型過敏(contact hypersensitivity)又稱為**過敏性接觸型皮膚炎**(allergic contact dermatitis, ACD)，其症狀是局部的，主要在接觸到過敏原的部位產生濕疹和紅斑的現象。引起接觸型過敏的過敏原包括鎳(nickel)、鉻(chromate)、橡膠成分及某些植物所含有的有機分子，如毒籐(poisoning ivy)所含有的兒茶素(pentadecacatechol)等，這些小分子為半抗原，能滲入皮膚中與體內大蛋白分子結合，形成免疫原複合體，活化免疫系統（圖13-16）。免疫原複合體由**蘭格漢細胞**捕捉，隨後這種細胞很快的活化為成熟的**樹突細胞**，並循著淋巴循環系統到達鄰近的淋巴結，進行抗原呈現工作，活化T細胞。這些T細胞主要是$CD4^+$T細胞，能分泌IFN-γ、LT(TNF-β)等細胞激素，活化巨噬細胞；少部分T細胞則分化為記憶細胞。T細胞及巨噬細胞能進入循環系統，滲入接觸半抗原的部位，引起白血球浸潤(infiltration)及血管活化。

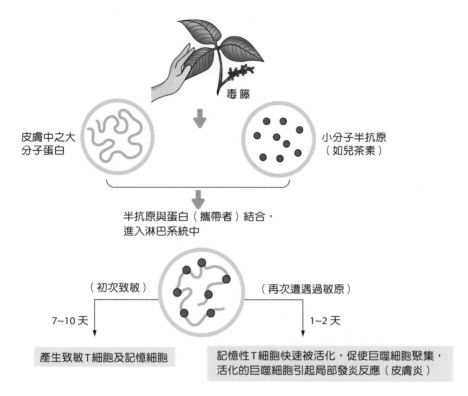

圖13-16　接觸性過敏。

以毒籐為例，其所含的兒茶素為半抗原，能滲入皮膚中與體內大蛋白分子結合，形成免疫原複合體，活化免疫系統。初次接觸約在7~10天產生皮膚過敏反應，形成記憶性T細胞；第二次接觸則在1~2天左右即產生DTH反應，且反應程度也較強。

▶ 接觸型過敏的反應機制

1. 活化初期

　　初次接觸過敏原時，接觸部位並沒有明顯的過敏現象，但是當再度接觸到相同的過敏原時，蘭格漢細胞隨即被活化，一方面攝入半抗原與攜帶者組成的複合體，一方面釋出包括TNF-α、IFN-γ、GM-CSF等細胞激素；這些細胞激素的mRNA在接觸過敏原後的30分鐘左右，即有顯著增加的現象，其中IL-1β mRNA甚至在15分鐘左右就能測到。此外，皮膚中大量的角質細胞也扮演重要的角色，角質細胞受到小分子過敏原刺激之後，隨即製造TNF-α、GM-CSF、IL-1β等細胞激素，也可製造IL-8、MIP-2、IP-10等趨化素以吸引更多白血球。蘭格漢細胞攝入免疫原之後，將之分解處理，並與第二類MHC形

成複合體，呈現給皮膚組織中的CD4$^+$記憶性T細胞，這些對過敏原有專一性的T細胞很快的活化起來，並製造大量的IFN-γ，活化巨噬細胞。

2. 反應期和末期

趨化素及附著性分子的協同作用使血液循環中的淋巴球（主要是CD4$^+$T細胞）和單核球陸續遷移至過敏的組織中，此現象在刺激之後4~8小時即能發生；48小時後則有大量巨噬細胞入侵過敏部位，過敏反應的高峰期約在48~72小時之間。此時，過敏部位充滿了活化的巨噬細胞及角質細胞，而這些細胞分泌的PGE及**遷移抑制素**(migration-inhibitory factor, MIF)等，雖然能增強血管活化及強化白血球浸潤現象，但是也抑制了IL-1、IL-2等細胞激素的製造，故72小時之後整個過敏反應開始趨緩；再加上由肥大細胞、角質細胞及淋巴球分泌的TGF-β與IL-10，抑制T淋巴球及巨噬細胞的進一步活化，以及抑制第二類MHC的表現，使接觸型過敏在接觸過敏原的3~4天後，即逐漸減輕並恢復正常。

▶ 過敏原檢測與治療

過敏性接觸型皮膚炎的傳統檢測法為**貼片檢測**(patch test)，即直接將塗上特定過敏原的小貼片（一般使用約8釐米大小的鋁片，又稱為Finn chamber）貼在上背部(upper back)皮膚上，48小時之後進行先期觀察，貼片下方如果無變化則為0級(grade 0, negative reaction)；貼片下方如果輕微紅腫，區域不超過貼片面積則為1級(grade 1+, positive reaction)；貼片下方紅腫，甚至產生丘疹(papule) 則為2級(grade 2+, positive reaction)；貼片下方產生水疱，甚至大水疱、潰瘍等症狀則為3級(grade 3+, positive reaction)。為了進一步確認，往往會在96小時至7天間進行後期觀察。目前已經有超過20種不同抗原的商品化測試貼片。治療方式最普遍的是施用局部類固醇療法（如betamethasone），如果不適宜施用類固醇，可考慮calcineurin抑制劑（如tacrolimus），以抑制T細胞製造IL-2，從而抑制免疫細胞活化。

結核菌素型過敏反應

結核菌素型過敏反應(tuberculin-type hypersensitivity)是在19世紀末期由柯霍(R. Koch)所發現。柯霍先將結核桿菌(*Mycobacterium tuberculosis*)皮下注射在天竺鼠的後腿，使注射部位產生病灶，然後於6~8週之後，在後腿的另一個部位注射結核桿菌的水溶性抗原；結果發現，數天之後，兩次接受注射的部位皆有壞死的現象，此現象稱為柯霍現象(Koch phenomenon)，結核桿菌的水溶性抗原即稱為結核菌素(tuberculin)。以人體而言，如果肺結核患者皮下注射結核菌素，則患者會產生發燒等一般結核病的症候，且在注射的部位會產生紅腫與硬塊，如果將硬塊部分作組織切片，可發現其中充滿了白血球，這就是典型的結核菌素型過敏反應。

▶ PPD皮膚測試

結核菌素中主要含結核桿菌表面的脂蛋白(lipoprotein)，不過目前檢測時最常用的是純化蛋白衍生物(purified protein derivative, PPD)。PPD的製備方法是先收集體外培養的結核桿菌，經過高壓滅菌殺死後，加入硫酸銨使蛋白質沉澱和濃縮，再將其離心後，即可獲得PPD。當皮下注射PPD後，有罹患過肺結核的個體（或正感染肺結核的病人；注射過BCG者），其注射部位在約8小時之後即出現紅色、堅硬的腫塊，並逐漸變大；在24~72小時之間達到高峰，腫塊最大可達直徑7公分。腫塊中10~20%是淋巴球，約80~90%是高度活化的巨噬細胞，此種反應很顯然是細胞媒介的生理反應。此反應一般在5~7天後消失，注射部位恢復正常，如果反應持續存在，則也可能發展成肉芽腫。PPD廣泛的被用來篩檢肺結核的病人，不過對1歲以下的幼兒及老年人不一定有效。

▶ 結核菌素反應的免疫機制

結核菌素反應的免疫機制與接觸型過敏相似，也涉及蘭格漢細胞、血管內壁細胞、抗原專一性T淋巴球記憶細胞及巨噬細胞（圖13-17），其反應過程如下：

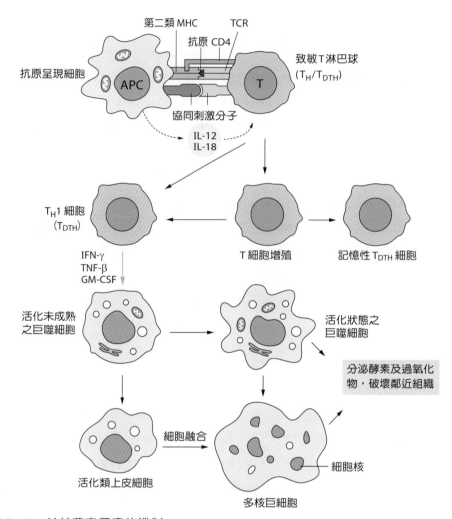

圖13-17　結核菌素反應的機制。

抗原呈現細胞（蘭格漢細胞）捕捉抗原（結核菌素或PPD）並分解處理之後，與第二類MHC形成複合體，隨即呈現給CD4⁺ T_H1 (T_{DTH})細胞；抗原呈現細胞同時分泌IL-12等細胞激素，使T_H1細胞分化。活化的T_H1(T_{DTH})細胞分泌IFN-γ、GM-CSF、TNF-β等細胞激素，活化巨噬細胞；活化的巨噬細胞除了分泌多種物質，使大量的白血球離開血管進入組織中，亦可能融合成多核巨細胞。巨噬細胞產生的過氧化物及蛋白分解酶造成組織損傷。

1.　蘭格漢細胞（抗原呈現細胞）捕捉抗原（結核菌素或PPD）；抗原經過分解處理之後，與第二類MHC形成複合體，隨即呈現給CD4⁺T淋巴球，這群T細胞又稱為T_{DTH}細胞(DTH type T cell)；抗原呈現細胞同時分泌IL-12等細胞激素，使T_{DTH}細胞分化。

2. 活化的T_{DTH}細胞分泌IFN-γ、GM-CSF、LT-α (TNF-β)等細胞激素，活化巨噬細胞；巨噬細胞分泌多種物質，包括TNF-α、IL-1及趨化素等。

3. 巨噬細胞分泌的物質隨即作用在真皮層的血管內壁細胞，使其表現ICAM-1、VCAM-1等附著性分子，再配合T細胞與巨噬細胞釋出的趨化素，注射PPD的部位很快的「徵召」了大量的白血球離開血管進入組織中。

4. 約在注射PPD後4小時左右，注射部位主要含嗜中性球，不過12小時之後即被巨噬細胞及T淋巴球所取代。活化的巨噬細胞可能融合成**多核巨細胞**(multinuclear giant cell)。

 ## 肉芽腫型過敏反應

　　前兩種第四型過敏反應的高峰期皆在48~72小時左右，但是**肉芽腫型過敏反應**(granulomatous hypersensitivity)是典型的慢性病，約在受到感染3~4週之後才會產生明顯的反應。包括結核菌（分枝桿菌屬*Mycobacteria*)）、寄生蟲（血吸蟲*Schistosoma*)）、真菌等引起的慢性病，皆可能誘發此種過敏反應。產生肉芽腫是巨噬細胞及T淋巴球浸潤和聚集的結果；而肉芽腫形成的部位，依受感染及受侵害之組織的不同，可在表皮組織、肺臟、肝臟、消化腸道（如Crohn's disease）等不同器官與組織。

▶ 肉芽腫

　　肉芽腫型過敏反應是因抗原長期、慢性的刺激免疫系統而衍生的；換言之，T淋巴球及巨噬細胞初期的浸潤與活化，是為了消滅胞內寄生菌（如結核桿菌或痲瘋桿菌）、真菌或寄生蟲，然而在病原體無法完全清除的情況下，不斷被刺激的T細胞分泌大量的IFN-γ，使巨噬細胞高度活化，胞內存在相當量的胞內菌，又無法將之清除，呈現泡沫化(foamy)現象，即**泡沫化巨噬細胞**(foamy macrophage)，或是相互融合成多核巨細胞，這些高度活化的細胞釋出含氧自由基、超氧化物、蛋白質分解酶等多種物質，對周遭的組織造成破壞。

▶ 肺結核病

　　被研究得最久、最深入的肉芽腫型過敏反應，是由結核桿菌(*M. tuberculosis*)及痲瘋桿菌(*M. leprae*)所引起的疾病。肺結核(pulmonary tuberculosis, TB)仍然是全球公衛主要的課題之一，2020年全球約有一千萬人罹患TB，約一百五十萬人因而死亡，其中有二十多萬死亡案例與感染HIV的AIDS患者有關，事實上因藥物、遺傳或感染而有免疫缺失(immunocompromised)的病人，是極易罹患TB的族群。結核桿菌由飛沫傳染，當進入肺部之後，很快的被肺泡巨噬細胞所吞噬，病情隨後依幾個步驟發展：

1. 結核桿菌干擾吞噬溶酶體(phagolysosome)分解細菌的功能，使細菌不但不被清除，反而在細胞中緩慢生長，並促使巨噬細胞分泌發炎介質，造成感染部位的發炎現象，使感染部位積水，增加嗜中性球，形成所謂滲出性損傷小結(exudative lesion nodule)；部分細胞分解並釋出肺結核桿菌。

2. 細菌在此階段可能隨著淋巴液離開肺部，進入其他組織與器官中，但是並不引起病變；留在肺部巨噬細胞中的細菌，部分被分解並呈現給$CD4^+$T淋巴球，活化的T細胞釋出大量的IFN-γ，趨化並活化更多的巨噬細胞，事實上IFN-γ早期被認為是主要的MAF。IFN-γ是防禦結核菌感染必需的因子，研究顯示，剔除IFN-γ基因的小鼠，對非致病品系結核菌（即BCG）的感染也毫無抵抗力，會在短期內死亡，而正常小鼠被BCG感染後仍維持存活狀態。此外，IFN-γ也是啟動細胞型過敏反應的因子。$CD4^+$T細胞的活化約在感染之後2~6週產生，此外樹突細胞也參與*M. tuberculosis*感染激發的免疫反應，樹突細胞一方面履行其專業抗原呈現細胞的功能，活化T_{DTH}細胞，一方面分泌Il-12以激發T_H1型細胞免疫反應。T_H1型免疫是對抗如*M. tuberculosis*這種胞內寄生菌主要的防禦機制。

3. 巨噬細胞的大量聚集使感染部位形成肉芽腫，又稱為**結核**(tubercle)；部分巨噬細胞轉化為**類上皮細胞**(epithelioid cell)而失去吞噬能力，部分則融合成巨細胞。在結核中，大量活化的巨噬細胞包圍著富含細菌的核心，由於巨噬細胞釋出的含氧代謝物及蛋白質分解酶破壞了肺細胞，故

核心部位產生**乾酪狀壞死**(caseous necrosis)；當結核範圍逐漸擴大時，在胸部X光片上清晰可見，不過大部分結核會纖維化及**鈣化**(calcification)，故結核並不一定有傳染性。

4. 如果乾酪狀壞死持續產生，患者開始有胃口不佳、體重減輕、疲倦、夜間盜汗及持續咳嗽的症狀，痰中含有大量結核桿菌；如果連血管組織也壞死，則痰中會帶有血絲，且桿菌進入血液循環，擴散至骨骼、腦膜、腹腔、泌尿生殖系統等部位，由於患者免疫系統對桿菌已失去抵抗力，病人全身各部位皆可能產生結核，最後危及生命。

　為了預防結核，一般臨床上以活的減毒品系bacillus Calmette-Guérin (BCG)（即卡介苗）為疫苗；診斷上則以PPD皮下注射的皮膚測試(skin test)為初步檢測，再輔以X光檢驗被美國FDA核准使用的干擾素－γ釋出量檢測(interferon-gamma release assay, IGRA)，也能輔助對TB的診斷，IGRA使用全血或周邊血單核球，與$M.\ tuberculosis$的抗原（如ESAT-6、CFP-10）混合，適當時間後直接檢測IFN-γ濃度，或分泌IFN-γ的T細胞數。雖然有些藥物包括isoniazid、p-aminosalicylic acid、rifampin等已被用來治療肺結核患，但是隨著AIDS等疾病的流行，肺結核病並沒有被完全控制，且結核桿菌逐漸產生抗藥性，故這種持續困擾人類數千年的法定傳染病，仍然值得醫學研究者深入探討。

學習評量　　　　　　　　　　　　　Review Activities

1. 下列有關立即型（第一型）過敏反應與遲迨型過敏反應的比較，何者正確？

選項	立即型過敏反應	遲迨型過敏反應
(A)	媒介者為IgE	媒介者為IgG
(B)	為T_H1型反應	為T_H2型反應
(C)	被活化之細胞分泌大量發炎介質	被活化之細胞分泌大量細胞激素
(D)	被活化之細胞為嗜酸性球	被活化之細胞為胞殺性T淋巴球

2. 下列有關產生立即型（第一型）過敏反應的程序，何者正確？（甲）過敏原將細胞表面之IgE及IgE受體串聯；（乙）肥大細胞及嗜鹼性球產生去顆粒作用，釋出發炎介質；（丙）胞內訊息傳遞途徑活化，提升胞內鈣離子濃度；（丁）過敏原在TH細胞的協助下，活化製造IgE的B淋巴球。

(A) 甲→丁→乙→丙　　(B) 丙→甲→丁→乙

(C) 丁→丙→甲→乙　　(D) 丁→甲→丙→乙

3. 肥大細胞及嗜鹼性球表面具有的IgE受體有何特性？

(A) 為第一型Fc受體(FcεRI)，由α/β鏈所組成

(B) 為第二型Fc受體(FcεRII)，由$\alpha/\beta/\gamma_2$鏈所組成

(C) 為第一型Fc受體(FcεRI)，由$\alpha/\beta/\gamma_2$鏈所組成

(D) 為第二型Fc受體(FcεRII)，由α/γ鏈所組成

4. 下列有關急性過敏反應(anaphylaxis)的敘述何者正確？

(A) 與遺傳因素無關

(B) 造成特定組織或器官的過度反應

(C) 參與之細胞主要是黏膜層肥大細胞

(D) 有季節性及地域性

5. 下列有關新生兒溶血症的敘述，何者正確？

(A) 這種現象最常在Rh陽性母親懷有Rh陰性胎兒時發生

(B) 新生兒溶血症導因於第三型過敏反應

(C) 因抗Rh抗原的IgG透過胎盤攻擊胎兒的紅血球所致

(D) 母體分娩後72小時內注射Rh抗原即可避免

6. 下列有關第三型過敏反應的敘述，何者正確？

(A) 患者最常見的症狀為過敏性休克

(B) 因免疫複合體在小血管中活化補體系統，引起局部性發炎反應所致

(C) 過敏反應導致嗜鹼性球活化，釋放出蛋白分解酶，造成局部的組織損傷

(D) 血清疾病是典型的全身性第三型過敏反應。當個體因蚊蟲叮咬而產生大量的免疫複合體，即引起過敏反應

7. 慢性DTH源於結核桿菌等胞內寄生菌感染，下列何者為造成組織損傷的機制？

(A) T_{DTH}細胞活化後分化成胞殺細胞，破壞局部組織細胞

(B) T_{DTH}細胞活化後分泌許多IFN-γ及TNF-γ，產生胞殺作用

(C) 活化的巨噬細胞相互聚集成肉芽腫，阻礙肺部血流

(D) 活化的巨噬細胞呈長期活化狀態，釋出大量的蛋白分解酶，破壞局部組織細胞

8. 下列何者為異位性過敏反應？

(A) 蕁麻疹　　(B) 亞瑟反應　　(C) 過敏性鼻炎　　(D) 肺結核反應

9. 下列何者為過敏性接觸型皮膚炎的傳統檢測法？

(A) RAST　　(B)皮下注射　　(C) ELISA　　(D) Patch test

10. 異位皮膚炎部位最適當的處理法為何？

(A) 保持皮膚濕潤，避免使用刺激性清潔液

(B) 皮下注射類固醇

(C) 塗抹消炎軟膏

(D) 維持皮膚乾燥、清潔

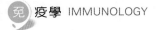

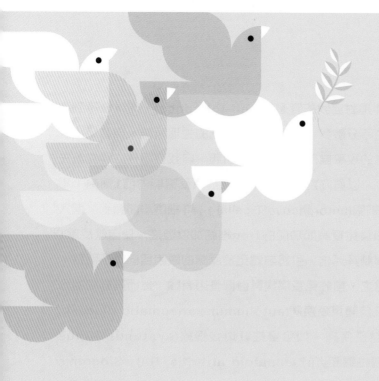

14 CHAPTER

自體免疫疾病
Autoimmune Diseases

本章摘要
掃描QR code或至https://
reurl.cc/2oADYa下載

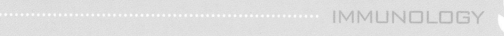

IMMUNOLOGY

專一性免疫反應的首要條件是對自我的容忍性(self-tolerance)，如果做不到這一點，則免疫系統將成為不分敵我，而導致害人害己的生理系統。自體免疫疾病即體內專一性免疫反應不正常的攻擊自己體內抗原所引起，自我容忍性的建立首先在胸腺T淋巴球發育成熟過程中，以負向篩選剔除具自我抗原反應能力的T細胞，不過還可能存在少數的自體反應T細胞(autoreactive T cells)，當T細胞離開胸腺，進入次級淋巴器官與組織後，則有賴具免疫調節功能的Treg細胞加以監控，使自體反應T細胞凋亡，無能化(anergy)或抑制其活化。引起自體免疫反應的原因目前尚不清楚，只知道部分患者有家族史；換言之，自體免疫疾病與遺傳基因有關，然而其詳細的分子與細胞機制並不清楚。風濕性自體免疫疾病(autoimmune rheumatic disease, ARD)包含了多種重要的自體免疫疾病，如全身性紅斑性狼瘡(systemic lupus erythematosis, SLE)、類風濕性關節炎(rheumatoid arthritis, RA)、Sjögren's syndrome等，ARD在台灣的盛行率為每十萬人101.3人，而女性的盛行率是男性的4倍。

自體免疫(autoimmunity)的界定是：「免疫系統打破對自身抗原的容忍性，對自己的組織細胞產生免疫反應」。早在1901年，Paul Ehrlich就提出horror autotoxicus（意指對自身毒性的恐懼）的概念，認為能在不同個體及物種體內激發免疫反應的組織及細胞，不應該在自己體內引起免疫反應。1956年，Witebsky及Rose利用柯霍假說(Koch's postulates)的原則，發展出一套動物實驗模式，證明自體免疫及自體抗原的存在，他們以甲狀腺萃取液與完全佐劑(complete Freund's adjuvant, CFA)混合後注射在兔子身上，發現兔子甲狀腺會產生病變，且血清中含有抗甲狀腺球蛋白(thyroglobulin)的自體抗體(autoantibody)，當然甲狀腺球蛋白就是造成甲狀腺炎(thyroiditis)的自體抗原(autoantigen)；如果將甲狀腺球蛋白純化出來，再施打到健康的個體上，則此動物會發展出相同的甲狀腺病變，證明自己身體內應該存在某些自體抗原，能激發自己的免疫系統，引起對抗自身器官或組織的免疫反應。

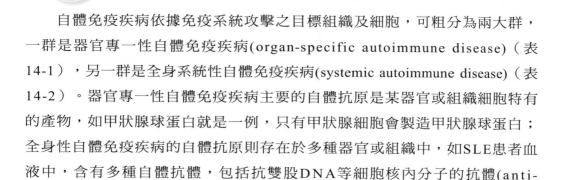

常見的人類自體免疫疾病

自體免疫疾病依據免疫系統攻擊之目標組織及細胞，可粗分為兩大群，一群是器官專一性自體免疫疾病(organ-specific autoimmune disease)（表14-1），另一群是全身系統性自體免疫疾病(systemic autoimmune disease)（表14-2）。器官專一性自體免疫疾病主要的自體抗原是某器官或組織細胞特有的產物，如甲狀腺球蛋白就是一例，只有甲狀腺細胞會製造甲狀腺球蛋白；全身性自體免疫疾病的自體抗原則存在於多種器官或組織中，如SLE患者血液中，含有多種自體抗體，包括抗雙股DNA等細胞核內分子的抗體(anti-dsDNA antibody)，故不局限於某個器官或組織。以下將對幾種常見的自體免疫疾病作簡要的描述。

器官專一性自體免疫疾病

▶ 胰島素依賴型糖尿病

糖尿病泛指因胰島素(insulin)分泌不足或功能異常所引起的高血糖疾病，早期醫學界根據是否絕對依賴胰島素，將糖尿病區分為**胰島素依賴型糖尿病**(insulin-dependent diabetes mellitus, IDDM)及非胰島素依賴型糖尿病(non-insulin-dependent diabetes mellitus, NIDDM)；IDDM又稱為**第一型糖尿病**(type 1 diabetes)，而NIDDM又稱為**第二型糖尿病**(type 2 diabetes)。IDDM是一種自體免疫的疾病，在台灣，IDDM約佔所有糖尿病患者的1~3％左右。第一型糖尿病又分為兩種亞型，type 1A是自體免疫型糖尿病，而type 1B是自發型糖尿病(idiopathic diabetes)，這類先天性糖尿病患者不多，血中無抗β-細胞的自體抗體，與遺傳密切相關，但是與MHC基因變異無關。

type 1A糖尿病導因於患者體內產生自體免疫反應，攻擊胰臟之蘭氏小島β細胞。β細胞是負責製造胰島素的細胞，β細胞在自體反應T淋巴球的攻擊下逐漸死亡，蘭氏小島萎縮，失去分泌胰島素的能力。對NOD鼠（NOD mice；一種先天具有糖尿病的老鼠）的研究顯示，蘭氏小島專一性的T淋巴球普遍存在於脾臟、淋巴結及病變的蘭氏小島中。type 1A糖尿病患者體內也有自體抗體，研究發現，在糖尿病患者發病前數年，體內即存在有β細胞專一性的自體

表14-1　常見之器官專一性自體免疫疾病

疾病名稱	自體抗原	主要症狀	性別差異／遺傳因素
第一型糖尿病／胰島素依賴型糖尿病 (type 1A diabetes / IDDM)	胰臟之蘭氏小島β細胞 (GAD, ICA512, IAA)	蘭氏小島中β細胞死亡、淋巴球浸潤，蘭氏小島萎縮，導致胰島素不足，血糖濃度偏高	• 女：男＝1:1 • HLA-DR及DQ最顯著，如DR4-DQ8半套型，含DRB1*0401-(DQA1*0301/DQB1*0302) • IDDM基因1~17
Hashimoto氏甲狀腺炎 (Hashimoto's thyroiditis)	甲狀腺球蛋白；甲狀腺過氧化氫酶；TSH受體	甲狀腺腫大，但甲狀腺細胞死亡，甲狀腺機能不足，淋巴球浸潤；T_3及T_4偏低；TSH偏高	• 女：男＝10:1 • HLA-DR3、DR4、DR5
Graves氏症 (Graves' disease)	主要為TSH受體，亦包括甲狀腺球蛋白及甲狀腺過氧化氫酶	甲狀腺腫大；抗體刺激TSH受體，造成甲狀腺細胞分裂、增殖、活化，分泌過量甲狀腺素；T_3及T_4偏高；TSH偏低	• 女：男＝10:1 • DRB1*03、DQA1*05、DQB1*02半套型（如HLA-DQA1*0501）
Addison氏症 (Addison's disease)	腎上腺細胞中之P450c21、P450c17、P450scc	腎上腺萎縮；腎上腺皮質激素分泌不足；皮膚色素增加	• 女：男＝1.8:1 • HLA-DR3、DR4
惡性貧血症 (pernicious anemia)	胃部壁細胞內因子；胃部壁細胞上的氫／鉀ATP水解酶	造成胃酸缺乏症，胃泌素原及內因子量降低，影響維生素B_{12}的吸收，導致貧血	• 老年人和女性居多 • 常與甲狀腺疾病或腎上腺自體免疫疾病同時發生
重症肌無力 (myasthenia gravis)	神經突觸之乙醯膽鹼受體 (AChR)	神經傳導受阻；初期：眼皮下垂、複視；中期：咀嚼及吞嚥困難；後期：頸部、四肢肌肉無力	• 40歲以前，女：男＝3:1；老年人男性居多 • 女性：HLA-B8、DR3 • 老年人：HLA-A3、B7、DR2 • 相關之HLA基因因人種而異
多發性硬化症 (multiple sclerosis)	中樞神經系統神經纖維之髓鞘大分子成分	發炎性脫髓鞘現象，患者顏面、四肢麻痺，身體失去平衡感，單眼或雙眼視覺障礙，泌尿生殖系統及腸道功能失調，智力及意識也受損	• 女：男＝1.8:1 • 第一類HLA如HLA-A*0201、HLA-B*0301；第二類HLA如HLA-DR及HLA-DQ基因(HLA-DQA1*0102/DRB1*1501)及DR15半套型

抗體，可能來自T細胞所活化的自體反應B細胞。白血球浸潤的蘭氏小島(islet of Langerhans)含有CD4$^+$T細胞、CD8$^+$T細胞、B細胞、巨噬細胞等，造成β細胞(β-cell)死亡的細胞是CD8$^+$胞殺型T細胞，這些T細胞分泌大量的IFN-γ，但幾乎不表現IL-4，顯然是典型的細胞性免疫反應。第二型糖尿病主要是周邊組織如肝臟、肌肉產生胰島素抗性(insulin resistance)，當然也有許多第二型糖尿病患者，因為胰臟之蘭氏小島β細胞數量不足或失去功能，導致血中胰島素濃度過低。不過蘭氏小島β細胞異常的原因，可能是代謝症候群產生的高血脂、高膽固醇、高血糖引起的內質網壓力反應(endoplasmic reticulum stress, ER stress)、發炎反應，促使β細胞凋亡，與自體抗體無關。

　　type 1A糖尿病與MHC基因多型性關係密切，尤其是HLA-DQ與DR對偶基因，如HLA-DR3、HLA-DR4與第一型糖尿病也關係密切，部分第一類MHC基因，也與罹患type 1A糖尿病的可能性及發病的快慢有關。危險指數最高的基因型是DR4-DQ8半套型(DR4-DQ8 haplotype)，含有DR4 (DRB1*0401)-DQ8 (DQA1*0301/DQB1*0302)，其次為DR3-DQ2半套型(DR3-DQ2 haplotype)，含DR3 (DRB1*0301)-DQ2 (DQA1*0501/DQB1*0201)等對偶基因。約90%的type 1糖尿病患者HLA基因群中帶有DR4-DQ8或DR3-DQ2半套型，約有30%患者帶有兩種半套型，相較於無糖尿病的對照組只有2%。有些非MHC的基因，也與type 1A糖尿病有關，故與MHC基因統稱為IDDM基因，依序命名為IDDM 1~17，其中IDDM 1為第二類HLA基因，IDDM 2屬胰島素基因，胰島素基因位於第11對染色體(11p5)，具有三種數量變異之串聯重複(variable number tandem repeats, VNTR)，影響胸腺細胞基因轉錄成胰島素mRNA的量，與T淋巴球對自身胰島素的容忍性(tolerance)有密切關係。

　　type 1A糖尿病患者血糖在空腹時高於126 mg/dL，或口服葡萄糖2小時後，血糖高於200mg/dL；患者有多尿、劇渴、體重減輕、高血壓、酮酸中毒(ketoacidosis)等症狀，診斷時也同時測定患者體內是否有對抗胰島素，以及對抗某些β細胞自體抗原（如GAD、ICA512、IAA等）的自體抗體。糖尿病患者如果未適當控制血糖，則終會導致失明，甚至造成下肢截肢，並且常因為腎臟功能衰竭而死亡。最直接的治療方式為補充病人體內的胰島素，不過正確的飲食與生活習慣也是防止病情加劇的重要因素。

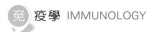

▶ 自體免疫型甲狀腺疾病 (Autoimmune Thyroid Disease, ATD)

1. Hashimoto氏甲狀腺炎

　　Hashimoto氏甲狀腺炎(Hashimoto's thyroiditis, HT)是一種甲狀腺功能不足的疾病。1912年Hashimoto發現某些甲狀腺腫大患者的甲狀腺中不是充滿甲狀腺細胞，而是嚴重的淋巴球浸潤，這種慢性自體免疫型甲狀腺炎便稱為Hashimoto氏甲狀腺炎。此疾病一般在40~60歲間發病，女性與男性比為10:1。患者除了甲狀腺腫大之外，還有虛弱、皮膚乾燥、臉部水腫、舌頭增大、聲音沙啞、體重減輕、記憶衰退等症狀，嚴重者造成黏液水腫(myxedema)、黏液水腫性昏迷(myxedema coma)，在某些族群中罹患HT者可多到4~9.5%，女性罹患人數是男性的八倍。

　　Hashimoto氏甲狀腺炎患者之甲狀腺中浸潤了大量的淋巴球，主要是自體反應CD4$^+$T淋巴球，其次是CD8$^+$T淋巴球及漿細胞、巨噬細胞等，病變組織會逐漸纖維化。病人體內也由於自體反應B淋巴球的活化，產生多種自體抗體，包括抗甲狀腺球蛋白抗體(anti-thyroglobulin Ab, anti-TG Ab)、抗甲狀腺過氧化氫酶抗體(anti-thyroid peroxidase Ab, anti-TPO Ab)，以及少量的抗甲狀腺刺激素受體抗體(anti-thyroid stimulating hormone receptor Ab, anti-TSII-R Ab)和抗鈉碘協同運輸子抗體(anti–Na$^+$/I$^-$ symporter Ab)，其中60~80%患者血清中含抗TG抗體，90~95%患者有抗TPO抗體，這是臨床診斷上罹患HT的診斷指標。不過導致甲狀腺細胞大量減少的因素不是這些自體抗體，而是浸潤的T細胞與巨噬細胞分泌的大量前細胞激素如TNF-α、IL-1β、以及IFN-γ，誘導CD8$^+$CTL細胞與巨噬細胞經由Fas/FasL途徑，促使甲狀腺細胞凋亡。

　　正常個體的甲狀腺中，碘離子經由鈉碘協同運輸子進入甲狀腺細胞後，與甲狀腺球蛋白結合，隨後與酪胺酸(tyrosine)衍生物合成甲狀腺素；甲狀腺素含3個碘離子者簡稱T$_3$ (triiodothyronine)，含4個碘離子者簡稱T$_4$ (thyroxine)。雖然甲狀腺球蛋白在甲狀腺素的生成中佔有重要角色，不過抗甲狀腺球蛋白抗體與Hashimoto氏甲狀腺炎(HT)的病理相關性仍然不清楚。罹患HT的因素，涉及遺傳基因與環境因子，與HT有關的基因包括第一類與第二類HLA基因(6p21)，也包括非MHC基因，如HT患者的甲狀腺球蛋白基因(Tg gene)或甲狀腺過氧化氫酶基因(TPO gene)可能發生突變，近年來的研究也發現編

碼TNF-α誘導蛋白3 (TNF-α-induced protein 3)的基因突變也與HT的發生有關，經過全基因體關聯性研究(GWAS)，發現免疫調節因子CTLA4基因(2q33.2)以及PTPN22 (1q13.2)與FOXE1 (9q22.33)也與HT有關。環境因素包括感染（如C性肝炎、腸道菌等）、因藥物或放射性影響免疫功能等，性別、年齡、懷孕等也會使患病率增加。

Hashimoto氏甲狀腺炎患者的甲狀腺細胞大量死亡的結果，導致T_4製造量過低，由於失去T_4的負迴饋作用，使腦下垂體持續分泌甲狀腺刺激素(TSH)，故血中甲狀腺刺激素濃度過高。治療方式主要是直接補充T_4（甲狀腺素），一方面彌補甲狀腺素的不足，一方面抑制甲狀腺刺激素的分泌。

2. Graves氏症

Graves氏症(Graves' disease)是一種**甲狀腺機能亢進**(hyperthyroidism)的疾病，在人類族群中的發生率(incidence rate)，女性每年每十萬人中有16人，男性每十萬人中只有2.9人，90%以上的患者皆有甲狀腺相關眼部病變(thyroid-associated ophthalmopathy, TAO)，故又稱為凸眼性甲狀腺腫，甲狀腺機能亢進患者中，約80%是罹患Graves氏症。Graves氏症患者中，女性與男性比可高達5:1到10:1，罹患率與HLA-DR3(DRB1*03)某些對偶基因有相關性，以白人族群而言，許多Graves氏症患者帶有HLA-DQA1*0501對偶基因，DQB1*02則是隨後發現與Graves氏症有關的HLA基因，家族遺傳基因若帶有DRB1*03-DQA1*05-DQB1*02半套型，與不具有此半套型者比較，其後代相對危險值(relative risk, RR)可達1.9~3.8。某些非MHC基因如CTLA-4基因單核苷酸多形性(single nucleotide polymorphism, SNP)，CD40基因異常或FOXP3基因突變也可能涉及Graves氏症病情的發展。

Graves氏症主要由於體內產生大量抗甲狀腺刺激素(TSH)受體抗體，這些自體抗體接在甲狀腺刺激素受體上，模擬甲狀腺刺激素的效應，刺激甲狀腺細胞分泌大量的甲狀腺素（圖14-1）。過多的甲狀腺素造成許多生理異常，包括甲狀腺腫大、凸眼、皮膚乾燥、代謝率增高、精神易於緊張等，皮膚病變則較少發生（少於5%）；如果病情嚴重，會有發燒、心血管功能異常，甚至產生昏迷現象。

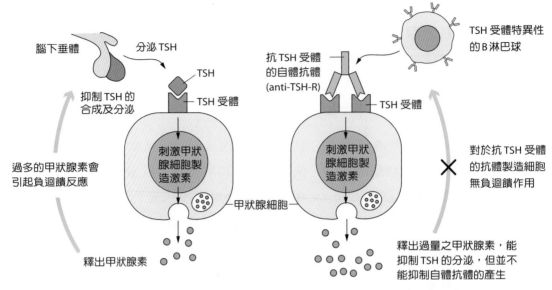

圖14-1　Graves氏症的病理機制。

正常個體之甲狀腺細胞由腦下垂體調節其甲狀腺素的分泌；即腦下垂體分泌甲狀腺刺激素(TSH)，此激素會與甲狀腺細胞上的TSH受體接合，以刺激甲狀腺素的分泌，而當甲狀腺素過量時，則會對腦下垂體產生負迴饋作用，抑制TSH的分泌，進而減少甲狀腺素的分泌。Grave氏症患者體內具有抗TSH受體的自體抗體(anti-TSH-R)，此自體抗體可接在TSH受體上，持續刺激甲狀腺細胞分泌甲狀腺素，且在甲狀腺素過量時無法終止anti-TSH-R的產生，因而造成多種生理反應失常。

　　因為Graves氏症患者的T_4偏高、TSH過低（與Hashimoto氏甲狀腺炎相反），故診斷的方法主要是測定血中T_4及TSH濃度，也可用放射性碘（如^{131}I）作甲狀腺掃描。治療方式則包括抗甲狀腺藥物（如propylthiouracil、methimazole等）、放射性碘（如^{131}I）療法及外科手術切除法等。抗甲狀腺藥物可抑制甲狀腺過氧化氫酶(TPO)活性，減少甲狀腺素的製造，降低血中T_3及T_4濃度，減緩甲狀腺腫大及血管新生，且抑制自體免疫反應；放射性碘（如^{131}I）療法利用體內碘離子90%以上集中在甲狀腺的特性，以低劑量放射性碘殺死甲狀腺細胞，這種療法目前漸趨普遍，尚未發現不良影響；外科手術切除法是切除部分甲狀腺，減少甲狀腺素製造細胞，治癒率可達95%。

▶ Addison氏症

除了第一型糖尿病、甲狀腺疾病之外，另一種內分泌腺體的自體免疫疾病是**Addison氏症**(Addison's disease)，於1855年由Thomas Addison所發現。患者之腎上腺皮質功能嚴重不足，這種症狀雖然也可能來自肺結核菌感染，不過目前在已開發國家的腎上腺皮質功能不足患者中，80%是因罹患Addison氏症。一般在30~50歲時發病，女性與男性比為1.8:1，可能與HLA-DR3及DR4某些對偶基因有相關性。某些患者可歸類為第一型自體多腺體症候群(autoimmune polyglandular syndrome type 1, APS1)，APS1的病患除了罹患Addison氏症之外，可能同時還有type 1糖尿病、Hashimoto氏甲狀腺炎等其他自體免疫疾病。

Addison氏症患者腎上腺皮質受到抗類固醇製造細胞(steroidogenic cell)的自體抗體所攻擊，導致細胞死亡、萎縮、纖維化，糖皮質固醇類激素(glucocorticoid hormone)（如cortisol、睪固酮(testosterone)等）及礦物質皮質固醇類激素(mineralocorticoid hormone)（如醛固酮(aldosterone)）分泌不足。自體抗原主要為細胞中合成類固醇反應中的關鍵酵素──21-氫氧化酶(21-hydroxylase, P450c21)，少量抗體亦攻擊17-氫氧化酶(17-hydroxylase, P450c17)及P450側鏈清除酶(P450 side-chain clear enzyme, P450scc)。患者呈現虛弱、倦怠、厭食、噁心、嘔吐、體重減輕等現象；由於醛固酮量減少，失去對腦下垂體的負迴饋作用，使腦下垂體分泌過多的黑色素細胞刺激素(melanocyte-stimulating hormone, MSH)，造成皮膚色素增加。較嚴重的症狀為腹瀉、低血壓，甚至昏迷、死亡。

約90%以上的Addison氏症患者有血鉀過高(hyperkalemia)和血鈉偏低(hyponatremia)的現象，故血鉀與血鈉濃度是診斷的重點。此外，Addison氏症患者的cortisol濃度低於100 nmol/L，且注射人工合成之促腎上腺皮質激素(adrenolcorticotropic hormone, ACTH)約30~60分鐘後，cortisol濃度仍無法升高到550 nmol/L以上。治療方式主要是補充病人體內的類固醇激素，如服用hydrocortisone、fludrocortisone等。

▶ 惡性貧血症

惡性貧血症(pernicious anemia)患者體內嚴重缺乏維生素B_{12} (vitamin B_{12})，導致無法合成足夠的血紅素，呈現嚴重的貧血。食物中的維生素B_{12}（外因子(extrinsic factor)）在進入人體後，需要胃部製造的內因子(intrinsic factor)協助吸收，而惡性貧血症病人就是胃部缺少功能正常的內因子。罹患惡性貧血症的病人中，以老年人和女性居多，且常與甲狀腺疾病或腎上腺自體免疫疾病同時發生。

惡性貧血症患者體內產生抗內因子及胃部壁細胞(parietal cell)的自體抗體，研究發現主要的自體抗原是壁細胞膜上的氫／鉀ATP水解酶(H^+/K^+-ATPase)。壁細胞負責分泌胃酸（主成分為鹽酸(HCl)），氫/鉀ATP水解酶可協助細胞唧出氫離子，使胃液保持酸性；如果胃內鹽酸不足（胃酸缺乏症(achlorhydria)），胃泌素原及內因子量就會隨之降低。研究發現自體抗體不是主要的致病因子，導致慢性自體免疫型萎縮性胃炎(chronic autoimmune atrophic gastritis)的主因是一群自體反應T淋巴球，且干擾素-γ在疾病發展過程中扮演重要的角色，故惡性貧血症是一種細胞性免疫反應。

診斷方式為口服放射性維生素B_{12}，再分析糞便中維生素B_{12}的殘餘量，直接推算受測者維生素B_{12}的吸收能力；而血液中維生素B_{12}量過低，也是惡性貧血症的基本指標。治療方式是直接補充高劑量的維生素B_{12}。

▶ 重症肌無力

本小節描述的重症肌無力(myasthenia gravis, MG)與下一節提到的多發性硬化症(multiple sclerosis, MS)皆為影響神經系統功能的自體免疫疾病。重症肌無力患者體內產生對抗乙醯膽鹼受體(acetylcholine receptor, AChR)的自體抗體，主要影響運動神經末梢與肌肉間「神經肌肉接合(neuromuscular junction)」的運作，即抗AChR抗體接在肌肉細胞上的AChR上，導致運動神經末梢釋出的乙醯膽鹼無法作用在肌肉細胞表面的AChR，使運動神經的衝動無法傳遞給骨骼肌；MG導因於抗AChR的自體反應T淋巴球，活化的T細胞一方面釋出前發炎細胞激素（如TNF-α），造成局部發炎反應，一方面活化自體反應B淋巴球，使B細胞分化成熟為漿細胞，製造大量抗AChR抗體，抗體

主要是反應力強的IgG1、IgG3，AChR由五個次單元組成，抗體主要的目標是α次單元。

　　症狀最先呈現在眼部、咽喉的小肌肉，造成複視(diplopia)、上眼瞼下垂(ptosis)、發音困難(dysphonia)，然後產生吞嚥與咀嚼困難現象，隨著病情加劇，患者軀幹、頸部和頭部姿勢無法維持、呼吸困難、四肢乏力。40歲以前以女性患者居多，女性與男性比約3:1，老年人之中，則以男性罹患者居多。與MG相關的基因型包括第一類及第二類MHC，年輕女性患者中有相當比例帶有HLA-B8及HLA-DRw3；老年患者多帶有HLA-A3、HLA-B7及HLA-DR2，而HLA-DQA1對偶基因在MG患者中也很普遍。不同人種間也有差異，高加索種族群之MG患者常帶有A1-B8-DR3-DQ2半套型，如日本人MG患者常帶有第一類HLA-B12、HLA-Bw35，亞洲人MG患者則常帶有第二類HLA DQ9及HLA-DRB1*09半套型，中國人患者則常帶有HLA-DRw9及HLA-Bw46等對偶基因。

　　MG最直接的診斷方式為測定受測者體內是否有抗AChR自體抗體，90%以上的MG患者血液中含有抗AChR IgG。晚近最常使用的治療方法是運用乙醯膽鹼酯酶抑制劑；**乙醯膽鹼酯酶**(acetylcholine esterase, AChE)在乙醯膽鹼傳達訊息之後將之分解，以防肌肉持續的收縮，如果乙醯膽鹼酯酶活性受到抑制，則神經肌肉接合部位的乙醯膽鹼會因為無法分解而保持高濃度，因而增加與AChR接合並傳遞訊息的機會。乙醯膽鹼酯酶抑制劑包括edrophonium (Tensilon)、neostigmine bromide (Prostigmin)、pyridostigmine bromide (Mestinon)等，可用於診斷與治療，如果受測者注射乙醯膽鹼酯酶抑制劑後，症狀明顯減輕，則可判斷受測者在乙醯膽鹼保持高濃度之下才能傳遞神經訊息，顯示此人有AChR異常現象。MG的治療藥物包括直接抑制免疫細胞活化的類固醇藥物，抑制T淋巴球與B淋巴球增殖的methotrexate、mycophenolate及azathioprine，抑制T細胞活化的tacrolimus與cyclosporine等是常用的治療用藥，近年來核准臨床應用的補體C5抑制製劑（如eculizumab、zilucoplan）也加入了治療行列。

　　MG患者常有胸腺肥大的現象，1939年Blalock等人發現，切除胸腺顯著改善MG患者的症狀，近年來愈來愈多的證據顯示切除胸腺確實是MG的有效療法之一。非藥物療法還包括**血漿減除術**(plasmapheresis)，即以正常人的血

漿替換MG病人的血漿，以減少病人體內抗AChR自體抗體，造血幹細胞移植及嵌合抗原受體T細胞(chimeric antigen receptor T cells, CART-T)療法也已經進入二期臨床試驗。

▶ 多發性硬化症

多發性硬化症(multiple sclerosis, MS)是一種影響中樞神經系統的慢性發炎疾病，稱為**發炎性脫髓鞘現象**(inflammatory demyelination)，導致神經系統漸進性的失去功能。MS的發生率每十萬人中約有30~150個病例，且溫帶地區國家的罹患率遠高於熱帶地區；女性與男性比率約1.8:1。遺傳因素與HLA-DR2及DQ有關，DR15是隨後依據其所帶之DRB1對偶基因血清型從DR2分出來的半套型，DR15與DR16半套型還帶有另一種DRB基因，命名為DRB5基因。與MS密切相關的基因除了第二類HLA的DR15半套型基因外，還有第一類HLA的HLA-B*0301、HLA-A*0201，而與MS連結最強的是HLA-DRB1*1501對偶基因，幾乎100%高加索人種的MS患者攜帶DR15半套型的DRB1*1501、DRB5*0101基因，DQA1*0102及DQB1*0602也是兩種與MS相關的對偶基因。MS患者的症狀是顏面及四肢感覺神經失去功能（麻痺）、身體失去平衡感、單眼或雙眼視覺障礙，甚至泌尿生殖系統及腸道功能失調，智力及意識也可能受損。

MS的自體抗原為中樞神經系統神經纖維之髓鞘(myelin)，包括脂蛋白(proteolipoprotein)、髓鞘鹼性蛋白(myelin basic protein, MBP)及髓鞘寡樹突細胞醣蛋白(myelin oligodendrocyte glycoprotein)，患者體內產生攻擊髓鞘的自體反應T細胞。這些自體反應細胞的活化，可能受到分子結構與MBP相似之細菌或病毒抗原刺激，包括前一節的MG自體免疫反應，也可能是受到分子結構與AChR相似之細菌或病毒抗原所激發的，不過到底是哪一種病原體抗原，目前尚未釐清。活化的髓鞘專一性T_H1及B淋巴球穿過血腦障壁(blood-brain barrier, BBB)進入中樞神經系統，再經由中樞神經系統中的抗原呈現細胞（如神經膠細胞）刺激活化，分泌與發炎有關的細胞激素（如TNF-α、IL-1、IFN-γ等），造成發炎細胞釋出破壞髓鞘的酵素，或活化B細胞，產生抗體攻擊髓鞘，造成脫髓鞘現象，這些自體抗體可能是IgG、IgA或IgM，GWAS也發現MS與IL-2R及IL-7R基因密切相關，顯然腦組織損傷與介白素-2

激發的細胞反應有關；而介白素-7是IL-2家族的成員，已經被證明能活化CD8$^+$胞殺性T細胞。此外，T_H17細胞能分泌IL-17及IL-22，增加免疫細胞對BBB的通透性，促進發炎反應；而在MS受損的腦組織中，調節型T細胞(T_{reg})的功能則被明顯抑制。

　　MS的診斷包括測定腦脊髓液中抗髓鞘的抗體濃度，以及核磁共振掃描，核磁共振圖(magnetic resonance image, MRI)能顯示血腦障壁局部發生的病變及損害。晚近的治療方式包括：

1. 皮下注射干擾素-β1b(IFN-β1b; Betaseron)，增加抗發炎細胞激素IL-10，緩解發炎反應，抑制自體反應T細胞增殖，干擾第二類MHC的表現，減少淋巴球通過BBB，最近之研究顯示干擾素-β1a也具有療效。

2. 注射人工合成之多肽鏈glatiramer acetate/copolymer-1 (Copaxone)，這種多肽鏈對第二類MHC(HLA-DR1, -DR2, -DR4)有很高的親和力，能干擾第二類MHC與MBP之epitope抗原片段結合，進而抑制抗原呈現細胞呈現MBP自體抗原，有效抑制自體反應T淋巴球的活化。臨床上已經使用的干擾素製劑包括IFN-β-1b (Betaseron)、IFN-β-1a (Avonex)、IFN-β-1a (Rebif)等。

3. 其他治療藥劑包括抑制DNA合成，從而抑制T細胞與B細胞增生的mitoxantrone，抗CD25抗體daclizumab以干擾IL-2R的功能，抗CD20抗體ocrelizumab以抑制B細胞成熟，還有某些新藥已進入三期臨床試驗，如抗α4-integrin（α4-整合素）單株抗體natalizumab，由於參與發炎反應的白血球表面具有α4-整合素，協助細胞穿過BBB或腸道上皮層，如果能阻止發炎細胞穿過BBB，加劇損害髓鞘的發炎反應，因可緩解MS的症狀。

系統性自體免疫疾病

▶ 全身性紅斑性狼瘡

　　全身性紅斑性狼瘡(systemic lupus erythematosus, SLE)是最典型的系統性自體免疫疾病，幾乎全身組織與器官皆受到影響，SLE的症狀可由輕微的皮膚病變，到中樞神經系統、腎臟功能異常等危及生命的病變。這是一種古老的疾病，不過約50多年前才確認SLE患者體內的自體抗體，而這些抗體所對

抗的自體抗原主要是細胞核所含有的大分子物質，包括核酸(DNA)與蛋白質（組蛋白）等，因此SLE患者血液中含有大量抗雙股DNA抗體(anti-dsDNA Ab)。然而，為何體內會產生對抗細胞核物質的自體抗體，仍然是個謎。

　　SLE病人中，女性與男性的比例為9:1，大多在20~40歲之間發病。罹患SLE的機率（或稱危險指數）與遺傳背景息息相關，且從第一類MHC到第三類MHC基因皆有關聯，第一類包括HLA-A*29、HLA-B*51，以第二類HLA而言，不同人種的SLE病人所帶有的對偶基因比例不盡相同，如美洲及亞洲人之中，SLE病人所帶有HLA-DR15對偶基因DRB1*1501的比例最高，這與前一節所介紹的MS患者相同，而歐洲裔SLE病人以DRB1*0301對偶基因較多。HLA-DQB1*0602在高加索人種與亞洲人種的SLE病患基因體內也很常見。以第三類MHC基因而言（此基因群含某些補體基因及細胞激素基因），補體基因發生突變與SLE關係密切，可能是影響了促進吞噬作用的機制，因SLE產生許多自體抗體，必須依賴吞噬細胞加以清除，吞噬作用如有缺失，將造成血液及組織中免疫複合體的堆積，加劇組織病變，同時活化更多B細胞，產生更多自體抗體。C4基因缺失的個體罹患SLE的機率高達90%，其他非MHC基因如C1q基因突變也在SLE病患中常見，某些與細胞凋亡有關的基因（如Fas、FasL、bcl-2等）如發生缺失，這些個體罹患SLE的機率也會偏高，由於患者體內無法清除自體反應T細胞與B細胞，產生大量的自體抗體。近年來很受關注的是與第一型干擾素有關的基因，這類基因發生突變，持續上調第一型干擾素的訊號，異常升高干擾素刺激基因(interferon-stimulated genes, ISGs)的表現量，甚至ISG表現的升高成了SLE的診斷指標之一，干擾素基因的異常與臨床上SLE之症狀有密切相關，醫學界甚至稱之為第一型干擾素病變(type1 interferonopathy)，不過此干擾素異常與SLE病理的詳細關係還在研究中。

　　由於自體抗體大量活化補體，使SLE患者體內補體分子（C4、C1q、C1r、C2等）濃度嚴重偏低；大約20~30%的SLE病人血中含**類風濕因子**(rheumatoid factor)（將在下一小節中詳述）。最普遍的SLE症狀是全身性的關節炎(>90%)、皮膚病變(72%)、肌肉疼痛（約50%），紅斑性皮膚病變是此類疾病名稱的由來，易暴露在紫外線下的部位更容易發生病變，故臉頰很容易形成蝴蝶斑(butterfly rash)(57%)（圖14-2），未暴露在外的黏膜表皮層也

表14-2　常見之系統性自體免疫疾病

疾病名稱	自體抗原	主要症狀	性別差異／遺傳因素
全身性紅斑性狼瘡 (systemic lupus erythematosus, SLE)	雙股DNA，核中之組蛋白、核糖蛋白（Sm蛋白）	抗細胞核抗體無組織和器官特異性，造成全身性的關節炎、肌肉疼痛、紅斑性皮膚病變（蝴蝶斑）、腎臟組織病變；影響其他器官包括腎臟、肺臟、心臟、消化腸道、神經系統、眼部及血管組織等	· 女：男＝9:1 · 第一類HLA含HLA-A*29、HLA-B*51；第二類HLA含DRB1*1501、DRB1*0301以及DQB1*0602
類風濕性關節炎 (rheumatoid arthritis, RA)	自體IgG分子Fc部位，以及其他未知之自體抗原	由CD4$^+$T淋巴球主導，其他包括巨噬細胞、嗜中性球、滑液囊細胞等，分泌大量前發炎細胞激素、酵素、基質蛋白等，使關節發炎、滑液囊膜異常增厚。症狀從小關節開始，逐漸發展到大關節，甚至引起關節變形。絕大多數的RA患者，血清及關節滑液中皆含有類風濕因子（抗IgG抗體）	· 女：男＝3:1 · HLA-DR4 (DRB1*0401、*0404、*0405)
Sjögren氏症候群 (Sjögren's syndrome)	分泌腺體；Ro60、La48及Ro52等核糖蛋白	T淋巴球主導，影響全身的分泌腺體，包括胰臟、汗腺、淚腺、唾液腺，以及腸道、呼吸道及陰道黏液分泌腺體。隨後產生類似SLE及RA的症狀，約30％患者有腎臟疾病，併發風濕性關節炎，約5％患者產生淋巴腫瘤	· 女：男＝9:1 · HLA-DR3、HLA-DQ，如HLA-DRB1*0301、DQA1*0501-DQB1*0201

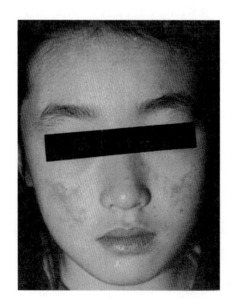

圖14-2　全身性紅斑性狼瘡患者臉部的蝴蝶斑。

全身性紅斑性狼瘡患者的紅斑性皮膚病變易發生在經常暴露於紫外線下的部位。

可能產生潰瘍。SLE患者主要的死因是腎功能衰竭，約50%患者會罹患狼瘡腎炎(lupus nephritis)，大於90%患者有程度不同的腎臟組織病變，免疫複合體大量沉積在腎絲球，造成腎絲球腎炎(glomerulonephritis)。其他器官包括肺臟、心臟、消化腸道、神經系統、眼部及血管組織等，也有程度不一的病變。

　　診斷SLE的基本要件是血液中含有抗雙股DNA抗體，不過SLE患者特有的自體抗體還包括抗組蛋白抗體(anti-histone Ab)、抗Sm蛋白抗體(anti-Sm protein Ab)等，組蛋白是染色體的結構蛋白，與DNA組成核小體，Sm蛋白與U1 snRNA組成參與RNA剪接的U1 snRNP，故皆為細胞核中極重要的蛋白質。雖然自體抗體是SLE病理機轉中的重要因素，不過自體反應T淋巴球也參與某些自體免疫反應的進行。目前針對SLE沒有治本的療法，類固醇(glucocorticosteroids)仍然是常用的藥物，抑制T淋巴球與B淋巴球增殖的cyclophosphamide、azathioprine、methotrexate，以及抑制T細胞活化的tacrolimus與cyclosporine等也常用來治療SLE，依照病情的輕重，非類固醇與類固醇藥物皆可能是第一線藥物。免疫療法(immunotherapy)也普遍被接受，目前被核准臨床治療SLE的生物製劑有多種，如抗CD20的DNA重組抗體rituximab，主要抑制B細胞的增生與活化，還有抗B細胞活化素(B-cell activating factor, BAFF)抗體belimumab，這兩種製劑皆抑制B淋巴球的成熟與活化。抗介白質－6受體抗體tocilizumab能抑制SLE病理上主要的調節因子IL-6，雖然已被核准治療RA，用來治療SLE只進行過一期臨床試驗。而abatacept是CTLA4與抗體分子Fc片段結合的蛋白製劑，abatacept阻斷抗原呈現細胞之B7-1/B7-2 (CD80/86)與T細胞CD28的交互作用，抑制了T淋巴球活化，此蛋白製劑已完成二期臨床試驗。近年來核准臨床應用的補體C5抑制製劑（如eculizumab、zilucoplan)也已經加入了治療行列。

▶ 類風濕性關節炎

　　類風濕性關節炎(rheumatoid arthritis, RA)是最普遍的系統性自體免疫疾病，罹患這種全身性慢性自體免疫型發炎疾病的人，平均佔人類族群的0.5~1.0%，往往來自家族遺傳，有RA家族史者，罹患RA的可能性可增加3~5

倍。不過種族間差異很大，例如中國人之中，RA患者約0.3%，而在美國印地安Chippewa族之中，RA患者多達5~7%。由流行病學研究顯示，RA與個體的遺傳背景密不可分，經由GWAS已經找出超過100個基因座(Loci)與RA有關，不過因地理分布與種族而異，有些還涉及其他慢性發炎疾病。

MHC基因的多型性與RA密不可分，與RA相關的對偶基因，其編碼的HLA蛋白分子共用某些胺基酸序列，稱為「共用決定部位」(shared epitope, SE)，尤其某些人之HLA分子第70及71號胺基酸為共用序列時，罹患RA的危險性大增。某些第二類MHC之HLA-DR4相關對偶基因，在北美及北歐RA患者中很普遍，帶有HLA-DR4對偶基因的人分別佔14.6%及13.4%，不過東方人如日本人之RA患者帶有HLA-DR4對偶基因的人只佔2.9%。在HLA-DR4對偶基因多型性之中，HLA-DRB1與RA的關聯性最強，包括HLA-DRB1*0401、*0404及*0405等，其他還包括DRB1*0101、*0408、*1001及*1402。RA患者仍然以女性居多，女性與男性比約為3:1。其他非HLA基因也或多或少與RA相關，如與發炎反應有關的基因（如IL-6、NF-κB之基因），與T細胞活化有關的基因（如CTLA4、STAT4、CD28、CD40、PTPN22之基因）。

RA相關之自體免疫反應，主要來自一群對自體抗原片段(self-peptide)起反應的T淋巴球，自體反應T細胞殖株(T-cell clone)進一步活化B淋巴球，製造自體抗體。某些實驗證據顯示，RA也可能與病毒感染有關，如EBV的gp110表面醣蛋白，其胺基酸序列與MHC分子有相似性，故為了對抗EBV感染而產生的T細胞及B細胞，可能也會對自體MHC分子起反應。

RA患者病變的關節中有明顯的白血球浸潤，其中由活化之$CD4^+$T淋巴球主導，其他包括巨噬細胞、嗜中性球、滑液囊細胞(synoviocyte)的活化，分泌大量之TNF-α、IL-1β和IL-6等前發炎細胞激素、酵素以及基質蛋白等，使關節發炎、滑液囊膜異常增厚。症狀從小關節開始，逐漸發展到大關節，甚至引起關節變形（圖14-3）；關節以外的組織也會產生病變，包括血管炎、皮膚和肌肉萎縮、良性肺炎(pneumonitis)以及淋巴腺和脾臟腫大等。

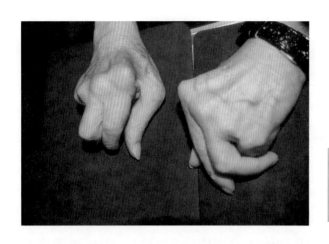

圖14-3 類風濕性關節炎患者手部關節的變形。

類風濕性關節炎患者關節滑液囊膜異常增厚，造成關節的變形。

　　類風濕因子(rheumatoid factor, RF)是RA主要的診斷依據之一，另一種診斷因子是抗瓜胺酸蛋白抗體(anti-citrullinated protein/peptide antibodies, ACPA)，事實上RA依據血清中是否能測得RF及ACPA，大致分為血清陽性(seropositive)與血清陰性(seronegative)。絕大多數RA患者的血清及關節滑液(synovial fluid)中皆含有RF；RF往往在RA發病數個月、甚至數年之前，即存在於患者體內。RF是對抗自體IgG分子Fc部分的自體抗體，主要為IgM，也有相當比例是IgG與IgA。RF與自體IgG形成免疫複合體，活化補體，造成關節部位發炎反應。ACPA也是一種自體抗體，能辨識帶有瓜胺酸的蛋白質，最常在胺基酸序列中含有瓜胺酸的蛋白分子是波形蛋白（vimentin，是細胞內構成中絲的蛋白之一）、纖維蛋白原（fibrinogen，結締組織蛋白）及第二型膠原蛋白（type II collagen，結締組織蛋白）等，ACPA辨識的epitope是蛋白分子中的瓜胺酸，製造ACPA的B淋巴球存在於滑液關節囊中，ACPA可以是IgG、IgA或IgM。ACPA與蛋白質自體抗原形成的免疫複合體可促使巨噬細胞、破骨細胞(osteoblast)活化。在纖聚蛋白(filaggrin)分子上的是環瓜氨酸(cyclic citrullinated filaggrin)，由於抗體對環瓜氨酸親和力較強，廠商製造的ACPA ELISA測試組用的是人工合成的環瓜氨酸抗原(cyclic citrullinated peptide, CCP)。ACPA也可能與RF交互作用，擴大在關節組織內的發炎反應與組織損傷。

　　除血清檢驗之外，對稱性關節病變及X光片也是輔助診斷的工具。治療RA的藥物除了類固醇之外，改善病情抗風濕藥物(disease-modifying antirheumatic drugs, DMARDs)也被廣為使用，DMARD包含於1998年核准臨床治療RA的leflunomide，這是細胞合成嘧啶之關鍵酵素dihydroorotate dehydrogenase的抑制劑，故能有效抑制T淋巴球及關節滑液囊細胞的增殖，此外還包括常用的抑制細胞增生劑methotrexate、原先用來治療瘧疾的藥物hydroxychloroquine、抗發炎藥物sulfasalazine等。治療RA的免疫療法(immunotherapy)也有多種被核准臨床使用，包括五種抑制TNF-α的蛋白製劑(infliximab、etanercept、adalimumab、golimumab and certolizumab pegol)、IL-1受體拮抗劑(anakinra)、抗IL-6受體抗體tocilizumab，以及先前提到治療SLE的rituximab、tocilizumab、abatacept等。

▶ Sjögren氏症候群

Sjögren氏症候群(Sjögren's syndrome)的名字來自瑞典眼科醫師Henrik Sjögren，19世紀末期之後，歐洲的醫師描述了許多這種症候群的病例，患者的口腔乾燥、眼角膜乾燥，經常伴隨有慢性關節炎，故Sjögren氏症候群又稱為乾燥症（乾眼症）。事實上，Sjögren氏症候群普遍影響到全身的分泌腺體，包括胰臟、汗腺、淚腺、唾液腺，以及腸道、呼吸道及陰道黏液分泌腺體。病情隨後發展到全身，類似SLE及RA的症狀，影響所及包括骨骼肌、肺臟、胃部、腎臟、皮膚、血液等，甚至影響周邊神經系統的功能，約30%患者有腎臟疾病，併發類風濕性關節炎，約5%患者產生淋巴腫瘤。

發生Sjögren氏症候群的患者，在人類族群中約佔0.5~1.0%，各種年齡層都有，不過以40~50歲者居多，女性與男性比例為9:1，約30%有家族史，最相關的基因為HLA對偶基因，依照各種族的研究結果，與Sjögren氏症候群關聯性最高的對偶基因包括HLA-DR3，如HLA-DRB1*0301、HLA-DQ相關的對偶基因如DQA1*0501-DQB1*0201等也有關，而患者如帶有HLA-DRB1*03及DQB1*02，血清中帶有抗SSA抗體(anti-SSA Ab)及抗SSB抗體(anti-SSB Ab)的比率很高，病情會較為嚴重。GWAS研究顯示，非HLA基因中與Sjögren氏症候群關聯性最強的是SH2D2A與KLRG1基因，SH2D2A可在T細胞、NK細胞及血管內壁細胞中表現，主要功能涉及T細胞活化時的胞內訊息傳遞途徑，KLRG1在記憶性CD8$^+$T細胞及NK細胞中表現，涉及免疫細胞功能的抑制機制。

Sjögren氏症候群的患者體內具有自體反應T淋巴球，攻擊分泌腺體，也產生抗體攻擊Ro60、La48及Ro52等核糖蛋白成分，Ro60、La48及Ro52與一

般人類細胞質Y型小RNA (human small cytoplasmic Y RNA)結合成核糖蛋白，故這類抗體的目標抗原不具有組織器官特異性。診斷上，60~75%的Sjögren氏症候群患者血中具有抗Ro自體抗體(SSA)，40%以上具有抗La抗體(SSB)，故有的學者將Sjögren氏症候群患者分為anti-SSA、anti-SSB自體抗體陽性與自體抗體陰性等兩群，自體抗體陽性者較年輕，病情與HLA基因的相關性強，血清中含高濃度IgG，唾液腺是主要攻擊目標，呈現全身系統性症候；自體抗體陰性者一般較年長，與HLA基因相關性低，較常具有器官專一性。目前沒有直接治療Sjögren氏症候群的藥物，病人以人工淚液減輕眼部症狀，其中常含有cyclosporine等免疫抑制劑口腔則消極防止蛀牙、牙齦疾病等，常使用pilocarpine 或cevimeline等藥劑減輕口腔乾燥，部分患者服用抗瘧疾藥物(hydrochloroquine)可適當減輕症狀。

14-2　研究自體免疫疾病的動物模式

實驗動物模式

基於人道立場，對自體免疫疾病的研究必須依賴某些特殊的實驗動物模式，一方面可深入探討引起自體免疫反應的機制，一方面尋求預防與治療的方法。目前有許多種具有先天性自體免疫疾病之老鼠品系用於醫學研究領域，舉例如下：

1. **New Zealand Black (NZB)老鼠，以及NZB×NZW (New Zealand White) F1子代**

這兩種品系先天性產生類似全身性紅斑性狼瘡的症狀，例如在2~4個月大時，體內即產生對抗紅血球、細胞核內核糖蛋白、DNA及T淋巴球表面抗原的自體抗體；除了MHC之H-2^{d}及H-2^{Z}單套型之外，至少有12種非MHC基因與其SLE外表型有關。

2. **Nonobese diabetic mice (NOD mice)老鼠**

這是一種具有先天性自體免疫型糖尿病的老鼠，其症狀類似人類的胰島素依賴型糖尿病(IDDM)，即胰臟中的蘭氏小島有大量的淋巴球浸潤、β細胞

（製造胰島素的細胞）大量死亡、胰島素嚴重偏低及血糖偏高等症狀。NOD
老鼠的基因庫中，至少有14個基因座(locus)與其糖尿病外表型有關，這些基
因座命名為Idd，其中Idd1屬於MHC基因家族的成員。歷年來發表的糖尿病研
究中，以NOD鼠為動物模型的論文約兩萬篇，是最常被使用的自體免疫動物
模型。

3. 誘發型的動物模式

　　某些自體免疫反應的研究採用誘發型的動物模式。例如對多發性硬化症
的研究，經常將髓鞘鹼性蛋白(myelin basic protein, MBP)混合佐劑之後，注射
入正常老鼠體內，約2~3週後，即能誘發類似人類多發性硬化症的病症，即中
樞神經系統的髓鞘周邊產生大量的淋巴球浸潤，一段時間後，四肢產生麻痺現
象，身體無法正常站立及活動，這種症狀常稱為**實驗性自體免疫型腦脊髓炎**
(experimental autoimmune encephalomyelitis, EAE)的動物模式（圖14-4）。

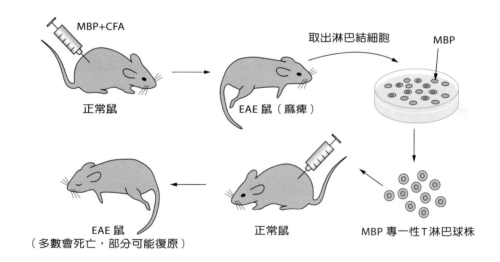

圖14-4　實驗性自體免疫型腦脊髓炎(EAE)。

將MBP混合佐劑(CFA)注入正常老鼠體內，約2~3週之後，即能誘發類似人類多發性硬
化症的病症，即中樞神經系統的髓鞘周邊產生大量的淋巴球浸潤，一段時間後，四肢產
生麻痺現象，此症候稱為實驗性自體免疫型腦脊髓炎(EAE)；隨後將淋巴球分離出來，
加入MBP離體培養以增加MBP專一性T細胞，如果將此類細胞注入健康老鼠體內，則此
老鼠也會產生相同的症狀。

EAE鼠的自體免疫反應

　　我們從自體免疫疾病的動物模式中學到什麼？或許這才是本節的重點。由自體免疫疾病的研究發現，具自體抗原專一性的CD4$^+$T細胞誘導的組織病變，與多發性硬化症、自體免疫性腸炎（如Crohn's disease）、類風濕性關節炎等多種自體免疫疾病密切相關，尤其是大量的自體反應T$_H$17及T$_H$1細胞，聚集在自體免疫反應的組織中。從自體免疫疾病的動物模式中進一步證實，T$_H$17及T$_H$1細胞扮演重要的角色。自體免疫反應誘發局部組織損傷的過程很複雜，涉及一系列依序活化作用期T細胞的步驟（圖14-5）。在次級淋巴組織中，自體抗原專一性的純真型T細胞被樹突細胞活化後，由樹突細胞、巨噬細胞分泌的IL-6及由調節型T細胞（T$_{reg}$細胞）分泌的TGF-β，一方面誘導活化的輔助型T細胞分化為T$_H$17細胞，一方面促使T$_H$17細胞分泌大量IL-21，IL-21迴饋T$_H$17細胞，使T$_H$17細胞數量及功能自我放大，其中還需要IL-23的協助，穩定T$_H$17細胞株。當T$_H$17進入自體免疫反應的組織後（如在EAE鼠模式中，自體免疫反應的組織為脊髓），T$_H$17分泌大量的細胞激素IL-17，IL-17一方面透過誘導分泌的趨化素徵召T$_H$1細胞進入自體免疫反應的組織，一方面誘導嗜中性球與單核球的聚集，引起發炎反應；同時，T$_H$1細胞分泌的IFN-γ就近促進聚集的嗜中性球與單核球分泌一系列發炎介質與細胞激素。逐漸增強的發炎反應造成局部的細胞死亡與組織損傷。不過T$_H$17細胞主要針對嗜中性球的聚集與活化，T$_H$1細胞分泌的IFN-γ對單核球、CD8$^+$ T細胞、NK細胞的聚集與活化作用較為顯著，這些具有胞殺功能的細胞，會直接攻擊具有自體抗原的細胞或組織，加劇自體免疫疾病的症狀。T$_{reg}$細胞在自體免疫反應中，除了反應初期協助誘導T$_H$17細胞分化之外，發炎反應過程中也扮演負面調節的角色，使發炎反應不至於無限制的擴大，如在正常狀態下，在EAE鼠體內的T$_H$17細胞就不會將發炎反應擴大到腦部組織中。

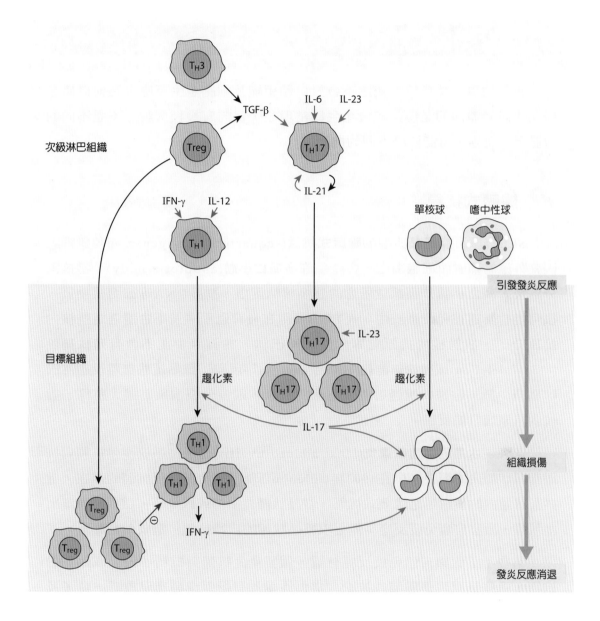

圖14-5　自體免疫反應誘發局部組織損傷的機制。

在次級淋巴組織中，由樹突細胞、巨噬細胞分泌的IL-6及由T_{reg}細胞與T_H3型細胞（T_H3型細胞已併入T_{reg}）所分泌的TGF-β，一方面誘導活化的輔助型T細胞分化為T_H17細胞，一方面促使T_H17細胞分泌大量IL-21，IL-21迴饋T_H17細胞，使T_H17細胞數量及功能自我放大，其中還需要IL-23的協助，穩定T_H17細胞株。T_H17分泌的IL-17一方面徵召T_H1細胞進入自體免疫反應的組織，一方面誘導嗜中性球與單核球的聚集，引起發炎反應；同時，T_H1細胞分泌的IFN-γ也能活化嗜中性球與單核球分泌一系列發炎介質與細胞激素。發炎反應造成局部的細胞死亡與組織損傷(Damsker et al., 2010; Figure 2)。

14-3 自體免疫疾病的發病機制

正常的專一性免疫系統應不會對自體組織及細胞產生反應，為何自體免疫疾病患者體內的免疫系統會產生異常現象，目前有幾種假說，不過不同的自體免疫反應，可能源於不同的機制。

隱藏式抗原

SLE抗原可能是最典型的**隱藏式抗原**(sequestered antigen)，如角質細胞因紫外線的照射而細胞凋亡，會產生許多**凋亡小體**(apoptotic body)，當核膜分解後，凋亡小體外膜部位所含的許多核糖蛋白、雙股DNA等細胞核物質，很可能會暴露在免疫系統中。而T與B細胞在發育過程中並不會遭遇這些核內抗原分子，故對核內抗原有專一性的淋巴球，在胸腺中並不會有**殖株刪除**(clonal deletion)或**殖株無能化**(clonal anergy)等現象；雖然這些自體反應淋巴球佔極少數，但是如遭遇這些被隱藏的抗原，則會分裂增殖而擴大殖株，對核內抗原起自體反應。

此外，**水晶體性葡萄膜炎**(lens-induced uveitis)是免疫系統產生抗體對抗眼部晶狀體內的蛋白，早在1903年Uhlenhuth就已經發現這種抗體的存在。這些晶狀體內的蛋白也是隱藏式抗原，當晶狀體有損傷或感染時，這些抗原滲出晶狀體，激發自體免疫反應，產生攻擊晶狀體的自體抗體，造成葡萄膜炎。

某些不孕症與自體免疫反應有關，個體產生抗體對抗精子表面或內在的抗原，這些抗原也是隱藏式抗原。當男性睪丸有損傷或發炎現象時，精子及免疫細胞突破**血液－睪丸障壁**(blood-testis barrier)，激發自體免疫反應。而少數女性在性行為過程中，也會因為接觸精子而產生抗精子抗體；研究發現，1~12%的不孕症女性體內存有這種抗體。而經過輸精管結紮的男性中，約有一半會在血清中含有抗精子抗體。

分子模擬

分子模擬(molecular mimicry)主要指某些入侵體內的病原體，帶有分子構造（主要是胺基酸序列）與自體抗原相似的物質，這些病原體激發的抗

體，同時能與自體抗原交叉作用(cross reaction)，形成免疫複合體，病原體活化的T_H淋巴球也可能辨識自體抗原而活化，並刺激受到自體抗原活化的B淋巴球，產生自體抗體。

　　以**第一型糖尿病**(IDDM)而言，實驗動物感染某些病毒之後，會產生類似糖尿病的病徵，且IDDM病人的發病往往與感染**腮腺炎病毒**(mumps virus)、**巨細胞病毒**(cytomegalovirus, CMV)、**流行性感冒病毒**(influenza virus)等多種病毒有關，故引起IDDM自體免疫反應的假說之一，即是病毒蛋白的胺基酸序列與β細胞抗原有很高的相似度；當個體受到此病毒感染時，免疫系統產生對抗病毒的抗體，同時也成了自體抗體，攻擊自己的β細胞。最具體的證據是，β細胞中之麩胺酸去羧基酶(glutamate decarboxylase, GAD)的第250~273號胺基酸序列，與克沙奇病毒(coxsackie virus) P2-C蛋白的胺基酸序列，有很高的相似度。活體實驗也證實，如果β細胞表現類似病毒蛋白的自體抗原，在病毒感染過程中，即會產生類似糖尿病的症狀，如以淋巴球脈絡叢腦膜炎病毒(lymphocytic choriomeningitis virus, LCMV)核糖蛋白基因轉殖鼠作實驗，使LCMV抗原基因只在β細胞中表現，此時小鼠並不易自然產生糖尿病（少於2%），但是小鼠感染LCMV之後，有高於95%以上的小鼠會產生類似IDDM的症候，主要由於攻擊LCMV感染細胞的T淋巴球，也會攻擊β細胞。

　　MS也可能與某些病毒感染有關。在MS病人中，有很高的比例其血清中含有對抗**第一型人類疱疹病毒**(human herpesvirus type 1, HHV-1)、HSV-2、巨細胞病毒及**鼻咽癌病毒**(EBV)等病毒之專一性抗體；尤其是99~100%的MS病人體內存在有抗EBV抗體；而以髓鞘主要的抗原MBP而言，在其胺基酸序列中，部分與EBV之病毒蛋白有很高的相似性。此外，有些病毒如Theiler's murine encephalomyelitis virus (TMEV)及human T-cell lymphotropic virus type-1 (HTLV-1)等，可直接引起類似MS的發炎性脫髓鞘現象。

　　MG病患體內如何會產生抗AChR抗體，也是尚無定論的課題，某些研究指出，自體抗體的產生可能與西尼羅病毒(West Nile virus)感染有關，約17%的MG患者體內有抗西尼羅病毒抗體，推論病毒所帶的蛋白抗原分子模擬了AChR的氨基酸序列，導致兩種抗原有極相似的epitope，此外人類AChR的 一次單元第160~167號等8個胺基酸的胜肽片段，與簡單疱疹病毒醣蛋白D第160~167號胺基酸的胜肽片段，有免疫交互作用(immunologic cross-reactivity)，顯示彼此也有分子模擬現象，不過大多數人體內或多或少有簡單疱疹病毒感染，然並未罹患MG，至於這些病毒感染是否為誘發抗AChR自體抗體的因素，還需更詳細的研究。

不適當表現第二類MHC分子

某些自體免疫疾病的起因，可能與第二類MHC分子在不應該表現的組織細胞上表現有關。例如造成甲狀腺機能亢進的**Graves氏症**患者，其甲狀腺細胞表面表現有大量的HLA-DR分子，由此現象推論，甲狀腺如因感染或其他因素而發炎時，免疫細胞所釋出的IFN-γ即有可能促使甲狀腺細胞開始表現第二類MHC，而甲狀腺細胞便在第二類MHC的協同下，呈現自體抗原（如甲狀腺刺激素受體(TSH receptor)）給自體反應T細胞，從而引發自體免疫疾病（圖14-6）。此外，在**第一型糖尿病(IDDM)**病人的胰臟β細胞表面，也表現大量的HLA-DR分子，故IDDM的產生也可能與β細胞不適當表現HLA-DR有關。

B-1細胞的活化 (B-1 Cell Activation)

能引發自體免疫反應之自體抗原的數量本來就不多，而自體反應T細胞與B細胞更佔極小的比例，不過從動物及臨床實驗中證明，這些自體反應的T細胞及B細胞確實存在，且確實能對自體抗原起反應。如1956年Witebsky等人以甲狀腺球蛋白致敏兔子的實驗，以及MBP誘發EAE的實驗動物模式，皆證明免疫系統確實有自體容忍性的漏洞。

以自體反應之抗體而言，其來源可能有兩種，一是來自所謂自然性自體抗體，一是來自病原性自體抗體；後者已經在分子模擬機制中討論過，而前者其實是**自然性抗體**(natural antibodies)的一部分。自然性抗體不是經由T細胞依賴性抗原(TD Ag)的刺激所產生，而是由CD5[+] B-1細胞在未暴露於外來抗原下所製造的；這種抗體絕大多數是IgM，其專一性往往針對多醣體，即**非T細胞依賴性抗原**(TI Ag)，故CD5[+] B-1細胞也可被一般TI抗原所活化，製造對抗原親和力低的IgM抗體。這些抗體可能在第一線直接對抗入侵微生物表面多醣體，清除因組織損傷產生的自體抗原；當然，也可能引發自體免疫

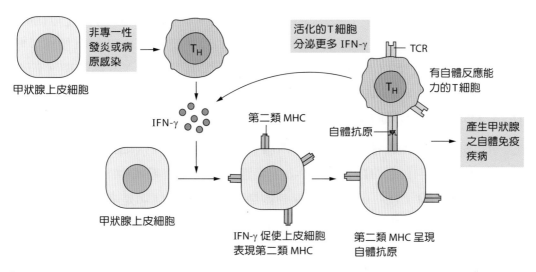

圖14-6　不適當表現第二類MHC分子。

Graves氏症患者的甲狀腺細胞表面表現大量HLA-DR，由此現象推論，當甲狀腺因感染或其他因素而發炎時，免疫細胞釋出的IFN-γ即有可能促使甲狀腺細胞開始表現第二類MHC，並且在第二類MHC的協同下呈現自體抗原（如甲狀腺刺激素受體(TSH-R)），活化自體反應T細胞；自體反應T細胞被活化後，又分泌更多IFN-γ，刺激更多甲狀腺細胞表現HLA-DR，形成正迴饋現象，使病情惡化。

反應，所對抗的自體抗原可能包括DNA、IgG的Fc部位、磷脂分子等。顯然**風濕性自體免疫疾病(RAD)**包括SLE及RA等疾病的起因，與自然性抗體製造細胞（B-1細胞）的不正常活化及殖株擴大有關。B-1細胞雖然在次級淋巴組織中佔很少數，但是在腹腔中是主要的B細胞族群；此外，B-2細胞（體內主要的B細胞族群）也可能因為體細胞突變，而產生自體反應之B淋巴球。另一項對SLE及RA患者很不利的因素是，病患體內的B細胞具有異常高的反應性，以及多株性活化的特性，在離體培養狀態下，能自然產生非特定專一性的多株抗體，這種現象也可能與T細胞調節功能的失常有關。

細胞激素與自體免疫疾病的關係

自體免疫疾病依照病理學的角度而言，可大致分為自體反應細胞誘發的自體免疫疾病（如MS），以及自體反應抗體誘發之自體免疫疾病，SLE就是後者的典型，本節以SLE為例。SLE患者體內對自體反應的B淋巴球失去控制，產生多種對抗自身大分子的抗體，包括抗雙股DNA的抗體，以及細胞核內蛋白的抗體。B淋巴球的增殖與分化是有賴某些特定細胞激素的誘導，故

從SLE動物模式到SLE患者體內，皆可發現IL-6、TNF-α、IL-17及IL-21的異常增加，由這些細胞激素直接、間接徵召來的發炎反應細胞（如單核球、嗜中性球等），表面TLR的表現也異常增加，尤其是TLR7最為明顯，而包括TLR3、TLR7/8及TLR9皆能辨識並接合dsRNA、ssRNA及未甲基化的CpG DNA等核酸分子，更助長自體免疫部位的發炎反應。

IL-6的主要製造者為單核球、纖維母細胞及血管內壁細胞等，誘導IL-6分泌的因子包括IL-1、IL-2及TNF-α，不過在正常免疫系統中，IL-6的製造應該受到包括IL-4、IL-10及IL-13等細胞激素的調節。IL-6是多功能的細胞激素，不過其主要的功能之一，就是在各種淋巴組織中，誘導B淋巴球分化成熟為漿細胞，大量分泌抗體，可見IL-6在SLE的病理發展過程，扮演關鍵性角色，而IL-6的量在MS、RA、第一型糖尿病等多種自體免疫疾病患者體內，也明顯升高。IL-10的製造者為單核球及淋巴球，IL-10的生物效應依目標細胞而異，例如對發炎反應有抑制作用，但是多項實驗證據證實，IL-10能促進B細胞免疫球蛋白基因重組與轉型，加劇SLE症狀，臨床測試顯示，抗IL-10單株抗體確實能改進SLE患者的病情。IL-17的主要製造者為T_H17細胞，在SLE患者的自體免疫反應組織中（如腎臟發炎組織），可發現T_H17細胞的聚集，IL-17已經被歸類為前發炎細胞激素，能快速聚集單核球、嗜中性球等發炎反應細胞，也能促進T淋巴球的浸潤，IL-23則負責穩定並擴大T_H17細胞的細胞量。IL-21是次級淋巴組織中T_{FH}細胞主要的分泌素，IL-21與IL-6類似，對B淋巴球的增殖與分化有很強的誘導作用，能促進同質型轉換，使B細胞成熟為漿細胞，及分化為記憶細胞。T_H17細胞也能分泌IL-21，故IL-21在SLE的病理發展過程，可能與IL-6同等重要。

RA是另一種常見的自體免疫疾病，發病的早期，關節滑液中可發現IL-2、IL-4、IL-13、IL-17、EGF及bFGF等細胞激素濃度的顯著提升，其中IL-4、IL-13、IL-17都是B淋巴球的分化與抗體製造的促進因子，分別來自T_H2及T_H17輔助型細胞；不過近年來發現，與骨髓造血細胞分化有關的IL-7，也與RA的病理有關，其實IL-7是IL-2/IL15家族的成員，是典型的多功能細胞激素，包括骨髓間質細胞、表皮細胞、血管內壁細胞、纖維母細胞、角質細胞等，皆能分泌IL-7，IL-7能作用在循環系統中的$CD4^+$及$CD8^+$T細胞，以及單核細胞與NKT細胞，就是不作用在B淋巴球，顯然類風濕關節炎的病理發展，也涉及由T_H1輔助細胞主導的細胞性免疫反應。此外，在RA患

者發炎關節中以及血清中，IL-27的濃度都顯著高於健康人，IL-27是IL-6/IL-12家族的成員，能調節與T_H1型細胞有關的發炎反應。

▶ 調節型T淋巴球

在正常的免疫系統中，$FoxP3^+CD4^+CD25^+$調節型T淋巴球(T_{reg})經由分泌IL-10、$TGF\beta$等抗發炎細胞激素，抑制發炎相關細胞的活性（非專一性免疫），同時也抑制了作用期輔助型T細胞(effector T_H cells)的功能（專一性免疫），甚至有證據證明T_{reg}能影響$CD8^+$胞殺型T細胞的活化。可是在多種自體免疫疾病的患者體內，T_{reg}的活性是被抑制的，包括第一型糖尿病、SLE、MS等，在RA病患的關節中，T_{reg}的的數量並未減少，不過T_{reg}無法具有正常的免疫抑制功能。事實上，有效恢復T_{reg}應有的功能，應該是治療自體免疫疾病的策略之一。

第一型干擾素基因簽名　　　　　　　　　　　　Advanced Reading

近年來由於分子生物學研究技術的快速發展，以及人類基因體的廣泛應用，進一步確認了細胞激素與自體免疫疾病的密切關係，透過DNA微矩陣與基因晶片技術，許多與自體免疫疾病相關的基因表現模式，已經逐漸呈現出來，包括多發性硬化症(multiple sclerosis)、全身性硬化症(systemic sclerosis)、乾癬症、第一型糖尿病(type 1 diabetes mellitus)、全身性紅斑性狼瘡(SLE)、類風濕關節炎(rheumatoid arthritis)等疾病的基因表現模式。其中最引起醫學研究者注意的，應該是SLE的「第一型干擾素基因簽名」(type I IFN gene signature in lupus patients)，科學家之所以稱這一群基因為簽名，原因是第一型干擾素基因表現的顯著增加，是SLE發病過程中獨特的現象，干擾素刺激基因(interferon-stimulated genes, ISGs)表達的顯著提升已經是SLE發病的主要標記之一，SLE被視為在第一型干擾素病理(type I interferonpathy)的代表。第一型干擾素中的干擾素-α，在NZB/NZW老鼠（SLE動物模式）體內，就能促進IgG2及IgG3型抗雙股DNA自體反應抗體，干擾素-α的血清濃度，已經被確認與SLE病情嚴重度呈正相關。第一型干擾素隨後激發至少26種基因的表現，包括如MCP-1 (CCL2)、MIG (CXCL9)、IP-10 (CCL10)等十二種與發炎密切相關的趨化素。

14-4 自體免疫疾病的治療

　　治療自體免疫疾病的策略，依自體免疫反應的本質及疾病的輕重，有不同的處理方式，在闡述每種自體免疫疾病時，皆已作了概要的說明，此處歸納為以下幾類。

抗發炎藥物 (Anti-Inflammatory Drugs)

　　抗發炎藥物大致上可分為兩類，一是**類固醇藥物**(steroids)，另一則是**非類固醇抗發炎藥物**(nonsteroidal anti-inflammatory drugs, NSAIDs)。

▶ 類固醇藥物

　　抗發炎的類固醇藥物為**糖皮質類固醇**(glucocorticoid)（表14-3），這種脂溶性分子可自由通過細胞膜，與細胞質中的受體結合，然後進入細胞核中，影響多種基因的表現（圖14-7）。例如細胞以類固醇處理之後，能合成一種稱之為**脂調素**(lipomodulin)的蛋白分子，抑制**磷脂酶**A_2(phospholipase A_2)的活性，抑低**花生四烯酸**(arachidonic acid, AA)的產生，從而抑制前列腺素及白三烯素等發炎介質的合成。類固醇藥物的藥效明顯而快速，是治療自體免疫疾病（如SLE、RA等）很有效的方式；不過，類固醇不只抑制發炎反應，還廣泛的影響許多生理代謝反應（表14-4），因而帶來多種副作用（表14-5），故類固醇藥物往往是第二線藥物。

▶ 非類固醇抗發炎藥物

　　由於類固醇藥物的嚴重副作用，故第一線藥物常使用非類固醇抗發炎藥物。目前常用的是**aspirin** (acetylsalicylic acid)、ibuprofen、naproxen等，尤其是aspirin，光美國一年就消耗約800億顆。這種已被使用超過一百年的NSAIDs，主要的作用機轉是抑制花生四烯酸轉變成前列腺素所需的酵素**環氧化酶**(cyclooxygenase, COX)。

表14-3　常用之類固醇藥物

藥物名稱	血漿中之半生期 （分鐘）	相對藥效 （與腎上腺皮質素(cortisol)相較之倍數）
Dexamethasone	150~270分	30~150倍
Tricamcinolone	180~240分	~5倍
Prednisolone	120~300分	~5倍
Prednisone	200~210分	~4倍
Cortisone	80~120分	~0.8倍

 表14-4　類固醇影響的代謝反應

代謝種類	影響之途徑
醣類代謝	阻礙周邊組織對葡萄糖的攝取與利用；增加肝細胞的糖質新生
脂質代謝	分解脂肪，增加自由態脂肪酸的血中含量；增進軀幹及臉部的脂肪堆積
蛋白質代謝	促進多種組織中蛋白質的分解，同時抑制蛋白質合成，提升血清中胺基酸含量
核酸代謝	刺激肝細胞合成RNA，但抑制其他組織RNA及DNA的合成
細胞激素之合成	抑制TNF-α、IL-1、IL-6、IL-8等多種細胞激素之製造 促進細胞激素受體的表現
礦物質代謝	促進細胞保留鈉離子，釋出鉀離子；增加腎小球過濾尿液之速率 抑低腸道對鈣的吸收及腎臟對鈣的再吸收；抑制造骨細胞功能

表14-5　類固醇的毒性（副作用）示例

發生之比例	異常與病變
服用者皆可能發生	骨質疏鬆症 (osteoporosis) 向心性肥胖 (centripetal obesity) 抑制下視丘－腦下垂體－腎上腺的內分泌反應 增加感染率，阻礙傷口癒合 小孩服用會造成生長遲迤
經常發生	肌肉病變(myopathy)及萎縮 非血管性組織壞死(avascular necrosis) 高血壓 多血質(plethora)

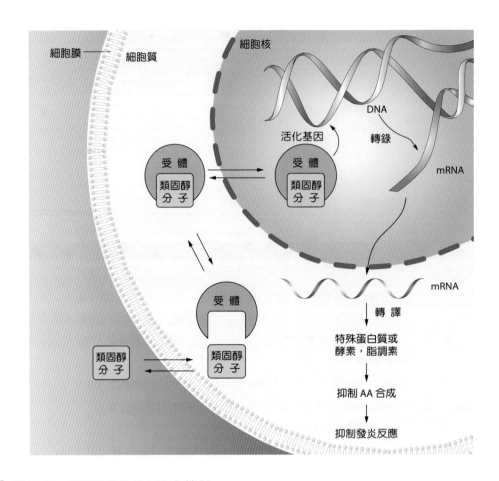

圖14-7　類固醇藥物的細胞內機制。

類固醇屬於脂溶性分子，可自由通過細胞膜，與細胞質中的類固醇受體結合，然後轉移到細胞核中；類固醇受體本身即為轉錄因子(transcription factor)，可影響多種基因的表現，進而影響各種生理反應。

　　COX又可分為COX1及COX2。COX1是持續型的酵素，存在於許多組織中，功能包括：(a)增進上皮細胞分泌黏液，保護腸壁及胃壁；(b)活化血小板，促進血小板聚集；(c)促進腎臟血流循環，增進腎臟功能。COX2則是誘導型酵素，COX2基因在發炎部位之巨噬細胞、纖維母細胞及其他發炎細胞中，會很快的被誘導及活化起來，以產生大量的前列腺素類化合物如PGG_2、PGH_2、PGE_2以及結構相似的血栓素(thromboxane, TBX)等，進而誘導發炎反應並引起疼痛和發燒等症狀。

Aspirin的藥效會同時抑制COX1及COX2，故雖然能抑制COX2以產生消炎止痛的效果，但是抑制組織中普遍存在的COX1之後，卻造成嚴重的副作用。原先由COX1所誘導合成的PGE，能調節胃酸分泌及促進黏液分泌；而抑制了COX1之後，PGE的量不足以進行調節功能，故造成胃酸過多、胃潰瘍以及十二指腸潰瘍等現象，也可能引起腎炎和急性腎衰竭等症狀，故aspirin通常需要搭配中和胃酸的藥劑服用。此外，科學家正積極研發對COX2具專一性的製劑；目前已經被核准使用的COX2抑制藥物有celecoxib及rofecoxib，這類NSAID只抑制COX2，不影響COX1的活化，故副作用相對降低很多。

 ## T淋巴球功能抑制劑

某些常用來抑制組織器官移植排斥作用的藥物，如cyclosporine、tacrolimus (FK506)等，也常被用來治療RA及**牛皮癬**（psoriasis，一種造成皮膚病變的自體免疫疾病）等。Cyclosporine可在細胞質中與cyclophilin結合，干擾calcinurin的活性，使NF-AT (nuclear factor of activated T cells)無法活化，且無法進入細胞核中啟動與T細胞活化有關的基因，因而抑制了T細胞媒介的自體免疫反應。FK506的胞內反應途徑與cyclosporine相似，也是干擾calcinurin的活性，影響NF-AT對基因的調控能力。

 ## 胞殺性藥劑

對快速分裂細胞具有抑制或毒殺作用的製劑，也被廣泛的使用在治療自體免疫疾病上；最常用的是**葉酸拮抗劑**(folate antagonist)，因葉酸是製造核苷酸的前驅化合物之一。例如methotrexate是**葉酸還原酶**(dihydrofolate reductase)的抑制劑，被廣泛的用來治療包括SLE、MS、牛皮癬、**脊椎關節病變**（spondyloarthropathies，一種造成骶骨與脊椎關節發炎的自體免疫疾病）及RA等多種自體免疫疾病；臨床研究顯示，約有70%的RA病人對methotrexate的治療有很好的反應。

細胞激素療法

　　1993年的一項臨床研究顯示，皮下注射IFN-β1b (Betaseron)能有效減緩多發性硬化症(MS)的病變；1996年，IFN-β1a也被證明具有療效。IFN-β的作用機制可能與促進IL-10的製造有關；IL-10是T細胞製造細胞激素的抑制素，也能有效抑制巨噬細胞的活化。此外，IFN-β能抑制IFN-γ誘導的第二類MHC表現，而許多自體免疫疾病包括MS的發病，皆與不適當表現第二類MHC有關，故IFN-β能即時抑制自體免疫反應的產生。IFN-β也直接作用在淋巴球上，抑制基質金屬蛋白酶(MMP)的製造，干擾了淋巴球通過胞外基質，抑制淋巴球遷移至中樞神經組織。不過IFN-α對SLE的症狀有增強作用，故抗IFNAR1的單株抗體製劑anifrolumab成了治療選項之一。多種抗細胞激素的單株抗體製劑，也已被核准臨床治療SLE及RA患者，如抑制TNF-α的蛋白製劑infliximab、etanercept、adalimumab等，還包括IL-1受體拮抗劑anakinra、抗IL-6R抗體tocilizumab，以及能抑制B細胞成熟與活化的抗CD20單株抗體rituximab、抗B細胞活化素(BAFF)抗體belimumab等。

 細胞功能調節劑

　　某些能影響細胞功能的製劑，能針對自體免疫疾病的特性，克服生理及生化反應的障礙，如治療重症肌無力(MG)的**乙醯膽鹼酯酶**(AChE)抑制劑就是一例。乙醯膽鹼(ACh)可被AChE分解成醋酸鹽(acetate)與膽鹼(choline)；如果使用AChE抑制劑，則突觸間之乙醯膽鹼半生期變長，濃度自然升高，隨即刺激肌肉細胞製造更多的**乙醯膽鹼受體**(AChR)，以補充被自體抗體「覆蓋」而減少的AChR量，使ACh能正常執行神經傳導的工作。臨床上證明AChE抑制劑可作為MG的第一線藥物，初期診斷出MG的病人，靜脈注射這種酵素抑制劑，對肌肉無力有立即舒緩的效果。

　　以Graves氏症(Graves' disease)而言，雖然也是自體抗體攻擊激素受體而引起的疾病，不過治療的策略不同，是以propylthiouracil或methimazole等藥物直接抑制甲狀腺細胞製造甲狀腺素。這類藥物不但能抑制**甲狀腺機能亢進**(hyperthyroidism)的現象，而且能使甲狀腺腫縮小，抑制腫塊中的血管新生，以利隨後的手術治療。

外科手術或放射線治療

最一勞永逸的方法，是直接切除機能亢進的器官，使自體免疫反應不再發生。如Graves氏症即可以直接手術切除甲狀腺，使機能亢進的甲狀腺不再影響個體的生理狀態；另一種方式是以放射性碘(^{131}I)滲入甲狀腺組織中，殺死甲狀腺細胞。

以重症肌無力(MG)的患者而言，切除胸腺是可行的治療方式，也是一般醫師常建議的方式。T細胞數量減少後，B細胞的分化也會受影響，自體抗體的製造量也會隨之降低。此外，約有10%的MG患者血清中沒有抗AChR抗體的產生，這類MG患者的AChR可能是直接受到抗AChR之CD4$^+$T淋巴球的攻擊，故切除胸腺對MG患者而言，是直接而有效的療法。

血漿減除術 (Plasmapheresis)

這種技術直接將含有自體抗體的血漿移除或減少，使自體免疫疾病之患者獲得暫時的舒解。方法是將患者全血輸出之後，離心分成血漿及血球兩部分，將血漿移除，而血球則混合適當的血漿替代溶液，再輸回患者的體內。適合用血漿減除術的疾病包括Graves氏症、MG、RA及SLE等與免疫複合體有關的自體免疫疾病。

學習評量　　　　　　　　　　　　　　Review Activities

1. 下列有關器官專一性自體免疫疾病與免疫攻擊目標的配對，何者正確？
   (A) 胰島素依賴型糖尿病－抗β細胞
   (B) 惡性貧血症－抗胃壁細胞上的維生素B₁₂
   (C) 重症肌無力－抗腎上腺素受體
   (D) Graves氏症－抗甲狀腺球蛋白

2. 下列有關紅斑性狼瘡的敘述，何者正確？
   (A) NOD老鼠是先天性罹患紅斑性狼瘡的動物模式
   (B) 紅斑性狼瘡是一種組織專一性自體免疫疾病
   (C) 罹患紅斑性狼瘡的患者，有相當比例與MHC基因型有關是HLA-DR2/3
   (D) 紅斑性狼瘡與類風濕性關節炎最大的差別，在於前者血中不會有類風濕因子

3. 類固醇廣泛的用來治療自體免疫疾病，下列何者是服用者皆可能發生的副作用？（甲）骨質疏鬆症；（乙）高血壓；（丙）黃疸；（丁）向心性肥胖；（戊）貧血
   (A)甲乙　(B)丙戊　(C)乙丁　(D)甲丁

4. 下列有關糖尿病的敘述，何者正確？
   (A) 所有糖尿病患者皆需要靠胰島素維持生命
   (B) 罹患type 1A糖尿病的可能性與MHC基因多型性有關
   (C) 蘭氏小島中β細胞的死亡與自體反應T淋巴球無關
   (D) 口服葡萄糖2小時後，血糖高於120 mg/dL即可判斷受測者可能罹患糖尿病

5. 某患者血清檢驗結果顯示血鉀過高、血鈉偏低，試問此人可能罹患何種自體免疫疾病？
   (A) 重症肌無力
   (B) Graves氏症
   (C) Addison氏症
   (D) Hashimoto氏甲狀腺炎

6. 下列有關多發性硬化症的敘述，何者正確？

(A) 是一種影響中樞神經系統的發炎性脫髓鞘現象

(B) 施打髓鞘鹼性蛋白(MBP)是治療多發性硬化症的方法之一

(C) 多發性硬化症主要由穿過血腦障壁進入中樞神經系統的神經膠細胞所引起

(D) 多發性硬化症在溫帶地區國家的罹患率遠低於熱帶地區

7. Hashimoto氏甲狀腺炎患者血中甲狀腺刺激素(TSH)濃度偏高的原因為何？

(A) 抗甲狀腺刺激素抗體刺激TSH受體

(B) 自體反應T淋巴球刺激腦下垂體

(C) 自體反應T淋巴球刺激甲狀腺細胞

(D) T_4過低，失去T_4抑制腦下腺分泌TSH的負迴饋作用

8. 分子模擬(molecular mimicry)可能是某些人罹患自體免疫疾病的原因，下列有關鼻咽癌病毒(EBV)與多發性硬化症的敘述，何者正確？

(A) EBV模擬自體抗體攻擊髓鞘中的大分子物質

(B) 髓鞘鹼性蛋白之胺基酸序列中，部分與EBV之病毒蛋白相似性很高

(C) B細胞表面有EBV受體，故EBV能模擬自體反應T細胞活化B細胞

(D) EBV可直接引起類似MS的發炎性脫髓鞘現象

9. 下列有關B-1細胞的敘述何者正確？

(A) B-1細胞是次級淋巴組織中主要的B細胞次族群

(B) B-1可被T細胞非依賴性抗原活化，製造與抗原親和力高的IgG抗體

(C) B-1產生的自然性抗體是非特定專一性的多株抗體，易產生自體抗體

(D) B-1細胞能過度表現第二類MHC，呈現自體抗原活化自體反應T細胞

10. 下列何種藥物治療自體免疫疾病的機轉是抑制T淋巴球功能？

(A) Methotrexate　　　　　　(B) Celecoxib

(C) Ibuprofen　　　　　　　(D) Tacrolimus (FK506)

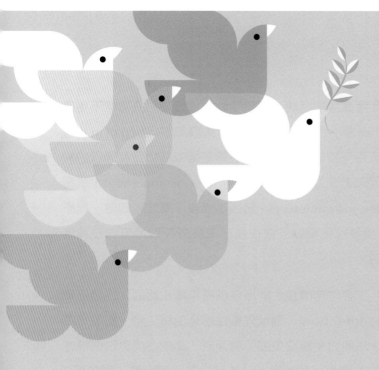

15
CHAPTER

免疫缺失症
Immunodeficiencies

本章摘要
掃描QR code或至https://
reurl.cc/2oADYa下載

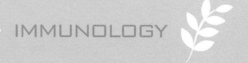

IMMUNOLOGY

免疫缺失症泛指免疫功能不足所產生的疾病，免疫學者依據造成免疫功能不足的原因，將免疫缺失症分為兩大類：(a)原發性免疫缺失症(primary immunodeficiency)，又稱為先天性免疫缺失症，指因遺傳基因或胚胎發育過程的異常而產生的免疫缺失；(b)續發性免疫缺失症(secondary immunodeficiency)，或稱後天性免疫缺失症(acquired immunodeficiency)，指因為營養、藥物、輻射、病原體等引起的免疾缺失；換言之，續發性免疫缺失症往往是由於外在因素或內在異常（如癌症、腎臟疾病等）所引起的。

免疫系統缺失症相關的症狀，主要是伴隨產生的復發性感染所引起的，這類感染又稱為伺機性感染(opportunistic infection)；造成伺機性感染的微生物，對於免疫系統正常的個體通常沒有致病力，然而對免疫缺失的個體而言，卻能造成急性或慢性感染，甚至危及生命。伺機性感染的類型與免疫系統發生缺失的環節有關，例如B淋巴球缺失（即抗體不足或缺失）的患者，易持續性的受到細菌感染，最常見的症狀是肺炎及中耳炎；如果是T淋巴球缺失，則患者易受到病毒、真菌、寄生蟲及胞內寄生菌（如結核桿菌）的感染。

免疫缺失的機率本來並不高，例如發生原發性免疫缺失的機率從一萬分之一到百萬分之一不等，只有選擇性IgA缺失有高達七百至八百分之一的機率；而續發性免疫缺失的產生，也只限於接受藥物或放射線治療的癌症病患，或器官移植及自體免疫疾病患者。然而，某些開發中國家的人民由於長期處於營養不良的狀態，使免疫功能相對不足，這種因營養不良造成的續發性免疫缺失，導致族群中持續存在著多種流行性疾病；此外，源於中非洲的後天性免疫缺失症候群(acquired immunodeficiency syndrome, AIDS)，也使續發性免疫缺失的比率在人類族群中大為提高，成為現代醫學的重要課題。

AIDS（俗稱愛滋病）起因於病毒感染，這種稱為人類免疫缺失病毒(human immunodeficiency virus, HIV)的病原體，是一種絕對寄生性的RNA病毒，主要以性行為、共用針頭及輸血等方式傳染。依據國際性AIDS組織的統計，2020年全球感染HIV的人數超過3千七百萬人，2020年間增加了一百五十萬人染病，同一年因AIDS及相關疾病而死亡的人數約六十八萬人，自全球大流行起到2020年，因AIDS而死亡的人數已經超過3千6百萬人，目前生物醫學及製藥界主要的研究重點之一，即是如何預防及治療AIDS；故AIDS無可避免的是免疫缺失症中，被探討最多的疾病。

15-1　原發性免疫缺失症

原發性免疫缺失可發生在免疫系統中的任一個環節（圖15-1），造成這類缺失的主因，大多數是由於個體帶有突變的基因，使基因產物無法合成或功能異常，導致免疫功能缺失（表15-1）。

淋巴球發育缺失

▶ 網狀系統發育不全症 (Reticular Dysgenesis)

免疫系統的傳統名稱為網狀內皮系統(reticulo-endothelial system)，故reticular dysgenesis泛指免疫系統的發育不全，主因是造血幹細胞功能異常，

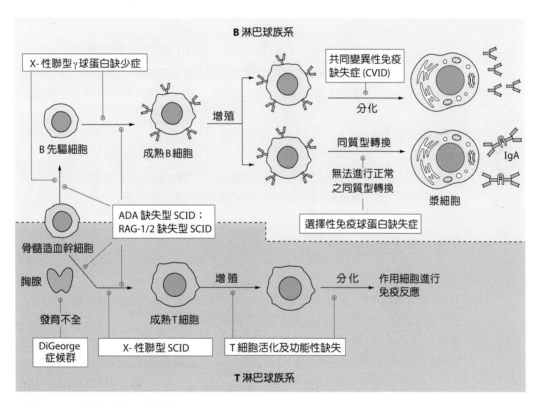

圖15-1　原發性免疫缺失。

原發性免疫缺失可能發生在免疫系統中的任一個環節，大致可分為四類：(1)淋巴球發育缺失，如嚴重複合型免疫缺失症、X-性聯型γ球蛋白缺少症；(2)淋巴球分化缺失，如X-性聯型高IgM症候群、選擇性免疫球蛋白缺失症；(3)淋巴器官發育缺失，如DiGeorge症候群；(4)骨髓族系白血球缺失，如慢性肉芽腫症。

表15-1　原發性免疫缺失症

類別	疾病	突變基因及所在染色體	免疫缺失機制及異常
淋巴球發育缺失	網狀系統發育不全症	突變基因不明	造血幹細胞發育異常
	嚴重複合型免疫缺失症(SCID)	RAG-1及RAG-2之基因（第11對）	T細胞之TCR及B細胞之Ig基因無法重組
		ADA基因（第20對）PNP基因（第14對）	ADA或PNP缺失，使胞內dATP及dGTP大量堆積，影響淋巴球分裂增殖
		IL-2R γ鏈基因（X染色體）	無法產生有功能的IL-2R、IL-4R、IL-7R、IL-9R及IL-15R等細胞激素受體
		Jak3基因（第19對）	IL-2R、IL-4R、IL-7R、IL-9R及IL-15R等受體的胞內傳訊途徑發生障礙
		ZAP-70基因（第2對）	TCR胞內傳訊發生障礙
	赤裸淋巴球症候群	第二類MHC基因之轉錄因子基因（第1、13、16、19對）	無法啟動第二類MHC基因的轉錄，無第二類MHC表現，失去抗原呈現能力
	X-性聯型 γ 球蛋白缺少症	Bruton氏酪胺酸激酶之基因（X染色體）	Ig輕鏈基因無法重組，無完整的Ig分子，B細胞發育不全
	Wiskott-Aldrich症候群(WAS)	調節肌動蛋白(actin)細胞骨架重塑(remodel)的WAS基因（X染色體）	T淋巴球及血小板發育不全；B淋巴球功能異常
淋巴球分化缺失	X-聯型高IgM症候群	CD40L基因（X染色體）	T淋巴球無法有效輔助B淋巴球分化；B細胞維持在IgM製造細胞的階段
	共同變異性免疫缺失症(CVID)	可能涉及多重基因突變，如TNF受體超家族成員的基因等	血清中IgG及IgA濃度偏低
	選擇性免疫球蛋白缺失症	類似CVID，與多種基因突變有關，也涉及HLA基因	如IgA缺失症者，其血清中IgA濃度只有正常值的1/10
	X-聯型淋巴增殖症候群(XLP)	SAP胞內傳訊蛋白之基因（X染色體）	失去對SLAM之負調控機制，使SLAM傳送之訊息不斷促使CTL等細胞分裂增殖
	微血管擴張性運動失調症(AT)	ATM基因突變（第11對）或第7對及第14對染色體結構異常（斷裂與移位）	第7對及第14對染色體上之TCR基因及第14對染色體上之重鏈Ig基因受影響，故T及B細胞異常

類別	疾病	突變基因及所在染色體	免疫缺失機制及異常
淋巴器官發育缺失	DiGeorge症候群	可能與第22對染色體結構異常有關	胸腺發育不全，T淋巴球缺失；B淋巴球功能異常
骨髓族系白血球缺失	先天性嗜中性球缺失症	G-CSF受體基因（第17對）	骨髓族系先驅細胞無法接受G-CSF刺激分化的訊號
	慢性肉芽腫症(CGD)	gp91^{phox}基因（X染色體）；p22^{phox}基因（第16對）	吞噬細胞NADPH氧化酶失去活性，無法產生含氧代謝物
	Chediak-Higashi症候群(CHS)	LYST蛋白之基因（第1對）	溶酶體轉送運輸機制異常，導致胞內顆粒異常，失去胞殺能力及殺菌能力
	白血球附著缺失症(LAD)	LAD-I型為β－整合素次單元CD18基因ITGB2（第21對）；LAD-II型為SLC35C1基因（第11對）；LAD-III型為FERMT3基因（第11對）	白血球失去附著血管內壁細胞的能力，因而無法離開血管進入受感染的組織

表15-1　原發性免疫缺失症（續）

無法發育成白血球，形成嚴重複合型免疫缺失，是一種致死率極高的免疫缺失症。

▶ 嚴重複合型免疫缺失症 (Severe Combined Immunodeficiency, SCID)

當某種與免疫反應關係密切的基因發生突變時，即可能造成細胞性及體液性免疫功能的缺失。突變基因通常為**體染色體隱性**(autosomal recessive)遺傳，但是少數基因位在X染色體上而呈性聯遺傳。如極少數個體IL-2受體的γ鏈基因產生突變，就是SCID的範例之一，γ鏈基因位於人類X染色體上，而IL-2受體的γ鏈其實也是IL-4R、IL-7R、IL-9R及IL-15R共用的次單元，故γ鏈的突變對免疫系統的影響很廣泛，因而造成SCID。

RAG-1及**RAG-2**兩種重組酶(recombinase)的基因如果產生突變，其影響層面也很廣，因為不論是T淋巴球的TCR基因，或是B淋巴球的Ig基因，在淋巴球發育過程中，皆需要在*Rag-1*及*Rag-2*基因催化之下進行重組；如果TCR或Ig基因重組失敗，即會造成缺乏完整而有功能的TCR或Ig基因，則淋巴球終因無法正常發育而死亡；故在第11對染色體上的*Rag-1*及*Rag-2*基因如果發生突變，將導致個體產生SCID。

　　某些基因的突變會間接造成淋巴球的死亡，最為人熟知的例子是**腺嘌呤去胺酶**(adenosine deaminase, ADA)以及**嘌呤核苷酸磷酸酶**(purine nucleotide phosphorylase, PNP)的缺失。ADA及PNP皆負責分解多餘的嘌呤，如果這兩種酵素的基因產生突變，則細胞內會堆積許多去氧嘌呤，即dATP (deoxy ATP)及dGTP (deoxy GTP)，這些代謝產物對細胞是有毒的，因為dATP及dGTP含抑制核糖核苷酸還原酶(ribonucleotide reductase)的活性，影響DNA的合成反應。雖然所有細胞（尤其分裂中的細胞）皆可能堆積dATP及dGTP，但是大多數細胞具有**5'-核苷酸酶**(5'-nucleotidase)，可將這些有毒核苷酸分解；然而，淋巴球幾乎沒有核苷酸酶的活性，故淋巴球會因為**核糖核苷酸還原酶**等關鍵酵素受到dATP及dGTP的抑制，而無法分裂增殖並漸趨死亡。在T淋巴球及B淋巴球數量嚴重偏低的情況下，個體便呈現SCID的現象。由於這種SCID患者只因為單一基因突變所造成，故成為**基因治療**(gene therapy)的理想目標；第一個美國FDA核准下進行的基因治療，於1990年在一個4歲大的ADA缺失症女童身上進行，這位女孩現在已經31歲，過著健康正常的生活。首次基因治療的成功鼓舞了往後的基因治療研究，時至今日已有多項基因治療製劑被核准臨床使用，治療SCID、惡性貧血及惡性腫瘤等疾病，其中包括治療ADA基因突變的Strimvelis。

　　少數SCID患者的病因是胞內傳訊因子基因發生突變，如細胞激素受體的傳訊因子*Jak3*基因及TCR的傳訊因子*ZAP-70*基因等，都是曾經在臨床上發現的病例。SCID的動物模式在免疫學的研究上也很有價值，透過基因剔除的技術，科學家培育出多種SCID老鼠，用來研究多種免疫學的重要課題，包括淋巴球的發育程序、特殊基因在免疫細胞發育上的重要性，以及研究腫瘤細胞等。

　　SCID患者對各種入侵體內的病原體皆很敏感，在生命的初期即忍受長期腹瀉及肺炎的痛苦，如**肺囊蟲**(*Pneumocystis carinii*)、**白色念珠菌**(*Candida albicans*)、巨細胞病毒(CMV)等，都是常見的感染原；患者如未能作適當治療與照護，往往在生命早期即死亡。

▶ 赤裸淋巴球症候群 (Bare Lymphocyte Syndrome)

　　這類免疫缺失症的患者，體內白血球中負責啟動第二類MHC基因的轉錄因子發生突變，故無法正常表現第二類MHC。「赤裸(bare)」即指細胞表面

缺乏ＭＨＣ膜蛋白之意。涉及赤裸淋巴球症候群的轉錄因子包括RFX5、RFXAP、RFXANK及CIITA，分別位在不同染色體上，其中任何一種基因發生突變，皆會影響第二類MHC的表現。第二類MHC是啟動抗原專一性T細胞活化不可缺的分子，也是CD4$^+$T細胞分化成熟的誘導因子，故患者的T淋巴球無法正常發育成熟及活化。

▶ X-性聯型γ球蛋白缺少症 (X-linked Agammaglobulinemia)

"Agammaglobulinemia"意指個體血清中缺少γ球蛋白，而γ球蛋白中主要組成為IgG抗體分子。在正常血清中，IgG的濃度是其他同質型的10倍左右，不過此症患者體內血清IgG濃度非常低，而且其他種類的抗體分子也完全測不到。造成這種現象的主因是B淋巴球發育不全，即患者的Bruton氏酪胺酸激酶(Bruton's tyrosine kinase)基因*Btk*產生突變，造成B淋巴球重鏈基因重組後，輕鏈基因無法隨著重組，缺少輕鏈的抗體分子，無法具有正常功能；此關鍵性的激酶基因位於X染色體上，故此種免疫缺失症是屬於性聯遺傳。

▶ Wiskott-Aldrich症候群 (Wiskott-Aldrich Syndrome, WAS)

這種免疫缺失症也是性聯遺傳疾病，每百萬個男嬰中約有四位罹患此病，導因於WAS蛋白基因(*WAX* gene)突變，WAS蛋白與肌動蛋白(actin)細胞骨架(cytoskeleton)重塑(remodeling)有關，WAS基因突變影響某些造血組織的細胞發育，病人之T淋巴球及血小板皆有發育異常的現象，且B細胞無法對細菌脂多醣(LPS)起反應，血清中IgM及血小板濃度亦偏低，個體對細菌感染抵抗力低，有慢性腹瀉現象，並有嚴重的皮膚濕疹，且增加罹患自體免疫疾病與癌症的風險。

淋巴球分化缺失

在初級淋巴器官（如骨髓及胸腺）中發育成熟的淋巴球，在尚未接觸抗原之前，稱為**純真型淋巴球**，這些淋巴球進入次級淋巴器官（如淋巴結、脾臟等）之後，還需要經過**分化**，才能成熟為**作用細胞**。某些類型的免疫缺失症就是在分化過程中有所缺失，發生分化缺失的細胞多為B淋巴球，也有某些分化缺失症與T淋巴球有關。

▶ X-性聯型高IgM症候群 (X-linked Hyper IgM Syndrome)

這種免疫缺失症是X染色體性聯遺傳疾病，導因於**CD40接合子**(CD40 ligand, CD40L)基因突變，CD40L基因位在X染色體的長臂上。B淋巴球的分化，有賴T淋巴球表面的CD40L與B淋巴球表面的CD40分子作用，如果T細胞缺少CD40L，則B淋巴球就無法從IgM製造者轉型為IgG、IgA及IgE的製造者，也無法分化成記憶細胞，使患者血清中的IgM高達10mg/mL（正常值為1.5 mg/mL）。高IgM症候群患者體內產生許多自體抗體，攻擊自身的嗜中性球、血小板及紅血球，也不斷受到伺機性的微生物感染。

▶ 共同變異性免疫缺失症(Common Variable Immunodeficiency, CVID)

這種免疫缺失症導因於B淋巴球無法分化成熟為抗體製造細胞，即漿細胞，使患者血清中IgG及IgA濃度顯著偏低，而IgM濃度及B淋巴球數量正常或稍低於正常值。此症狀並非性聯遺傳，相關的突變基因也尚未確定，由於病患可能涉及多種不同的基因突變，如TNF受體超家族成員的基因（TNFRSF13B/TACI、TNFRSF13C/BAFF-R等蛋白的基因）、CTLA4基因、NF-κB次單元1 (NFKB1)基因等，患者受到持續性的呼吸道及腸胃道的細菌感染而慢性發炎，如潰瘍性結腸炎(colitis)、肉芽腫(granulomas)等，且常伴隨有溶血性貧血、血小板不足及紅斑性狼瘡等與自體抗體有關的疾病

▶ 選擇性免疫球蛋白缺失症 (Selective Immunoglobulin Deficiency)

有些類型的B淋巴球功能缺失，只影響某一同質型的免疫球蛋白，最常見的是**選擇性IgA缺失症**(selective IgA deficiency)，約每700~800人之中就有一人患有此疾病。此症患者的血清中IgA濃度低於正常值（IgA1的正常值約為3.0 mg/mL，IgA2約為0.5 mg/mL；患者IgA少於0.1 mg/mL），但IgG及IgM的血清濃度則正常，部分患者之IgG高達16~21 mg/mL不等，遠高於正常值10~12 mg/mL之現象。

IgA缺失可能與多種基因突變有關，相關聯的基因大多與CVID相同，而具有某些HLA對偶基因的個體，罹患IgA缺失症的危險性也會提高，如HLA-A*0101、DRB1*0301、DQA1*0501、DQB1*0201等，值得注意的是，這些對偶基因與自體免疫疾病相關的HLA基因重疊，或許這是IgA缺失症患者比常

人易於罹患自體免疫疾病的原因。以臨床症狀而言，患者持續性的受到呼吸道及腸胃道感染，這種現象與IgA在黏膜免疫系統中的角色有關。在黏膜免疫系統中，分泌IgA的漿細胞就有2.5×10^{10}左右，每天分泌至黏膜層的IgA總量為5~15g，故IgA是黏膜層中最主要的抗體，因此IgA若分泌不足，將嚴重影響黏膜組織防禦能力。除了選擇性IgA缺失症之外，也有少數病人是選擇性IgM缺失，這是一種體染色體隱性遺傳疾病，患者比常人易於罹患惡性腫瘤。

▶ X-性聯型淋巴增殖症候群 (X-linked Lymphoproliferative Syndrome, XLP)

這種免疫缺失症又稱為**鄧肯氏疾病**(Duncan's disease)，導因於CD8$^+$ CTL細胞內一種胞內傳訊因子SAP基因(*SAP* gene)突變，合成不具功能的SAP蛋白，由於SAP是CTL細胞活化的重要調節因子，故先天帶有SAP突變基因的個體內，CTL細胞分裂失去控制，CD8$^+$T細胞不斷地增殖，然而對付病毒感染的抗原專一性胞殺能力反而降低，同時NK細胞的功能也不正常，尤其對抗EBV感染的B淋巴球，失去胞殺能力。人類族群中，超過98%的人或多或少曾受到EBV感染，XLP患者出生時一切正常，但是當受到EBV感染之後，即產生致死的**感染性單核白血球增多症**(infectious mononucleosis)；或者因為EBV的繁殖過速，造成大多數B細胞死亡，而產生γ球蛋白缺失症；有的患者則產生致死的淋巴球惡性腫瘤。

▶ 微血管擴張性運動失調症 (AT)

微血管擴張性運動失調症(ataxia-telangiectasia, AT)係指一種先天性步伐失調且微血管異常舒張的疾病，症狀為走路沒有平衡性，且眼部微血管經常破裂。此症患者體內幾乎沒有正常數量及正常功能的T淋巴球，即淋巴球嚴重缺少(lymphopenia)，且胸腺發育不全(thymus hypoplasia)；此外，B淋巴球的功能也不正常，致使血清中IgA濃度偏低，有時IgG2、IgG4及IgE的濃度也偏低，故患者的細胞性及體液性免疫功能皆有缺失。

AT導因於第11對染色體上的ataxia telangiectasia mutated基因(*ATM* gene)突變，ATM編碼的蛋白能參與細胞循環的調節，以及雙股DNA斷裂的修

補，ATM基因突變導致神經退化病變、染色體不穩定，易於引起癌症的發生。免疫功能缺失的機制仍未定論，不過與ATM基因突變無直接關聯，AT患者TCR基因重組過程也涉及雙股DNA的斷裂與修補，不過用的是其他DNA修補機制（如XRCC3同源基因引導的修復）。90年代的研究已經發現，AT患者的第7及第14對染色體有斷裂重組的現象，這是正常人的細胞中所沒有的，尤其是AT患者的T淋巴球約有10%發生染色體7與染色體14有倒置(inversion)及移位(translocation)，這種染色體不穩定的現象是正常人的40倍，而TCR的β/γ鏈基因位在第14對染色體上，β及γ鏈基因在第7對染色體上，Ig的重鏈基因亦在第14對染色體上，故AT患者之染色體結構異常，影響了TCR及Ig基因的正常V(D)J重組與表現。此症患者也很容易罹患惡性腫瘤，因為DNA受損後的修補機制也不正常。

淋巴器官發育缺失

　　T淋巴球先驅細胞在離開骨髓造血組織之後，即遷移至胸腺中繼續發育。胸腺是一個呈雙葉狀的器官，位於胸腔的上方，與心臟和大血管相鄰，胚胎發育時由第3及第4對鼻咽囊發育而來。DiGeorge症候群(DiGeorge syndrome)即因胚胎時期第3及第4鼻咽囊發育不全，導致胸腺發育不全。患有此疾病的幼兒體內，T淋巴球在數量及功能上皆有程度不等的缺失，伴隨副甲狀腺、心臟及大動脈也發育不全；此外，顏面外形也有異常現象，包括兩眼距離過遠(hypertelorism)、耳位偏低、口形過圓等異常。

　　裸鼠(nude mice)為一種先天無胸腺的老鼠，導因於第11對染色體中nu基因突變，故在胚胎發育過程中缺少胸腺。由於nu/nu同型合子(nu/nu homoygete)基因的老鼠除了缺少胸腺之外，還呈現毛髮稀少或無毛的現象，故稱為裸鼠。裸鼠體內幾乎沒有成熟的αβ型T淋巴球，但是有少量的γδ型T淋巴球，所以科學家推測，除了胸腺以外，T淋巴球先驅細胞也可能遷移至黏膜層，並發育為γδ TCR的T細胞。裸鼠沒有正常的細胞性免疫反應，故對於同種異型(allograft)及異種異型(xenograft)移植的組織與細胞皆沒有排斥作用，且對腫瘤細胞也沒有胞殺能力，因而成為腫瘤研究及擬人化抗體研究等多種活體免疫實驗的理想動物模式。裸鼠的B淋巴球功能也並不正常，主要由於得不到T細胞的輔助。

骨髓族系白血球缺失 (Myeloid Lineage Deficiency)

　　骨髓族系的白血球包括單核球／巨噬細胞以及顆粒球，主要功能是在非專一性（或稱先天性）免疫反應中參與第一線的防禦工作，故這一群白血球如果在功能上及數量上發生異常，往往使個體無法對付細菌的入侵，而產生全身性的細菌感染，尤其是對於引起發炎和發燒現象的細菌（又稱為**熱源細菌**(pyrogenic bacteria)），幾乎沒有抵抗力，且不會像健康個體一樣產生化膿現象，也明顯減慢了傷口的癒合。

▶ 先天性嗜中性球缺少症 (Congenital Neutropenia)

　　因骨髓族系白血球先驅細胞在造血組織（如骨髓）中發育不全，導致周邊淋巴組織及血液中的嗜中性球數量顯著偏低，此種疾病稱為**先天性嗜中性球缺少症**(congenital neutropenia)。產生這種造血異常現象的主因是，病人的骨髓族系先驅細胞表面缺少G-CSF受體；換言之，病人G-CSF受體基因產生突變，無法製造有功能的G-CSF受體，導致先驅細胞無法接受G-CSF的刺激而分化為顆粒球。

▶ 慢性肉芽腫症 (Chronic Granulomatous Disease, CGD)

　　這種疾病主要是由吞噬細胞功能性缺失所造成，且依據其異常基因所在之位置不同，可分為X染色體性聯遺傳及體染色體遺傳兩類；而造成吞噬細胞功能缺失的關鍵，則在氧化還原酵素**NADPH氧化酶**(NADPH oxidase)上。

　　NADPH氧化酶是由多種次單元所組成的複合體，其中負責氧化還原反應的次單元是**細胞色素b$_{558}$** (cytochrome b$_{558}$)；而細胞色素b$_{558}$含有gp91^{phox}及p22^{phox}等兩種次單元，gp91^{phox}之基因位在X染色體上，而p22^{phox}之基因位在第16對體染色體上，如果gp91^{phox}基因突變，即呈現性聯遺傳，如果是p22^{phox}基因發生突變，即為體染色體隱性遺傳。任何一種次單元基因突變皆會影響NADPH氧化酶的活化，而NADPH氧化酶則是**呼吸性突發反應**(respiratory burst)的啟動因子；此反應利用NADPH與氧分子作用，使氧分子還原為超氧化物(superoxide anion)，隨後超氧化物很快的轉變成過氧化氫(hydrogen peroxide)及多種自由基（參考第10章的圖10-18及圖10-19）。這些含氧代謝

物皆具有很強的殺菌能力，是負責第一線防禦的吞噬細胞對抗病菌的主要武器，如果NADPH氧化酶無法發揮活性，則個體對於入侵的細菌及真菌將幾乎沒有防禦能力。

CGD患者的吞噬細胞吞噬微生物之後，微生物在細胞內保持存活狀態，因而啟動類似細胞性過敏反應，使IFN-γ大量分泌及白血球浸潤組織，形成肉芽腫及膿腫，故CGD的病童常罹患嚴重的肺炎、淋巴腺炎以及皮膚和肝臟等器官膿瘍。檢驗方式很簡單，如果是正常的吞噬細胞，則加入nitroblue tetrazolium (NBT)染劑後，NBT會因為NADPH氧化酶的催化，而由原先的淡黃色還原為深紫色沉澱，在顯微鏡下清晰可見；如果是CGD患者的吞噬細胞，則NBT因無法被NADPH氧化酶還原，故仍保持淡黃色。

除了細胞色素b_{558}次單元基因可能突變之外，NADPH氧化酶的另外兩種存在於細胞質中的次單元$p47^{phox}$及$p67^{phox}$，也有發生突變的病例。當吞噬細胞因入侵微生物刺激而活化後，$p47^{phox}$會高度磷酸化，並與$p67^{phox}$、Rac等數種蛋白因子結合，再轉移至細胞膜與細胞色素b_{558}結合，活化細胞色素b_{558}。故$p47^{phox}$或$p67^{phox}$的突變也嚴重影響NADPH氧化酶的活性，形成CGD。

▶ Chediak-Higashi症候群 (CHS)

Chediak-Higashi症候群(Chediak-Higashi syndrome, CHS)是一種體染色體隱性遺傳疾病，發生突變的基因在第1對染色體上，稱為chs1基因(chs1 gene)，產生的蛋白稱為lysosomal trafficking regulator (LYST)，是分子量429KDa的大蛋白分子，與溶酶體及內吞體的胞內傳輸機制有關，也可能涉及溶酶體酵素的輸送。患者的細胞中，因溶酶體的功能異常，而有不正常的巨大顆粒；部分皮膚及眼部有白化現象（無法產生黑色素）；嗜中性球（吞噬細胞）及NK細胞（胞殺細胞）功能異常，主要由於溶酶體無法正常的與吞噬小體融合，且NK細胞無法產生去顆粒作用；此外，病人易持續地受到鏈球菌、葡萄球菌等多種細菌的感染。

▶ 白血球附著缺失症 (Leukocyte Adhesion Deficiency, LAD)

白血球在發炎部位的血管中，因為血管內壁細胞活化並表現E-選擇素(E-selectin)和整合素(integrin)等附著性分子，而開始游動遲緩，並附著在內壁

細胞表面，最後透過血管壁進入發炎組織中。而白血球表面負責與ICAM等類Ig膜蛋白分子結合的分子，是**整合素家族**(integrin family)的成員（參考第10章圖10-16）。整合素家族的分子皆由α鏈及β鏈所組成，而白血球附著缺失症的患者因CD18基因發生突變，使白血球表面缺少有功能的LFA-1 (CD11a/CD18; $\alpha_L\beta_2$)、CR3(CD11b/CD18; $\alpha_M\beta_2$; Mac-1)及CR4 (CD11c/CD18; $\alpha_X\beta_2$; gp150/95)，故白血球無法正常進入發炎部位以撲殺並清除入侵的微生物。白血球附著缺失症是體染色體隱性遺傳疾病；CD18基因位在第21對染色體上，臨床上亦稱為LAD-1。此症患者易持續受到細菌感染，傷口癒合困難，且有白血球過多現象。

▶ 補體系統缺失(Complement Deficiency)

補體缺失相關症候歸類為原發性免疫缺失，原因是這類引起持續性感染與化膿性感染的病患，其病因來自補體系統某種蛋白因子的基因變異或突變，除了甘露聚醣接合途徑(MBL pathway)異常的盛行率較高之外，補體缺失的盛行率小於0.03%，補體相關之免疫缺失患者，約占所有原發性免疫缺失病患5%。相對於補體缺失，原發性免疫缺失病患中，超過65%與抗體（免疫球蛋白）異常有關。故補體缺失患者，最常見的是MBL途徑異常，在某些族群中可高到5%，不過患者可能無症狀(clinically silent)。

補體缺失症可大致分為三型，第一型(type I)是血清中完全檢測不到蛋白，例如C4A/C4B缺失病患，由於位於第三類MHC基因區（第6對染色體）的C4A與C4B基因被其他核苷酸片段嵌入(insertion)，突變的基因完全無法表達，病患罹患自體免疫疾病(SLE、type I DM)的比例相對高，且持續感染。第二型(type II)是某補體蛋白因子血清濃度顯著降低，如研究較多的備解素（properdin；因子P；factor P）缺失，因子P是補體替代途徑的正向調節因子，能穩定C3轉換酶，因子P基因*CFP*位於X染色體上，故因子P缺失是性聯遺傳，基因的變異主要來自基因序列中存在的SNP，少數案例是發生失意點突變（misssense mutation；造成單一胺基酸改變），病患因此呈現Type I缺失，因子P缺失患者經常被發現有腦膜炎雙球菌(*Neisseria meningitids*)感染，甚至造成腦膜炎敗血症。第三型(type III)血清中補體因子濃度正常，不過此補體因子無正常功能，這種補體缺失較少見，有個案因替代途徑的關鍵蛋白酶因子D (factor D)基因*CFD*產生突變而失去功能，屬第三型缺失。

補體C1抑制素(C1 inhibitor, C1-INH)缺失與遺傳性血管水腫(hereditary angiioedema)有密切關聯，且有明顯的家族史，基因為第11對染色體上的*SERPING1*，其中體染色體顯性(autosomal dominant)突變佔85%，導因於部分基因被刪除(partial deletion)，故血清中完全檢測不到C1-INH，屬於典型的第一型補體缺失，不過也有約15%患者C1-INH失去功能(dysfunction)，屬於第三型補體缺失，導因於SNP或點突變。

續發性補體免疫缺失經常是伴隨其他異常而引起的，如蛋白質合成功能失常（經常與服用藥物有關）、蛋白質流失（如罹患嚴重的腎病）、自體免疫疾病或某些腫瘤（如myeloma），故並非某特定補體蛋白或因子缺失。大多數補體缺失病患皆受到持續感染，如化膿性鏈球菌(*Streptococcus pyrogen*)、流行性腦脊髓膜炎雙球菌(*Meningococcal infection*)感染，故預防性或長期使用抗生素是唯一的治療手段。

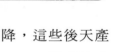

15-2 續發性免疫缺失症

許多外在因素能導致免疫系統功能暫時性或永久性的下降，這些後天產生的免疫缺失稱為續發性免疫缺失(secondary immunodeficiency)，造成續發性免疫缺失的因素很多，主要的因素分析如下：

▶ 營養不良

飢餓或疾病導致營養不良是最常引起免疫缺失的因素，因為全球太多人處於飢餓狀態，蛋白性食物不足引起的低白蛋白血症(hypoalbuminemia)，嚴重抑制了T淋巴球的成熟與功能，顯著影響了體內免疫系統的正常運作。缺乏某些微營養物質如鋅、維生素C (ascorbic acid)等，使完整的腸道與呼吸道黏膜層無法維持，在黏膜層屏障不全的狀態下，增加腸道與呼吸道遭受細菌或病毒感染的機會。含維生素D的食物也不可缺，因為維生素D能輔助巨噬細胞的活化，發揮其應有的殺菌功能，對狙殺胞內寄生的肺結核菌(*Mycobacterium tuberculosis*)尤其重要。

▶ **肥胖**

　　過猶不及，攝食高能量、高油脂食品導致的肥胖，與代謝症候群(metabolic syndrome)密不可分，依據2020年統計，全球體重過重（肥胖）人數超過六千萬人，肥胖會改變腸道黏膜層屏障，降低嗜中性球等顆粒球的殺菌能力，減少循環系統中樹突細胞、B淋巴球的數量，同時降低補體蛋白濃度，最終導致淋巴器官萎縮。肥胖反而誘使脂肪細胞(adipocytes)分泌過量的前發炎細胞激素（如IL-6、MCP-1等），徵召巨噬細胞等促進發炎反應的細胞到感染部位。然肥胖者受細菌及病毒感染的機率高於正常體重者，例如肥胖者被SARS-CoV-2病毒感染而罹患COVID-19的比例就相對高。代謝症候群者同時罹患糖尿病之比例很高，糖尿病患經常免疫功能不全，主要由於高血糖微環境下，嚴重影響生理代謝反應，如酮酸中毒(ketoacidosis)、腎衰竭(renal failure)等症狀，乃至造成巨噬細胞的吞噬與殺菌功能不足，T細胞的功能也有缺失，甚至使T細胞無能化(T-cell anergy)。

▶ **腎病症候群**

　　原發性腎病症候群(primary nephrotic syndrome, NS)的患者大多會呈現高蛋白尿(proteinuria)、水腫、低白蛋白血症(hypoalbuminemia)與高血脂(hyperlipidemia)的症狀，與免疫功能相關的蛋白因蛋白尿而流失，如免疫球蛋白及補體蛋白量明顯下降，造成對抗細菌感染的防禦力大減，患者處於持續性感染狀態。

▶ **鐮形血球貧血症**

　　鐮形血球貧血症(sickle cell disease, SCD)患者，不但是嚴重貧血，體內免疫系統功能也偏低，因細菌感染而死亡的比率可高達30%，主要由於患者脾臟產生許多微小梗塞(microinfarction)而嚴重缺血，導致脾臟幾乎沒有功能，使SCD患者先有脾臟腫大現象(splenomegaly)，隨後開始萎縮，最終完全失去功能而產生稱為自體脾臟切除(autosplenectomy)的症狀，缺少脾臟功能的個體免疫功能明顯受到影響，尤其脾臟內的免疫細胞與其分泌的細胞激素會顯著減少，發生侵入性肺炎鏈球菌感染(invasive pneumococcal disease)的

機會增加，這是SCD兒童死亡率偏高的原因之一，故SCD兒童患者一般會接受penicillin預防性投藥或肺炎鏈球菌疫苗注射，如果發生感染而導致脾臟膿瘍(splenic abscess)，無可避免要接受脾臟切除手術。

▶ 免疫抑制藥物

器官、組織或造血幹細胞移植患者，需要接受免疫抑制劑的治療，以對抗異體移植後的排斥作用，類固醇是廣泛使用的免疫抑制藥物，類固醇一方面抑制免疫細胞，一方面也抑制發炎反應的產生，造成患者極易受病毒與細菌的感染，主要由於抑制了T淋巴球的活化與功能，使T細胞無法正常分泌多種細胞激素，抑制了吞噬細胞、嗜中性球及對抗病毒的CD8$^+$ T細胞等的趨化與活化。其他免疫抑制藥物包括影響T細胞活化與製造IL-2的calcineurin抑制劑(cyclosporine、tacrolimus)，使患者增加呼吸道與皮膚感染的機會。胞殺性藥物如azathioprine、cyclophosphamide、methotrexate、leflunomide、mycophenolate mofetil等也會抑制免疫細胞的活性與數量。

▶ 環境因素

造成暫時性或永久性免疫缺失的環境因子，主要有以下數種：

1. 紫外線過度暴露會降低免疫力，紫外線誘使T淋巴球細胞凋亡，促使表皮層的樹突細胞及T_{reg}釋出調節及維持免疫容忍性的細胞激素(tolerogenic cytokines)。

2. 游離輻射線改變DNA結構，造成基因突變。以免疫系統而言，造血幹細胞及淋巴球對輻射線較為敏感，例如因癌症、骨髓移植等因素而必須接受放射性照射治療的病人，在照射後常有暫時性的免疫缺失現象。

3. 因登高山或慢性缺氧(chronic hypoxia)，使個體長期處在低氧環境下，免疫功能也會下降，例如減少淋巴器官中萌發中心B淋巴球數量，降低血中TNF-α濃度，缺氧狀態可能誘使巨噬細胞趨向發炎反應，也可能降低其抗原呈現功能，導致T細胞主導的免疫反應無法正常進行。

▶ **感染**

　　感染性疾病往往對免疫系統造成直接與間接的抑制作用，如綠膿桿菌(*Pseudomonas*)分泌彈性蛋白酶(elastase)破壞C3a、C5a等補體分子，而志賀氏桿菌(*Shigella flexneri*)及沙門氏桿菌(*Salmonella*)能抑制吞噬細胞的吞噬作用，甚至促使巨噬細胞進入細胞凋亡而死亡。如葡萄球菌超抗原(staphylococcal superantigen)過度激活T淋巴球，引起T細胞的多株活化(polyclonal activation)，最終導致T細胞的無能化(T-cell anergy)。某些病毒也能影響免疫功能，如麻疹病毒(measles virus)、巨細胞病毒(CMV)、流感病毒(influenza virus)感染，也可能導致白血球數量降低(lymphopenia)。

　　不過這些因素引起的續發性免疫缺失大多是暫時性的、可逆的，對免疫系統影響最大的是一群直接攻擊淋巴球及巨噬細胞的病毒，稱為人類免疫缺失病毒(HIV)。這種病毒會直接侵襲CD4$^+$白血球，使CD4$^+$細胞大量死亡，導致患者的CD4$^+$白血球數量由正常人的每微升(μL, mm^3)含1,000~1,200個降至每微升少於200個，使受感染者之免疫系統產生不可逆的嚴重缺失，伴隨產生許多與免疫缺失有關的症狀，故稱為後天性免疫缺失症候群(AIDS)。12月1日被訂為世界愛滋病日(World AIDS Day)，訂為12月1日是因為第一個AIDS病例是在1981年此日診斷出來。

 AIDS簡史

　　1978年，法國巴黎的一家醫院收到一位病人，罹患嚴重的肺囊蟲肺炎；肺囊蟲(*Pneumocystis carinii*)一般不會使健康個體產生肺炎，故這是個伺機性感染的病例，不過患者之CD4$^+$T淋巴球數量異常，遠低於正常值，故患者的免疫功能明顯降低。這位患者曾經在中非洲的安哥拉工作了一段時間，故當時推測，其病源可能來自中非洲。1981年美國舊金山地區的醫學中心也收到極類似的病例，包括肺囊蟲感染及CD4$^+$白血球過低等現象；隨後在美國紐約發現一群年輕人罹患罕見的**卡波西氏肉瘤**(Kaposi's sarcoma)，這是一種地中海沿岸國家（包括義大利、以色列等）較常見的疾病，而在舊金山UCLA醫學院、Mounts Sinai醫學院及紐約醫院所發現的患者，皆有同性戀的生活型態，引起美國社會很大的震撼。由於病人體內幾乎找不到CD4$^+$白血球，1981年美

國的疾病管制中心(Center for Disease Control, CDC)正式將之命名為「後天性免疫缺失症候群(AIDS)」。

1983年，法國巴斯德研究院由Luc Montagnier領導的研究群，從罹患淋巴腺病的疑似AIDS病人體內分離出一種病毒，命名為lymphadenopathy-associated virus (LAV)，不過LAV與AIDS間的病理關係當時尚無足夠資料加以確認。1984年美國國家癌症研究中心由Robert Gallo領導的研究群，也分離出一種能殺死CD4$^+$T細胞的病毒，稱之為human T-cell lymphotropic virus type III (HTLV-III)，並且在特殊的細胞株中體外培養成功；隨後發現LAV及HTLV-III只是同一種病毒的不同品系，故隨後統一命名為人類免疫缺失病毒(HIV)，並證明HIV確實是活體內引起AIDS的病原體。

HIV的生物特性

HIV是RNA病毒，屬於**反轉錄病毒科**(retroviridae)中的慢病毒屬(Lentivirus)。分析猿猴免疫缺失病毒(simian immunodeficiency virus, SIV)之核酸序列，發現SIV與HIV有顯著的相似性，故科學家推測，這種HIV病毒株是於五〇年代左右在中非洲由SIV突變產生的。SIV在其他靈長類體內並不會造成明顯的症狀，但是HIV感染人類之後，會使人類罹患死亡率極高的AIDS，在某些非洲國家，死亡率可高達30%。

▶ HIV的突變株

HIV病毒的遺傳物質是RNA，必須先由**反轉錄酶**(reverse transcriptase, RT)轉變為DNA，DNA再進入宿主細胞核並嵌入宿主染色體中。由於RT以RNA為模版合成DNA時，易造成錯誤，且RT不像DNA聚合酶一樣具有校正的功能，故從1983年分離出HIV病毒到現在，已經產生許多變異品系。依照核苷酸序列及膜蛋白抗原性分析，發現HIV有兩種主要的亞型，即HIV-1及HIV-2；HIV-1是全球主要流行的亞型，而HIV-2則是西非國家流行的亞型。HIV持續突變出多種亞型病毒株，且亞型具有地理性分布，由此可知，製造有保護作用的AIDS疫苗是一項很大的挑戰。

▶ HIV的構造

　　HIV的基本構造如圖15-2，最外層是由雙層磷脂質構成的套膜(envelope)，膜上具有兩種重要的醣蛋白，分別命名為gp41及gp120，兩者以微弱的非共價鍵結合，在套膜上一般以六倍體（即3個gp41-gp120單元）存在。基質中含一層由p17蛋白形成的外**莢膜**(capsid)，包圍著一層由p24蛋白構成的內莢膜；莢膜內主要是兩條攜帶遺傳訊息的單股RNA分子，其上附有三種與病毒複製極為相關的酵素，即反轉錄酶(RT)、**整合酶**(integrase)及**蛋白酶**(protease)。

　　HIV的基因體構造與反轉錄病毒的其他成員相似，5'端及3'端各具有一段**長終端重覆序列**(long terminal repeat, LTR)，LTR中含**啟動子**(promoter)、**促進子**(enhancer)等調控基因轉錄的序列；兩個LTR之間則含有9種不同功能的基因（圖15-3），其中以*gag*、*pol*及*env*為最主要的基因，也是大多數反轉錄病毒皆具有的基因。*gag*基因(*gag* gene)編碼p17、p24及p9、p7等核心莢膜結構蛋白，*pol*基因(*pol* gene)編碼反轉錄酶、蛋白酶及整合酶等病毒複製用酵素，而*env*基因(*env* gene)則編碼gp120及gp41等外層套膜醣蛋白（表15-2）。

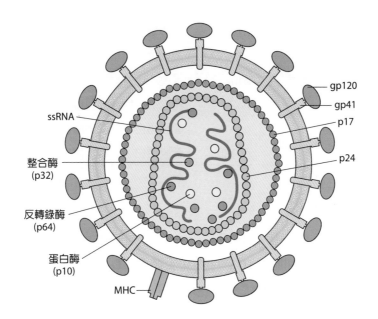

圖15-2　HIV的基本構造。

最外層是由雙層磷脂質構成的套膜，膜上具有由兩種醣蛋白gp41及gp120構成的突起（約72根）。基質中含有一層由p17蛋白形成的外莢膜，包圍著一層由p24蛋白構成的內莢膜。莢膜內主要含2條帶有遺傳訊息的單股RNA分子，其上附有反轉錄酶、整合酶及蛋白酶等酵素，基質蛋白則散布在RNA附近。

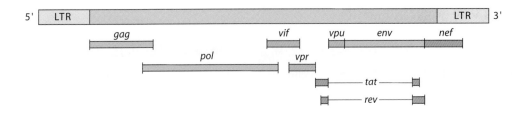

圖15-3　HIV的基因體。

HIV的基因構造與其他反轉錄病毒的基因相似，5'端及3'端各具有一段LTR，LTR中含啟動子、促進子等調控基因轉錄的序列，兩個LTR之間則含有9種不同功能的基因，其中以gag、pol及env為最主要的基因，也是大多數反轉錄病毒皆具有的基因，gag基因編碼核莢膜結構蛋白，pol則編碼反轉錄酶、蛋白酶及整合酶等病毒複製用酵素，而env則編碼gp120及gp41等外層套膜醣蛋白，其他如vpr、tat、rev、nef等皆為轉錄因子。

表15-2　HIV基因體所帶之基因及其功能

基因名稱	先驅蛋白	最終產物	產物的功能
gag	55KDa蛋白	p7	直接與單股RNA接合
		p9	核心基質蛋白
		p24	內莢膜構造蛋白
		p17	外莢膜構造蛋白
pol	165KDa蛋白	p64	反轉錄酶
	（gag/pol融合蛋白）	p10	切割gag先驅物的蛋白酶
		p32	整合酶，協助cDNA嵌入宿主基因體中
env	160KDa蛋白	gp41	套膜蛋白，促使病毒體與宿主細胞膜融合
		gp120	套膜蛋白，負責與宿主表面之CD4分子接合

▶ 感染過程和生活史

　　HIV與大部分病毒一樣，必須先接在宿主細胞表面的特殊病毒受體上，才能夠進一步入侵宿主細胞。HIV的特殊受體是**CD4分子**，以HIV的生存策略而言，這是絕佳的選擇，因為CD4分子是專一性免疫反應的關鍵分子，入侵的抗原如果要活化抗原專一性的輔助型T細胞，則CD4分子與第二類MHC的穩定接合是絕對不可少的；除了約2/3的T細胞為CD4$^+$T細胞之外，單核球／巨噬細胞、樹突細胞及中樞神經組織中的微神經膠細胞(microglial cell)也表現少量的CD4分子，故這些細胞皆可能成為HIV感染的目標。

　　不過科學家隨後發現，只有CD4與gp120結合，並不足以使病毒入進細胞，細胞上必須還要有某種輔助或協同的膜蛋白存在，HIV才能感染細胞。1995年，Cocchi等人首先發現，RANTES、MIP-Iα、MIP-Iβ等趨化素能抑制HIV-1對單核球／巨噬細胞的感染，初步判斷趨化素受體可能與HIV-1的感染過程有關。1996年，Feng等人發表了HIV-1的協同受體cDNA結構，發現此協同受體為一種穿膜7次的膜蛋白；隨後的實驗證明，此協同受體是趨化素SDF-1的受體CXCR4。也就是說，當HIV-1要感染宿主細胞時，需要有CD4及CXCR4或另一種趨化素受體CCR5同時存在；如果HIV的目標細胞是單核球／巨噬細胞，則主要的協同受體為CCR5，所有利用CCR5進入細胞的HIV簡稱R5病毒(R5 HIV)；如果是傾向攻擊T淋巴球的HIV，則主要以CXCR4為協同受體，所有利用CXCR4進入細胞的HIV簡稱X4病毒(X4 HIV)。然而R5病毒並不是只攻擊單核球／巨噬細胞，因為不論是巨噬細胞或T淋巴球，都同時能表現CCR5與CXCR4，只是表現量不同，同理X4病毒也不會只攻擊T細胞。

　　以細胞株為目標細胞作離體研究，發現HIV-1可依據感染細胞的偏好，大致分為三群：**T-趨向品系**(T-tropic strain)、**M-趨向品系**(M-tropic strain)及**雙趨向品系**(dual-tropic strain)。T-趨向品系的HIV大多為X4病毒，因為T細胞膜上主要表現CXCR4，感染T淋巴球之後，可在T細胞中快速複製繁殖，但是此

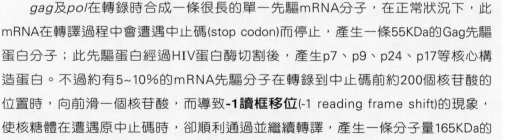

HIV的基因轉錄和蛋白合成

Advanced Reading

　　*gag*及*pol*在轉錄時合成一條很長的單一先驅mRNA分子，在正常狀況下，此mRNA在轉譯過程中會遭遇中止碼(stop codon)而停止，產生一條55KDa的Gag先驅蛋白分子；此先驅蛋白經過HIV蛋白酶切割後，產生p7、p9、p24、p17等核心構造蛋白。不過約有5~10%的mRNA先驅分子在轉錄到中止碼前約200個核苷酸的位置時，向前滑一個核苷酸，而導致**-1讀框移位**(-1 reading frame shift)的現象，使核糖體在遭遇原中止碼時，卻順利通過並繼續轉譯，產生一條分子量165KDa的單一蛋白；此蛋白先驅分子其實是部分Gag及完整Pol蛋白的融合體(fusion protein)，在複製過程中，Gag/Pol蛋白（即165KDa先驅蛋白）被直接包入新的病毒體內，當出芽時，再由HIV蛋白酶切成三段，分別帶有蛋白酶、反轉錄酶及整合酶活性。反轉錄酶本身還帶有**核糖核酸酶H**(ribonuclease H)活性，協助反轉錄酶分解已使用過的RNA模板。

品系在巨噬細胞中卻較難有效的增殖；反之，M-趨向品系大多為R5病毒，在巨噬細胞中複製增殖的效率很高，但不易在T淋巴球中繁衍；而雙趨向品系則無此限制。

HIV的整個感染過程可分為下列三個階段（圖15-4）：融合期、反轉錄期以及活化與複製期。

1. 融合期

病毒以套膜上的gp120與白血球表面之CD4分子結合，CD4可促使gp120的空間構造發生改變；由於gp120是以三倍體的形式存在，故兩者間的作用至少使3個CD4聚集起來，故CD4與gp120間是一種多價結合。改變空間構造的gp120隨即活化gp41，使gp41也產生空間構造的改變，於是gp41的融合功能區朝外，並插入目標細胞的細胞膜；此時gp41分子一方面以穿膜區附在HIV表面，一方面以融合區附在目標細胞，促使兩者產生融合作用。科學家也發現協同受體（CXCR4或CCR5）與gp120結合，也能促使gp120進一步活化gp41。

2. 反轉錄期

帶有兩條單股RNA及主要酵素的核心莢膜(nucleocapsid)進入宿主細胞後，RNA及酵素隨即被釋放至細胞質中，此時附在RNA分子上的反轉錄酶利用宿主細胞中之核苷酸合成互補DNA(complementary DNA, cDNA)；cDNA隨後遷移至宿主細胞核內，並藉助於整合酶的催化，嵌入宿主基因體之DNA分子中，進入潛溶期。此時的病毒稱為原病毒基因體(proviral genome)。

3. 活化與複製期

在T細胞或巨噬細胞染色體中，原病毒基因體可以隨細胞活化而開始表現，產生HIV自身的RNA，而活化HIV基因的關鍵物質包括NF-κB轉錄因子等。不論是TCR複合體受到抗原-MHC複合體的刺激，或是細胞表面之TLR受到病原體PAMP的刺激，皆會使細胞質中的NF-κB活化；此外，前發炎細胞激素（如IL-1及TNF-α等）也是NF-κB的活化因子。活化的NF-κB會移入細胞核中，活化一系列與T細胞或巨噬細胞功能有關的基因，同時也作用在HIV基因體的LTR(long-terminal repeat)片段，促使HIV基因利用宿主之RNA聚合酶開始進行轉錄。

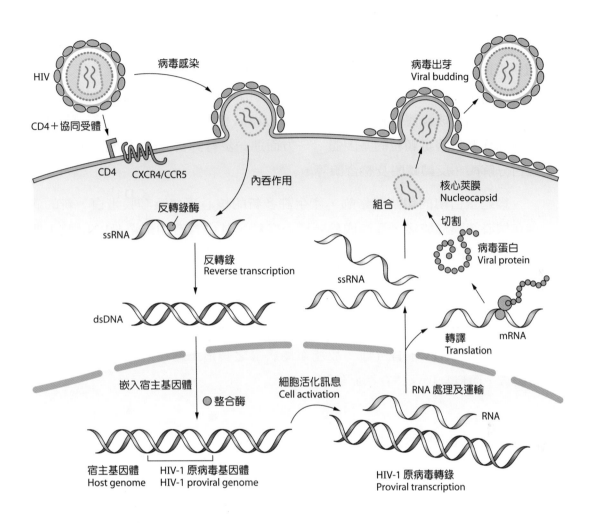

圖15-4 HIV的生活史。

(1)融合期－病毒套膜上之gp120與白血球表面之CD4分子及趨化素受體(CXCR4或CCR5)結合，隨即活化gp120及gp41，於是gp41促使兩者產生融合作用；(2)反轉錄期－核心莢膜進入宿主細胞並將RNA及酵素釋放至細胞質中；RNA反轉錄成cDNA；cDNA移至細胞核內並嵌入宿主基因體之DNA中，此時的病毒稱為原病毒基因體；(3)活化與複製期－原病毒基因體可以隨細胞活化而開始表現，產生HIV自身的mRNA；初步合成的mRNA在核中剪接之後，進入細胞質中，轉譯為gag、pol及env等相關蛋白與病毒酵素，而未經剪接的RNA則作為新病毒顆粒的基因體；(4)新的病毒成熟為核心顆粒，核心顆粒轉移至細胞膜附近，此時gp120及gp41也陸續嵌入宿主細胞膜中。新複製的病毒以類似出芽的方式，包上一層附有gp120及gp41的宿主細胞膜，離開宿主細胞，進入組織液或循環系統中，繼續尋找新的宿主。

　　HIV基因的轉錄，初步合成的是一條很長的mRNA。mRNA在核中經過剪接(splicing)之後，移至細胞質中並轉譯為tat及rev蛋白；tat及rev蛋白分子則會再回到細胞核中，扮演轉錄活化因子的角色，接在LTR的促進子上，進一步促進mRNA的合成，且協助mRNA離開細胞核，進入細胞質中，啟動第二波的蛋白合成反應（轉譯），合成gag及env相關蛋白。而未經剪接的RNA一方面作為新病毒顆粒的基因體，一方面進一步轉譯合成pol相關酵素，包括蛋白分解酶、反轉錄酶及整合酶等。

　　經過蛋白酶的切割與修飾，產生許多新的核心蛋白及套膜蛋白，新的病毒在核心莢膜形成後，逐漸成熟為核心顆粒，其中含有兩條單股RNA及主要病毒酵素。核心顆粒隨後轉移至細胞膜附近，此時gp120及gp41也陸續嵌入宿主細胞膜中，然後新複製的病毒便以類似出芽的方式，包上一層附有gp120及gp41的宿主細胞膜，離開宿主細胞，進入組織液或循環系統中，並繼續尋找新的宿主。當CD4$^+$T細胞釋出新病毒時，往往會造成細胞本身的崩解死亡；但巨噬細胞對HIV較有抗性，故能作為病毒之製造工廠與貯存槽，持續釋出新病毒，而自身仍保持存活狀態。

AIDS的臨床症候

　　AIDS的臨床病理變化大致可分為三個時期，即**急性感染期**(acute infection)、**慢性潛伏期**(chronic latent phase)及**AIDS爆發期**(full-blown AIDS phase)。從最初受HIV感染到生命的終止，有超過50%的患者能延續8~10年，最久的病例有超過15年者，主要關鍵是慢性潛伏期的長短有別，由臨床數據顯示，約有5%的HIV感染者屬於**長期無進展型患者**(long-term nonprogressor)。

　　各時期的指標主要是CD4$^+$T細胞的數量以及血液中病毒數量的相對變化（圖15-5）。由圖15-5中可見，急性感染期約持續2~6週（最短5天，最長可能達3個月），CD4$^+$T細胞由約1,000 cells/μL (1,000 cells/mm^3)快速降至約500 cells/μL，血漿中每毫升RNA套數(copies)則遽增至百萬個。進入慢性潛伏期後，CD4$^+$T細胞數逐漸回升到600~700 cells/μL左右，但以緩慢的速度逐年減少，病毒套數則減少至每毫升數千個。感染中期，病毒套數維持在微量狀態，但是當血中CD4$^+$T細胞的數量降至200~500 cells/μL之間時，基於某些

未知因素，或由於免疫組織已經損害到無法控制病毒，病毒開始進入完全爆發AIDS階段；此時血中病毒RNA套數逐漸增至每毫升百萬個，CD4$^+$T細胞則降至200 cells/μL以下，AIDS的指標症候一一產生，個體終因嚴重的伺機性感染或惡性腫瘤而死亡。

▶ 急性感染期

個體感染HIV之後的3個月內，約50~70%產生類似感冒的**急性單核白血球增多**(mononucleosis)現象，伴隨有發燒、盜汗、肌肉關節疼痛、咽喉炎，也可能有腹瀉的現象；1~2週後，多數會有淋巴腺及脾臟腫大的症狀，約6週之後症狀逐漸消失。此階段雖然血中CD4$^+$T細胞顯著下降、HIV病毒量急速增高，但是病毒也活化了CD8$^+$CTL；HIV專一性CTL細胞數在感染1週後持續增加，這些CD8$^+$細胞可能直接對受到HIV感染的細胞進行胞殺作用，也可能釋放干擾素等細胞激素以抑制病毒的複製增殖。據統計，此一時期在被感染的個體體內，每天可產生高達10×10^9個HIV病毒顆粒，而被感染的細胞半生期平均只有2.2天；這些HIV病毒廣泛的漫佈到全身的淋巴器官，尤其是淋巴結中。CD4$^+$細胞數量的降低，一部分是由於被病毒所破壞，一部分則是受到對抗HIV的CTL攻擊所致。感染初期，血清中沒有抗HIV的抗體，約6週之後，病人體內產生所謂**血清轉換現象**(seroconversion)，即HIV p24抗原濃度快速降低，但抗p24抗體的濃度反而快速升高，此時血清中也可測到抗gp120抗體（圖15-5）。

▶ 慢性潛伏期

此時期患者沒有AIDS的臨床症狀，不過抗p24及gp120抗體陽性，有持續性發燒、盜汗、體重減輕或不明原因的慢性腹瀉的現象，也可能伴隨著淋巴腺腫大、淋巴結中的濾泡（萌發中心）異常增多以及念珠菌感染(candidiasis)。個體血漿中雖然只保持低量的病毒，但是體內激發的T$_H$1型細胞性免疫反應，包括CTL、NK細胞、ADCC等，並不能完全清除病毒，而且居留在淋巴結中的HIV持續有著很高的複製增殖能力，故CD4$^+$T細胞的數量緩慢下降，淋巴結組織結構逐漸被破壞，**濾泡樹突細胞**(FDC)相繼死亡，被破壞的組織大量纖維化及脂肪浸潤，激素如TNF-α、IL-6、GM-CSF等製造量顯著增加。如果

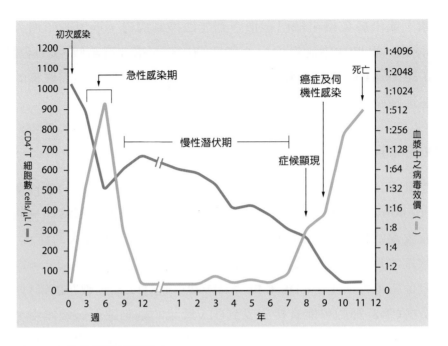

圖15-5　AIDS的病情發展階段。

(1)急性感染期：約持續2~6週，CD4⁺T細胞由約1000 cells/µL快速降至約500 cells/µL，血漿中病毒效價可高達512；(2)慢性潛伏期：CD4⁺T細胞數逐漸回升到600~700 cells/µL左右，但以緩慢的速度逐年減少；病毒效價只有急性感染期的1/500；(3)感染中期：病毒數維持穩定，但血中CD4⁺T細胞降至200~500 cells/µL，基於某些未知因素或免疫組織與器官已經損害到無法控制病毒時，開始進入完全爆發AIDS階段；(4)完全爆發期：血中病毒效價逐漸增至急性感染期的量，CD4⁺T細胞降至200 cells/µL以下，AIDS的指標症候一一產生，個體終因嚴重的伺機性感染或惡性腫瘤而死亡。

CD4⁺T細胞降至200 cells/µL以下，血小板遽降至50,000/µL以下，免疫系統由T$_H$1型轉換為T$_H$2型反應，則病人將有很大的可能性進入危機期，也就是完全爆發期。

▶ AIDS完全爆發期（危機期）

此階段可稱為HIV感染末期，此階段的終點，也是患者生命的終點。此時患者體內的次級淋巴器官已經無正常功能，CD4⁺細胞量降至200甚至50 cells/µL以下，血清中的病毒量則不斷增加；抗p24抗體(anti-p24 Ab)下降，但血清中p24抗原卻反而上升，再度呈現血清轉換現象，不過抗gp120的抗體

仍保持高濃度。病人呈現美國疾病管制局(CDC)或世界衛生組織(World Heath Organization, WHO)所公布的AIDS典型症候，包括**惡病質**(cachexia)、體重減輕10%以上、持續性腹瀉、發燒超過1個月，以及一種以上的伺機性感染，並伴隨惡性腫瘤及**腦部病變**(encephalopathy)。目前在臨床診斷上，大多採用美國CDC在1993年修訂公布的病徵，用以界定AIDS，這些症候可大致分為下列數類（表15-3）：

1. 真菌感染：包括早期用來發現AIDS患者的肺囊蟲肺炎以及發生機率很高的念珠菌病，口腔、咽喉、氣管、支氣管等皆很容易受念珠菌感染。

2. 病毒感染：包括巨細胞病毒(CMV)及單純疱疹病毒(HSV)等，皆是常感染AIDS患者的病毒。CMV若感染腦部，可造成中樞神經病變；感染腸道，造成復發性腹瀉；感染眼部，則造成可能導致失明的視網膜炎。HSV則會造成上皮組織慢性潰瘍，也造成咽喉、支氣管及肺部發炎。此外，女性AIDS患者常因為感染HPV而罹患子宮頸癌。人類疱疹病毒-8(human herpesvirus-8, HHV-8)感染也很常見。

表15-3　AIDS患者的典型症候

感染與病變	病原體	症候
真菌感染	肺囊蟲、念珠菌等	肺囊蟲肺炎、念珠菌病
病毒感染	巨細胞病毒(CMV)	中樞神經病變等
	單純疱疹病毒(HSV)	上皮組織慢性潰瘍
	人類乳突瘤病毒(HPV)	子宮頸癌
細菌感染	分枝桿菌屬	肺結核
	沙門氏菌	菌血症
寄生蟲感染	毒漿體原蟲	腦部病變
	瘧疾原蟲	瘧疾
惡性腫瘤	鼻咽癌病毒(EBV)	非霍奇金氏淋巴瘤
	人類疱疹病毒-8	Kaposi's sarcoma
腦部病變	可能與多種病原體有關	失智徵候簇 漸進性腦白質病變

3. 細菌感染：最常見的細菌感染是分枝桿菌屬(*Mycobacterium*)細菌引起的肺結核，以及肺結核菌造成的肺部以外器官組織病變。根據統計，約有7~12%的肺結核患者是AIDS病人；而在因為罹患AIDS而死亡的病人中，約有11%是因為同時罹患肺結核病而致死，可見結核桿菌(*Mycobacterium tuberculosis*)是導致AIDS患者死亡的主因之一。某些本來對人類沒有致病力的分枝桿菌，如雞結核桿菌(*Mycobacteria avium*)等，對AIDS病人而言亦有很強的致病力。此外，沙門氏菌(*Salmonella* spp.)引起的**菌血症**(septicemia)也是AIDS患者經常罹患的細菌性疾病，而這些沙門氏菌往往不是致病力很強的傷寒桿菌或類傷寒桿菌(*Salmonella typhi*)。

4. 寄生蟲感染：AIDS患者也比健康個體容易受到寄生蟲的感染。常見的包括弓漿體原蟲引起的腦部病變(toxoplasmosis)，以及隱孢子蟲(cryptosporidiosis)和同形孢子蟲(isosporidiosis)引起的慢性下痢等。在熱帶地區，受HIV感染的懷孕婦女很容易受瘧疾原蟲感染(malarial parasitemia)，AIDS病人罹患內臟萊什曼病(visceral leishmaniasis)的機率也比正常人高。

5. 惡性腫瘤(malignancies)：包括非霍奇金氏淋巴瘤(non-Hodgkin's lymphoma)、卡波西氏肉瘤(Kaposi's sarcoma)等惡性腫瘤，皆是AIDS病人主要的死亡原因之一。淋巴瘤大多與EBV感染有關，而Kaposi's sarcoma也可能是受到HHV-8感染所引起的，再加上人類乳突瘤病毒引起的子宮頸癌，可發現AIDS患者體內的惡性腫瘤幾乎皆與病毒感染有關，這是細胞性免疫嚴重缺失的結果。

6. 腦部病變(encephalopathy)：這是一種大於50%的AIDS患者會遭遇到的HIV感染併發症，也是AIDS病人的主要死因之一。約有70%死於AIDS的個體，解剖化驗後發現有中樞神經組織的病變；所造成的病徵包括逐漸失去認知能力、行動和正常動作能力及行為能力，這些異常現象統稱為**失智症候簇**(dementia complex)。在組織變化上，常見腦皮質萎縮及空泡狀髓鞘損傷等現象，而**漸進性多病灶腦白質病變**(progressive multifocal leukoencephalopathy)也很常見。引起腦組織病變的原因，雖然有可能是微神經膠細胞（腦部吞噬細胞）直接受到HIV感染所致，不過大多數情形是受到其他病原體感染而引起的，如中樞神經系統淋巴瘤與EBV及HHV-8

感染有關，而其他腦部病變也可能與寄生蟲（如弓漿蟲(*Toxoplasma gondii*)）、真菌（如隱球菌(*Cryptococcus*)）、細菌（如分枝桿菌(*Mycobacterium*)）及病毒（如腺病毒(adenovirus)）有關。

AIDS的預防與治療

　　為了有效控制HIV的蔓延，以及拯救數千萬已罹患AIDS的患者生命，不論是政府機構或是民間企業，皆投入了大量的人力、物質與金錢，研發抗HIV感染的疫苗及抗反轉錄病毒製劑(antiretroviral regimen)，自1996年起抗反轉錄病毒治療(antiretroviral therapy, ART)的大力推廣，已經使每年新增加的HIV感染病例，由2002年新增3百30萬人降低到2020年的1百50萬人，而因AIDS死亡的人數由2002年間的2百30萬人降低到2020年的68萬人。雖然在一些醫療技術先進且經費來源充足的國家，已經可以見到一些充滿希望的成果，但是能否經得起時間的考驗，尚待進一步的評估與追蹤調查。

　　此外，在佔有世界人口多數的開發中國家，AIDS的感染率仍然居高不下，以撒哈拉沙漠以南的非洲大陸而言，HIV感染者佔全世界AIDS病患人數約70%，可安慰的是某些地區的病人能受到ART計畫照顧的比率可達90%，以2020年而言，全球能接受ART治療的病患已經達到2千7百萬人。顯然AIDS的防治工作還有很遠的路要走，除了許多關鍵技術問題尚待突破之外，AIDS的防治還需要從政治、社會、經濟及教育層面上，注入更深更廣的心血與努力。

▶ AIDS的傳染途徑和預防

　　大多數疾病的預防皆可從阻斷感染源及預防注射等兩方面著手。HIV的傳染途徑主要依賴體液的傳染，如血液、精液、陰道分泌物及母乳等含有細胞的體液，傳染性皆很高，尿液、唾液、眼淚等不含細胞的體液，傳染性則相對較低。

1. 性行為：最常發生的傳染方式是性行為，在性交過程中，病毒從黏液及精液透過損傷的表皮進入對方的組織中，再伺機進入淋巴及血液循環系統以感染全身的CD4$^+$白血球。早期發現的AIDS患者幾乎都是男性同性戀

者，這是因為在美國社會中，HIV主要是在同性戀族群中相互傳染；但事實上，不論是同性或異性間的性交皆可能感染HIV。以2018年的統計資料顯示，美國感染AIDS的男性患者當中，約有20%是13歲到24歲的年輕人，其中超過90%年輕男性因同性性行為(homosexual)而感染，如果不分年齡統計，男性AIDS患者約70%因同性間性行為而感染，而因異性間性交而感染HIV者不到7%；然而，女性AIDS患者中，因異性間性交而感染者，佔女性AIDS患者的16%之多。在此應特別指出，雖然美國的統計顯示男性同性戀之間相互傳染的機率比異性性行為(heterosexual)間高，不過以全球的統計數字來看，異性之間的傳染率仍約70%，故AIDS的防治工作，是每一位成年男女的責任。

2. 共用針頭：第二種主要的傳染途徑是與HIV感染者共用針頭，最常發生在靜脈注射麻醉或迷幻藥的的毒癮者，少數發生在醫療行為的意外事件；因為這種感染途徑而罹患AIDS者，女性的比例高於男性。

3. 血液：第三種主要的傳染途徑，是使用了感染HIV的血液進行輸血，不過自80年代初期，大多數國家皆普遍篩選捐血者的血，檢測是否含HIV-1與HIV-2的抗體，有疑慮的血則進一步做HIV-1 RNA檢驗（如PCR），因輸血而受到HIV感染的人數已經很少，案件少到每一萬件輸血只有0.3件，比起未實施篩檢前每萬人有3.5人少很多。還有一種傳染途徑稱之為垂直傳染(vertical infection)，是由母親傳染給嬰兒(mother-to-child transmission)，感染HIV的母親懷孕時，HIV可能從胎盤血管進入胎兒體內，或在分娩過程中藉由血液傳給胎兒，使胎兒受到垂直感染，當然也可能在出生之後經由母乳傳染。換言之，幼兒感染HIV的來源，超過90%是來自患有AIDS的母親，這種傳染的比例在疫區曾經高達15~45%，不過自從加強對孕婦施以ART之後，垂直感染的比例顯著下降至5%左右。

由HIV的傳染途徑推論，要完全阻絕傳染，使用保險套及謹慎處理性生活是不二法門；此外，完全避免共同使用針頭、嚴格作好血液篩選及確實進行產前檢查等，皆能有效杜絕HIV的感染。以血庫檢驗而言，1983年起，國際紅十字會即將抗HIV抗原之抗體（尤其是抗p24、抗gp120及抗gp41抗體）列入標準檢驗項目之一，確實大幅減少因驗血而感染HIV的病例。

▶ **AIDS的疫苗**

　　疫苗的使用已經超過兩百年的歷史，是預防大規模流行性疾病感染最有效的方法。**天花**(smallpox)疫苗就是最好的例子，而包含白喉、破傷風及百日咳的三合一疫苗，更是一般國家之幼兒必定要注射的疫苗。然而，為何從發現AIDS的致病原HIV到現在已逾30年了，還沒有一種有效、安全且平價的疫苗可供人類使用？原因是在研發抗HIV疫苗的過程中，遭遇了一些難以解決的困難：

1.　HIV病毒基因變異太快，且品系複雜，再加上品系間之重組機率大，幾乎不同年代、不同地理分佈，就呈現不同核苷酸序列的突變株，產生的蛋白分子也經常有不同的抗原性。

2.　在疫苗的研發階段中，必須有適當的動物模式供臨床前測試(preclinical trial)，然而HIV對宿主有很高的物種特異性，故縱使如黑猩猩等非人類靈長類可能感染HIV，但是並不產生臨床上的症狀，而無法作為動物模式。目前只有亞洲彌猴(Asian macaques)感染HIV之後，會產生類似人類AIDS臨床症狀，且只限HIV的某些品系，尤其是能表現HIV-1套膜蛋白的SIV，這種病毒也稱為**simian human immunodeficiency virus (SHIV)**，SHIV能使受感染的亞洲彌猴迅速發展出類似AIDS的症候群。到目前為止，有6種疫苗完成三期人體試驗，其中只有RV144疫苗在三期大樣本人體試驗之後，獲得31.2%的保護力，其他疫苗都未獲得成功而終止試驗。

3.　沒有任何免疫反應指標可證明宿主已產生保護性免疫能力，因為目前沒有任何個體在感染HIV之後，確認已經痊癒的；換言之，如接受ART的患者CD4$^+$細胞數量的回升及細胞性免疫反應的維持等，只能延長AIDS患者的生命，並不能完全清除體內的HIV。故即使疫苗發揮激發細胞性免疫反應，也不能保證能使個體免於受HIV感染。

4.　約70~80%的HIV感染途徑是性交行為（不論是同性或異性），故HIV疫苗激發的免疫能力應該表現在生殖器官，尤其是陰道黏膜層，才能在第一時間中和HIV表面抗原，阻絕HIV感染CD4$^+$白血球的能力。然而，目前發展出來的疫苗（如小兒麻痺疫苗、麻疹疫苗），主要是增強腸道及呼吸道的黏膜層免疫能力，是否HIV疫苗能增強陰道黏膜層的抗體製造能力（主要是IgA），仍待研究。

　　由傳統疫苗的研發策略所產生的HIV疫苗，已經被證明無法在人體內激發具保護能力的免疫反應。傳統疫苗的製備方式包括減毒疫苗（如小兒麻痺疫苗、天花之牛痘疫苗等）及去毒性疫苗（如白喉疫苗、破傷風疫苗等），科學家曾經以活的減毒SIV接種彌猴，隨後再以SIV感染已接種的彌猴，結果發現，實驗組比控制組有較長的存活時間，但是最後仍產生AIDS的症狀而死亡。

　　另一種疫苗是高度純化的病毒表面抗原，來自**重組DNA技術**(recombinant DNA technology)。而類似的疫苗製備技術也已經用於研發AIDS疫苗上，其目標蛋白是套膜蛋白gp120；即利用重組DNA技術製備大量的**重組gp120** (recombinant gp120, rgp120)，再用來進行一系列的人體測試。其中規模最大的計畫應屬VaxGen公司所研發生產的rgp120，此疫苗含兩種gp120抗原，一種來自X4 HIV，一種來自R5 HIV，期望能涵蓋可能的HIV亞型，這種AIDS疫苗（商品名為AIDSVAX）從2000年開始，進行為期3年的第三期人體測試，受測人數超過5千人，包括5,108位同性戀者（男性）及309位有高度受感染危險的女性，地區涵蓋美國、加拿大、波多黎各及荷蘭等國家；可惜在2003年2月所公佈的試驗結果令人沮喪。這3年下來，接受疫苗注射者有5.7%得到AIDS（受到HIV感染），而控制組(placebo)則有5.8%感染了HIV，此實驗結果並無顯著差異，尤其是白人與西班牙語系族群（佔受測者90%，即4,511人）的結果中，控制組感染HIV的人數反而少於疫苗組；只有黑人及亞洲人族群的測試結果，疫苗組感染HIV者顯著少於控制組，不過這兩個族群的人數只佔總測試人數的10%，可能在統計上仍意義不足。RV144疫苗是一種ALVAC HIV-1 vCP1521重組金絲雀痘病毒(recombinant canarypox)，病毒的雙股DNA基因體嵌入HIV之E亞型分離出的env基因及B亞型分離出的gag與protease基因，env基因產物為gp120醣蛋白，與gp120融合的gp41則來自B亞型。第一劑疫苗注射之後，還需追加注射AIDSVAX B/E (VAX003)疫苗，三期人體試驗後獲得31.2%的保護力，新一代的疫苗皆還在動物實驗階段，如含HIV-1抗原的奈米顆粒含，mRNA疫苗與DNA疫苗也在研發階段。

▶ AIDS的治療

　　與AIDS疫苗的困難一樣，治療AIDS的藥物中，還沒有一種能完全清除體內的病毒。1996年以後以三種藥劑混合服用（所謂雞尾酒療法）的方式治

療AIDS，此療法正式名稱是HAART (highly active antiretroviral therapy)，或直接稱為混合抗反轉錄病毒療法(combined antiretroviral therapy, cART)，HAART可使病毒量降到可測定的極限以下；但是隨後以靈敏度更高的技術偵測，發現仍有少量的病毒「躲」在淋巴結等器官中，故目前臨床上所能施用的療法只能延長患者生命，無法將HIV完全根除。截至2010年為止，美國食品藥物管理局(FDA)及歐洲藥政單位核准使用的抗HIV藥物至少25種之多，主要用在HAART的包含兩大類，即反轉錄酶抑制劑(reverse transcriptase inhibitor, RT inhibitor)及蛋白酶抑制劑(protease inhibitor)（表15-4）。

1. 反轉錄酶抑制劑

RT抑制劑又可分為類核苷酸抑制劑(nucleoside reverse transcriptase inhibitors, NRTIs)，以及非類核苷酸抑制劑(non-nucleoside reverse transcriptase inhibitors, NNRTIs)（表15-4），最早被開發並於1987年3月核准上市的抗HIV製劑是一種類核苷酸分子，能抑制RT合成cDNA，稱為azidothymidine (AZT)；其分子結構與胸腺嘧啶極為相似，但是3'-OH功能基被3'-N_3所取代，無法與其他核苷酸的5'磷酸根形成磷酯鍵，故如果病毒反轉錄酶以RNA為模版合成DNA，在合成DNA的過程中誤用了azidothymidine，則反轉錄酶催化合成DNA的反應會立即中止，病毒也就無法繼續進行複製。azidothymidine (AZT)之商品名為zidovudine(ZDV)或Retrovir，接受ZDV（NRTI類）治療的病患有嚴重的不良藥物反應(adverse drug reaction)，服用後造成患者脂肪流失(lipoatrophy)，故已逐漸被其他新開發的NRTI所取代；另一種常用的反轉錄酶抑制劑是dideoxycytidine (ddC; Zalcitabine)，其3'-OH被3'-H所取代。

2. 蛋白酶抑制劑

這是一群小分子化合物，能不可逆的接在HIV蛋白酶的催化位置(catalytic site)上，使受質無法與酵素接合。HIV蛋白酶負責將gag大蛋白先驅分子切割成p24、p17等數種核心莢膜構造蛋白，也依賴蛋白酶將先驅gag-pol融合蛋白切割成RT、蛋白酶、整合酶等三種關鍵酵素，故抑制了HIV蛋白酶，相當於抑制了HIV病毒的繁殖。

表15-4 已經被美國FDA核准使用的抗HIV藥劑				
藥物種類	一般名稱	商品名（別名）	受抑制之酵素	製造廠商（核准年代）
類核苷酸分子	ABC	Abacavir	RT	Glaxlo-Smithkline (1998)
	AZT；ZDV	Zidovudine (Retrovir)	RT	Glaxlo-Smithkline (1987)
	ddI	Didanosine (Videx)	RT	Bristal-Myers Squibb (1991)
	d4T	Stavudine (Zerit)	RT	Bristal-Myers Squibb (1994)
	3TC	Lamivudine (Epivir)	RT	Glaxo-Smithkline (1995)
	Tenofovir	TDF	RT	Gilead Sciences Inc, (2001)
非類核苷酸分子	Nevirapine	Viramune	RT	Boehringer Ingelheim (1996)
	Delavirdine mesylate	Rescriptor	RT	Pharmacia & Upjohn (1997)
	Efavirenz	Sustiva	RT	DuPont Pharmaceuticals (1998)
蛋白酶抑制劑	Saquinavir	Fortovase Invirase	蛋白酶	Hoffmann-La Roche (1995)
	Ritonavir	Norvir	蛋白酶	Abbott Laboratories (1996)
	Indinavir	Crixivan	蛋白酶	Merck & Co.Inc (1996)
	Nelfinavir	Viracept	蛋白酶	Agouron Pharmaceuticals (1997)
	Amprenavir	─	蛋白酶	Glaxo-Smithkline (1999)
	Lopinavir及 Ritonavir	─	蛋白酶	Abbott Laboratories (1996)
	ATV	Atazanavir	蛋白酶	Bristal-Myers Squibb (2003)
	Tipranavir (TPV)	Aptivus	蛋白酶	Boehringer Ingelhein (2005)
	Darunavir (DRV)	Prezista	蛋白酶	Johnson & Johnson (2006)

註：Zalcitabine (ddc)已不被建議使用，故不再介紹。TDF：tenofovir disoproxil fumarate

3. HAART（雞尾酒療法）

自從1996年抑制HIV蛋白酶的藥物問世之後，一種新的AIDS治療概念開始被廣泛的接受，即同時使用三種抗病毒藥來治療AIDS患者，這三種藥物包括兩種類核苷酸藥物如tenofovir (TDF)、3TC (2',3'-dideoxy-3'-thiacytidine; Lamivudine)等，以及一種NNRTI（如efavirenz, EFV）或蛋白酶抑制劑（如

indinavir等）；由於所使用的是針對反轉錄病毒的藥物，故稱為**高活性抗反轉錄病毒治療法**(highly active anti-retroviral therapy, HAART)。

持續接受HAART，可使血中之病毒量低於偵測技術(PCR)的靈敏度以下；而包括何大一院士等研究學者甚至建議，在AIDS患者感染早期即投以HAART，即所謂「hit early, hit hard」的策略，醫學界還有學者認為，HAART甚至可以針對易感染HIV的疫區做預防性投藥。不過誠如本節的前言所述，隨後發展出更靈敏的檢驗技術，發現HIV病毒並未完全從患者體內消失，而是藏在某些淋巴器官與組織中。

此外，長期使用HAART，病人常需忍受許多副作用，包括噁心、貧血、脂肪異常分布、骨質易脆、類似糖尿病症狀及心臟病等，長期接受HAART的患者還會增加惡性腫瘤的風險（如淋巴瘤；AIDS-related lymphoma）。這些毒性在連續服藥2年之後陸續產生；可見從開始用藥的時機，到如何依患者的狀況調整用藥等，仍需長時間的研究。然而，雖然HAART並不是完美的療法，也無法達到完全根除體內HIV的效果，但是根據一項統計，使用HAART之後，已開發國家（如丹麥）的AIDS患者10年追蹤死亡率確實由HAART使用前(1985~1996)的45.5%、HAART使用前期(1996~2005)的15.7%，顯著降到最近(2006~2017)的9.4%。

HAART的另一衍生的問題是吃重的醫療負擔。每一患者每天持續服用2~3次藥物，每個月（以30天的藥量計算）只算HAART的三種藥劑費用，可能在美金2,000至4,500之間，以常用的HAART處方(TDF/EFV/3TC)為例，30天藥量的費用約為美金2,400，估計一年下來藥品支出約美金3萬元（約台幣90萬元），其他治療伺機性感染或癌症的醫療與護理費用尚未估算在內；若以全世界一天估計有4千個新增AIDS病例來算，則全球AIDS病人總藥品支出，一年將增加4千多萬美金，這不是開發中國家的AIDS病患所負擔得起的經費。故人類如果要實現控制AIDS的「夢想」，勢必還有一段長路要走。

1. 下列原發性免疫缺失症中，何者可能涉及rag-1及rag-2基因突變？

    (A) 共同變異性免疫缺失症

    (B) X-性聯型淋巴增殖症候群

    (C) 嚴重複合型免疫缺失症

    (D) 選擇性免疫球蛋白缺失症

2. 為何CD40L基因突變會導致X-性聯型高IgM症候群？

    (A) 因為B淋巴球表面缺少CD40L即無法分化

    (B) 因為T淋巴球表面缺少CD40L即無法輔助B淋巴球分化

    (C) 因為B淋巴球表面缺少CD40L，BCR即失去功能

    (D) 因為T淋巴球表面缺少CD40L，無法刺激B淋巴球製造抗體

3. 下列有關DiGeorge症候群的敘述，何者正確？

    (A) 罹患此症的嬰兒體內，T淋巴球嚴重缺失

    (B) 罹患此症的嬰兒除了胸腺發育不全外，心臟、甲狀腺等器官發育正常

    (C) 裸鼠為無胸腺的老鼠，體內幾乎沒有成熟的$\alpha\beta$型T細胞，但是有大量$\gamma\delta$型T細胞

    (D) 罹患此症的嬰兒體內B淋巴球功能正常

4. 罹患慢性肉芽腫的病人可能是何種基因發生突變？

    (A) X染色體上的p22^{phox}基因

    (B) X染色體上的C1抑制素基因

    (C) X染色體上的Ig重鏈基因

    (D) X染色體上的p91^{phox}基因

5. 下列有關AIDS的敘述，何者正確？

    (A) AIDS屬於原發性免疫缺失症

    (B) AIDS由反轉錄病毒HIV所引起

    (C) 造成AIDS患者死亡的主因是HIV直接引起的惡性腫瘤

    (D) AIDS患者被感染後的前數年為潛伏期，血清無任何抗體

6. HIV利用何種宿主細胞的膜蛋白為受體入侵細胞？

    (A) gp120/gp41　　(B) CD3/TCR　　(C) CD4/CXCR4　　(D) CD8/CD28

7. AIDS患者發病時，血中CD4$^+$T細胞數會下降至何種濃度？

    (A) 600~700 cells/μL之間

(B) 800 cells/μL左右

(C) 1,200 cells/μL左右

(D) 200 cells/μL以下

8. 何謂AIDS患者被感染6週後所呈現的「血清轉換現象」？

(A) 血中gp120抗原上升，抗gp120抗體下降

(B) 血中gp24抗原下降，抗gp24抗體上升

(C) 血中gp17抗原上升，抗gp17抗體下降

(D) 血中gp41抗原上升，抗gp41抗體下降

9. 目前臨床上治療AIDS之藥物，主要有下列哪幾類？（甲）反轉錄酶抑制劑（乙）磺胺類藥物 （丙）干擾素 （丁）蛋白酶抑制劑 （戊）類固醇藥物

(A)甲丙　　(B)丙戊　　(C)乙丁　　(D)甲丁

10.HAART是目前臨床上治療AIDS最普遍的策略，試問HAART是一種什麼療法？

(A) 同時使用三種AIDS藥物的複合式療法

(B) 高頻率使用一種AIDS藥物的療法

(C) 定期更換AIDS藥物的療法

(D) 依不同症候使用不同AIDS藥物的療法

全書參考書目   References

Abbas AK, Lichtman AH, Pober JS. *Cellular and MoleclarImmunology* (9rd ed). Philadelphia: W.B. Saunders, 2017.

Colugan JE, Krutsbeek AM, Margulies DH, Shevach EM, Strober W. *Current ProtocolsinImmunology*. Brooklyn: A John Wiley & Sons, 2003.

Delves PJ, Martin SJ, Burton DR, Roitt IM. *Roitt's Essential Immunology* (13th ed). Chichester, West Sussex : John Wiley & Sons, Ltd, 2017.

Goldsby RA, Kindt TJ, Osborne BA. *Immunology* (4th ed). New York: WH. Freeman and Company, 2000.

Punt J, Stranford S, Jones P, Owen J. *Kuby Immunology* (8th ed). New York : WH. Freeman, Macmillan Learning, 2018

Virella G. *Medical Immunology* (7th ed). London: Taylor & Francis Ltd, 2019

Willey J, Sandman K, Wood D. *Prescott's Microbiology* (11th ed). Boston: New York: McGraw-Hill Education, 2021.

各章參考書目　　　　References

▶ **第一章**

Boon T , Cerottini J-C , Van den Eynde B , Van der Bruggen P , Van Pel A. Tumor antigens recognized by T lymphocytes. *Annual review of immunology*. 1994;12:337-65.

Chamoto K , Hatae R , Honjo T. Current issues and perspectives in PD-1 blockade cancer immunotherapy. *Int J Clin Oncol*. 2020 May;25(5):790-800.

Gombart AF , Pierre A , Maggini S.A Review of Micronutrients and the Immune System-Working in Harmony to Reduce the Risk of Infection. *Nutrients*. 2020 Jan 16;12(1):236.

Jennifer C. Wanted: Pig transplants that work. *Science*. 2002;295:1008.

Ohtake S , Arakawa T. Recombinant therapeutic protein vaccines. *Protein Pept Lett*. 2013;20(12):1324-44.

Ozgur A, Tutar Y. Therapeutic proteins: A to Z. *Protein Pept Lett*. 2013;20(12):1365-72.

Smit FE , Dohmen PM. Cardiovascular tissue engineering: where we come from and where are we now? *Med Sci Monit Basic Res*. 2015 Jan 27;21:1-3.

Tonegawa S. The molecules of the immune system. *Scientific American*. 1985;253:122-31.

Vig K , Chaudhari A , Tripathi S , Dixit S , Sahu R , Pillai S , Dennis VA , Singh SR. Advances in Skin Regeneration Using Tissue Engineering. *Int J Mol Sci*. 2017 Apr 7;18(4):789.

Wei SC , Duffy CR , Allison JP. Fundamental Mechanisms of Immune Checkpoint Blockade Therapy. *Cancer Discov*. 2018 Sep;8(9):1069-1086.

Wills C. How we defend ourselves against infectious diseases. *ASM News*. 2000;66:523-30.

Wittling MC , Cahalan SR , Levenson EA , Rabin RL. Shared and Unique Features of Human Interferon-Beta and Interferon-Alpha Subtypes. *Front Immunol*. 2021 Jan 19;11:605673.

Zakrzewski W , Dobrzy ski M , Szymonowicz M , Rybak Z. Stem cells: past , present , and future. *Stem Cell Res Ther*. 2019 Feb 26;10(1):68.

▶ 第二章

Amin K.The role of mast cells in allergic inflammation. *Respir Med*. 2012;106(1):9-14.

Beyrau M, Bodkin JV, Nourshargh S. Neutrophil heterogeneity in health and disease: a revitalized avenue in inflammation and immunity. *Open Biol*. 2012;2(11):120-134.

Chirumbolo S. State-of-the-art review about basophil research in immunology and allergy: is the time right to treat these cells with the respect they deserve? *Blood Transfus*. 2012;10(2):148-64.

Cichocki F, Grzywacz B, Miller JS. Human NK Cell Development: One Road or Many? *Front Immunol*. 2019 Aug 29;10:2078.

Elmore SA. Enhanced histopathology of the spleen. *Toxicol Pathol*. 2006;34(5):648-55.

Engel P, Boumsell L, Balderas R, et al. CD Nomenclature 2015: Human Leukocyte Differentiation Antigen Workshops as a Driving Force in Immunology. *J Immunol*. 2015 Nov 15;195(10):4555-63. (www.hcdm.org)

Galli SJ, Tsai M. IgE and mast cells in allergic disease. *Nat Med*. 2012;18(5):693-704.

Hafeez A, Khan MY, Minhas LA.A comparative histological study of the surface epithelium and high endothelial venules in the subepithelial compartments of human nasopharyngeal and palatine tonsils. *J Coll Physicians Surg Pak*. 2009;19(6):333-7.

Kambe N, Hiramatsu H, Shimonaka M, et al. Development of both human connective tissue-type and mucosal-type mast cells in mice from hematopoietic stem cells with identical distribution pattern to human body. *Blood*. 2004 Feb 1;103(3):860-7.

Kanagaratham C, El Ansari YS, Lewis OL, Oettgen HC. IgE and IgG Antibodies as Regulators of Mast Cell and Basophil Functions in Food Allergy. *Front Immunol*. 2020 Dec 11;11:603050.

Karasuyama H, Tsujimura Y, Obata K, Mukai K. Role for basophils in systemic anaphylaxis. *Chem Immunol Allergy*. 2010;95:85-97.

Mabbott NA, Donaldson DS, Ohno H, Williams IR, Mahajan A. Microfold (M) cells: important immunosurveillance posts in the intestinal epithelium. *Mucosal Immunol*. 2013;6(4):666-77.

Mann ER, Li X. Intestinal antigen-presenting cells in mucosal immune homeostasis: Crosstalk between dendritic cells, macrophages and B-cells. *World J Gastroenterol*. 2014;20(29):9653-64.

Melo RC, Liu L, Xenakis JJ, Spencer LA. Eosinophil-derived cytokines in health and disease: unraveling novel mechanisms of selective secretion. *Allergy*. 2013;68(3):274-84.

Mócsai A. Diverse novel functions of neutrophils in immunity, inflammation, and beyond. *J Exp Med*. 2013;210(7):1283-99.

Neves JS, Weller PF. Functional extracellular eosinophil granules: novel implications in eosinophil immunobiology. *Curr Opin Immunol*. 2009;21(6):694-9.

Owen RL. Uptake and transport of intestinal macromolecules and microorganisms by M cells in Peyer's patches--a personal and historical perspective. *Semin Immunol*. 1999;11(3):157-63.

Rossi M, Young JW. Human dendritic cells: potent antigen-presenting cells at the crossroads of innate and adaptive immunity. *J Immunol*. 2005;175(3):1373-81.

Sainte-Marie G. The lymph node revisited: development, morphology, functioning, and role in triggering primary immune responses. *Anat Rec (Hoboken)*. 2010;293(2):320-37.

Siracusa MC, Wojno ED, Artis D. Functional heterogeneity in the basophil cell lineage. *Adv Immunol*. 2012;115:141-59.

Valent P, Akin C, Hartmann K, et al. Mast cells as a unique hematopoietic lineage and cell system: From Paul Ehrlich's visions to precision medicine concepts. *Theranostics*. 2020 Aug 29;10(23):10743-10768.

Wluka A, Olszewski WL. Innate and adaptive processes in the spleen. *Ann Transplant*. 2006;11(4):22-9.

▶ 第三章

Agarwal SK. Biologic agents in rheumatoid arthritis: an update for managed care professionals. *J Manag Care Pharm*. 2011;17(9 Suppl B):S14-8.

Ahmad ZA, Yeap SK, Ali AM, Ho WY, Alitheen NB, Hamid M. scFv antibody: principles and clinical application. *Clin Dev Immunol*. 2012;2012:980250.

Chester KA, Hawkins RE. Clinical issues in antibody design. *Trends in Biotechnology*. 1995;13:294-300.

Chicz RM, Urban RG. Analysis of MHC-presented peptides: Applications in autoimmunity and vaccine development. *Immunology Today*. 1994;15:155-60.

Green DJ, Press OW. Whither Radioimmunotherapy: To Be or Not To Be? *Cancer Res*. 2017 May 1;77(9):2191-2196.

Huseby ES, Sather B, Huseby PG, Goverman J. Age-dependent T cell tolerance and autoimmunity to myelin basic protein. *Immunity*. 2001;14:471-81.

Kantarjian HM, DeAngelo DJ, Stelljes M, et al. Inotuzumab Ozogamicin versus Standard Therapy for Acute Lymphoblastic Leukemia. *N Engl J Med*. 2016 Aug 25;375(8):740-53.

Kohler H, Pashov A, Kieber-Emmons T. The Promise of Anti-idiotype Revisited. *Front Immunol*. 2019 Apr 12;10:808.

Lee JU, Shin W, Son JY, Yoo KY, Heo YS. Molecular Basis for the Neutralization of Tumor Necrosis Factor alpha by Certolizumab Pegol in the Treatment of Inflammatory Autoimmune Diseases. *Int J Mol Sci*. 2017 Jan 23;18(1):228.

Li Y, Jin L, Chen T. The Effects of Secretory IgA in the Mucosal Immune System. *Biomed Res Int*. 2020 Jan 3;2020:2032057.

Milich DR. T- and B-cell recognition of hepatitis B viral antigens. *Immunology Today*. 1988;9:380-6.

Milstein C. Monoclonal antibodies. *Scientific American*. 1980;243:66-74.

Milstein C. The Nobel Lectures in immunology. Lecture for the Nobel Prize for Physiology or Medicine, 1984. From the structure of antibodies to the diversification of the immune response. *Scandinavian Journal of immunology*. 1993;37:385-98.

Naveed A, Naz D, Rahman SU. Idiotype/anti-idiotype antibodies: as a glorious savior in COVID-19 pandemics. *Transl Med Commun*. 2021;6(1):18.

Sahu U, Biswas D, Singh AK, Khare P. Mechanism involved in the pathogenesis and immune response against SARS-CoV-2 infection. *Virus disease*. 2021 May 4;32(2):1-9.

Schroeder HW Jr, Cavacini L. Structure and function of immunoglobulins. *J Allergy Clin Immunol*. 2010;125(2 Suppl 2):S41-52.

Sela-Culang I, Kunik V, Ofran Y. The structural basis of antibody-antigen recognition. *Front Immunol*. 2013;4:302-315.

Turula H, Wobus CE. The Role of the Polymeric Immunoglobulin Receptor and Secretory Immunoglobulins during Mucosal Infection and Immunity. *Viruses*. 2018 May 3;10(5):237.

Vacchelli E, Aranda F, Eggermont A, Galon J, Sautès-Fridman C, Zitvogel L, Kroemer G, Galluzzi L. Trial Watch: Tumor-targeting monoclonal antibodies in cancer therapy. *Oncoimmunology*. 2014;3(1):e27048.

V'kovski P, Kratzel A, Steiner S, Stalder H, Thiel V. Coronavirus biology and replication: implications for SARS-CoV-2. *Nat Rev Microbiol*. 2021 Mar;19(3):155-170.

Wilen CB, et al. HIV: cell binding and entry. *Cold Spring Harb Perspect Med*. 2012.

▶ **第四章**

Abdool Karim SS, de Oliveira T. New SARS-CoV-2 Variants - Clinical, Public Health, and Vaccine Implications. *N Engl J Med*. 2021.

Bok K, Sitar S, Graham BS, Mascola JR. Accelerated COVID-19 vaccine development: milestones, lessons, and prospects. *Immunity*. 2021 Aug 10;54(8):1636-1651.

Cassaniti I, Percivalle E, Bergami F, et al. SARS-CoV-2 specific T-cell immunity in COVID-19 convalescent patients and unexposed controls measured by ex vivo ELISpot assay. *Clin Microbiol Infect*. 2021 Jul;27(7):1029-1034.

Chen M, Zhang XE. Construction and applications of SARS-CoV-2 pseudoviruses: a mini review. *Int J Biol Sci*. 2021 Apr 10;17(6):1574-1580.

Fioretti D, Iurescia S, Fazio VM, Rinaldi M. DNA vaccines: Developing new strategies against cancer. *J Biomed Biotechno*. 2010;2010:174378 (doi: 10.1155/2010/174378).

Folegatti PM, Ewer KJ, Aley PK, et al. Oxford COVID Vaccine Trial Group. Safety and immunogenicity of the ChAdOx1 nCoV-19 vaccine against SARS-CoV-2: a preliminary report of a phase 1/2, single-blind, randomised controlled trial. *Lancet*. 2020 Aug 15;396(10249):467-478.

Hornbeck P. Enzyme-linked immunosorbent assay. In Colugan JE. Krutsbeek AM. Margulies DH. Shevach EM. Strober W. (eds): *Current Protocols in Immunology*. Vol. 1 (Unit 2.1). Brooklyn, NY, John Wiley & Sons, Inc. 2003;pp 2.1.2-2.1.22..

Hsieh SM, Liu WD, Huang YS, et al. Safety and immunogenicity of a Recombinant Stabilized Prefusion SARS-CoV-2 Spike Protein Vaccine (MVC-COV1901) Adjuvanted with CpG 1018 and Aluminum Hydroxide in healthy adults: A Phase 1, dose-escalation study. *EClinicalMedicine*. 2021 Aug;38:100989.

Kaur SP, Gupta V. COVID-19 Vaccine: A comprehensive status report. *Virus Res*. 2020 Oct 15;288:198114.

Kim KS, Park SA, Ko KN, Yi S, Cho YJ. Current status of human papillomavirus vaccines. *Clin Exp Vaccine Res*. 2014;3(2):168-75.

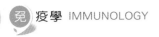
Kulp DW, Schief WR. Advances in structure-based vaccine design. *Curr Opin Virol.* 2013;3(3):322-31

Lambert LC, Fauci AS. Influenza vaccines for the future. *N Engl J Med.* 2010;363(21):2036-44.

Ledgerwood JE, Hu Z, Gordon IJ, et al. VRC 304 and VRC 305 Study Teams. Influenza virus h5 DNA vaccination is immunogenic by intramuscular and intradermal routes in humans. *Clin Vaccine Immunol.* 2012;19(11):1792-7.

Leng SX, McElhaney JE, Walston JD, Xie D, Fedarko NS, Kuchel GA. ELISA and multiplex technologies for cytokine measurement in inflammation and aging research. *J Gerontol A Biol Sci Med Sci.* 2008;63(8):879-84.

Momin T, Kansagra K, Patel H, et al. Safety and Immunogenicity of a DNA SARS-CoV-2 vaccine (ZyCoV-D): Results of an open-label, non-randomized phase I part of phase I/II clinical study by intradermal route in healthy subjects in India. *ClinicalMedicine*. 2021 Aug;38:101020.

Plotkin SA. Sang Froid in a time of trouble: Is a vaccine against HIV possible? *J Int AIDS Soc.* 2009;12(1):2.

Plotkin SA. Vaccines: The fourth century. *Clin Vaccine Immunol.* 2009;16(12):1709-19.

Reverberi R. The statistical analysis of immunohaematological data. *Blood Transfus.* 2008 Jan;6(1):37-45.

Sadarangani M, Marchant A, Kollmann TR. Immunological mechanisms of vaccine-induced protection against COVID-19 in humans. *Nat Rev Immunol.* 2021 Aug;21(8):475-484.

Sela-Culang I, Kunik V, Ofran Y. The structural basis of antibody-antigen recognition. *Front Immunol.* 2013;4:302-15.

Sharrow SO. Overview of flow cytometry. In Colugan JE. Krutsbeek AM. Margulies DH. Shevach EM. Strober W. (eds): *Current Protocols in Immunology.* Vol. 1 (Unit 5.1). Brooklyn, NY, John Wiley & Sons, Inc. 2003;pp 5.1.1-5.1.8.

Stanczyk FZ, Jurow J, Hsing AW. Limitations of direct immunoassays for measuring circulating estradiol levels in postmenopausal women and men in epidemiologic studies. *Cancer Epidemiol Biomarkers Prev.* 2010;19(4):903-6.

▶ 第五章

Chi X, Li Y, Qiu X. V(D)J recombination, somatic hypermutation and class switch recombination of immunoglobulins: mechanism and regulation. *Immunology.* 2020 Jul;160(3):233-247.

Degner-Leisso SC, Feeney AJ. Epigenetic and 3-dimensional regulation of V(D)J rearrangement of immunoglobulin genes. *Semin Immunol.* 2010;22(6):346-52.

Frippiat JP, Williams SC, Tomlinson IM, Cook GP, Cherif D, Le Paslier D, Collins JE, Dunham I, Winter G, Lefranc MP. Organization of the human immunoglobulin lambda light-chain locus on chromosome 22q11.2. *Human Molecular Genetics.* 1995;4(6):983-91.

Harriman W, Volk H, Defranoux N, Wabl M. Immunoglobulin class switch recombination. *Annual Review of Immunology.* 1993;11:361-84.

Hozumi N, Tonegawa S. Evidence for somatic rearrangement of immunoglobulin genes coding for variable and constant regions. *Proceesing of the National Academy of Science USA.* 1976;73:3628-32.

Jaeger S, Fernandez B, Ferrier P. Epigenetic aspects of lymphocyte antigen receptor gene rearrangement or 'when stochasticity completes randomness'. *Immunology.* 2013;139(2):141-50.

Kawasaki K, Minoshima S, Nakato E, Shibuya K, Shintani A, Asakawa S, Sasaki T, Klobeck HG, Combriato G, Zachau HG, Shimizu N. Evolutionary dynamics of the human immunoglobulin kappa locus and the germline repertoire of the Vkappa genes. *European Journal of Immunology.* 2001;31(4):1017-28.

Lewis SM. P nucleotides, hairpin DNA and V(D)J joining: Making the connection. *Seminar in Immunology.* 1994;6:131-41.

Lieber MR, Chang C-P, Gallo M, Gauss G, Gerstein R, Islas A. The mechanism of V(D)J recombination: Site-specificity, reaction fidelity and immunological diversity. *Seminar in Immunology.* 1994;6:143-53.

Liu Y-J, Arpin C, de Bouteiller O, Guret C, Banchereau J, Martinez-Valdez H, Lebecque S. Sequential triggering of apoptosis, somatic mutation and isotype switch during germinal center development. *Seminars in Immunology.* 1996;8:169-77.

Matthews AJ, Zheng S, DiMenna LJ, Chaudhuri J. Regulation of immunoglobulin class-switch recombination: choreography of noncoding transcription, targeted DNA deamination, and long-range DNA repair. *Adv Immunol.* 2014;122:1-57.

Schroeder HW Jr, Cavacini L. Structure and function of immunoglobulins. *J Allergy Clin Immunol.* 2010;125(2 Suppl 2):S41-52.

Xu Z, Zan H, Pone EJ, Mai T, Casali P. Immunoglobulin class-switch DNA recombination: induction, targeting and beyond. *Nat Rev Immunol.* 2012;12(7):517-31.

Yu K, Lieber MR. Current insights into the mechanism of mammalian immunoglobulin class switch recombination. *Crit Rev Biochem Mol Biol*. 2019 Aug;54(4):333-351.

▶ **第六章**

Antunes DA, Abella JR, Devaurs D, Rigo MM, Kavraki LE. Structure-based Methods for Binding Mode and Binding Affinity Prediction for Peptide-MHC Complexes. *Curr Top Med Chem*. 2018;18(26):2239-2255.

Blees A, Januliene D, Hofmann T, Koller N, Schmidt C, Trowitzsch S, Moeller A, Tampé R. Structure of the human MHC-I peptide-loading complex. *Nature*. 2017 Nov 23;551(7681):525-528.

Buus S, Sette A, Colon SM, Miles C, Grey HM. The relation between major histocompatibility complex (MHC) restriction and the capacity of Ia to bind immunogenic peptides. *Science*. 1987;235:1353-8.

Clark WR. *The experimental foundations of modern immunology,* 2nd ed. New York, John Wiley & Son, 1983.

Cresswell P. Assembly, transport, and function of MHC class II molecules. *Annual Review of Immunology*. 1994;12:259-93.

Doherty PC, Blanden RV, Zinkernagel RM. Specificity of virus-immune effector T cells for H-2K or H-2D compatible interactions: Implications for H-antigen diversity. *Transplantation Reviews*. 1976;29:89-124.

Fung MK, Benson K.Using HLA typing to support patients with cancer. *Cancer Control*. 2015 Jan;22(1):79-86.

Klein J, Sato A. The HLA system. First of two parts. *New England Journal of Medicine*. 2000;343:702-9.

Klein J, Sato A. The HLA system. Second of two parts. *New England Journal of Medicine*. 2000;343:782-6.

Leone P, Shin EC, Perosa F, Vacca A, Dammacco F, Racanelli V. MHC class I antigen processing and presenting machinery: organization, function, and defects in tumor cells. *J Natl Cancer Inst*. 2013;105(16):1172-87.

Mantegazza AR, Magalhaes JG, Amigorena S, Marks MS. Presentation of phagocytosed antigens by MHC class I and II. *Traffic*. 2013;14(2):135-52.

McDevitt HO, Benacerraf B. Genetic control of specific immune responses. *Advances in Immunology*. 1969;11:31-74.

Pamer E, Cresswell P. Mechanisms of MHC class I-restricted antigen processing. *Annual Review of Immunology.* 1998;16:323-58.

Paschen A, Arens N, Sucker A, et al. The coincidence of chromosome 15 aberrations and beta2-microglobulin gene mutations is causative for the total loss of human leukocyte antigen class I expression in melanoma. *Clin Cancer Res.* 2006 Jun 1;12(11 Pt 1):3297-305.

Poluektov YO, Kim A, Sadegh-Nasseri S. HLA-DO and Its Role in MHC Class II Antigen Presentation. *Front Immunol.* 2013;4:260.

Rosenthal AS, Shevach EM. Function of macrophages in antigen recognition by guinea pig T lymphocytes. I. Requirement for histocompatible macrophages and lymphocytes. *Journal of Experimental Medicine.* 1973;138:1194-212.

Townsend A, Bodmer H. Antigen recognition by class I-restricted T lymphocytes. *Annual Review of Immunology.* 1989;7:601-24.

Zaitoua AJ, Kaur A, Raghavan M. Variations in MHC class I antigen presentation and immunopeptidome selection pathways. *F1000Res.* 2020 Sep 28;9:F1000 Faculty Rev-1177.

▶ **第七章**

Artyomov MN, Lis M, Devadas S, Davis MM, Chakraborty AK. CD4 and CD8 binding to MHC molecules primarily acts to enhance Lck delivery. *Proc Natl Acad Sci USA*. 2010;107(39):16916-21.

Birnbaum ME, Dong S, Garcia KC. Diversity-oriented approaches for interrogating T-cell receptor repertoire, ligand recognition, and function. *Immunol Rev.* 2012 Nov;250(1):82-101.

Call ME, Wucherpfennig KW. The T cell receptor: critical role of the membrane environment in receptor assembly and function. *Annu Rev Immunol.* 2005;23:101-25.

Chambers CA. The expanding world of co-stimulation: The two-signal model revisited. *Trends in Immunology.* 2001;22:4:217-23.

Chamoto K, Hatae R, Honjo T. Current issues and perspectives in PD-1 blockade cancer immunotherapy. *Int J Clin Oncol.* 2020 May;25(5):790-800.

Chen L, Flies DB. Molecular mechanisms of T cell co-stimulation and co-inhibition. *Nat Rev Immunol.* 2013;13(4):227-42.

Cole DK, Gao GF. CD8: adhesion molecule, co-receptor and immuno-modulator. *Cell Mol Immunol.* 2004;1(2):81-8.

Hedrick SM, Cohen DI, Nielsen EA, Davis MM. Isolation of cDNA clones encoding T cell-specific membrane-associated proteins. *Nature*. 1984;308(5955):149-53.

Huang Z, Li S, Korngold R. Immunoglobulin superfamily proteins: structure, mechanisms, and drug discovery. *Biopolymers*. 1997;43(5):367-82.

Lenschow DJ, Walunas TL, Bluestone JA. CD28/B7 system of T cell costimulation. *Annual Review of Immunology*. 1996;14:233-58.

Walling BL, Kim M. LFA-1 in T Cell Migration and Differentiation. *Front Immunol*. 2018 May 3;9:952.

Wang JH, Reinherz EL. The structural basis of $\alpha\beta$ T-lineage immune recognition: TCR docking topologies, mechanotransduction, and co-receptor function. *Immunol Rev*. 2012;250(1):102-19.

Wei SC, Duffy CR, Allison JP. Fundamental Mechanisms of Immune Checkpoint Blockade Therapy. *Cancer Discov*. 2018 Sep;8(9):1069-1086.

▶ **第八章**

Acha-Orbea H, MacDonald HR. Superantigens of mouse mammary tumor virus. *Annual Review of Immunology*. 1995;13:459-86.

Ackermann M, Liebhaber S, Klusmann JH, Lachmann N. Lost in translation: pluripotent stem cell-derived hematopoiesis. *EMBO Mol Med*. 2015 Nov; 7(11): 1388–1402.

Badolati I, Sverremark-Ekström E, van der Heiden M. Th9 cells in allergic diseases: A role for the microbiota? *Scand J Immunol*. 2020 Apr;91(4):e12857.

Chapoval S, Dasgupta P, Dorsey NJ, Keegan AD. Regulation of the T helper cell type 2 (Th2)/T regulatory cell (Treg) balance by IL-4 and STAT6. *J Leukoc Biol*. 2010;87(6):1011-8.

Chen J, Guan L, Tang L, Liu S, Zhou Y, Chen C, He Z, Xu L. T Helper 9 Cells: A New Player in Immune-Related Diseases. *DNA Cell Biol*. 2019 Oct;38(10):1040-1047.

Chien YH, Jores R, Crowley MP. Recognition by gamma/delta T cells. *Annual Review of Immunology*. 1996;14:511-32.

Cui Y, Kang L, Cui L, He W. Human gamma/delta T cell recognition of lipid A is predominately presented by CD1b or CD1c on dendritic cells. *Biol Direct*. 2009;4:47.

Damsker JM, Hansen AM, Caspi RR. Th1 and Th17 cells: Adversaries and collaborators. *Ann N Y Acad Sci*. 2010;1183:211-21.

Ellmeier W, Sawada S, Littman DR. The regulation of CD4 and CD8 coreceptor gene expression during T cell development. *Annual Review of Immunology*. 1999;17:523-54.

Emoto Yo, Emoto M, Miyamoto Mo, Yoshizawa I, Kaufmann SHE. Functionally active CD8 α β+ TCR γ δ intestinal intraepithelial lymphocytes in athymic nu/nu mice. *International Immunology*. 2004;16:111-17.

Hager-Theodorides AL, Rowbotham NJ, Outram SV, Dessens JT, Crompton T. Beta-selection: abundance of TCRbeta-/gammadelta- CD44- CD25- (DN4) cells in the foetal thymus. *Eur J Immunol*. 2007 Feb;37(2):487-500.

Hermiston ML, Xu Z, Weiss A. CD45: a critical regulator of signaling thresholds in immune cells. *Annual Review of Immunology*. 2003;21:107-37.

Hudson KR, Tiedemann RE, Urban RG, Lowe SC, Strominger JL, Fraser JD. Staphylococcal enterotoxin A has two cooperative binding sites on major histocompatibility complex class II. *Journal of Experimental Medicine*. 1995;182(3):711-20.

Klein L, Kyewski B, Allen PM, Hogquist KA. Positive and negative selection of the T cell repertoire: what thymocytes see (and don't see). *Nat Rev Immunol*. 2014 Jun;14(6):377-91.

Kleinewietfeld M, Hafler DA. The plasticity of human Treg and Th17 cells and its role in autoimmunity. *Semin Immunol*. 2013 Nov 15;25(4):305-12.

Kondo M. Lymphoid and myeloid lineage commitment in multipotent hematopoietic progenitors. *Immunol* Rev. 2010 Nov;238(1):37-46.

Kumar BV, Connors TJ, Farber DL. Human T Cell Development, Localization, and Function throughout Life. *Immunity*. 2018 Feb 20;48(2):202-213.

Lee JY, Han AR, Lee DR. T Lymphocyte Development and Activation in Humanized Mouse Model. *Dev Reprod*. 2019 Jun;23(2):79-92.

Li H, Llera A, Malchiodi EL, Mariuzza RA. The structural basis of T cell activation by superantigens. *Annual Review of Immunology*. 1999;17:435-66.

McGuirk P, Mills KHG. Pathogen-specific regulatory T cells provoke a shift in the TH1/TH2 paradigm in immunity to infectious diseases. *Trends in Immunology*. 2002;23:450-55.

Sakaguchi S, Wing K, Onishi Y, Prieto-Martin P, Yamaguchi T. Regulatory T cells: How do they suppress immune responses? *Int Immunol*. 2009;21(10):1105-11.

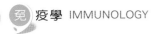

Wilhelm M, Kunzmann V, Eckstein S, Reimer P, Weissinger F, Ruediger T, Tony HP. g δ T cells for immune therapy of patients with lymphoid malignancies. *Blood.* 2003;102:200-6.

Wu YL, Ding YP, Tanaka Y, Shen LW, Wei CH, Minato N, Zhang W. γ δ T cells and their potential for immunotherapy. *Int J Biol Sci*. 2014; 10(2):119-35.

Yan JB, Luo MM, Chen ZY, He BH. The Function and Role of the Th17/Treg Cell Balance in Inflammatory Bowel Disease. *J Immunol Res*. 2020 Dec 15;2020:8813558.

Yates AJ. Theories and quantification of thymic selection. Front Immunol. 2014;5:13.

▶ 第九章

Palermo E, Di Carlo D, Sgarbanti M, Hiscott J. Type I Interferons in COVID-19 Pathogenesis. *Biology (Basel)*. 2021 Aug 26;10(9):829.

Alspach E, Lussier DM, Schreiber RD. Interferon gamma and Its Important Roles in Promoting and Inhibiting Spontaneous and Therapeutic Cancer Immunity. *Cold Spring Harb Perspect Biol*. 2019 Mar 1;11(3):a028480.

Wittling MC, Cahalan SR, Levenson EA, Rabin RL. Shared and Unique Features of Human Interferon-Beta and Interferon-Alpha Subtypes. *Front Immunol*. 2021 Jan 19;11:605673.

Chan AH, Schroder K. Inflammasome signaling and regulation of interleukin-1 family cytokines. *J Exp Med*. 2020 Jan 6;217(1):e20190314.

Dinarello CA. Overview of the IL-1 family in innate inflammation and acquired immunity. *Immunol Rev*. 2018 Jan;281(1):8-27.

Cavalli G, Colafrancesco S, Emmi G, Imazio M, Lopalco G, Maggio MC, Sota J, Dinarello CA. Interleukin 1alpha: A comprehensive review on the role of IL-1alpha in the pathogenesis and treatment of autoimmune and inflammatory diseases. *Autoimmun Rev*. 2021 Mar;20(3):102763.

Muñoz-Garcia J, Cochonneau D, Télétchéa S, Moranton E, Lanoe D, Brion R, Lézot F, Heymann MF, Heymann D. The twin cytokines interleukin-34 and CSF-1: masterful conductors of macrophage homeostasis. *Theranostics*. 2021 Jan 1;11(4):1568-1593.

Catalan-Dibene J, McIntyre LL, Zlotnik A. Interleukin 30 to Interleukin 40. *J Interferon Cytokine Res*. 2018 Oct;38(10):423-439.

Croft M, Benedict CA, Ware CF. Clinical targeting of the TNF and TNFR superfamilies. *Nat Rev Drug Discov*. 2013;12(2):147-68.

Meylan F, Siegel RM. TNF superfamily cytokines in the promotion of Th9 differentiation and immunopathology. *Semin Immunopathol*. 2017 Jan;39(1):21-28.

Dostert C, Grusdat M, Letellier E, Brenner D. The TNF Family of Ligands and Receptors: Communication Modules in the Immune System and Beyond. *Physiol Rev*. 2019 Jan 1;99(1):115-160.

Horiuchi T, Mitoma H, Harashima S, Tsukamoto H, Shimoda T. Transmembrane TNF-alpha: structure, function and interaction with anti-TNF agents. *Rheumatology (Oxford)*. 2010 Jul;49(7):1215-28.

Hughes CE, Nibbs RJB. A guide to chemokines and their receptors. *FEBS J*. 2018 Aug;285(16):2944-2971.

Mollica Poeta V, Massara M, Capucetti A, Bonecchi R. Chemokines and chemokine receptors: New Targets for Cancer Immunotherapy. *Front Immunol*. 2019 Mar 6;10:379.

McGeachy MJ, Cua DJ, Gaffen SL. The IL-17 Family of Cytokines in Health and Disease. *Immunity*. 2019 Apr 16;50(4):892-906.

Dumoutier L, Tounsi A, Michiels T, Sommereyns C, Kotenko SV, Renauld JC. Role of the interleukin (IL)-28 receptor tyrosine residues for antiviral and antiproliferative activity of IL-29/interferon-lambda 1: similarities with type I interferon signaling. *J Biol Chem*. 2004;279(31):32269-74.

Moses HL, Roberts AB, Derynck R. The Discovery and Early Days of TGF-beta: A Historical Perspective. *Cold Spring Harb Perspect Biol*. 2016 Jul 1;8(7):a021865.

Tamayo E, Alvarez P, Merino R. TGFβ Superfamily Members as Regulators of B Cell Development and Function-Implications for Autoimmunity. *Int J Mol Sci*. 2018 Dec 7;19(12):3928.

Jones SA, Scheller J, Rose-John S. Therapeutic strategies for the clinical blockade of IL-6/gp130 signaling. *J Clin Invest*. 2011;121(9):3375-83.

Kang S, Narazaki M, Metwally H, Kishimoto T. Historical overview of the interleukin-6 family cytokine. *J Exp Med*. 2020 May 4;217(5):e20190347.

Rose-John S. Interleukin-6 Family Cytokines. *Cold Spring Harb Perspect Biol*. 2018 Feb 1;10(2):a028415.

Metcalfe RD, Putoczki TL, Griffin MDW. Structural Understanding of Interleukin 6 Family Cytokine Signaling and Targeted Therapies: Focus on Interleukin 11. *Front Immunol*. 2020 Jul 16;11:1424.

Ackermann M, Liebhaber S, Klusmann JH, Lachmann N. Lost in translation: pluripotent stem cell-derived hematopoiesis. *EMBO Mol Med*. 2015 Nov; 7(11): 1388-402.

Lin JX, Leonard WJ. The Common Cytokine Receptor γ Chain Family of Cytokines. *Cold Spring Harb Perspect Biol*. 2018 Sep 4;10(9):a028449.

Gotthardt D, Trifinopoulos J, Sexl V, Putz EM. JAK/STAT Cytokine Signaling at the Crossroad of NK Cell Development and Maturation. *Front Immunol*. 2019 Nov 12;10:2590.

Morris R, Kershaw NJ, Babon JJ. The molecular details of cytokine signaling via the JAK/STAT pathway. *Protein Sci*. 2018 Dec;27(12):1984-2009.

Ouyang W, O'Garra A. IL-10 Family Cytokines IL-10 and IL-22: from Basic Science to Clinical Translation. *Immunity*. 2019 Apr 16;50(4):871-891.

Mosmann TR, Cherwinski H, Bond MW, Giedlin MA, Coffman RL. Two types of murine helper T cell clone. I. Definition according to profiles of lymphokines activities and secreted proteins. *Journal of Immunology*. 1986;136:2348-57.

Dougan M, Dranoff G, Dougan SK. GM-CSF, IL-3, and IL-5 Family of Cytokines: Regulators of Inflammation. *Immunity*. 2019 Apr 16;50(4):796-811.

Waldmann TA. Cytokines in Cancer Immunotherapy. *Cold Spring Harb Perspect Biol*. 2018 Dec 3;10(12):a028472.

Berraondo P, Sanmamed MF, Ochoa MC, Etxeberria I, Aznar MA, Pérez-Gracia JL, Rodríguez-Ruiz ME, Ponz-Sarvise M, Castañón E, Melero I. Cytokines in clinical cancer immunotherapy. *Br J Cancer*. 2019 Jan;120(1):6-15.

Yasuda K, Nakanishi K, Tsutsui H. Interleukin-18 in Health and Disease. *Int J Mol Sci*. 2019 Feb 2;20(3):649

Darif D, Hammi I, Kihel A, El Idrissi Saik I, Guessous F, Akarid K. The pro-inflammatory cytokines in COVID-19 pathogenesis: What goes wrong? *Microb Pathog*. 2021 Apr;153:104799.

Asao H. Interleukin-21 in Viral Infections. Int J Mol Sci. 2021 Sep 1;22(17):9521.

Setrerrahmane S, Xu H. Tumor-related interleukins: old validated targets for new anti-cancer drug development. *Mol Cancer*. 2017 Sep 19;16(1):153.

▶ 第十章

Chiu YL, Lin WC, Shu KH, et al. Alternative Complement Pathway Is Activated and Associated with Galactose-Deficient IgA(1) Antibody in IgA Nephropathy Patients. *Front Immunol*. 2021 Jun 10;12:638309.

Dobó J, Kocsis A, Gál P. Be on Target: Strategies of Targeting Alternative and Lectin Pathway Components in Complement-Mediated Diseases. *Front Immunol*. 2018 Aug 8;9:1851.

Guilarte M, Sala-Cunill A, Luengo O, Labrador-Horrillo M, Cardona V. The Mast Cell, Contact, and Coagulation System Connection in Anaphylaxis. *Front Immunol*. 2017 Jul 26;8:846.

Ishizaka T, Sian CM, Ishizaka K. Complement fixation by aggregated IgE through alternate pathway. *J Immunol*. 1972 Mar;108(3):848-51.

Li S, Jiang M, Wang L, Yu S. Combined chemotherapy with cyclooxygenase-2 (COX-2) inhibitors in treating human cancers: Recent advancement. *Biomed Pharmacother*. 2020 Sep;129:110389.

Maas C. Plasminflammation-An Emerging Pathway to Bradykinin Production. Front *Immunol*. 2019 Aug 27;10:2046.

Menter DG, Schilsky RL, DuBois RN. Cyclooxygenase-2 and cancer treatment: understanding the risk should be worth the reward. *Clin Cancer Res*. 2010;16(5):1384-90.

Moghadam ZM, Henneke P, Kolter J. From Flies to Men: ROS and the NADPH Oxidase in Phagocytes. *Front Cell Dev Biol*. 2021 Mar 26;9:628991.

Ort M, Dingemanse J, van den Anker J, Kaufmann P. Treatment of Rare Inflammatory Kidney Diseases: Drugs Targeting the Terminal Complement Pathway. *Front Immunol*. 2020 Dec 10;11:599417.

Polycarpou A, Howard M, Farrar CA, Greenlaw R, Fanelli G, Wallis R, Klavinskis LS, Sacks S. Rationale for targeting complement in COVID-19. *EMBO Mol Med*. 2020 Aug 7;12(8):e12642.

Sostres C, Gargallo CJ, Lanas A. Aspirin, cyclooxygenase inhibition and colorectal cancer. *World J Gastrointest Pharmacol Ther*. 2014;5(1):40-9.

▶ 第十一章

Brierley MM, Fish EN. IFN-α/β receptor interaction to biologic outcomes: understanding the circuitry. *Journal of Interferon and Cytokine Research*. 2002;22:835-45.

Browne EP. Toll-like receptor 7 controls the anti-retroviral germinal center response. *PLoS Pathog*. 2011 Oct;7(10):e1002293.

Castellanos JG, Longman RS. Innate lymphoid cells link gut microbes with mucosal T cell immunity. *Gut Microbes*. 2020;11(2):231-236.

Crotty S. T Follicular Helper Cell Biology: A Decade of Discovery and Diseases. *Immunity*. 2019 May 21;50(5):1132-1148

Fazilleau N, Mark L, McHeyzer-Williams LJ, McHeyzer-Williams MG. Follicular helper T cells: Lineage and location. *Immunity*. 2009;30(3):324-35.

Fitzgerald KA, Kagan JC. Toll-like Receptors and the Control of Immunity. *Cell*. 2020 Mar 19;180(6):1044-1066.

Karnell JL, Rieder SA, Ettinger R, Kolbeck R. Targeting the CD40-CD40L pathway in autoimmune diseases: Humoral immunity and beyond. *Adv Drug Deliv Rev*. 2019 Feb 15;141:92-103.

Mathis AS, Egloff G, Ghin HL. Calcineurin inhibitor sparing strategies in renal transplantation, part one: Late sparing strategies. *World J Transplant*. 2014;4(2):57-80.

McHeyzer-Williams LJ, Pelletier N, Mark L, Fazilleau N, McHeyzer-Williams MG. Follicular helper T cells as cognate regulators of B cell immunity. *Curr Opin Immunol*. 2009;21(3):266-73.

Murphy KM, Ouyang W, Farrar JD, Yang J, Ranganath S, Asnagli H, Afkarian M, Murphy TL. Signaling and transcription in T helper development. *Annual Review of Immunology*. 2000;18:451-94.

Prager I, Watzl C. Mechanisms of natural killer cell-mediated cellular cytotoxicity. *J Leukoc Biol*. 2019 Jun;105(6):1319-1329.

Rosenberg SA, Lotze MT. Cancer immunotherapy using interleukin-2 and interleukin-2 activated lymphocytes. *Annual Review of Immunology*. 1986;4:681-702.

Ruhlmann A, Nordheim A. Effects of the immunosuppressive drugs CsA and FK506 on intracellular signaling and gene regulation. *Immunobiology*. 1997;198:192-206.

Shin JH, Park SH. The effect of intracellular trafficking of CD1d on the formation of TCR repertoire of NKT cells. *BMB Rep*. 2014;47(5):241-8..

Strasser A, Jost PJ, Nagata S. The many roles of FAS receptor signaling in the immune system. *Immunity*. 2009 Feb 20;30(2):180-92.

Su XZ, Zhang C, Joy DA.Host-Malaria Parasite Interactions and Impacts on Mutual Evolution. *Front Cell Infect Microbiol*. 2020 Oct 27;10:587933.

Vinuesa CG, Linterman MA, Goodnow CC, Randall KL. T cells and follicular dendritic cells in germinal center B-cell formation and selection. *Immunol Rev*. 2010;237(1):72-89.

Vivier E, Artis D, Colonna M, et al. Innate Lymphoid Cells: 10 Years On. *Cell*. 2018 Aug 23;174(5):1054-1066.

Voss AK, Strasser A. *The essentials of developmental apoptosis*. F1000Res. 2020 Feb 26;9:F1000 Faculty Rev-148.

Wang X, He Z, Zhao X. Immunoregulatory therapy strategies that target cytokine storms in patients with COVID-19 (Review). *Exp Ther Med*. 2021 Apr;21(4):319.

Yamaguchi Y, Ouchi Y. Antimicrobial peptide defensin: identification of novel isoforms and the characterization of their physiological roles and their significance in the pathogenesis of diseases. *Proc Jpn Acad Ser B Phys Biol Sci*. 2012;88(4):152-66.

Zaza G, Tomei P, Granata S, Boschiero L, Lupo A. Monoclonal antibody therapy and renal transplantation: focus on adverse effects. *Toxins* (Basel). 2014.

Zhang C, Liu Y. Targeting NK Cell Checkpoint Receptors or Molecules for Cancer Immunotherapy. *Front Immunol*. 2020 Jun 23;11:1295.

▶ 第十二章

Berry JL, Polski A, Cavenee WK, Dryja TP, Murphree AL, Gallie BL. The RB1 Story: Characterization and Cloning of the First Tumor Suppressor Gene. *Genes* (Basel). 2019 Nov 1;10(11):879.

Boon T, van Baren N. Immunosurveillance against cancer and immunotherapy--Synergy or antagonism? *New England Journal of Medicine*. 2003;348: 252-54.

Bou Nasser Eddine F, Ramia E, Tosi G, Forlani G, Accolla RS. Tumor Immunology meets Immu-nology: Modified cancer cells as professional APC for priming naive tumor-specific CD4+ T cells. *Oncoimmunology*. 2017 Jul 31;6(11):e1356149.

Buonaguro L, Petrizzo A, Tornesello ML, Buonaguro FM. Translating tumor antigens into cancer vaccines. *Clin Vaccine Immunol*. 2011;18(1):23-34.

Cafri G, Gartner JJ, Zaks T, et al. mRNA vaccine-induced neoantigen-specific T cell immunity in patients with gastrointestinal cancer. *J Clin Invest*. 2020 Nov 2;130(11):5976-5988.

Cappuccini F, Bryant R, Pollock E, et al. Safety and immunogenicity of novel 5T4 viral vectored vaccination regimens in early stage prostate cancer: a phase I clinical trial. *J Immunother Cancer*. 2020 Jun;8(1):e000928.

Cornett WR, McCall LM, Petersen RP, et al. Randomized multicenter trial of hyperthermic isolated limb perfusion with melphalan alone compared with melphalan plus tumor necrosis factor: American College of Surgeons Oncology Group Trial Z0020. *J Clin Oncol*. 2006 Sep 1;24(25):4196-201.

da Cunha A, Michelin MA, Murta EF. Pattern response of dendritic cells in the tumor microenvironment and breast cancer. *World J Clin Oncol*. 2014;5(3):495-502.

Dudek AM, Martin S, Garg AD, Agostinis P. Immature, Semi-Mature, and Fully Mature Dendritic Cells: Toward a DC-Cancer CellsInterface That Augments Anticancer Immunity. *Front Immunol*. 2013;4:438.

Duffy MJ, Synnott NC, O'Grady S, Crown J. Targeting p53 for the treatment of cancer. *Semin Cancer Biol*. 2020 Jul 31:S1044-579X(20)30160-7

Kerkar SP, Restifo NP. Cellular constituents of immune escape within the tumor microenvironment. *Cancer Res*. 2012;72(13):3125-30.

Liau LM, Ashkan K, Tran DD, et al. First results on survival from a large Phase 3 clinical trial of an autologous dendritic cell vaccine in newly diagnosed glioblastoma. *J Transl Med*. 2018 May 29;16(1):142.

Massarelli E, William W, Johnson F, et al. Combining Immune Checkpoint Blockade and Tumor-Specific Vaccine for Patients With Incurable Human Papillomavirus 16-Related Cancer: A Phase 2 Clinical Trial. *JAMA Oncol*. 2019 Jan 1;5(1):67-73.

Mittendorf EA, Lu B, Melisko M, et al. Efficacy and Safety Analysis of Nelipepimut-S Vaccine to Prevent Breast Cancer Recurrence: A Randomized, Multicenter, Phase III Clinical Trial. *Clin Cancer Res*. 2019 Jul 15;25(14):4248-4254.

Obara W, Eto M, Mimata H, et al. A phase I/II study of cancer peptide vaccine S-288310 in patients with advanced urothelial carcinoma of the bladder. *Ann Oncol*. 2017 Apr 1;28(4):798-803.

Pan Y, Yu Y, Wang X, Zhang T. Tumor-Associated Macrophages in Tumor Immunity. *Front Immunol*. 2020 Dec 3;11:583084.

Pileri SA, Ascani S, Leoncini L, Sabattini E, Zinzani PL, Piccaluga PP, Pileri A Jr., Giunti M, Falini B, Bolis GB, Stein H. Hodgkin's lymphoma: The pathologist's viewpoint. *Journal of Clinical Pathology*. 2002;55(3):162-76.

Reardon DA, Brandes AA, Omuro A, et al. Effect of Nivolumab vs Bevacizumab in Patients With Recurrent Glioblastoma: The CheckMate 143 Phase 3 Randomized Clinical Trial. *JAMA Oncol*. 2020 Jul 1;6(7):1003-1010.

Rus Bakarurraini NAA, Ab Mutalib NS, Jamal R, Abu N. The Landscape of Tumor-Specific Antigens in Colorectal Cancer. *Vaccines* (Basel). 2020 Jul 10;8(3):371.

Sarvaria A, Madrigal JA, Saudemont A. B cell regulation in cancer and anti-tumor immunity. *Cell Mol Immunol*. 2017 Aug;14(8):662-674.

Weiner LM, Dhodapkar MV, Ferrone S. Monoclonal antibodies for cancer immunotherapy. *Lancet*. 2009;373(9668):1033-40.

Yang Y, Lundqvist A. Immunomodulatory Effects of IL-2 and IL-15; Implications for Cancer Immunotherapy. *Cancers* (Basel). 2020 Nov 30;12(12):3586.

▶ 第十三章

Albert-Bayo M, Paracuellos I, González-Castro AM, Rodríguez-Urrutia A, Rodríguez-Lagunas MJ, Alonso-Cotoner C, Santos J, Vicario M. Intestinal Mucosal Mast Cells: Key Modulators of Barrier Function and Homeostasis. *Cells*. 2019 Feb 8;8(2):135.

Campo P, Eguiluz-Gracia I, Bogas G, Salas M, Plaza Serón C, Pérez N, Mayorga C, Torres MJ, Shamji MH, Rondon C. Local allergic rhinitis: Implications for management. *Clin Exp Allergy*. 2019 Jan;49(1):6-16.

Cho YT, Hsieh WT, Chan TC, Tang CH, Chu CY. Prevalence of baseline comorbidities in patients with atopic dermatitis: A population-based cohort study in Taiwan. *JAAD Int*. 2020 Jun 12;1(1):50-58.

Fogel N. Tuberculosis: a disease without boundaries. *Tuberculosis (Edinb)*. 2015 Sep;95(5):527-31.

Gould HJ, Sutton BJ, Beavil AJ, Beavil RL, Mc Closky N, Coker HA, Fear D, Smurthwaite L. The biology of IgE and the basis of allergic disease. *Annual Review of Immunology*. 2003;21:579-628.

Hedlin G, Konradsen J, Bush A. An update on paediatric asthma. *Eur Respir Rev*. 2012 ;21(125):175-85.

Hwang CY, Chen YJ, Lin MW, Chen TJ, Chu SY, Chen CC, Lee DD, Chang YT, Wang WJ, Liu HN. Prevalence of atopic dermatitis, allergic rhinitis and asthma in Taiwan: a national study 2000 to 2007. *Acta Derm Venereol*. 2010;90(6):589-94.

Kostner L, Anzengruber F, Guillod C, Recher M, Schmid-Grendelmeier P, Navarini AA. Allergic Contact Dermatitis. *Immunol Allergy Clin North Am*. 2017 Feb;37(1):141-152.

Martin MJ, Estravís M, García-Sánchez A, Dávila I, Isidoro-García M, Sanz C. Genetics and Epigenetics of Atopic Dermatitis: An Updated Systematic Review. *Genes (Basel)*. 2020 Apr 18;11(4):442.

Mayer-Barber KD, Barber DL. Innate and Adaptive Cellular Immune Responses to Mycobacterium tuberculosis Infection. *Cold Spring Harb Perspect Med*. 2015 Jul 17;5(12):a018424.

Middleton E, Reed CE, Ellis EF, Adkinson NF, Yunginger JW, Busse WW. *Allergy: Principles & practice* (5th ed). St. Louis: Mosby, 1998.

Muraro A, Roberts G, Worm M, et al. Anaphylaxis: guidelines from the European Academy of Allergy and Clinical Immunology. *Allergy*. 2014;69:1026–45.

Nwaru BI, Dhami S, Sheikh A. Idiopathic Anaphylaxis. *Curr Treat Options Allergy*. 2017;4(3):312-319.

Rehman A, Amin F, Sadeeqa S. Prevalence of asthma and its management: A review. *J Pak Med Assoc*. 2018 Dec;68(12):1823-1827.

Schoettler N, Rodríguez E, Weidinger S, Ober C. Advances in asthma and allergic disease genetics: Is bigger always better? *J Allergy Clin Immunol*. 2019 Dec;144(6):1495-1506.

Zhang Y, Huang Y, Chen WX, Xu ZM. Identification of key genes in allergic rhinitis by bioinformatics analysis. *J Int Med Res*. 2021 Jul;49(7): 3000605211029521.

http://www.asthma.org.tw/ 財團法人兒童過敏及氣喘病學術文教基金會網頁

http://www.ginasthma.org/

▶ 第十四章

American Diabetes Association. Classification and Diagnosis of Diabetes: Standards of Medical Care in Diabetes-2020. *Diabetes Care*. 2020 Jan;43(Suppl 1):S14-S31.

Austen KF, Frank MM, Atkinson JP, Cantor H. *Samter's Immunologic Diseases* (6th ed). Philadelphia: Lippincott Williams & Wilkins, 2001.

Basta F, Fasola F, Triantafyllias K, Schwarting A. Systemic Lupus Erythematosus (SLE) Therapy: The Old and the New. *Rheumatol Ther*. 2020 Sep;7(3):433-446.

Caliskan M, Brown CD, Maranville JC. A catalog of GWAS fine-mapping efforts in autoimmune disease. *Am J Hum Genet*. 2021 Apr 1;108(4):549-563.

Constantinescu CS, Gran B. The essential role of T cells in multiple sclerosis: a reappraisal. *Biomed J*. 2014 Mar-Apr;37(2):34-40.

Costantino CM, Baecher-Allan C, Hafler DA. Multiple sclerosis and regulatory T cells. *J Clin Immunol*. 2008;28(6):697-706.

Deane KD, Demoruelle MK, Kelmenson LB, Kuhn KA, Norris JM, Holers VM. Genetic and environmental risk factors for rheumatoid arthritis. *Best Pract Res Clin Rheumatol*. 2017 Feb;31(1):3-18.

Demirkaya E, Sahin S, Romano M, Zhou Q, Aksentijevich I. New Horizons in the Genetic Etiology of Systemic Lupus Erythematosus and Lupus-Like Disease: Monogenic Lupus and Beyond. *J Clin Med*. 2020 Mar 5;9(3):712.

DiMeglio LA, Evans-Molina C, Oram RA. Type 1 diabetes. *Lancet*. 2018 Jun 16;391(10138):2449-2462.

Ferrer MD, Busquets-Cortés C, Capó X, Tejada S, Tur JA, Pons A, Sureda A. Cyclooxygenase-2 Inhibitors as a Therapeutic Target in Inflammatory Diseases. *Curr Med Chem*. 2019;26(18):3225-3241.

Gharibi T, Babaloo Z, Hosseini A, Marofi F, Ebrahimi-Kalan A, Jahandideh S, Baradaran B.The role of B cells in the immunopathogenesis of multiple sclerosis. *Immunology*. 2020 Aug;160(4):325-335.

Gol-Ara M, Jadidi-Niaragh F, Sadria R, Azizi G, Mirshafiey A. The role of different subsets of regulatory T cells in immunopathogenesis of rheumatoid arthritis. *Arthritis*. 2012;2012:805-75.

Karlsen AE, Dyrberg T. Molecular mimicry between non-self, modified self and self in autoimmunity. *Seminars in Immunology*. 1998;10: 25-34.

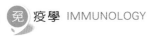
Martin R, Sospedra M, Eiermann T, Olsson T. Multiple sclerosis: doubling down on MHC. *Trends Genet*. 2021 Sep;37(9):784-797.

Menon D, Barnett C, Bril V. Novel Treatments in Myasthenia Gravis. *Front Neurol*. 2020 Jun 30;11:538.

Moulton VR, Suarez-Fueyo A, Meidan E, Li H, Mizui M, Tsokos GC. Pathogenesis of Human Systemic Lupus Erythematosus: A Cellular Perspective. *Trends Mol Med*. 2017 Jul;23(7):615-635.

Nam JL, Takase-Minegishi K, Ramiro S, et al. Efficacy of biological disease-modifying antirheumatic drugs: a systematic literature review informing the 2016 update of the EULAR recommendations for the management of rheumatoid arthritis. *Ann Rheum Dis*. 2017 Jun;76(6):1113-1136.

Pearson ER. Type 2 diabetes: a multifaceted disease. *Diabetologia*. 2019 Jul;62(7):1107-1112.

Rakshit S, Molina JR. Immunotherapy in patients with autoimmune disease. *J Thorac Dis*. 2020 Nov;12(11):7032-7038.

Sandhya P, Kurien BT, Danda D, Scofield RH. Update on Pathogenesis of Sjogren's Syndrome. *Curr Rheumatol Rev*. 2017;13(1):5-22.

Smolen JS, Aletaha D, McInnes IB. Rheumatoid arthritis. *Lancet*. 2016 Oct 22;388(10055):2023-2038.

Thorlacius GE, Hultin-Rosenberg L, Sandling JK,et al. Genetic and clinical basis for two distinct subtypes of primary Sjogren's syndrome. *Rheumatology* (Oxford). 2021 Feb 1;60(2):837-848

Udler MS, Kim J, von Grotthuss M, et al. Type 2 diabetes genetic loci informed by multi-trait associations point to disease mechanisms and subtypes: A soft clustering analysis. *PLoS Med*. 2018 Sep 21;15(9):e1002654.

Vejrazkova D, Vcelak J, Vaclavikova E, Vankova M, Zajickova K, Duskova M, Vrbikova J, Bendlova B. Genetic predictors of the development and recurrence of Graves' disease. *Physiol Res*. 2018 Nov 28;67(Suppl 3):S431-S439.

Vitali C, Minniti A, Pignataro F, Maglione W, Del Papa N. Management of Sjogren's Syndrome: Present Issues and Future Perspectives. *Front Med* (Lausanne). 2021 Jun 7;8:676885.

Weetman AP. An update on the pathogenesis of Hashimoto's thyroiditis. J Endocrinol *Invest*. 2021 May;44(5):883-890.

Wei W, Ma D, Li L, Zhang L. Progress in the Application of Drugs for the Treatment of Multiple Sclerosis. *Front Pharmacol*. 2021 Jul 13;12:724718.

Yap DY, Lai KN. Cytokines and their roles in the pathogenesis of systemic lupus erythematosus: From basics to recent advances. *J Biomed Biotechnol*. 2010;2010:365083. doi: 10.1155/2010/365083.

Yu KH, See LC, Kuo CF, Chou IJ, Chou MJ. Prevalence and incidence in patients with autoimmune rheumatic diseases: a nationwide population-based study in Taiwan. *Arthritis Care Res* (Hoboken). 2013 Feb;65(2):244-50

Zeber-Lubecka N, Hennig EE. Genetic Susceptibility to Joint Occurrence of Polycystic Ovary Syndrome and Hashimoto's Thyroiditis: How Far Is Our Understanding? *Front Immunol*. 2021 Feb 26;12:606620.

▶ 第十五章

Aiuti A, Roncarolo MG, Naldini L. Gene therapy for ADA-SCID, the first marketing approval of an ex vivo gene therapy in Europe: paving the road for the next generation of advanced therapy medicinal products. *EMBO Mol Med*. 2017 Jun;9(6):737-740.

Barreto ICDP, Barreto BAP, Cavalcante EGDN, Condino Neto A. Immunological deficiencies: more frequent than they seem to be. *J Pediatr* (Rio J). 2021 Mar-Apr;97 Suppl 1:S49-S58.

Cashin K, Roche M, Sterjovski J, Ellett A, Gray LR, Cunningham AL, Ramsland PA, Churchill MJ, Gorry PR. Alternative coreceptor requirements for efficient CCR5- and CXCR4-mediated HIV-1 entry into macrophages. *J Virol*. 2011 Oct;85(20):10699-709.

Chinen J, Shearer WT. Secondary immunodeficiencies, including HIV infection. *J Allergy Clin Immunol*. 2010 Feb;125(2 Suppl 2):S195-203

Cohen J. Monkey puzzles. *Science*. 2002;296:2325-26.

de Valles-Ibáñez G, Esteve-Solé A, Piquer M, et al. Evaluating the Genetics of Common Variable Immunodeficiency: Monogenetic Model and Beyond. *Front Immunol*. 2018 May 14;9:636.

Ensoli B, Cafaro A, Monini P, Marcotullio S, Ensoli F. Challenges in HIV Vaccine Research for Treatment and Prevention. *Front Immunol*. 2014;5:417.

Ferrua F, Marangoni F, Aiuti A, Roncarolo MG. gene therapy for Wiskott-Aldrich syndrome: History, new vectors, future directions. *J Allergy Clin Immunol*. 2020 Aug;146(2):262-265.

Fettig J, Swaminathan M, Murrill CS, Kaplan JE. Global epidemiology of HIV. *Infect Dis Clin North Am*. 2014;28(3):323-37.

Gao Y, McKay PF, Mann JFS. Advances in HIV-1 Vaccine Development. *Viruses*. 2018 Apr 1;10(4):167.

INSIGHT START Study Group, Lundgren JD, Babiker AG,et al. Initiation of Antiretroviral Therapy in Early Asymptomatic HIV Infection. *N Engl J Med*. 2015 Aug 27;373(9):795-807.

Karaca NE, Severcan EU, Guven B, Azarsiz E, Aksu G, Kutukculer N. TNFRSF13B/TACI Alterations in Turkish Patients with Common Variable Immunodeficiency and IgA Deficiency. *Avicenna J Med Biotechnol*. 2018 Jul-Sep;10(3):192-195.

Mayilyan KR. Complement genetics, deficiencies, and disease associations. *Protein Cell*. 2012 Jul;3(7):487-96.

Paydary K, Khaghani P, Emamzadeh-Fard S, Alinaghi SA, Baesi K. The emergence of drug resistant HIV variants and novel anti-retroviral therapy. *Asian Pac J Trop Biomed*. 2013;3(7):515-22.

Perdomo-Celis F, Taborda NA, Rugeles MT. CD8[+] T-Cell Response to HIV Infection in the Era of Antiretroviral Therapy. *Front Immunol*. 2019 Aug 9;10:1896.

Reith W, Mach B. The bare lymphocyte syndrome and the regulation of MHC expression. *Annual Review of Immunology*. 2001;19:331-73.

Tavares LA, Januário YC, daSilva LLP. HIV-1 Hijacking of Host ATPases and GTPases That Control Protein Trafficking. *Front Cell Dev Biol*. 2021 Jul 8;9:622610.

van de Vijver E, Maddalena A, Sanal Ö, et al. Hematologically important mutations: leukocyte adhesion deficiency (first update). *Blood Cells Mol Dis*. 2012 Jan 15;48(1):53-61.

Wilen CB, Tilton JC, Doms RW. HIV: cell binding and entry. *Cold Spring Harb Perspect Med*. 2012; 2: 1–13.

Yamauchi M. Mechanisms Underlying the Suppression of Chromosome Rearrangements by Ataxia-Telangiectasia Mutated. *Genes* (Basel). 2021 Aug 10;12(8):1232.

http://www.who.int/gho/hiv/en/

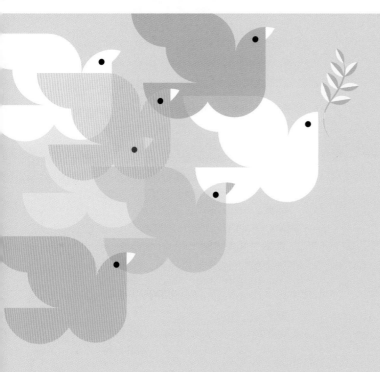

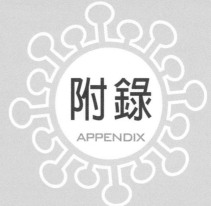

附錄
APPENDIX

附 錄
掃描QR code或至https://
reurl.cc/82Mlv4下載

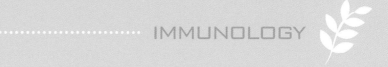

IMMUNOLOGY

新文京開發出版股份有限公司

NEW
WCDP

新世紀・新視野・新文京—精選教科書・考試用書・專業參考書